AF500433

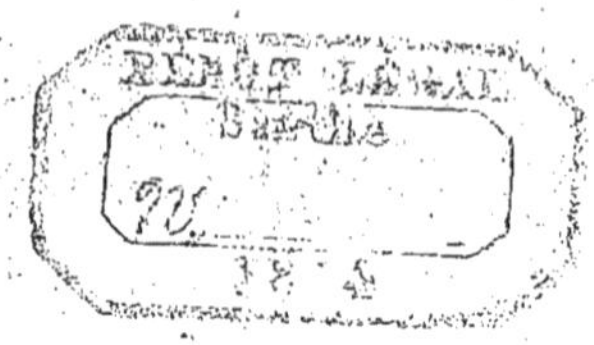

HISTOIRE

DE LA

RÉVOLUTION MÉDICALE

DU XIXe SIÈCLE

Typographie Monnoyer, au Mans.

HISTOIRE

DE LA

RÉVOLUTION MÉDICALE

DU XIXe SIÈCLE

APPRÉCIATION

DE SES AVANTAGES ET DE SES INCONVÉNIENTS

POUR L'ENSEIGNEMENT DE LA SCIENCE ET LA PRATIQUE DE L'ART

PAR

Alm. LE PELLETIER DE LA SARTHE

Membre de l'Académie Impériale de Médecine, Chevalier de la Légion d'honneur, Ex-Médecin, par concours, des Hôpitaux de Paris, Lauréat de l'École et de plusieurs Sociétés savantes

---

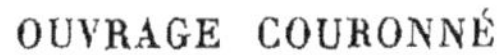

OUVRAGE COURONNÉ

Par la Société de Médecine de Caen

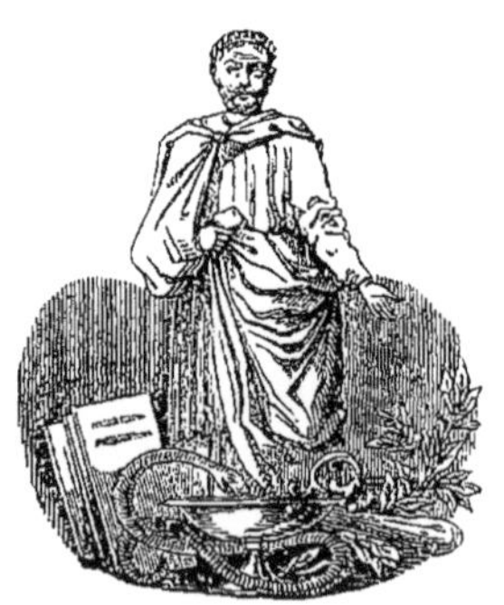

AU MANS | A PARIS

MONNOYER, IMPRIMEUR-LIBRAIRE, ÉDITEUR | G. BAILLIÈRE, LIBR., 17, ÉC. DE MÉDECINE

1854

PROLÉGOMÈNES

Rassembler toutes les doctrines et tous les systèmes pathologiques importés dans la science depuis son établissement jusqu'à nos jours, les apprécier au point de vue de l'expérience ; étudier sérieusement la révolution médicale qui vient de s'effectuer pour en préciser les avantages et les inconvénients ; tel était l'immense travail dont la nécessité préoccupait les bons esprits, lorsque la savante Société de médecine de Caen proposa, comme sujet de prix pour 1844, la question suivante :

« Faire succinctement l'histoire de la dernière révolution opérée dans l'enseignement et la pratique de la médecine, ou de ce qu'on a désigné sous la dénomination de *médecine physiologique*, en la considérant dans ses diverses phases depuis son origine jusqu'à ce jour.

« Indiquer d'une manière impartiale ses avantages et ses désavantages ; fixer surtout avec précision ce qui en restera de vraiment utile pour la science et pour l'art. »

Nous n'eûmes aucune connaissance de ce premier programme.

L'un des mémoires envoyés obtint seulement une médaille d'encouragement. La commission, dans son rapport, eut la bienveillance de préciser à l'auteur les modifications qu'il devait faire subir à son œuvre pour mériter le prix, et la question fut remise au concours !...

Le second programme nous étant parvenu au milieu de ces conditions si essentiellement désavantageuses pour les nouveaux concurrents, nous y trouvâmes cependant le motif et l'occasion d'entreprendre un travail dont nous avions depuis longtemps la pensée.

La solution de ce grand et difficile problème est d'autant plus importante, qu'elle doit fournir les bases fondamentales de la science et de l'art ; qu'elle doit avant tout offrir des résultats essentiellement pratiques.

En abordant une étude semblable, il ne s'agit pas en effet de se renfermer dans le cercle étroit et stérile d'un système absolu, mais de suivre le progrès dans la vaste carrière qui s'est ouverte à l'émulation des hommes d'expérience et d'avenir ; il ne suffit pas d'apprécier les principes et les conséquences d'une doctrine, il faut embrasser les idées et les théories d'une époque entière ; il faut porter un jugement solide, précis, impartial, non sur la valeur, l'utilité, le succès d'un livre, mais sur le caractère, l'importance actuelle et les influences futures d'une immense révolution.

Pour saisir et coordonner avec avantage les parties de cet imposant ensemble, pour tenter la solution d'un aussi difficile problème, où les considérations pratiques ont bien une autre valeur que celles de la théorie, il faut avoir, pendant longtemps, exercé la médecine sur le grand théâtre où ces idées ont pris naissance et parcouru les principales phases de leur développement ; il faut avoir vécu dans l'intimité des acteurs essentiels de cette révolution profonde, les avoir assistés dans leurs travaux d'expérimentation si souvent en désaccord avec leurs préceptes systématiques.

Attaché au service des grands hôpitaux de Paris, nous avons suivi tous les progrès de cette révolution médicale, nous avons concouru par des enseignements et par des écrits à la propagation des vérités qu'elle apportait, à la répulsion des erreurs quelle introduisait dans le domaine de la science. Ayant connu particulièrement les hommes les plus distingués, les plus marquants, engagés dans cette lutte avec des convictions opposées, nous avons pu les étudier non seulement dans leurs cours publics mais encore dans leur pratique particulière et dans ces entretiens intimes où chacun abandonne le masque de la représentation pour se montrer ce qu'il est réellement par son caractère et par ses opinions.

Tels sont les principaux avantages qui nous font entrer dans cette carrière utile, mais dont il est aisé de reconnaître les difficultés; nous y porterons dès lors plutôt les fruits de l'observation que ceux de l'étude, et les vérités que nous chercherons à démontrer offriront ainsi des résultats immédiats de l'expérience.

Pour mieux faire connaître, pour juger plus sérieusement la révolution médicale qui vient de s'opérer, la doctrine dont elle a produit l'établissement, nous remonterons à l'origine des faits; nous chercherons à présenter clairement la filiation des idées qui, par degrés, et souvent au milieu des plus étranges contradictions, a conduit aux principes vrais mais incomplets sur lesquels on a prétendu fonder cette même doctrine.

Une marche aussi large nous est impérieusement commandée par la haute portée du sujet, par l'exemple que donnent les principaux réformateurs dont nous aurons spécialement à nous occuper, que nous devrons nécessairement suivre dans la route qu'ils ont parcourue pour les apprécier, pour les juger avec impartialité dans leurs dogmes généraux et dans leurs applications particulières.

Lorsque nous arriverons à l'exposition des doctrines médicales, nous citerons textuellement les auteurs pour conserver toute la vérité des expressions et prévenir toute équivoque dans les idées : Enfin, pour donner à cet examen le caractère sérieux qu'il doit offrir, nous invoquerons le témoignage des plus savants écrivains à l'appui de nos opinions et de nos jugements.

Écrit à ce point de vue, notre livre dépassera de beaucoup les exigences du programme de la Société de médecine de Caen : c'est une justice que l'honorable rapporteur de la commission, M. le docteur Lafosse, a bien voulu nous rendre avec l'équité qui le caractérise.

Nous terminerons par l'exposé des points de ce rapport qui concernent plus spécialement notre œuvre, qui deviennent sa plus belle récompense, et présenteront sa plus solide garantie.

« Le mémoire, coté n° 1, porte pour épigraphe cette pensée de Pascal dont nous ferons remarquer l'heureuse application au sujet, comme échantillon de l'esprit de critique qui y règne : « Il y en a plusieurs qui errent d'autant plus dangereusement qu'ils prennent une vérité pour principe de leur erreur. Leur faute n'est pas de suivre une fausseté, mais de suivre une vérité à l'exclusion d'une autre. » Pascal, *Pensées*, art. XVII, *pens.* XIII.

Dans cette profonde pensée d'un immortel génie se trouve en effet le *compendium* des systèmes exclusifs en général, et du plus grand nombre des théories médicales en particulier. Ce rapprochement naturel, qui vient s'offrir à l'esprit, nous avertit en même temps que si nous ne devons pas admettre légèrement ces théories, surtout lorsqu'il s'agit de les appliquer à la pratique, nous ne devons pas les répudier sans examen. M. le rapporteur a donc parfaitement saisi tout ce que nous trouvions de significatif dans cette épigraphe de notre œuvre.

« Ce travail, ajoute M. le docteur Lafosse, est remarquable surtout par l'exposition qu'on y trouve de la doctrine dite physiologique. Cette exposition est méthodique, complète, détaillée et d'une exactitude garantie par l'usage des expressions mêmes du fondateur.

« Il est bien vrai que d'après les termes de notre programme une exposition aussi approfondie n'était point demandée ; mais ce n'est pas votre commission, qui aurait été privée d'une lecture pleine d'intérêt et d'attrait si le mémoire eût commencé à la seconde moitié ainsi que cela eût pu être, ce n'est pas, dis-je, votre commission qui reprochera à l'auteur la part qu'il a surajoutée à la tâche que vous lui aviez tracée, lorsque surtout il pourrait vous renvoyer au résumé succinct, rapide et substantiel dans lequel il rassemble les détails auxquels il vient de se livrer.

« Nous le répétons, il nous a paru impossible de présenter d'une manière plus claire et plus méthodique la succession des idées du réformateur. Il est aussi attachant qu'instructif de suivre l'auteur dans l'exposé qu'il fait des opinions de Broussais. Il est curieux de reconnaître par quelles gradations l'auteur des Phlegmasies chroniques devient le père du système physiologique ; par quelles modifications de la pensée, l'observateur le plus profond devient le systématique le plus absolu ; par quel combat inégal de sa vaine théorie et de son génie pratique, il arrive après des hésitations nombreuses et des contradictions multipliées, à considérer l'irritation comme le principe de toutes les maladies, et comment en retrécissant de plus en plus le cercle de la pathologie, il finit par placer au centre sa gastro-entérite d'où rayonnent et où viennent aboutir tous les autres états morbides.

« Tout en admirant la force d'intelligence qu'elles supposent, on sent déjà, pour nous servir des expressions de l'auteur du mémoire : « tout ce que des prétentions semblables doivent avoir de faux et d'exagéré ; tout ce qu'une doctrine ainsi fondée présentera d'insuffisant, d'inexact et même de dangereux pour la théorie et plus spécialement encore pour la pratique. »

« L'auteur prépare la scène par l'exposition de l'état des idées qui dominaient et de celles qui cherchaient à poindre dans la science, et par l'appréciation des auteurs tant anciens que modernes qui avaient ouvert la voie où le réformateur allait marcher : parmi ces derniers, la part faite à Pinel, à Bichat est d'une remarquable justesse.

« Puis il introduit Broussais et son système qu'il présente, et qu'il suit dans toutes les phases de leur biographie qu'il fait marcher simultanément. Il caractérise, avec une vigueur et une précision égales, les traits frappants de l'un et de l'autre. Le mérite d'un style nerveux, élégant et pittoresque relevant une grande netteté de pensée, fait de cette première moitié du travail une lecture aussi profitable qu'attrayante....

« L'auteur du mémoire n° 1 a donc remanié tous les ouvrages de Broussais pour en faire sortir la doctrine de ce dernier plus logiquement et plus méthodiquement coordonnée que son auteur lui-même n'avait pu ou voulu le faire....

« En se livrant à une exposition aussi complète, l'auteur n'a pu s'abstenir d'émettre çà et là quelques refléxions d'approbation ou de blâme sur les points qu'il développait. S'il est quelques-unes de ces considérations critiques qui eûssent pu être retardées jusqu'à la deuxième partie, il est plus certain encore que, dans toutes, l'auteur a laissé percer les qualités qui dominent dans toute son œuvre, c'est-à-dire, la lucidité dans la pensée, une justesse et une religieuse impartialité dans les jugements : toutes les fois qu'il met les opinions de Broussais en regard avec les saines inductions de l'expérience, et les idées consacrées par l'assentiment des praticiens de tous les âges, c'est en observateur éclairé, en praticien judicieux qu'il les apprécie. »

Il serait difficile de souhaiter, sur la partie essentielle de notre ouvrage, un jugement plus honorable, et dont la valeur est encore augmentée, pour nous, de toute l'estime que nous accordons au savant rapporteur. On voit aisément que sa pensée n'a pas été jusqu'ici contrainte et subjuguée par les exigences d'une doctrine que les hommes de progrès, qui vivent au milieu du mouvement scientifique, trouveraient peut-être un peu surannée.

La seconde partie de notre mémoire devait, par une conséquence nécessaire de cet état de choses, ne pas se montrer partout en harmonie avec les opinions personnelles de notre excellent confrère; il ne pouvait pas nous apprécier autrement qu'à son point de vue particulier. Aussi, appartenir à l'école anatomo-pathologique, admettre la localisation des maladies, repousser l'ontologie médicale, ne pas adopter, comme théorie d'élection, le *phébus* des anciens, etc., sont devenus des péchés, au moins véniels, qui nous ont été gravement imputés, et dans lesquels nous persévérons cependant, sans contrition, avec le plus grand nombre des meilleurs praticiens de notre époque.

Il nous serait aisé de refuter des reproches que nous ne voulons point regarder comme sérieux, et qu'avec son excellent esprit notre savant rapporteur ne nous adresserait probablement pas aujourd'hui ; mais il nous semblera plus que suffisant de faire apprécier, par nos lecteurs, seulement le dogme essentiel qu'il nous propose de mettre à la place des principes fondamentaux condamnés par lui.

« Nous reprocherions cependant à l'auteur une tendance plus que légitime pour la localisation des maladies ; par conséquent : *le défaut de mise dans un relief suffisant de ce consensus général de l'organisme malade que les sympathies n'expliquent pas ; de cette spontanéité d'action d'où naissent et se développent des états pathologiques sérieux et variés, et qui semble n'être qu'un de ces actes généraux par lesquels se manifeste cet autre fait plus général encore et plus inconnu dans ses principes : la vie.* »

En relisant ce passage, M. le rapporteur n'y trouvera-t-il pas sinon le *phébus* des anciens, dont nous venons de parler, au moins quelque chose de *bien nuageux* ou *de trop subtil;* nous sommes d'autant plus autorisé à le penser qu'avec un peu de réflexion, il va jusqu'à se reprocher quelques petites *anomalies de forme* échappées à la chaleur de l'improvisation : il ajoute en effet, en parlant des trois mémoires couronnés :

« Mais d'un autre côté, il ne faut pas que nous oubliions que dans les travaux des hommes distingués, *que nous nous reprochons d'apostropher ainsi*, on trouverait tous les éléments nécessaires pour satisfaire complètement à cette partie du programme. »

Nous voyons d'un autre côté le sentiment d'équité de M. le rapporteur combattre définitivement les préventions et l'arbitraire de sa théorie légèrement arriérée, lorsqu'il dit en terminant :

« Quoi qu'il en soit du dissentiment qui sépare votre commission et l'auteur du mémoire *n° 1* sur des points d'une importance telle qu'ils ont du modifier l'impression des plus favorables qu'elle avait conçue d'abord, elle se plaît à proclamer que dans la comparaison quelle a eu à faire des trois principaux, et très-considérables productions du concours, *celui-ci l'emporte de beaucoup* sur les autres par la forme et *leur cède peu* par le fond. »

Cette conclusion, qui n'a pas besoin de commentaire, fait assez comprendre, pour les concurrents, tout le danger des questions dogmatiques, lorsque les opinions individuelles sont prises, contrairement à tous les principes des concours, pour véritable régulateur des jugements à porter !...

Du reste le procès-verbal de la séance du 17 décembre 1846 proclame ainsi les résultats obtenus.

Le prix est partagé *ex æquo* entre MM. les docteurs Lepelletier de la Sarthe, dont le mémoire porte le n° 1 ; Saucerotte de Lunéville, portant le n° 2; et Costes professeur à l'école préparatoire de Bordeaux, portant le n° 5.

En conséquence, nous reçûmes, le 25 du même mois, la lettre suivante de notre estimable et savant confrère M. Étienne, secrétaire de la société de médecine de Caen :

« MONSIEUR ET TRÈS-HONORÉ CONFRÈRE,

« Je suis heureux d'avoir à vous faire connaître le résultat de notre concours sur la question relative à la médecine physiologique dans lequel vous venez de prendre une part si glorieuse.

« J'ai donc le plaisir de vous annoncer que, dans sa séance extraordinaire du 17 de ce mois, la société de médecine, adoptant les conclusions du rapporteur de la commission chargée de juger les mémoires qui lui ont été adressés pour le concours de 1845, a décidé que le prix proposé serait représenté par trois médailles d'or qui seraient partagées *ex æquo* entre les auteurs des trois meilleurs ouvrages envoyés au concours; votre mémoire étant du nombre de ceux qui doivent être couronnés, je m'empresse de vous faire parvenir le prix qui vous a été décerné en vous priant d'agréer mes sincères félicitations ainsi que l'expression des sentiments de haute considération de

Votre dévoué confrère

ÉTIENNE,

Secrétaire de la société de médecine de Caen.

Avec ces caractères et d'aussi puissantes recommandations, nous espérons que cette histoire de la révolution médicale du XIXe siécle obtiendra quelque succès, et deviendra la première partie de l'ouvrage que nous avons déjà publié sous le titre de doctrine biologique.

HISTOIRE

DE LA

RÉVOLUTION MÉDICALE

DU XIXe SIÈCLE

Une immense révolution vient de s'effectuer dans la science médicale, et si les dogmes quelle a fait naître n'avaient pas été mutilés ou faussés par l'esprit d'hypothèse, elle eût amené des résultats d'une portée considérable dans l'enseignement et dans la pratique de l'art.

Nous venons ici, d'après un examen profond et consciencieux, placer en évidence en même temps les abus systématiques de cette révolution, et les avantages que l'on a voulu systématiquement aussi lui contester.

Il est temps enfin, dans l'intérêt de la médecine, et pour l'honneur de ceux qui la professent, que l'on mette un terme à ces discussions passionnées où les seconds ont ordinairement tout à perdre, où la première n'a presque jamais rien à gagner.

Souvent analogues aux révolutions politiques dans leur développement et dans leur marche, les révolutions de la science ont leurs prédispositions favorables et leur invasion définitive.

Elles tiennent presque toujours à l'enchaînement d'un concours de circonstances qui les amènent par degrés comme une conséquence nécessaire ; le plus souvent alors surgit un génie supérieur dont la voix puissante vient dominer les bruits confus de la multitude et mettre au grand jour les traits saillants de la pensée fondamentale sur la réalisation de laquelle va reposer la révolution qui s'opère.

Le parallèle ne s'est malheureusement pas toujours arrêté à ces premiers rapprochements, et plus d'une fois on a vu les bouleversements de la science entraîner la persécution et même l'effusion du sang !...

Toutefois, dans la voie du progrès, ces déplorables résultats forment l'exception ; la règle est constituée par le perfectionnement physique et moral des peuples.

Aujourd'hui que les préventions sont dissipées, que les ressentiments sont calmés, que le *réalisme* prend avec tant de supériorité la place de l'esprit systématique, il devient indispensable d'étudier avec une attention calme et profonde les résultats fondamentaux de cette importante révolution médicale, de préciser avec une judicieuse conscience le bien qu'elle a produit, le mal qu'elle aurait pu faire.

Sans cette grande et sérieuse étude, le doute, le vague et l'indécision se perpétueraient dans l'enseignement, dans la pratique ; la science et l'art profondément ébranlés sur leurs bases n'auraient aucun moyen positif de s'affermir et de se reconstituer.

Pour établir dans un ordre logique, précis et fructueux les riches matériaux d'un travail aussi vaste, nous le diviserons en deux parties :

I. Préparation, manifestation de la révolution médicale.

II. Appréciation des résultats de cette révolution.

PREMIÈRE PARTIE

PRÉPARATION ET MANIFESTATION DE LA RÉVOLUTION MÉDICALE

L'observateur attentif et judicieux dont le but est d'apprécier la valeur des révolutions effectuées dans l'ensemble des connaissances qui constitue la *science universelle* ne tarde pas à s'apercevoir que la marche de l'esprit humain a ses phases bien positives, et que c'est plutôt cette progression générale que celle d'une science particulière isolément considérée qu'il faut étudier pour s'élever à toute la hauteur d'un aussi beau sujet.

Ainsi, pour ne pas sortir de la question, en remontant vers le passé, nous voyons qu'au siècle de la philosophie a succédé celui de la littérature, à ce dernier celui des sciences d'observation, et que le merveilleux mouvement de cette période expérimentale devait imprimer une puissante impulsion à la médecine comme à toutes les autres branches de l'histoire naturelle.

La physique, la chimie surtout, avaient substitué les solides inductions des faits aux futiles conceptions de l'hypothèse ; la médecine, à son tour, devait remplacer les vaines données de la théorie par les sérieux enseignements de la pratique.

C'est précisément ce que nous voyons aujourd'hui, si nous étudions la pathologie plutôt au point de vue du génie sévère qui dirige actuellement ses applications, qu'à celui des séduisantes conceptions du dogmatisme absolu ; plutôt sous le rapport de l'art que sous celui de la science.

Toutefois, suivons avec attention les événements de cette grande révolution médicale dans leurs progrès, au lieu d'anticiper sur leur marche, nous arriverons par cette méthode rationnelle à nous former des idées positives, bien utiles pour le présent et pour l'avenir.

Voulant donner à cette première partie l'intérêt qu'elle mérite et la clarté qu'elle exige, nous la diviserons en deux chapitres :

1° *Préparation à la révolution médicale ;*

2° *Manifestation de cette révolution.*

I

PRÉPARATION A LA RÉVOLUTION MÉDICALE

Les grandes conceptions humaines, les vérités fondamentales des sciences et des arts ressemblent à ces germes puissants qui portant en eux-mêmes un principe de fécondation et de vie, n'attendent pour se développer et pour donner leurs fruits, qu'un sol fertile, un rayon de chaleur et de lumière.

Ce développement peut être contrarié, suspendu, ajourné même pendant plusieurs siècles, non seulement par l'absence de l'une des conditions essentielles que nous venons de préciser, mais encore par l'apparition d'une autre grande pensée qui fixe l'attention publique, par le retour des peuples civilisés au temps d'ignorance et de barbarie, enfin par l'empire absolu que prennent dans la science universelle, quelques sciences particulières dont les autres subissent le joug et la domination.

Nous voyons alors ces vérités fondamentales, ces grandes conceptions humaines traverser la série des temps en laissant, par intervalles, échapper quelques lueurs, quelques étincelles rapides, incapables d'en effectuer la complète révélation, mais suffisantes pour entretenir ce feu sacré, pour témoigner de son existence, et pour établir comme autant de jalons qui serviront ultérieurement à retrouver la voie quelles ont parcourue pour arriver à leur manifestation définitive.

Telle fut précisément la marche suivie par le développement des dogmes pathologiques dans l'importante révolution dont les phases principales vont se dérouler sous nos yeux.

L'origine de l'art médical se perd dans la nuit des temps : le premier homme qui fut témoin de la souffrance de son semblable chercha tout naturellement à le soulager par les moyens qui se trouvèrent à sa portée : ainsi s'improvisa le premier médecin, tels furent les premiers bienfaits de cet art presque tout moral à sa naissance, prodiguant les douces consolations de la philanthropie longtemps avant de pouvoir appliquer les moyens puissants d'une thérapeutique habile et raisonnée.

Les progrès de la civilisation, et, par une conséquence nécessaire, la formation des sociétés, l'établissement des industries, les modifications artificielles apportées dans le genre de vie, les habitudes, les mœurs ayant augmenté le nombre, la gravité des infirmités humaines, conduisirent insensiblement quelques hommes bienveillants et dévoués à faire de la médecine, l'objet essentiel de leurs études et de leurs méditations ; on les vit alors se consacrer entièrement au soulagement de la souffrance, remplir par vocation et par état les nobles et pénibles fonctions que leurs prédécesseurs avaient exercées par un sentiment de commisération et de pitié ; leur science prit sa place au milieu des arts les plus utiles, et leur ministère en acquérant un caractère particulier mérita bientôt la considération élevée du sacerdoce dont il ne fut pas en effet d'abord séparé.

Dans presque tous les pays, en Egypte, en Grèce particulièrement les prêtres conservèrent pendant longtemps le monopole de la science médicale qu'ils pratiquaient dans le mystère et le silence religieux des temples dont le plus fameux fut celui d'Epidaure. Esculape y reçut les honneurs divins sous les Asclépiades ses descendants et ses ministres qui déjà se distinguèrent assez généralement dans l'art de guérir.

Les philosophes parvinrent à déchirer ce voile mystérieux qui jusqu'alors avait dérobé la science médicale aux yeux du vulgaire et la firent alors passer dans le domaine de l'enseignement public.

Cette science n'avait encore offert qu'un mélange confus de superstitions et d'empirisme, elle présenta bientôt une combinaison plus confuse encore, des théories plus ou moins imaginaires, dont la science philosophique était alors embarrassée.

Au milieu de ces conditions peu favorables aux véritables progrès de la médecine, apparaît le génie puissant et spécial qui devait essentiellement la créer en la constituant à l'état de science particulière et d'art susceptible d'une application raisonnée.

Hippocrate, en suivant avec discernement les voies d'une observation judicieuse, donne à cet art un caractère expérimental qu'il n'avait pas, réunit et coordonne les préceptes de cette science dans une doctrine où la nature médicatrice joue le principal rôle; ce qui fit donner à cette grande généralisation le titre de *naturalisme;* celui de *dogmatisme* fut également employé pour la caractériser. Nous avons, dans un autre ouvrage, fait connaître, discuté les vérités et les erreurs de cette belle doctrine qu'aucune autre ne parvint jamais à renverser entièrement.

Nous aurons à peu près complété l'énumération de ces généralisations pathologiques si nous citons, comme ayant précédé celle-ci : l'empirisme, la puissance des nombres, la doctrine corpusculaire, le feu créateur et conservateur, les causes occultes, l'astrologie judiciaire, la doctrine gymnastique; et comme l'ayant suivie : le solidisme, le pneumatisme, l'humorisme, la chimiatrie, la doctrine mécanique, celle des transfusions, l'animisme, la doctrine organique, celles de l'irritabilité, de l'action nerveuse, le vitalisme, le contro-stimulisme, l'incitabilité ou Brownisme, les doctrines philosophique, physiologique, homéopathique, magnétique, numérique, éclectique, etc.

Nous avons également étudié, discuté ces nombreuses généralisations dans le traité de la *doctrine biologique.*

Ici nous devons surtout en dégager la doctrine physiologique, en prenant ce titre dans sa large et belle acception; la présenter comme le fait capital, comme le principal résultat de la révolution médicale du XIXe siècle, et faire connaître les auteurs dont les travaux ont plus spécialement préparé sa manifestation.

Il est dans la disposition essentielle de l'esprit humain, et surtout dans celle des plus grands génies, d'abandonner les voies simples et positives de la nature, pour suivre des voies artificielles et trop souvent erronées.

« Au lieu de recevoir les idées des choses en nous, dit Pascal, nous teignons des qualités de notre être composé toutes les choses simples que nous contemplons. »

Faut-il s'étonner si la médecine, comme toutes les autres branches de l'histoire naturelle, compte aujourd'hui dans son domaine un si grand nombre de théories, de systèmes et de doctrines? Faut-il s'étonner si ces brillants génies sont venus échouer à l'inflexible contrôle de l'expérience, et si leurs plus incontestables vérités ont eu besoin elles-mêmes d'être garanties par la réflexion contre leurs propres abus.

« Les astrologues, les alchimistes, ajoute Pascal, ont quelques principes, mais ils en abusent; or, l'abus des vérités doit être autant puni que l'introduction du mensonge. »

En traversant les siècles au milieu de ces principes trop souvent opposés, l'idée fondamentale qui devait amener la grande révolution que nous étudions, avait signalé son passage et son influence par des lueurs plus ou moins apparentes et pendant le règne des doctrines qui nous rappellent comme leurs principaux auteurs: Hippocrate, Galien, Mondini, Van Helmont, Boërhaave, Glisson, Gorter, Haller, F. Hoffmann, Gaubius, Cullen, Vesale, Hunter, Césalpin, Harvey, etc. Mais ces étincelles rapides n'eurent point assez de puissance pour allumer entièrement le flambeau de la médecine physiologique.

La découverte de Galvani propagée par Volta, les immenses progrès de la physique et surtout de la chimie sous l'influence du génie créateur de Lavoisier, de Fourcroy, de Vauquelin, etc., faussèrent un instant les théories médicales en soumettant l'explication des phénomènes de la vie aux lois de la matière inerte. Ainsi, sans se laisser décourager par les tentatives infructueuses de

Girtanner, de Beddoës, de Darwin, de Reil, etc. Baumes de Montpellier voulut fonder une doctrine médicale toute chimique en établissant des classes de maladies sous les noms de : « Calorinèses, oxygénèses, hydrogénèses, azoténèses, etc.; » doctrine qui ne devait avoir aucun avenir, et qui périt en effet à sa naissance.

Nous ne parlerons pas ici du Perkinisme, du Mesmérisme avec ses rêveries de la lucidité ; sans attaquer toutefois le magnétisme animal qui, rationnellement administré, peut réussir dans les affections nerveuses, comme nous l'avons expérimenté plusieurs fois ; enfin de l'homéopathie, dont la théorie, comme doctrine médicale, est sans aucun fondement, et dont la thérapeutique, absolument sans aucun effet, rentre essentiellement dans la médecine expectante avec ses avantages et ses inconvénients. De semblables systèmes inventés pour occuper les esprits amis du merveilleux, ou pour mettre à contribution la crédulité publique, ne peuvent avoir aucune influence réelle et particulièrement utile sur la marche de la science.

Toutefois, à côté de ces graves inconvénients, la culture des sciences naturelles eut un grand avantage pour la médecine, elle ramena les bons esprits dans la voie de l'expérience et la majorité des médecins parut alors déterminée à n'admettre que les résultats positifs de l'observation ; à régler les indications thérapeutiques plutôt d'après la nature des causes, des altérations pathologiques appréciables, que d'après les suggestions mensongères des vaines théories appliquées à la recherche de l'essence des maladies.

Cette influence favorable ne se borna point à la médecine proprement dite, elle se fit en même temps sentir pour les sciences accessoires.

L'Hygiène — se perfectionna par les utiles travaux d'un grand nombre d'observateurs, au premier rang desquels nous devons particulièrement citer Lommius, Lorry, Sanctorius, Ramazzini, Tissot, Pringle, Lind, Guyton-Morveau, Tenon, Portal, Desessarts, Alphonse Leroy, et plus spécialement encore Tourtelle,

Hallé, Londe, H. Royer-Collard, Bouchardat, etc. La connaissance des différents climats prit une importance réelle par les relations des savants voyageurs au nombre desquels nous trouvons surtout G. Falconner, A. Wilson, L. Fink, Rouppe, Fontana, Poissonnier, Dazille, Bajon, G. Hillary, J. Hunter, R. Jackson, J. Hume, R. Desgenettes, J. Larrey, L. Valentin, Bailly, Moreau de Jonnès, etc. etc.

La matière médicale — fut enseignée d'une manière plus positive et plus fructueuse par Alibert, Murray, Barbier d'Amiens, Swédiaur, Parmentier, Arnemann, Schwilgué, Desbois de Rochefort, Trousseau, Pidoux, etc. En parlant des moyens de prévenir et de combattre les maladies, il nous est impossible de ne pas mentionner la belle découverte de Jenner qui vint affranchir, à peu près entièrement, l'humanité de l'un des fléaux morbifiques les plus destructeurs.

Sous l'influence du génie de l'observation, on vit encore se développer un goût bien solide et bien fructueux dans ses résultats, le goût de l'anatomie. Jacques Dubois, maître du grand Vesale, et qui prit le nom de Sylvius, fut en France le véritable fondateur de cette science dans laquelle se distinguèrent : Eustache, G. Fallope, M. Servet, Césalpin, Harvey, Malpighi, Stenon, Aselli, F. Ruysch, Pecquet, Riolan, Warthon, Willis, J. F. Meckel, Winslow, Sabatier, Gavard, etc. Cette impulsion dont nous voyons le principe remonter encore plus haut dans l'histoire de la science, et se continuer avec tant de succès au milieu de nous par les travaux de Boyer, Bichat, Cruveilhier, etc., devait nécessairement conduire aux autopsies cadavériques et fonder une science presque nouvelle, l'anatomie pathologique, au perfectionnement de laquelle ont spécialement contribué : Baillou, R. Salzmann, P. Salmuth, N. Fouleyn, N. Tulpius, P. Panaroli, J. Wepfer, N. Péchelin, F. Plater, J. M. Lancysi, N. Valsalva, T. Bartholin, T. Bonnet, Morgagni, Cheston, Lieutaud, Sandifort, Baillie, Portal, Bayle, Laënnec, etc.

Les immenses progrès de cette science favorisèrent beaucoup

ceux de la médecine dans ses rapports avec la législation, ET LA MÉDECINE LÉGALE acquit à son tour une importance réelle par les travaux d'habiles observateurs au nombre desquels nous désignerons surtout : Fortunatus Fidelis, P. Zacchias, P. Ammann, Valentin, Teichmeyer, Devaux, Baumer, Lafosse, Louis, Fodéré, Mahon, Belloc, Chaussier, Plenck, Metzger, Frank, Orfila, Devergie, etc.

La même direction pour les études fit étudier l'anatomie des animaux dans ses rapports avec celle de l'homme, et donna naissance à L'ANATOMIE COMPARÉE dont s'occupèrent surtout avec succès : J. Hunter, P. Camper, Lacépède, Cuvier, Geoffroy Saint-Hilaire, Duméril, Tiedemann, de Blainville, etc. Il est aisé de comprendre l'influence que ces travaux durent présenter sur les perfectionnements de la médecine vétérinaire dont les expériences peuvent offrir une grande utilité pour la médecine humaine, et qui compte parmi ses professeurs les plus distingués : Huzard, Dupuy, M. Flandin, Barthélemy, etc.

Enfin, ces études sérieuses de l'anatomie créèrent pour ainsi dire L'ART CHIRURGICAL, et le portèrent, dans l'espace de quelques années au plus haut degré de perfection, nous citerons spécialement parmi ceux qui se distinguèrent dans cette belle carrière : A. Paré, Guy de Chauliac, Chopart, Desault, Bell, Cline, Percy, Larrey, Lassus, Sabatier, Pelletan, Dubois, Callisen, Théden, Richter, Veidmann, Scarpa, Astlegcooper, Dupuytren, Béclard, Marjolin, Vacca, Sanson, Velpeau, etc.

A côté de la description des organes et des appareils devait tout naturellement s'élever l'histoire de leurs phénomènes et de leurs fonctions; aussi le développement des ÉTUDES PHYSIOLOGIQUES suivit-il celui des études anatomiques; et cette science nouvelle prit-elle un caractère de véritable utilité. Parmi les médecins qui l'ont cultivée d'une manière plus spéciale nous indiquerons surtout : Haller, Barthez, Durieu, Blumenbach, Richerand, Chaussier, Adelon, Magendie, Bourdon, Broussais, Lepelletier de la Sarthe, etc.

Sous l'influence de ce beau mouvement scientifique des écrits furent publiés en si grand nombre sur les différentes branches de l'art de guérir, qu'il devint indispensable de les embrasser dans une coordination régulière, d'en faire connaître sommairement l'esprit et la portée. Cette nécessité donna naissance à la science qui prit le nom de BIBLIOGRAPHIE MÉDICALE, et dans laquelle se firent particulièrement remarquer : Leclerc, Freind, Barchusen, Schulze, Blumenbach, Sprengel, Moreau, Dezémeris, etc.

Tel était l'état de la science médicale, telles étaient les conditions favorables au milieu des quelles devait plus immédiatement se préparer et bientôt enfin s'accomplir la révolution qui nous occupe.

Nous laisserons une partie de l'Allemagne s'égarer dans les voies obscures et stériles de la philosophie transcendante de Kant, de Ficht, et de Schilling; système encore nommé philosophie de la nature dans lequel on veut expliquer toutes les actions de l'organisme par la polarité, « par l'antagonisme des pôles ou éléments opposés, résultant de l'action réciproque des deux électricités, de la chaleur et du froid, de la lumière et des ténèbres, dans nos organes qui sont formés de deux moitiés pareilles, comme les deux pôles de l'aimant, sous l'influence d'un être immense, central immatériel, etc. etc. » De semblables théories doivent être citées pour mémoire et ne peuvent mériter aucune attention sérieuse.

Suivons actuellement les developpements et les progrès de l'idée mère qui plus tard servira de base à la médecine dite physiologique. Nous verrons surtout Brown, Bordeu, John Hunter, Pinel, Bichat, Béclard, Réga, Pujol, Prost, Rasori, Tommazini, Marcus, Caffin, Marandel, Edward Miller, etc. les uns préparer dans leurs écrits, et chacun à sa manière, les voies dans lesquelles devait s'engager la science médicale pour arriver à l'établissement de la doctrine physiologique; les autres, en dévoiler plus ou moins clairement le principe et poser même les bases particulières sur lesquelles Broussais devait bientôt la fonder avec la prétention à peu près absolue d'en être le seul véritable créateur. Cette étude présentera d'autant plus d'intérêt et d'utilité quelle règlera les prétentions du novateur et fera bien connaître toutes les phases de la révolution médicale du XIXe siècle.

Deux doctrines principales semblaient se partager le domaine de la science : l'humorisme repris dans les anciennes théories de Galien et préconisé par Selle, Vogel, Stoll, etc. ; le solidisme, émanation du strictum et du laxum de Thémison, et soutenue par Fernel, F. Hoffmann, G. Baglivi, Cullen, etc. Alors parut sur la scène médicale un novateur hardi, entreprenant, exclusif, le célèbre Jean Brown dont la doctrine, modification du méthodisme, subjuguera surtout l'Angleterre, l'Italie, l'Allemagne par son apparente simplicité, en exerçant dans ces pays une influence profonde sur l'enseignement et sur la pratique. Nous devons examiner ce système avec d'autant plus de soin que le novateur d'Ecosse et le réformateur français vont bientôt se trouver dans une entière opposition.

BROWN, JEAN.

Né en 1736, d'un pauvre journalier, dans un petit village du comté de Berwick en Ecosse, Brown entraîné par son génie médical, surmonta toutes les difficultés de sa position, suivit les cours d'Edimbourg avec les plus brillants résultats et fut nommé en 1776 président de la Société de médecine de cette ville. Ce fut alors qu'il imagina son fameux système et le développa dans un ouvrage intitulé *Elementa medicinæ*; ouvrage qui obtint le plus grand succès.

Brown se fit beaucoup d'ennemis par l'âpreté de ses manières, il manqua de reconnaissance envers Cullen son maître et son bienfaiteur, dont il attaqua violemment la doctrine pour y substituer la sienne, il dépensa par son inconduite le patrimoine si nécessaire à ses nombreux enfants, souleva contre lui tous les médecins d'Edimbourg; à la mort de Mouro s'étant présenté pour le remplacer, il essuya l'humiliation d'un refus.

Deux partis se formèrent sous les noms de Brownistes et de Cullénistes, et se livrèrent plusieurs fois des combats sanglants.

Brown abandonne Edimbourg en 1786 se rend à Londres, s'y ruine au jeu, est mis en prison, puis délivré par un ami, après avoir détruit sa santé par des expériences faites sur lui-même avec l'opium et les excitants, il meurt d'une attaque d'apoplexie le 7 octobre 1788 âgé de 52 ans.

Le système de Brown fut reçu froidement à Londres et n'y parut pas exercer une grande influence sur la pratique. L'Allemagne, l'Italie et surtout les États-Unis d'Amérique l'adoptèrent avec plus d'empressement, en voici les bases fondamentales :

« Tout corps animé est une machine composée de parties diverses dont la combinaison et les mouvements constituent la vie de l'animal, le jeu de cette machine est soumis à une puissance secrète qui imprime la première impulsion et qui l'entretient par des moyens encore inconnus. Ses opérations ne peuvent s'expliquer par les lois de la mécanique et supposent des qualités propres aux parties du corps vivant, absolument étrangères à la matière inerte et morte. » Suivant l'auteur, la découverte de ce principe doit être la clef de la physiologic animale. Brown n'a pas recherché la nature intime du principe de la vitalité, il a voulu seulement en apprécier l'action par ses effets immédiats, tels sont les résultats de ses observations.

1° Tout corps animé possède une certaine portion du principe d'où découle le phénomène de la vie ; ce principe est désigné par le terme *d'excitabilité*.

2° Elle varie dans les différents individus, et, dans le même, suivant certaines dispositions; quand l'animal a une plus grande intensité de vie, c'est parce qu'il est plus susceptible de l'action des pouvoirs excitatifs.

3° Ces pouvoirs, ou stimulants sont 1° *externes*; chaleur, aliments, etc. 2° *internes* : mouvements, passions, etc.

4° La vie est un état factice qui cesse par usure de l'excitabilité ou par l'absence d'excitant.

5° L'excitabilité réside dans les nerfs et dans les muscles.

6° L'excitation peut-être : normale, en excès, en défaut. Le premier état est la santé qui résulte de la juste proportion de l'excitant et de l'excitabilité.

7° Le défaut d'équilibre vient du défaut de stimulant avec excès d'excitabilité, ou d'excès de stimulant avec défaut d'excitabilité; ce défaut d'équilibre est la maladie.

Il existe dès lors deux grandes classes de maladies : 1° par excès de force, *sthéniques;* par défaut de forces, *asthéniques;* et, d'après le même principe, deux grandes classes de médicaments : 1° *stimulants*, pour épuiser l'excès d'excitabilité, ou la relever au degré convenable ; 2° *sédatifs*, pour produire directement le premier de ces effets. Car Brown semble ne pas bien distinguer les stimulants et les sédatifs ; il paraît même ne trouver entre eux d'autre différence que dans le degré d'action. Toute sa thérapeutique se réduit à modifier l'excitabilité par les stimulants, de manière à la ramener à l'état moyen qui constitue la santé. » Cette doctrine a donné naissance à l'ouvrage de Weikard, intitulé : *Doctrine médicale simplifiée, ou Éclaircissements et confirmation du nouveau système de médecine de Brown*, ouvrage écrit en allemand.

Nous avons présenté avec quelques détails, non-seulement la théorie, mais encore le caractère, les habitudes et la manière de procéder du novateur écossais pour prouver, par un rapprochement dont nous trouverons bientôt l'occasion, que les réformateurs systématiques, même les plus opposés dans leurs doctrines, se rapprochent ordinairement par la violence de leurs procédés, par le peu de circonspection et de mesure des moyens qu'ils emploient pour dominer l'opinion publique et pour assurer le triomphe de leurs idées.

Nous connaissons actuellement les principaux systèmes qui se trouvaient en vigueur, et contre lesquels il fallait particulièrement lutter dans l'établissement de la médecine physiologique; indiquons maintenant les auteurs qui par leurs travaux ont le plus directement contribué à favoriser la manifestation de cette doctrine.

BORDEU, THÉOPHILE.

Bordeu, que Broussais lui-même regarde comme l'un des fondateurs de la physiologie pathologique, publia ses importants et nombreux ouvrages de 1742 à 1775. Il pense que l'anatomie est indispensable au médecin, comme la médecine au physiologiste, et *vice versa*. « On ne peut jamais, dit-il, faire de progrès en médecine, surtout dans la partie qui regarde le diagnostic et les symptômes des maladies, si on n'est pas versé dans l'anatomie..... Pour moi, je ne considère jamais l'état sain sans considérer l'état de maladie ; je les examine l'un avec l'autre, et je n'hésite pas à mêler les observations des praticiens les plus consommés avec les connaissances des anatomistes les plus habiles. »

L'un des premiers, il a signalé toute l'importance de l'estomac dans l'économie vivante, et s'exprime ainsi, *Œuvres complètes, Paris, 1818, t, 2, p. 669* : « Le sentiment règne principalement sur l'estomac dont les fonctions dépendent d'un fond de sensibilité trop méconnu par tous les faiseurs de physiologie ordinaire. Ils n'ont considéré ce viscère que comme un réservoir presque passif ou tout au plus un peu mobile, au lieu qu'il est doué de beaucoup de sensibilité dont les divers degrés se manifestent à chaque instant, et entretiennent ou bouleversent la marche et l'accord de toute l'économie animale. Ainsi, l'estomac ou ses appartenances, qui sont un centre principal pour les mouvements du corps, le sont de même pour tous ses divers degrés de sentiments. »

Il serait assurément difficile d'accorder à l'estomac une plus haute importance dans l'organisme, et, sous ce point de vue de la question, l'auteur de la médecine physiologique ne pourra pas ajouter beaucoup.

Nous dirions presque la même chose relativement à la théorie des maladies chroniques. Seulement Bordeu fait jouer aux nerfs un rôle trop exclusif lorsqu'il ajoute, loc. cit. t. 2, p. 841 : « Les nerfs de l'estomac et des intestins, appelés nerfs gastriques, se distribuent à toutes les parties du corps et peuvent, par conséquent, porter les plus grands désordres dans celles qui sont le plus éloignées de l'abdomen. Telle est l'origine vraie de presque toutes les maladies. »

L'importance du centre épigastrique ne pouvait dès lors échapper à cet auteur ; il la signale ainsi, loc. cit. p. 801 : « On s'est cru obligé d'insister sur l'action des régions précordiales, mieux connue des anciens philosophes que des médecins..... Nous y plaçons le siége, l'aboutissant de presque tous les efforts corporels, de presque toutes les sensations, le jeu et les orages des passions, les effets de divers appétits..... Ces régions sont le foyer des maladies épigastriques, diaphragmatiques, archéales, stomachiques, plus ordinaires qu'on ne peut le dire. Elles forment un centre non moins remarquable que la tête pour le cours et le développement des forces nerveuses qui sont toujours plus ou moins dirigées vers la région épigastrique et la précordiale : fait important méconnu des anatomistes, mais prouvé par le sentiment de tous ceux qui savent se consulter eux-mêmes. »

Il développe également l'idée de la symétrie organique dont Bichat s'est ensuite emparé pour la féconder par son génie. Bordeu dit en effet, *loc. cit.*, *p. 801* : « On considère le corps vivant comme étant formé de deux moitiés égales ou symétriques adossées et pour ainsi parler collées vers son axe. Les anciens l'avaient très-bien observé, et les modernes l'ont beaucoup trop négligé. » Il dit encore, *p. 804* : « La chimie du corps vivant est la seule nécessaire aux médecins. »

Ainsi, Broussais a bien évidemment emprunté à Bordeu même cette idée de chimie vivante dont nous le verrons bientôt faire un si grand abus.

Bordeu fait encore très-bien comprendre la nécessité d'étudier les maladies chroniques, *loc. cit.*, *p. 797* : « Le rapport des maladies longues ou lentes avec les maladies promptes ou aiguës, la comparaison que l'on doit faire des unes aux autres, leur mécanisme à éclaircir, leur marche à suivre et à mettre en parallèle, leurs terminaisons, leur curabilité ou incurabilité exprimées par les mêmes caractères, les vues de traitement qui résultent de cette comparaison ; tous ces objets enfin ont été trop peu approfondis jusqu'ici. »

Il expose ainsi sa doctrine et la manière dont on devrait faire l'histoire de ces maladies, *loc. cit.*, *p. 799* : « On voudrait mettre en évidence, dans le cours de ces recherches, la marche ou les progrès des maladies chroniques, essayer de distinguer dans cette marche les temps d'irritation, de coction et d'évacuation, suivre les métastases ou les changements des maladies chroniques, non moins assujetties à une règle fixe que ceux des maladies aiguës. »

Il repousse les doctrines des mécaniciens et ramène à celle des dogmatiques, *loc. cit., p. 799* : « Plus le système des mécaniciens plaît aux esprits superficiels et nourris dans les principes des physiciens, moins il entretient et fait naître le goût de la vraie médecine. Or, sans ce goût, il n'y a plus d'art; il se réduit à d'inutiles et trop faciles détails anatomiques, physiques, mécaniques, etc..... Les médecins doivent se défier et se garantir de ces systèmes, surtout dans notre siècle où l'amour de l'histoire naturelle, de la chimie, etc., répand tant de fausses lueurs et fait tant d'illusions aux lecteurs qui n'y regardent pas d'assez près. »

Enfin il cherche à rattacher les bons esprits à l'observation et aux théories physiologiques, *loc., cit. p. 800*. « Ces systèmes modernes ne brillent que dans les académies, sur les chaires entourées d'enfants et de curieux, dans les assemblées du grand monde et même sur les trétaux et dans les livres que tout le monde veut juger. Les éléments de la médecine ancienne s'apprennent et s'éclaircissent auprès des malades, dans les hôpitaux et dans le commerce des hommes valétudinaires, dans les méditations, dans l'étude des phénomènes particuliers aux divers âges, aux divers tempéraments, aux passions, aux habitudes, etc. »

Si nous pouvions entrer dans de plus grands détails, sans abuser des citations, nous verrions de plus en plus tout ce que Broussais a dû puiser dans Bordeu non-seulement pour l'établissement de sa doctrine mais encore pour la composition de son traité des phlegmasies chroniques.

L'ouvrage que Quarin a fait imprimer en 1786 à Vienne en Autriche sur le même sujet n'a pas non plus été sans utilité pour le réformateur français.

Morgagni avait déjà signalé les caractères de la gastrite latente comme un phénomène cadavérique très-fréquent, il dit dans beaucoup d'endroits : « La surface interne de l'estomac était enflammée ; il y avait une inflammation à l'intérieur des intestins, etc. »

Le Pecq de la Cloture, dans ses observations sur les maladies épidémiques, Paris 1776, bien que médecin hippocratique, trouvait souvent à l'autopsie : « La membrane interne de l'estomac et des intestins phlogosée et même gangrénée dans presque toute son étendue. »

JOHN HUNTER.

Dans son traité sur le sang, l'inflammation et les plaies d'armes à feu, communiqué, d'après l'auteur, dès l'année 1762, publié en Angleterre en 1795, traduit en français en 1799, Hunter distingue déjà les phlegmasies d'après les tissus qu'elles occupent, émet des idées très-lumineuses relativement à l'inflammation des parenchymes, et doit avoir servi de point de départ à Pinel, à Bichat, à Broussais lui-même pour la pensée mère de la nosographie philosophique, de l'anatomie générale et de la médecine physiologique.

Il rattache l'idée d'inflammation aux phénomènes douleur, gonflement, rougeur, chaleur, et reconnaît trois causes d'inflammation : 1° l'action d'une force accidentelle, une blessure; 2° une irritation sans destruction des parties ; 3° une disposition locale ou constitutionnelle. Pour lui, l'inflammation est : 1° naturelle ou curative : le travail de cicatrisation par exemple ; 2° ou bien maladive. Il admet des inflammations spécifiques : la syphilis, la variole, les scrofules, les dartres, la goutte, etc. Cette doctrine est incomplète sans doute, mais du moins elle ne présente pas le défaut capital d'être exclusive comme celle dont elle a peut être préparé le développement.

Dès le début de notre époque, les études médicales prirent un caractère positif et sérieux, surtout en France, où Desbois de Rochefort et Corvisart introduisirent le goût de la médecine clinique.

PINEL, PHILIPPE.

Pinel apparut alors comme le précurseur du plus beau génie médical des temps modernes. Son ardente philanthropie vint planer comme une divinité bienfaisante sur l'avenir des malheureux aliénés, jusqu'ici dirigés avec toute la dureté, l'ignorance et l'incurie des siècles barbares. Par sa haute raison, il fit justice des vaines théories en ramenant la médecine à l'observation des faits, à la marche de la nature, en coordonnant les nombreux matériaux de la science qui se trouvaient disséminés sans rapports, sans principes et sans lien. Ses ouvrages opérèrent une véritable réforme dans l'enseignement, une sorte de révolution dans les écoles, surtout par la publication de la nosographie philosophique dont la première édition parut à Paris en 1798.

Nous qui avons vécu, comme élève, dans l'intimité de ce médecin justement célèbre, grand par l'esprit, plus grand encore par le cœur; nous qui l'avons suivi dans ses actes de bienfaisance publique et privée nous éprouvons le besoin de signaler ses droits à l'estime, à la reconnaissance, à la vénération de la postérité.

Pinel fut précédé dans la carrière nosologique par plusieurs auteurs que l'esprit de justice nous fait un devoir de rappeler.

F. Boissier de Sauvages, médecin de Montpellier, eut l'honneur de publier la première nosologie complète, ouvrage dont les rudiments et les essais parurent en 1732.

En 1763, Linné fit imprimer, à Upsal, une classification des maladies qui se rapproche beaucoup de celle de Sauvages, dont il avait du reste reconnu tout le mérite.

En 1764, Vogel, médecin à Gottingue, en établit une autre.

En 1772, Cullen, professeur à Edimbourg publia la sienne.

La même année, Mac-Bride, médecin anglais en fit une différente.

En 1776, J. B. Michel Sagar donna sa classification générale des maladies.

En 1778, Vitet, médecin de Lyon, publia une méthode nosologique.

En 1796, Darwin, médecin anglais, fit imprimer la sienne sous le titre de zoonomie.

Enfin Selle en proposa une dans les dernières pages de sa pyrétologie.

Ce fut au milieu de ces conditions favorables que Pinel, en 1798, publia sa nosographie philosophique dont les éditions se succédèrent avec tant de rapidité.

Cet ouvrage, digne de son titre, offrit comme nous le verrons bientôt, le germe fécond du plus beau travail d'anatomie générale, travail qui devint la source abondante ou Pinel vint puiser à son tour des richesses précieuses pour les éditions ultérieures de sa nosographie; et Broussais, à peu près tous les principes fondamentaux de la médecine physiologique, dont l'influence positive sur les belles destinées de la science médicale auraient sans doute offert une bien plus haute portée, si le génie prodigieux, qui avait enfanté l'anatomie des tissus, eût assez vécu pour faire, à la médecine pratique, l'application de ses grandes et lumineuses théories.

Mais n'anticipons pas sur les faits, bornons-nous à dire, pour le moment, que c'est à ce titre surtout que Pinel va concourir à préparer la révolution médicale qui doit bientôt s'effectuer.

L'auteur entre en matière, et se demande : nosographie philosophique, *p. 1.* « La médecine est-elle susceptible de former un ensemble régulier de doctrine, et peut-on lui appliquer une méthode d'enseignement analogue à celui des autres sciences physiques ? »

Il répond à cette question en signalant aux médecins observateurs les résultats déjà fournis par l'enseignement clinique puis il ajoute : « pour éviter toute confusion et s'en tenir à des idées claires et précises, il a été nécessaire de circonscrire l'objet proposé et de ne point mener de front trois branches de la médecine très-distinctes. 1° Les descriptions purement historiques du cours entier des maladies; 2° les notions abstraites de la pathologie générale; 3° les détails minutieux et quelquefois précaires du traitement. J'ajourne ces deux dernières à un autre temps et je me borne à la première qui constitue à proprement parler la science médicale. Les faits particuliers, c'est-à-dire les histoires individuelles des maladies internes tracées, avec soin pendant leur cours entier ont été et seront à jamais les vrais fondements de toute doctrine solide. »

Il veut que l'on rassemble les faits épars, mais avec un discernement qu'on ne peut acquérir qu'en s'exerçant soi-même à l'observation des maladies, qu'en formant son jugement par l'étude assidue des sciences physiques et mathématiques, et son tact médical par la fréquentation des hôpitaux.

Il admet dans les maladies : « une tendance de la nature le plus souvent favorable et quelquefois funeste. » Il fait un grand éloge d'Hippocrate et se montre partisan de sa doctrine, il déplore les erreurs et les applications abusives de l'humorisme.

Pour lui, classer les maladies est une idée fixe qui plus d'une fois va mettre son jugement en défaut.

« Il faut, dit-il, *loc. cit.*, *introd. p.* XI : pour rapprocher et coordonner les maladies, faire abstraction des affections particulières qui tiennent à l'âge, à la constitution et à d'autres circonstances individuelles ; on s'arrête seulement à certains symptômes fondamentaux qui leur sont communs et qui, par leur réunion sont propres à former l'histoire du genre. »

Pinel est bien plus vrai lorsqu'il précise les lois de la bonne observation, là se trouve le trait de lumière qui devait allumer le flambeau de l'anatomie générale ; là par conséquent se rencontre le principe fondamental destiné à devenir la base de la médecine physiologique. « Il faut dit-il : *loc. cit.*, *introd. p.* XIV, pour bien observer une exactitude sévère dans les descriptions, de la justesse et de l'uniformité dans les dénominations, une sage réserve pour s'élever à des vues générales, sans donner de la réalité à des termes abstraits ; une distribution simple, régulière et fondée invariablement sur LES RAPPORTS DE STRUCTURE, OU LES FONCTIONS ORGANIQUES DES PARTIES. »

Il fait ensuite observer un peu plus loin, comme pour conserver son droit de priorité à l'invention de cette grande et féconde pensée :

« que la première édition de la nosographie est antérieure de deux années au traité des membranes de Bichat. »

Il blâme Pitcairn d'avoir promis la solution du problême suivant : « une maladie étant donnée, trouver le remède. » Il veut que cette formule soit remplacée par celle-ci : « une maladie étant donnée, déterminer son véritable caractère et le rang qu'elle doit occuper dans un tableau nosologique. » Ces deux propositions sont, l'une et l'autre beaucoup trop exclusives; mais sous le point de vue de l'importance des résultats, la seconde est inférieure à la première de toute la différence qui existe entre l'agréable et l'utile, entre la nosographie et la médecine clinique.

Déjà Selle à Berlin et Stoll à Vienne avaient préparé la révolution que Pinel va commencer dans la pyrétologie en diminuant beaucoup le nombre des fièvres qui se trouvait à peu près égal à celui des maladies dont elles ne sont le plus souvent que le symptôme de réaction générale; avec le grave inconvénient d'habituer ainsi les médecins à prendre l'effet pour la cause.

C'est surtout ici qu'il développe très-clairement la grande pensée qui évidemment a servi de base à la médecine physiologique. Il dit en effet : *loc. cit.*, *introd. p.* XVIII : « l'idée heureuse de fonder la distribution des maladies internes sur la structure anatomique des parties n'a jamais paru aussi féconde en résultats utiles que dans les phlegmasies dont la doctrine a été entièrement refondue dans ma nosographie, en même temps qu'elle a formé un ensemble des plus réguliers. *L'État inflammatoire a en effet des propriétés communes quelle que soit la partie qui en est attaquée, et ces points de contact sont d'autant plus marqués qu'il y a plus d'analogie dans les tissus et les fonctions organiques des parties*. Mais que de diversités aussi, si l'organisation des parties est très-différente! »

Pénétrant encore plus avant dans les saines idées pathologiques, il ajoute : p. XX : « Peut-on méconnaître aussi les affinités de la classe des hémorrhagies avec les phlegmasies?.... pour le siége.... les causes.... le prélude.... le développement gradué.... l'état actif ou passif.... etc.

Quant au fond de la doctrine, Pinel se déclare éclectique et paraît adopter les caractères suivants comme base de ses opinions médicales, *introd. p.* XXVIII : « dégagement scrupuleux de toute prévention, de tout esprit de parti, de toute opinion dominante des écoles. » Au milieu de ses travaux, il reconnaît pour guide l'esprit d'analyse, et pour principe de ses idées nosologiques l'exemple donné par les botanistes, les chimistes, les zoologistes, etc. dans leurs classifications.

Du reste, il ne se dissimule pas les imperfections de son travail, il signale et condamne lui-même ses propres erreurs. Si l'on ne connaissait pas assez toute la dignité, toute l'elévation de ce beau caractère, il suffirait de lire ces nobles paroles pour le voir s'y révéler tout entier : *introd. p.* XXXII : « en médecine comme ailleurs, c'est la suffisance présomptueuse qui gâte tout. Combien il importe de savoir reconnaître ses fautes et d'avoir un caractère assez élevé pour en tirer des leçons utiles.... le sommaire que je viens d'exposer indique assez dans quel sens précis on doit entendre le titre de *Nosographie philosophique* que j'ai adopté, je le conserve encore sous le rapport d'une moralité sévère et du désir constant et profondément réfléchi de concourir à l'instruction publique. »

Pinel étudié sous le point de vue qui nous occupe offre encore le mérite bien établi d'avoir indiqué tout ce qui restait à faire en pathologie, spécialement sous le rapport des maladies chroniques. Il dit en effet, *méthode d'étudier en médecine, p.* CXV : « les maladies chroniques sont loin d'être parvenues au même point que les maladies aiguës, soit pour la doctrine et les résultats de l'observation, soit pour une classification méthodique ; il est difficile même de prévoir quelle sera l'époque ou le terme désiré de leur perfectionnement ultérieur. »

Il va même jusqu'à rattacher à l'inflammation le développement des tubercules, *p.* CXVI : « Ne voit-on point, par exemple quelquefois un état tuberculeux ou une ulcération des poumons succéder à une péripneumonie simple ou compliquée ; une pleurésie donne lieu à un hydrothorax ; une péritonite chronique ou une ulcération des intestins terminer une phlegmasie aigüe ? Et ce qui est encore plus ordinaire dans les phlegmasies des membranes muqueuses, l'observation de chaque jour n'apprend-elle point que l'ophthalmie, le catarrhe pulmonaire, la dysenterie, la blennorrhagie, etc. après avoir suivi la marche d'une maladie aigüe, finissent par devenir chroniques? »

Il ajoute : *p.* CXIX. « La doctrine générale des maladies chroniques, malgré les écrits nombreux anciens ou modernes qu'elles ont fait naître, est loin de former un ensemble aussi régulier et aussi bien coordonné que celui des maladies aigües, dans l'état actuel de la science. Certaines d'entre elles semblent être une suite des maladies aigües, une sorte de dégénérescence de ces dernières, le plus souvent des phlegmasies. »

Il ouvre ensuite la voie qui doit conduire à l'étude des névroses : « Mais les névroses, par exemple, ne forment-elles point une classe indépendante? Et quelque profondément cachée que soit la puissance nerveuse, ses lésions, en suivant un plan régulier d'enseignement, ne doivent-elles point être distinguées par les signes extérieurs qui les accompagnent, et ne doit-on point les considérer séparément dans chaque organe où se manifestent ces lésions? »

Ces considérations importantes, fondamentales, émanées de l'observation devaient amener plus tard le traité des phlegmasies chroniques de Broussais, et celui des gastralgies de Barras.

Telles sont les principales opinions de Pinel, relativement à la doctrine, dans ses rapports avec la médecine physiologique. Quant à l'ordre nosologique, il range les maladies en cinq classes principales : 1° fièvres ; 2° phlegmasies ; 3° hémorrhagies ; 4° névroses ; 5° lésions organiques.

Nous ne suivrons pas le nosographe dans les détails de son traité, nous avons seulement à juger ses écrits comme doctrine générale dans ses points de contact avec la révolution médicale que nous étudions. Cette exposition nous paraît dès-lors suffisante ; il nous reste, pour la compléter, à faire la critique impartiale des principes de ce judicieux écrivain. Présentée par nous, la partie de l'éloge pourrait s'affaiblir de toute l'étendue de notre estime et de notre gratitude pour l'auteur, nous l'abandonnerons à Montfalcon. Nous nous chargerons de la censure qui, de notre part, ne sera point suspecte. « La nosographie philosophique de M. Pinel, dit Montfalcon, *Dict. des sciences Méd. t. 54, p. 166*, a fait loi dans une partie considérable de la France; son illustre auteur a été comblé d'éloges mérités. Sa classification a paru le chef-d'œuvre de l'esprit humain. Ses méthodes thérapeutiques ont été suivies par un nombre prodigieux de médecins de tous les âges. »

Il nous est impossible d'admettre ce pompeux éloge sans aucune restriction. La haute considération que nous accordons à l'auteur ne nous permet pas d'exagérer ainsi l'appréciation de ses ouvrages ; nous l'avons vu de trop près pour tomber dans une illusion aussi nuisible même à ses propres intérêts.

Pinel avait bien plus le génie de l'analyse que celui de l'observation. Il était bien plus fort dans le cabinet qu'au lit des malades; aussi, ses autres ouvrages, et notamment sa médecine clinique, dont la deuxième édition parut en 1804 eurent-ils beaucoup moins de succès et de retentissement que sa nosographie.

Cet estimable auteur nous semble obéir un peu trop à son goût déterminé pour les classifications, en prenant ses types dans l'observation des maladies abandonnées à la nature ; comme si de tels modèles pouvaient se rencontrer dans la véritable observation clinique; où l'intensité, la marche, la terminaison, le danger des altérations morbides sont nécessairement modifiés par le traitement rationnel et plus ou moins actif opposé à ces altérations.

Il a de plus, à notre sens, le tort grave de vouloir dégager des maladies, les circonstances individuelles et celles qui naissent des rapports du sujet avec tout ce qui l'entoure ; comme si la médecine pratique bien comprise ne consistait pas à traiter des malades plutôt encore que des maladies.

Du reste, la doctrine des fièvres de Pinel, bien qu'améliorée comparativement à celle de ses prédécesseurs, est purement fictive dans le plus grand nombre de ses principes, et dans une contradiction évidente avec les résultats de l'observation. Il en est de même pour un certain nombre de ses groupes de maladies.

Quant à sa classification, elle est bien loin de satisfaire un esprit rigoureux pour lequel une bonne coordination des maladies est encore et sera probablement toujours à trouver.

Malgré ces imperfections dans le fond et dans la forme, les travaux de Pinel nous semblent avoir bien mérité de la science en la ramenant à des voies plus positives et plus rationnelles ; et spécialement avoir fourni le principal germe de la révolution médicale sous le point de vue de laquelle nous avons dû particulièrement les considérer.

La médecine était dans cette prédisposition remarquable aux profondes modifications qu'elle devait éprouver, lorsqu'apparaît à l'horizon de la science un génie aussi brillant que fécond, aussi puissant que modeste, le génie de Bichat, dont les débuts sont des œuvres de maître ; et les essais, des créations et des perfectionnements.

BICHAT, XAVIER.

Bichat lit dans l'ouvrage de Pinel ce passage remarquable : « Il faut, pour bien observer, une distribution des maladies simple, régulière et fondée invariablement SUR LES RAPPORTS DE STRUCTURE, ou les fonctions organiques des parties..... L'état inflammatoire a, en effet, des propriétés communes quelle que soit la partie qui en est attaquée, et ces points de contact sont d'autant plus marqués qu'il y a plus d'analogie *dans les tissus* et les fonctions organiques des parties. » Ajoutons que dans sa classification des phlegmasies l'auteur de la nosographie philosophique les avait distinguées en inflammations cutanées, des membranes muqueuses, séreuses, des tissus cellulaires, fibreux, etc., et que plus tard il y ajouta celles dont l'auteur de l'anatomie générale agrandit le domaine de cette science.

Frappé de la profondeur, de la fécondité de cette pensée, de la vérité de ce grand principe, Bichat en recherche l'application et s'aperçoit aussitôt que dans l'état de nos connaissances anatomiques elle est impossible, ou du moins tellement bornée, que ses résultats deviendraient à peu près nuls pour la science et pour l'art.

Cette réflexion est un trait de lumière qui excite, éclaire, enflamme ce puissant génie. L'anatomie des tissus va se trouver, du même jet, en même temps créée et presque portée à son dernier degré de perfection. Avant d'entrer dans l'examen de cet immortel ouvrage, nous devons indiquer les principaux traits de la vie scientifique de son auteur, dont la médecine aura toujours à déplorer la perte si prématurée.

Bichat naquit à Thoirette, département de l'Ain, le 11 novembre 1771. Il fit ses premières études médicales à Lyon, sous M. A. Petit, dont il fut l'élève et l'ami. Le siége de cette ville et la crise révolutionnaire l'amenèrent à Paris vers la fin de 1793. Il y devint bientôt l'élève particulier et l'ami intime du célèbre Desault.

En 1795, après avoir pleuré bien amèrement la mort de son bienfaiteur, il recueille les précieux travaux de ce maître fameux, et bientôt les publie en deux volumes sous le titre d'*Œuvres chirurgicales de Desault*. Sans se laisser abattre par la perte d'un soutien aussi puissant, il s'élance dans la carrière protégé par son amour de la science et par la seule force de son génie.

Dans la même année, il professe des cours particuliers d'anatomie avec le plus grand succès, et prélude au grand travail qu'il devait entreprendre sur toutes les membranes, par son mémoire sur les synoviales, qu'il fit imprimer en 1798, et dans lequel il indique la véritable source de la synovie. Il publie en outre un mémoire sur les membranes en général, un autre sur les organes symétriques.

En 1799, il fait paraître les leçons de Desault, un volume, sous le titre de *Maladies des voies urinaires*.

En 1800, il est nommé médecin de l'Hôtel-Dieu de Paris; il publie son *Traité des membranes* et ses *Recherches sur la vie et la mort*. En 1801, son beau *Traité d'anatomie générale appliquée à la physiologie et à la médecine*, quatre volumes. Il travaille ensuite l'anatomie pathologique et la matière médicale; commence un *Traité d'anatomie descriptive* dont il ne peut achever que les deux premiers volumes, et qu'il laisse à compléter à MM. Roux et Buisson, ses élèves. Il meurt à Paris, le 22 juillet 1802, avant d'avoir atteint sa trente-deuxième année.

Sandifort, dernier élève de l'école de Leyde, en voyant les débuts de Bichat, dit à l'un de nos compatriotes : « Dans six ans, votre Bichat aura dépassé notre Boërhaave. »

Après la mort de Bichat, Corvisart écrivit au premier consul Napoléon : « Bichat vient de mourir sur un champ de bataille qui compte aussi plus d'une victime. Personne, en si peu de temps, n'a fait autant de choses et aussi bien. » Un double monument fut bientôt érigé dans l'Hôtel-Dieu même à la mémoire de Desault et de Bichat!.....

Ce n'est point dans les écrits de ses prédécesseurs que ce génie si essentiellement original a cherché les notions dont il a besoin pour fonder la science qui devait l'immortaliser. Il nous en donne lui-même la raison quelque temps avant sa mort : « Si je suis allé si vite, c'est que j'ai peu lu. Les livres ne doivent être que le mémorial des faits ; or, en est-il besoin dans une science où les matériaux sont toujours près de nous, où nous avons les livres vivants, en quelque sorte, des morts et des malades. » Du reste, Dupuytren, autre génie également original dans son genre, et dont nous avons été l'élève particulier, pensait et agissait à cet égard absolument comme Bichat.

Les livres étant à peu près muets sur l'anatomie des tissus, c'est dans la nature seule qu'il trouvera ses inspirations ; c'est par les travaux les plus assidus, les plus opiniâtres, les expériences les plus ingénieuses, les plus positives et souvent même les plus dangereuses pour sa propre santé, qu'il va recueillir et coordonner les riches matériaux de ses immortels écrits.

Les membranes synoviales ne paraissent pas avoir été connues avant lui. La plupart des autres avaient été jusqu'alors envisagées comme faisant partie intégrante des organes auxquels on les trouve associées. Bichat les étudia dans leur ensemble comme des tissus particuliers, et précisa les caractères communs à chacune des espèces, quel que fût leur siége dans l'organisme.

Il fit connaître ses idées sur ce point et sur plusieurs autres de la physiologie, d'abord dans ses cours et dans les mémoires qu'il publia successivement, ensuite dans son *Traité des membranes*, qui ne fut, comme il le dit lui-même, que le prélude à son grand travail sur l'anatomie générale.

Bordeu, Barthez, l'école de Montpellier et surtout celle de Paris avaient admis, sous différents noms, une force de vie qu'il ne fallait pas confondre avec celle qui régit les corps inertes. Ce principe était alors établi comme fondement de toute bonne philosophie médicale. Bichat prit aussi les forces vitales comme base de sa théorie physiologique; mais il ne les réduisit point ainsi aux conditions d'un être abstrait.

Il regarda les membranes comme ayant une existence, une vitalité des fonctions et des maladies bien distinctes de celles des organes dont elles forment les annexes, et cette conception devint la pensée-mère de tous ses travaux sur l'anatomie des tissus. Il décomposa la machine humaine dans les éléments simples qui la constituent par leur union.

Il regarda les altérations organiques des tissus comme le caractère essentiel et fondamental des maladies. Ce principe constitua dès lors pour lui la base la plus solide et la plus positive de la pathologie. Aussi, ouvrit-il plus de six cents cadavres dans l'espace de six mois.

Il supposa que les maladies frappaient d'abord un tissu avant d'envahir l'organe entier, et que le genre de vitalité de chacun de ces tissus les assujettissait à des maladies qui leur étaient propres. D'après lui, la diversité de leurs actions physiologiques dérivait de la même source; il est aisé de comprendre que, dans sa thérapeutique, les médicaments devaient être rangés d'après le mode d'action qu'on leur supposait sur la vitalité des organes.

Reydelet a dit avec beaucoup de justesse: « Avant Bichat, l'anatomie était purement chirurgicale; par ses soins, elle est devenue médicale. »

C'est particulièrement en les envisageant sous ce dernier point de vue, que nous allons voir les travaux de Bichat imprimer à la science une direction nouvelle, et devenir la base fondamentale de la médecine physiologique. Nous devons donc particulièrement examiner à ce double titre l'*Anatomie générale* et le *Traité de la vie et de la mort.*

Bichat commence par indiquer la marche qu'il va suivre : *Anatomie générale*, *préface*, *p.* V : « Le plan de mon ouvrage consiste à considérer isolément et à présenter avec tous leurs attributs chacun des systèmes simples qui, par leurs combinaisons diverses, forment nos organes; la base de ce plan est anatomique, mais les détails qu'il embrasse appartiennent aussi à la médecine et à la physiologie..... Expériences sur les animaux vivants, essais avec divers réactifs sur les tissus organisés, dissections, ouvertures cadavériques, observation de l'homme en santé et en maladie, voilà les sources où j'ai puisé ; ce sont celles de la nature..... *p.* VI... La doctrine générale de cet ouvrage ne porte précisément l'empreinte d'aucune de celles qui règnent en médecine et en physiologie. Opposée à celle de Boërhaave, elle diffère de celle de Stahl et de celle des auteurs qui, comme lui, ont tout rapporté, dans l'économie vivante à un principe unique, principe abstrait, idéal et purement imaginaire quelque soit le nom d'âme, de principe vital, d'archée, etc., sous lequel on le désigne.

Analyser avec précision les propriétés des corps vivants, montrer que tout phénomène physiologique se rapporte en dernière analyse à ces propriétés considérées dans leur état naturel, que tout phénomène pathologique dérive de leur augmentation, de leur diminution ou de leur altération ; que tout phénomène thérapeutique a pour principe leur retour au type naturel dont elles étaient écartées, etc..... Voilà toute la doctrine générale de cet ouvrage.... *p.* VIII.... Le rapport des propriétés comme causes, avec les phénomènes comme effets, est un axiome presque fastidieux à répéter aujourd'hui en physique, en chimie, en astronomie, etc. « Si cet ouvrage établit un axiome analogue dans les sciences physiologiques, il aura rempli son but. »

Il détermine ainsi les caractères fondamentaux et distinctifs des sciences physiologique et médicale : *loc. cit.* Considérations générales, *p.* XXXV. « Il y a dans la nature deux classes d'êtres, deux classes de propriétés, deux classes de sciences. Les êtres sont organiques ou inorganiques; les propriétés, vitales ou non vitales; les sciences, physiologiques ou physiques. Les animaux et les végétaux sont organiques; les minéraux, inorganiques; sensibilité, contractilité, voilà les propriétés vitales; gravité, affinité, élasticité, etc., voilà les propriétés physiques. La physiologie, la médecine présentent les sciences physiologiques; l'astronomie, la physique, la chimie, etc., composent les sciences physiques.... *p.* XXXVI. Les propriétés vitales sont le premier mobile auquel il faut remonter, quelque soit le phénomène physiologique ou médical que vous étudiez. »

Il fait observer que Newton dérobe le secret du Créateur en rattachant à une cause unique, l'attraction, tous les phénomènes de la nature physique; découverte dont abusa Boërhaave en l'appliquant aux phénomènes de la vie. Que Stahl opéra une véritable révolution dans la science physiologique en faisant apprécier le défaut de rapport qui existe entre les lois de la matière inerte et les phénomènes vitaux. « D'où l'on vit surgir l'archée de Vanhelmont, le principe vital de Barthez, l'irritabilité de Haller. »

Bichat admet, comme premier mobile de la vie, la sensibilité et la contractilité. Il divise la sensibilité en organique et animale; et la contractilité, en organique insensible, organique sensible et animale.

Il voit dans les maladies des altérations de ces propriétés, et veut que l'on adresse chaque médicament employé à la propriété lésée, à l'espèce de lésion qu'elle présente, en réglant les indications fondamentales sur ces deux conditions essentielles. Puis il ajoute: *Loc. cit.*, *Cons. gén. p.* L. « Quelques auteurs n'ont vu, dans les maladies que force ou faiblesse, et par conséquent, dans les médicaments, que débilitants ou fortifiants. Cette idée est vraie en partie, mais elle est fausse quand on la généralise trop. » Il ne prévoyait pas alors que cette assertion très-juste deviendrait une critique positive de la doctrine exclusive dont ses travaux devaient être l'occasion.

Il établit ensuite les différences qui distinguent les lois de la vie des lois de la matière, et déduit, de ces différences, celles que, d'après lui, l'on rencontre nécessairement entre les phénomènes et les altérations des corps inertes et des corps vivants.

Il distingue les maladies, *p.* LXVI : « En celles qui troublent spécialement la vie animale et celles qui altèrent particulièrement la vie organique; celles des solides et celles des fluides : celles qui altèrent la structure même des tissus, et qu'il nomme organiques; celles qui laissent ces tissus intacts; celles qui sont aigües et celles qui sont chroniques; celles qui proviennent d'un principe inhérent à l'économie; vices : vénérien, scrofuleux, scorbutique, dartreux, etc.; celles qui sont indépendantes d'un semblable principe.

Il admet de plus, dans les corps organisés, des propriétés indépendantes de la vie et qu'il nomme propriétés de tissu : extensibilité, contractilité de tissu, faculté de se racornir. Passant à l'examen de l'organisme, il y reconnaît des fluides et des solides.

D'après lui, les fluides sont de deux espèces : « de composition et de décomposition. »

« Les solides se divisent en tissus : *généraux :* cellulaire, nerveux, artériel, veineux, exhalant, absorbant. *Particuliers* : osseux, médullaire, cartilagineux, fibreux, fibro-cartilagineux, musculaire, muqueux, séreux, synovial, glanduleux, dermoïde, épidermoïde, pileux. Le nerveux et le musculaire se subdivisent en nerveux et musculaire de la vie organique et de la vie animale. »

Il juge ainsi la réalité de sa théorie des systèmes organiques, et son influence à venir sur la science. *p.* LXXX. « L'idée de considérer abstractivement les différents tissus simples de nos parties, n'est point une conception imaginaire. Elle repose sur les fondements les plus réels, et je crois qu'elle aura, sur la physiologie, comme sur la pratique médicale une puissante influence.

Il fait voir ensuite que ces tissus diffèrent par la forme, les propriétés physiques, de tissu, vitales, et par une conséquence nécessaire, sous le point de vue des altérations morbifiques dont chacun d'eux peut être affecté. Puis il ajoute : *p.* LXXXV, « dans tout organe composé de différents tissus, l'un peut être malade, les autres restant intacts. » Il complète ainsi sa pensée : *p*, LXXXVIII. « Plus on observera les maladies et plus on ouvrira de cadavres, plus on se convaincra de la nécessité de considérer les maladies locales non point sous le rapport des organes composés qu'elles ne frappent presque jamais en totalité, mais sous celui de leurs tissus divers qu'elles attaquent presque toujours isolément. Quand les phénomènes des maladies sont sympathiques, ils suivent les mêmes lois que quand ils proviennent d'une affection directe. »

Bichat avait un trop bon esprit pour ne pas sentir lui-même l'abus qu'il fait ici de son grand principe, aussi le voyons-nous bientôt redresser sa pensée qui avait pris une direction trop exclusive : il ajoute en effet *p*. XCI. « N'exagérons pas cependant cette indépendance où les tissus d'un organe sont les uns des autres sous le rapport des maladies ; la pratique nous démentirait. » Il reconnaît ces exceptions surtout pour les maladies chroniques, le cancer, etc. Le tissu cellulaire lui paraît être le moyen de communication par lequel se propage ainsi l'altération d'abord locale.

Il fait voir ensuite que la lésion morbifique d'un même tissu est toujours à peu près semblable quelque soit le point de l'organisme où siége ce tissu, considération de haute portée en pathologie ; il indique lui-même à quelle source il a puisé l'idée féconde, l'idée mère de ses travaux : *p*. XCIII. « Pinel me paraît avoir beaucoup fait pour l'art en commençant le premier à présenter les inflammations par ordre de systèmes, et en embrassant d'un coup-d'œil général toutes celles du même système quels que soient les organes où celui-ci se trouve. »

Il exprime ainsi l'idée qu'il se forme de l'inflammation *p*. *id*. « il y a toujours deux ordres de symptômes dans les inflammations : ceux qui tiennent à la nature du tissu affecté, ceux qui dépendent des fonctions troublées dans l'organe où il se trouve. »

Il reconnaît que la médecine a de grands pas à faire dans l'histoire des inflammations; il recommande surtout, dans les recherches qui tendront à éclairer ce point important de pathologie de ne pas perdre de vue que les altérations des systèmes offrent trois grandes lois relatives à l'uniformité ou à la disparité de leurs caractères dans les différents tissus, *p.* CXV. « 1° *Parité* de structure et par conséquent de maladies quelque soit le point de l'organisme ; les tissus osseux, musculaires de la vie animale, etc. 2° *Modifications* : la peau, les muqueuses, les séreuses, etc. 3° *Disparité* : les glandes, les muscles involontaires, etc. »

Il fait bien observer que les dénominations d'aiguës et de chroniques ne doivent s'entendre, si l'on prend leur durée pour base de cette distinction, que des maladies observées dans un même tissu ; puisque les inflammations aiguës des os, par exemple, envisagées sous le rapport du temps qu'elles mettent à parcourir leurs périodes ordinaires, seraient précisément les phlegmasies chroniques de la peau considérées sous le même point de vue.

Bichat précise la valeur du terme anatomie pathologique, et prédit ainsi les progrès de cette science : *p.* XCVIII, « il me semble que nous sommes à une époque où l'anatomie pathologique doit prendre un essor nouveau. Cette science n'est pas seulement celle des dérangements organiques qui arrivent lentement comme principes ou même comme suites dans les maladies chroniques, elle se compose de l'examen de toutes les altérations que nos parties peuvent éprouver à quelque époque qu'on examine leurs maladies. »

Il fait ensuite l'histoire des différents tissus, nous ne devons pas le suivre dans tous les détails anatomiques de cet immense travail, mais indiquer seulement les principales inductions qu'il tire de ses expériences sous le point de vue de la physiologie pathologique.

I. Tissus généraux. — *1° Cellulaire*, *t. 1*, *p. 11*. — « Il est essentiellement réparateur. De cette propriété dépend la formation des cicatrices, des tumeurs, des kystes, etc. »

2° Nerveux de la vie animale, *t. 1*, *p. 115*. — « Centre des phénomènes de sensation et de mouvement volontaire, il concourt à l'établissement des sympathies physiologiques et morbides.

3° Nerveux de la vie organique, *t. 1*, *p. 213*. — Envisagé par Bichat d'une manière nouvelle, chacun des ganglions devenant pour cet auteur un centre particulier, « Il présente le foyer des impressions organiques non perçues, et des mouvements involontaires. Il joue le principal rôle dans les phénomènes sympathiques envisagés au point de vue de la physiologie médicale.

4° *Vasculaire à sang rouge*, *t. 2, p. 245.* — « Il sert de voie de transmission au sang rouge. *L'artériel* qui le forme en grande partie est sans autre réaction que celle de son élasticité ; et pour sa tunique propre dans l'impossibilité de se cicatriser lors qu'elle est divisée.

5° *Vasculaire à sang noir*, *t. 2, p. 374.* — « Il sert de voie de transmission au sang noir. *Le veineux* qui le forme en grande partie ne présente pas, dans sa membrane propre, une action contractile bien sensible, et cependant paraît exercer une action directe sur le mouvement du sang, surtout par ses fibres circulaires. » Nous verrons bientôt l'espèce de révolution que la découverte de l'inflammation de ce tissu, sous le nom de phlébite, est venue opérer non-seulement dans la théorie mais encore dans le traitement d'un assez grand nombre de maladies très-graves.

6° *Capillaires*, *t. 2, p. 469.* — « Ils sont de deux espèces, l'un pulmonaire, l'autre général. Ils offrent le siége de la sanguification, de la nutrition et des sécrétions. L'inflammation s'y explique par l'excitation, l'exaltation de la sensibilité, l'appel du sang et l'afflux de ce dernier dans le réseau capillaire enflammé ; tandis que d'après Boerhaave, l'impulsion et l'accumulation du sang dans les capillaires était la cause immédiate de la phlogose. Il est évident que ce sont les solides qui jouent le premier rôle dans l'inflammation, et que les fluides n'y sont que secondaires. Les phlegmasies ont pour siége le système capillaire ; pour principe, une altération dans la sensibilité organique de ce système ; pour effet, l'afflux du sang dans les vaisseaux auxquels il était étranger, un accroissement consécutif du calorique, etc. les tissus les plus riches en capillaires sont les plus exposés à l'inflammation. »

7° *Exhalant*, *t. 2, p. 549.* — « Les hémorrhagies sont un résultat de la perspiration anormale effectuée par ce dernier. »

8° *Absorbant*, *t. 2, p. 577.* — « L'absorption s'effectue par une sorte d'aspiration de ces vaisseaux, dans les cavités fermées; les hydropisies sont la conséquence du défaut d'équilibre entre les exhalants et les absorbants. »

II. Tissus particuliers. — *1° osseux, t. 3, p. 5.* — « Il sert en quelque sorte de passage des corps inertes aux corps organisés, par l'élément calcaire qui entre dans sa composition; ses fonctions sont dès lors moitié physiques et moitié physiologiques ; il offre une vie et des maladies peu actives dans leur marche et leur développement.

2° *Médullaire, t. 3, p. 105.* — « C'est à proprement parler un tissu cellulaire graisseux. »

3° *Cartilagineux, t. 3, p. 119.* — « Il partage à peu près toutes les fonctions du tissu osseux et comme ce dernier offre une vitalité, des maladies peu développées. »

4° *Fibreux, t. 3, p. 145.* — « Destiné à lier ensemble toutes les parties du squelette, à contenir différents organes, etc. il se fait surtout remarquer par sa grande résistance physique, et bien que sa sensibilité soit naturellement peu marquée on le voit devenir le point de départ d'une douleur très-vive sous l'influence d'une forte extension, comme on l'observe très-souvent dans le diastasis. »

5° *Fibro-cartilagineux, t.3., p. 211.* — « Il offre des caractères et des fonctions qui participent des fonctions et des caractères propres aux tissus élémentaires dont il est composé. »

6° *Musculaire de la vie animale, t. 3, p. 224.* — « Doué de propriétés vitales très-développées, surtout de la sensibilité percevante et de la contractilité volontaire au plus haut point, il peut, par conséquent dans ses irritations et ses inflammations, offrir tous les degrés de la douleur, du spasme et des convulsions. »

7° *Musculaire de la vie organique, t. 3, p. 339.* — « Il forme la partie principale de tous les organes dont les fonctions ont besoin de mouvements plus ou moins étendus, affranchis du pouvoir de la volonté. Ces maladies peuvent aussi présenter pour symptômes une vive douleur, des spasmes, des anomalies du mouvement, etc. »

8° *Muqueux*, *t. 4*, *p. 415*. — « Il présente le tégument interne comme la peau nous offre l'externe. Il devient le siége de la plupart des vives excitations de l'organisme, et d'un grand nombre de phénomènes importants.

« Pinel a bien senti, l'un des premiers, la nécessité de considérer les membranes muqueuses d'une manière générale relativement aux maladies. Je crois les avoir, le premier, envisagées généralement sous le rapport anatomique et physiologique. Il peut devenir le siége d'une foule de maladies ; lui seul, dans une nosographie où les maladies sont distribuées par systèmes, doit occuper une place égale à celle de plusieurs.

« En même temps qu'elles protègent les organes sousjacents, les muqueuses présentent les principales voies de l'importation morbifique, au nombre desquelles se trouvent surtout les trois grandes portes ouvertes aux maladies, savoir : la muqueuse gastro-intestinale, la muqueuse pulmonaire et la muqueuse génito-urinaire. L'inflammation peut y développer la douleur, mais d'une manière moins marquée peut-être que dans les autres tissus doués d'une aussi vive sensibilité.

« L'excitation augmente beaucoup la secrétion des muqueuses, et dans un assez grand nombre de cas on pourrait avec avantage substituer, en thérapeutique, les évacuants muqueux aux dérivatifs cutanés. »

Le tissu muqueux est de tous les systèmes organiques étudiés au point de vue de la médecine physiologique celui qui joue le rôle le plus important. A cette occasion, Bichat a particulièrement bien fait remarquer toute l'attention que mérite l'estomac par sa membrane interne sous le rapport de la physiologie pathologique. Il dit en effet, *loc. cit.*, *t. 4*, *p. 448* :

« C'est ici le cas de faire une remarque importante par rapport à l'estomac. On sait qu'il n'est aucun organe qui joue un rôle plus marqué, dans les sympathies, que celui-ci. La moindre affection de ce viscère important répand, dans toute l'économie animale, une influence pénible. Toutes les autres parties s'en ressentent. Je ne crois pas même qu'il y ait un malaise plus fatiguant et plus général que celui qu'on éprouve alors dans certains cas..... Je crois que l'estomac doit particulièrement ce rôle important dans les sympathies à sa surface muqueuse. »

9° Séreux, *t. 4*, *p. 497*. — Il sert surtout à favoriser le glissement respectif des organes. Il n'avait point été envisagé d'une manière générale avant le traité des membranes. Les maladies l'attaquent presque aussi souvent que le muqueux. Il offre partout des sacs sans ouverture ; il est le seul, avec le synovial, où arrivent les collections séreuses en masses considérables, où se forment les inflammations lentes et tuberculeuses. La plupart de ses modes d'adhérence n'appartiennent qu'à lui. »

10° Synovial, *t. 4*, *p. 537*. — « Il offre beaucoup d'analogie avec le séreux par la disposition, les usages ; mais il en diffère par la nature du fluide secreté, par la manière dont s'y forment les adhérences, etc. » Bichat a démontré, le premier, que la synovie était le résultat de la perspiration de ces membranes.

11° Glanduleux, *t. 4*, *p. 569*. — « Il est destiné à former le plus grand nombre des fluides secretés. Il ne présente pas, comme la plupart des autres tissus, cette unité de constitution et de propriétés que nous avons signalée. Chaque espèce de glandes offre, en quelque sorte, ses attributs particuliers. »

Bichat, à cette occasion, repousse le caractère exclusif du solidisme, et dit, *loc. cit.*, *t. 4*, *p. 589* :

« Nous exagérons tout ; sans doute, les solides auxquels les forces vitales sont surtout inhérentes se trouvent spécialement affectés dans les maladies ; mais pourquoi les fluides ne le seraient-ils pas aussi ?... Je ne doute pas que dans les résorptions purulentes le pus ne circule en nature dans le système sanguin. Et *p. 591* : nous avons déjà assez de faits pour assurer que les fluides et surtout le sang peuvent être malades, que diverses substances hétérogènes se mêlent à lui, et peuvent agir d'une manière funeste sur les solides..... Enfin, il est des cas où toute l'économie semble simultanément affectée et dans les solides et dans les fluides.....

« N'exagérons donc point les théories médicales, voyons la nature dans les maladies, comme elle est dans l'état de santé, où les liquides élaborent les fluides, en même temps et par là même qu'ils sont excités par eux..... Nos abstractions n'existent presque jamais dans la nature; nous adoptons ordinairement un certain nombre de principes généraux en médecine, et nous nous habituons ensuite à déduire de ces principes, comme des conséquences nécessaires, toutes les explications des maladies. »

Cette manière de procéder est vicieuse en ce que les lois vitales ne sont point stables, et par conséquent point calculables dans leurs effets comme les lois physiques. L'excitation des glandes est le plus ordinairement sympathique, et trouve alors sa source presque toujours dans la stimulation de leurs canaux excréteurs. Chacune d'elles a ses maladies particulières.

12° *Dermoïde, t. 4, p. 640.* — « Il sert d'enveloppe extérieure à tous les animaux, et concourt plus ou moins à l'établissement de leurs rapports avec les corps qui les entourent. Il sert puissamment, surtout chez l'homme, à l'épuration organique par la perspiration, et présente de nombreuses sympathies physiologiques et pathologiques avec les autres systèmes, et notamment avec le muqueux..

13° *Épidermoïde, t. 4, p. 757.* — « Il est destiné à protéger la peau et les muqueuses dans les parties de ces dernières où l'on observe son développement.

14° *Pileux, t. 4, p. 792.* — « Il offre beaucoup moins d'importance que la plupart des autres tissus étudiés sous le point de vue de la physiologie pathologique. »

Pour compléter l'examen rapide que nous devions faire des travaux de Bichat, il nous reste a dire quelques mots sur son *Traité de la vie et de la mort.*

Il définit et divise ainsi la vie, *Recherches physiologiques sur la vie et la mort, p. 1* : « On cherche dans des considérations abstraites la définition de la vie; on la trouvera, je crois, dans cet aperçu général : La vie est l'ensemble des fonctions qui résistent à la mort. »

Il fait consister la vie dans l'action des corps extérieurs sur l'organisme, et dans la réaction de l'organisme sur les corps extérieurs. Il établit les différences de l'activité vitale relatives à l'âge, au tempérament, etc., d'après l'état proportionnel de cette action et de cette réaction.

Il admet en nous deux vies : l'une, *organique*, relative à l'accroissement, à l'entretien de l'individu ; l'autre, *animale*, qui établit ses relations avec tout ce qui l'environne. Il trouve des différences entre ces deux vies : sous le rapport des organes qui leur sont plus spécialement affectés ; des fonctions de ces organes, de la durée de leur action, des influences de l'habitude, des rapports de chacune de ces deux vies, avec le moral.

Pour lui, ce qui est relatif à l'intelligence rentre dans le domaine de la vie animale ; et ce qui tient aux passions, dans celui de la vie organique. Il signale ainsi, sous ce rapport l'influence du physique sur le moral : *loc. cit.*, *p. 57* :

« Nous voyons les lésions du foie, de l'estomac, de la rate, des intestins, du cœur, etc., déterminer, dans nos affections, une foule de variétés, d'altérations qui cessent d'avoir lieu dès l'instant où la cause qui les entretenait cesse elle-même d'exister. »

Les passions à leur tour ont un grand empire sur la vie organique, d'où naît plus spécialement l'influence réciproque du physique et du moral.

Il admet deux centres nerveux : le cerveau, comme centre de l'intelligence et de la vie animale ; le foyer épigastrique, comme centre de la vie organique et des passions. Mais pour lui, ce foyer n'est pas rigoureusement circonscrit. Voici comment il pose la question : *loc. cit.*, *p. 70*. « Il n'y a point, pour les passions de centre fixe et constant comme il en existe un pour les sensations. Le foie, le poumon, la rate, l'estomac, le cœur, etc., tour à tour affectés, forment tour à tour ce foyer épigastrique si célèbre dans nos ouvrages modernes.

Il combat la théorie mécanique de l'inflammation, et pense que si, dans cette maladie, les globules rouges du sang traversent des petits vaisseaux qui, dans l'état normal n'admettaient que des fluides blancs, ce n'est point parce que leur calibre est physiquement augmenté par l'effort du sang, mais seulement parce que leurs propriétés vitales se sont montées au degré convenable pour établir ce nouveau rapport. Il termine son traité par les belles considérations et les profondes réflexions physiologiques sur la mort.

Bordeu avait établi la vie sur trois organes principaux : le cœur, les poumons, le cerveau, dont l'ensemble formait son trépied vital. Bichat saisit en maître cette idée fondamentale, étudie successivement, dans la production de la mort accidentelle, l'influence : 1° *du cœur* sur les poumons, le cerveau, tous les organes ; 2° *des poumons* sur le cœur, le cerveau, tous les organes ; 3° *du cerveau* sur le cœur, les poumons, tous les organes. Il fait surtout bien observer que le cœur, se contracte encore lorsque le sang revient, à ses cavités gauches, noir, sans avoir éprouvé la renovation pulmonaire, et que c'est en le poussant à cet état dans tout l'organisme qu'il y détermine alors une extinction irrévocable de la vitalité.

Tels sont les principaux travaux de Bichat. Il est aisé de comprendre, même d'après cet exposé rapide, l'influence profonde qu'ils ont exercée sur la révolution médicale qui vient de s'opérer, et tout ce qu'à dû nécessairement y puiser l'auteur de la médecine physiologique. Mais n'anticipons pas sur les faits ; apprécions actuellement les travaux de Bichat en évitant de nous laisser éblouir par l'éclat d'un aussi beau génie.

La pensée d'étudier isolément les tissus appartient sans doute à Pinel ; mais d'après son genre d'esprit, d'après la direction qu'il donnait à ses travaux, il est presque certain que cette pensée profonde fut restée à peu près stérile dans son auteur, et que jamais il n'aurait entrepris toutes les recherches, toutes les expériences cadavériques nécessaires pour la féconder et pour en obtenir les immenses résultats que nous venons de signaler dans l'anatomie générale.

Bichat s'empare de cette grande pensée. Une carrière nouvelle s'ouvre devant son génie scrutateur ; après quelques préludes heureux, il fonde et perfectionne en même temps une science inconnue avant la publication de son immortel ouvrage sur l'anatomie des tissus. Ouvrage aussi remarquable par l'originalité des expériences, l'intelligence, la sagacité des recherches, la richesse des faits particuliers, que par l'importance, la profondeur et la portée des aperçus généraux. La physiologie se trouve dès lors établie sur une base fixe, et la pathologie semble ne devoir plus flotter vaguement, comme par le passé, dans le vaste champ des conjectures.

Dans ses recherches sur la vie et la mort il pose avec succès les fondements impérissables sur lesquels il se proposait d'asseoir l'édifice nouveau de la physiologie médicale. La seconde partie de ce travail surtout est bien digne de la réputation de son auteur.

A côté de ces riches et nombreuses qualités, il existe quelques défauts. Bichat les eût corrigés lui-même, avec le temps, par l'expérience et la réflexion, s'il n'eût été enlevé à la science qu'il avait illustrée dans un âge où le plus grand nombre en ont a peine acquis les premières notions positives.

Il a désigné le principe des actes de la vie par le terme de propriétés vitales. Cette expression a généralement été rejetée comme indiquant des entités imaginaires. Nous avons dans notre physiologie adopté celle de conditions vitales parce qu'elle n'exprime qu'un fait incontestable. Bichat a considéré les propriétés vitales d'une manière trop abstractive, leur a fait éprouver un trop grand nombre de divisions et de subdivisions. Il a fait jouer un trop grand rôle à leurs altérations dans la production des lésions morbifiques, lésions qui deviennent ainsi l'expression trop exclusive des maladies.

Ses expressions de sensibilité, de contractilité, de vies : organique, animale sont absolument inadmissibles puisqu'elles faussent complètement les idées qu'elles servent à manifester.

Si l'on admet les conditions vitales, il faut se borner à les distinguer par les termes de sensibilité, et de contractilité. Chacune de ces conditions peut offrir des modifications, sans doute, mais qui ne suffisent point pour en faire des conditions différentes.

Cette vérité paraîtra surtout bien évidente si l'on considère que, dans certains états pathologiques, on les voit se métamorphoser les unes dans les autres. Ainsi, pour en citer un seul exemple, la sensibilité des os qui, dans l'état normal est latente, peut devenir percevante dans l'état morbide, etc.

Bichat considère les maladies trop individuellement pour chaque tissu et trop isolément de celles des tissus liés plus ou moins intimement avec le tissu affecté.

Gardien exprime cet avis *Dict. des Sciences méd.*, art. membrane, *t. 32*, *p. 210:* « Que les phlegmasies d'un tel ordre de membranes présentent des traits d'analogie frappants, que les inflammations du tissu séreux n'aient jamais la physionomie des phlegmasies muqueuses, que, sous ce rapport, la classification des membranes ait rendu un service immense à la médecine d'observation, c'est ce qui est incontestable; mais il me semble qu'on a été bien moins heureux lorsqu'on a fait autant de phlegmasies différentes d'un organe qu'il entre de tissus dans sa composition. Faire de l'inflammation de ces parties autant de maladies distinctes, et admettre encore des variétés pour chacune d'elles, n'est-ce pas multiplier les êtres pathologiques sans nécessité? »

Nous pensons, d'après une assez longue expérience clinique, dégagée de tout esprit de système, que, sous le point de vue qui nous occupe, il faut tenir un juste milieu entre M. Gastellier, qui a presque nié l'existence de la péritonite simple, telle que la comprennent généralement les bons observateurs, et Bichat qui, dans l'isolement absolu des tissus à l'état pathologique, a consulté beaucoup plus la théorie que la pratique, celle-ci exigeant une expérience que la mort prématurée de ce grand physiologiste ne lui a pas laissé le temps d'acquérir.

Nous sommes d'autant mieux fondé à soutenir cette opinion, que Bichat s'est condamné lui-même dans la réflexion suivante, lorsqu'il dit: « N'exagérons pas cependant cette indépendance où les tissus d'un organe sont les uns des autres sous le rapport des maladies; la pratique nous démentirait. » Cependant il est tombé dans cette exagération, et, comme il l'a si bien prévu, la pratique est venue condamner tout ce que la théorie pouvait offrir de trop exclusif.

Dans son *Traité de la vie et de la mort*, partie essentiellement physiologique de ses travaux, Bichat a commis des erreurs graves; nous signalerons les principales.

Il définit la vie: « L'ensemble des fonctions qui résistent à la mort», comme si la mort était un être auquel d'autres êtres, les fonctions, pourraient offrir une résistance.

Il distingue deux vies dans un même individu : « l'une animale, l'autre organique », comme si la vie, qui n'est qu'un résultat fonctionnel, pouvait ainsi se partager en deux êtres dont l'empire s'harmoniserait bien difficilement dans un même organisme. N'est-il pas bien plus rationnel de faire porter la distinction sur les phénomènes vitaux que de l'établir sur la vie?

Ne se trompe-t-il pas également lorsqu'il admet la pluralité des foyers nerveux dont l'ensemble forme le centre épigastrique?

Nous croyons avoir établi, avec la plupart des physiologistes qui ont traité cette question, que le centre nerveux ganglionaire, sans cesse en communauté d'action et de réaction avec le centre nerveux cérébro-spinal, offre le véritable centre épigastrique envisagé au point de vue de la question qui nous occupe. On trouvera, du reste, au besoin, des détails étendus sur cet objet dans le *Traité de physiologie* que nous avons publié.

Pour compléter ce qui est relatif à l'anatomie des tissus, considérée surtout comme fondement de l'anatomie pathologique et de la médecine physiologique, nous mentionnerons les travaux de Ribes sur la conjonctive et la muqueuse buccale; ceux de Chaussier sur l'utérus, etc., ceux de Dupuytren sur les tissus accidentels; leçons inédites que nous avons recueillies. Enfin, les *Éléments d'anatomie générale* de Béclard, l'un de nos anciens amis, homme de savoir, d'exactitude rigoureuse, de conscience et de génie.

BÉCLARD.

Béclard comprenait bien la véritable manière d'étudier l'anatomie. Il indique la suite des ouvrages qu'il aurait publiés si la mort ne l'eût frappé avant l'âge de quarante ans, beaucoup trop tôt pour la science et pour ses amis.

« Je divise, nous dit-il, l'anatomie de l'homme en anatomie

générale, en anatomie spéciale des organes et en anatomie des régions. » Il a distingué le tissu adipeux du tissu cellulaire, en faisant du premier un système particulier. Il a porté beaucoup de précision dans l'histoire anatomique des tissus, et rectifié, sous ce rapport, les idées de Bichat dans un assez grand nombre de points. Son génie, moins original, moins inventif, moins brillant que celui de Bichat, offrait plus d'érudition, plus d'exactitude et plus de maturité.

Tout semble disposé pour une révolution médicale dont la nature est même tellement indiquée, qu'on pourrait la caractériser d'avance. Il ne manque plus qu'un réformateur pour l'effectuer, mais il ne se montrera point encore.

Plusieurs auteurs vont ébaucher cette réforme, aucun d'eux n'offrira toute la puissance nécessaire pour l'accomplir. Toutefois, ces auteurs poseront dans leurs ouvrages les bases de la médecine physiologique d'une manière si précise que son auteur, pour se réserver le monopole de cette révolution, cherchera par tous les moyens à frapper leurs écrits d'insuffisance et de stérilité.

Examinons les faits avec impartialité, conservons à chacun la part qui doit naturellement lui revenir dans cette réforme, et pour la bien comprendre, remontons jusqu'aux auteurs qui en ont fourni les principaux éléments.

RÉGA, HENRI-JOSEPH.

Réga, professeur à l'académie de Louvain, dans son ouvrage publié en 1721 sous le titre de « *De sympathiâ seu consensu partium corporis humani, ac potissimum ventriculi in statu morboso*, etc. », de la sympathie ou du rapport des différentes parties du corps humain, et plus spécialement de l'estomac dans l'état de maladie, etc., avait signalé l'influence pathologique de ce viscère sur toutes les parties de l'organisme. Broussais le reconnaît lui-même et dit, *3e examen, t. 2, p. 203 :*

« Réga doit être placé au nombre des médecins qui ont fait

beaucoup d'attention à la sensibilité de l'épigastre et qui l'ont attribuée, non pas au centre phrénique, ni vaguement aux plexus; mais à l'estomac lui-même, et surtout à la tunique interne de cet organe, qu'il considérait comme toute nerveuse. »

A l'occasion des accidents produits par les narcotiques, Broussais ajoute, *loc. cit.*, *p. 204* : « Réga pense que ces accidents ne peuvent être attribués qu'à l'irritation des papilles nerveuses de l'estomac propagée au cerveau, et que le prétendu narcotisme n'est autre chose que cela. Il ajoute, *p. 205* : « Réga ne manque pas de faits pour prouver que tous les phénomènes cérébraux, tels que les céphalalgies, le délire, les convulsions, et jusqu'à l'apoplexie, peuvent dépendre de l'affection de l'estomac. » Il dit encore, *p. 207* : « Réga soutient, avec beaucoup de raison sans doute, que le foyer des fièvres continues est souvent dans l'estomac. » Il a même placé en tête de son chapitre *des Fièvres* cette phrase remarquable : « Le foyer de toutes les fièvres intermittentes est dans l'estomac. »

Ainsi Réga, dès l'année 1721, avait non-seulement indiqué, mais encore exagéré l'importance de l'estomac dans la production des maladies. Seulement il attribua la cause de ces altérations à l'influence des humeurs, à l'irritation des nerfs gastriques ; tandis que plus tard on localisa cette irritation dans le système capillaire sanguin de la membrane muqueuse de cet organe.

Cette pensée de Réga, sans doute erronée, si l'on veut l'envisager d'une manière trop exclusive, mais moins éloignée de la vérité que celle par laquelle on a cherché plus tard à la remplacer, peut bien avoir été l'occasion du traité de M. Barras sur les gastro-entéralgies, traité devenu, comme nous le verrons, la critique la plus positive et la mieux fondée de la gastro-entérite étudiée, à l'exclusion et comme le principe de toutes les autres altérations pathologiques.

PUJOL DE CASTRES.

Pujol est l'un des médecins qui nous paraît avoir jeté les principaux fondements de la médecine physiologique. Peut être même son traité de l'inflammation chronique des visceres, Paris, 1785, n'a-t-il pas été complètement étranger à la conception de celui de Broussais sur les phlegmasies chroniques.

Il considère l'inflammation comme un phénomène local dont la fièvre n'est que l'extension, il reconnaît des inflammations viscérales de nature lente et chronique; il fonde cette opinion sur son expérience et sur celle de Baglivi, de F. Hoffmann, etc. il a décrit la gastrite latente en 1791.

Au nombre des causes de l'inflammation, il admet « les violences extérieures, les virus dartreux, arthritique, scorbutique, vénérien, scrofuleux, cancéreux, etc. les poisons lents, les médicaments trop énergiques, etc. »

Il divise les symptômes des phlegmasies chroniques en locaux et sympathiques; les premiers sont la tuméfaction, la chaleur, la douleur et les lésions fonctionnelles de l'organe affecté.

Il fait observer que les douleurs locales sont souvent presque nulles; mais que le défaut absolu de souffrance est une exception, et qu'il existe toujours une sensibilité morbide excitée par la pression pour l'abdomen, et par les fortes inspirations pour la poitrine; que les lésions fonctionnelles peuvent-être à peine appréciables, manquer même en apparence, mais qu'il est presque toujours possible d'en constater la présence au moyen d'un examen suffisant.

Le foie, d'après Pujol, est le plus important des organes abdominaux. Partant de ce principe assurément très-sujet à contestation, il ne manque pas d'attribuer à ce viscère des lésions dont le siége principal se trouve dans un autre, et notamment dans le duodénum, l'estomac, etc.

Arrivé à la gastrite chronique, point capital dans notre question, il fait observer qu'elle amène à sa suite des gastrodynies, des cardialgies, des crampes d'estomac, avec pesanteur, vomissement, dégoût, soif, sécheresse de la langue, amertume de la bouche, fièvre lente et quelquefois jaunisse, par une constriction sympathique des canaux excréteurs du foie; il a trouvé sur les cadavres de quelques sujets morts de cette maladie, la tunique villeuse presque entièrement détruite.

Il fait observer, sous le rapport du traitement que les boissons adoucissantes peuvent seules être supportées ; et que les amers, les prétendus apéritifs augmentent le mal et souvent agissent comme des poisons lents ; dans la néphrite, il fait dépendre la formation des graviers de l'inflammation ; il pense que la métrite chronique est souvent méconnue et rapportée à d'autres maladies sous les noms de crispation utérine, de fleurs blanches, etc.

En étudiant les phénomènes sympathiques, il signale surtout la fièvre hectique, l'irritabilité, la mobilité nerveuse, les spasmes, etc. il rapporte le point de départ de ces phénomènes surtout au foie dans l'hypocondrie, à l'utérus dans l'hystérie.

Il admet en outre des sympathies particulières entre les organes ce qu'il nomme : « des amitiés privées, » qui s'exercent entre les viscères au moyen des nerfs. L'estomac particulièrement, d'après cet auteur, présente un grand empire sur tous les organes, et plus spécialement sur ceux de l'abdomen, qui souffrent des ses maladies comme il souffre lui-même de celles dont il sont affectées. « *Le gastritis* produit des céphalalgies, des migraines, des vertiges, une toux sèche et profonde que les praticiens ont nommée toux gastrique. La matrice est aussi l'un des organes les plus influents sur les autres.

Il établit ensuite pour le traitement trois indications fondamentales suivant la période inflammatoire. « 1° au début. — Saignées, tempérans, dérivatifs ; « 2° avec suppuration du foyer ; 3° avec suppuration, abcès ouvert ; il faut dans ces deux périodes, ménager les forces, craindre la cachexie, l'atonie, l'hydropisie, il pense que les vieillards, en raison de la rigidité de leurs fibres, sont moins exposés aux phlegmasies chroniques ; hypothèse contraire aux résultats ordinaires de l'observation. Il conseille des moyens particuliers de traitement suivant la spécialité des causes, telles que le scorbut, les scrofules, la goutte, le rhumatisme, la syphilis etc.

Sans approuver toutes les théories de Pujol, où se trouvent quelques abus de l'humorisme, sans admettre complétement sa physiologie pathologique, nous n'en trouvons pas moins dans cet auteur les qualités d'un bon praticien ; et dans son ouvrage, une source féconde où l'auteur des phlegmasies chroniques et de la médecine physiologique a pu largement puiser.

PROST.

Prost dans un ouvrage intitulé : « *Médecine éclairée par l'ouverture des corps* » 1804, cherche à fixer l'attention des praticiens sur un certain nombre de phénomènes pathologiques dont le point de départ, d'après lui, n'avait pas été bien compris et qu'il rattache à l'altération morbifique de la muqueuse du canal digestif. Il dit que les fièvres gastriques, muqueuses, ataxiques, etc. ont leur siége dans cette membrane ; puis il ajoute cette phrase bien remarquable sous le point de vue qui nous occupe :

Les altérations des muqueuses digestives deviendront peut-être un jour la base de la médecine. »

Il dit encore, que la gastrite peut exister longtemps sans douleur locale, qu'elle amène des désordres dans les fonctions de l'organisme et une foule de phénomènes morbides que l'on attribue souvent à toute autre cause.

Prost a publié plusieurs autres ouvrages et notamment ceux qu'il a fait connaître sous les titres suivants : « Coup-d'œil sur la folie. Essai sur la sensibilité, etc. » dans lesquels il émet des principes semblables à ceux que nous venons de signaler.

RASORI, JEAN.

Rasori, qui avait d'abord adopté la doctrine de Brown avec enthousiasme, fit une théorie nouvelle en modifiant celle du réformateur écossais.

Brown, sur cent maladies, en trouvait quatrevingt dix-sept asthéniques. Rasori professa l'opinion à peu près inverse.

Il admet, dans la thérapeutique, des médicaments qui, d'après lui produisent un effet opposé à la stimulation, et les nomme *contro-stimulants;* il en reconnaît de généraux qui agissent sur tout l'organisme, et plaça au premier rang de ces derniers, l'eau distillée de laurier cerise; etc. de locaux, offrant une prédilection pour tel appareil ou même pour tel organe; ainsi : « pour l'appareil sanguin, la digitale; pour le nerveux, la belladone; pour le cutané, l'antimoine; pour l'urinaire, la térébenthine; pour le lymphatique, la scille; pour le respiratoire, le kermès, etc.

Cette doctrine prit le nom de *contro-stimulisme*. En voici les principes fondamentaux :

« 1° Plusieurs substances agissent sur la fibre vivante dans un sens opposé à la stimulation; d'où résultent des effets que Brown attribuait à la diminution des stimulants.

« 2° On enlève, par le moyen des contro-stimulants, les effets du stimulus excédant, et l'on peut ainsi produire des maladies qui guérissent par les stimulants *et vice versa*.

« 3° La fibre supporte d'autant mieux l'action des uns et des autres que la diathèse opposée est plus développée; c'est ce qui caractérise surtout la mesure de cette diathèse,

« 4° Au nombre des contro-stimulants il faut surtout noter : le froid, la saignée, les émétiques, les purgatifs, l'aconit, la digitale, les amers, le mercure, l'antimoine, le plomb, les ferrugineux, etc. »

Borda, — qui fut l'un des plus zélés défenseurs de cette doctrine, prétend avoir trouvé la fibre très-relâchée sur des animaux tués avec les contro-stimulants.

Amoretti, Ozanam, etc., — s'élevèrent contre cette doctrine qu'ils trouvèrent fausse, chimérique, imaginaire.

Plusieurs médecins italiens la frappèrent au cœur en publiant les résultats statistiques suivants : « *Mortalité :* sous Borda, 20 pour 100; sous Rasori, 25; sous Raggi, dans le même hôpital, 10.

TOMMASINI.

Tommasini, disciple de Rasori, fait observer, en 1805, d'après son expérience et d'après celle de plusieurs de ses confrères d'Italie, que le plus grand nombre des fièvres nommées asthéniques, nerveuses, adynamiques, ataxiques, etc., par Brown, par les médecins français, allemands, etc., doivent être soumises au traitement antiphlogistique.

Il jette un grand jour sur l'histoire de la fièvre lente, hectique, de la plupart des névroses, et de plusieurs maladies des organes glanduleux, etc. Broussais lui-même convient de tous ces faits, comme nous le verrons bientôt par les citations textuelles de ses ouvrages. Il accorde aux Italiens la priorité sur lui, relativement à ces idées fondamentales; nous aurons dès lors à juger, sous le rapport de la doctrine physiologique, ce qui lui restera, *pour l'invention*, entre Bichat et Tommasini, entre tous les médecins que nous avons signalés, et ceux dont il nous reste à parler encore. Mais poursuivons.

MARCUS.

Marcus, médecin distingué d'Allemagne, dans son *Essai de thérapeutique spéciale*, dont les trois parties parurent successivement en 1807, 1810 et 1812, sembla d'abord n'avoir en vue que la phlogose; mais, ayant reconnu que « l'inflammation et la fièvre sont inséparables, et que si l'inflammation ne peut être sans fièvre, à plus forte raison la fièvre sans inflammation. » Il agrandit beaucoup le champ de son travail et se proposa dès lors « de coordonner, d'après un seul principe, toutes les parties de l'art de guérir. »

Ayant médité les travaux anatomiques et physiologiques de Bichat, il résolut d'en faire la base d'une doctrine médicale nouvelle. L'inflammation fut le principe auquel il crut pouvoir rattacher le développement de toutes les maladies. Il dit « que les meilleurs auteurs ont cherché avec lui le siége immédiat de l'inflammation dans l'artère. » Toutefois, il l'étendit aux veines et aux vaisseaux lymphatiques dans la partie de son ouvrage qui traite des phlegmasies.

La physique, la chimie, l'électricité, la polarité surtout jouèrent un rôle abusif dans sa doctrine et la firent dévier de la route positive de l'expérience et de l'observation.

Sa thérapeutique subit les fâcheuses conséquences d'un tel principe ; aussi le voyons-nous soutenir « que le nitre est le vrai spécifique de toutes les inflammations pures, et qu'il n'a point de succédané, etc. » Aussi n'est-ce point comme développement de doctrine, mais comme point de départ d'un système que nous signalons ici ses écrits.

CAFFIN.

Caffin éveilla l'attention des praticiens sur la nécessité d'étudier l'irritation d'une manière générale pour en mieux comprendre les applications particulières. Toutefois, au lieu de considérer les véritables éléments de l'inflammation telle que la comprennent les meilleurs observateurs, il fit plutôt des phlegmasies de véritables supersécrétions qu'il retrouvait partout comme lésions essentielles, en tombant ainsi dans l'excès opposé à celui de Broussais, qui ne les voyait nulle part avec ce caractère.

Dans son ouvrage sur la nature des fièvres, il émet très-positivement l'idée de la localisation de ces maladies, lorsqu'il dit : « La fièvre, que tous les auteurs avaient regardée comme générale, n'est, selon moi, qu'une affection très-locale..... Toutes les fièvres doivent être rapportées à une lésion locale dont la fièvre n'est qu'un symptôme. »

MARANDEL.

Marandel, élève de Bichat, dans sa *Dissertation sur les irritations*, publiée en 1807, aborde cette grande question d'une manière plus physiologique et plus large que ne le fera bientôt le réformateur. Il divise les irritations en quatre ordres :

1° *Nutritives*, excitant bien rarement des phénomènes généraux, et produisant dans les organes qu'elles affectent une augmentation de volume, une véritable hypertrophie;

2° *Sécrétoires*, plus nombreuses que les précédentes, elles diffèrent par leurs caractères et par les résultats qu'elles entraînent dans chacun des appareils sécréteurs;

3° *Hémorrhagiques*, produisant, suivant leur siége et la nature du tissu affecté, des infiltrations sanguines, des épanchements, des écoulements sanguins plus ou moins abondants;

4° *Inflammatoires*, qu'il distingue en adhésives, essentielles ou aiguës, gangreneuses, chroniques, ulcéreuses. Lorsqu'elle est très-active et très-étendue, elle produit des phénomènes généraux et surtout la fièvre, que Marandel définit : un travail préparé et coordonné des fonctions de la vie. » Il émet des idées assez justes sur les sympathies générales et particulières. Du reste, l'on s'aperçoit déjà que les *irritations nerveuses* manquent essentiellement à sa division.

EDWARD MILLER.

Edward Miller, médecin américain, est l'auteur d'un ouvrage écrit en anglais, traduit en français, et consigné en 1809 dans les *Annales de littérature médicale étrangère*. Cet ouvrage a pour titre : « *Quelques remarques sur l'importance de l'estomac comme centre d'association, siége de dérangements morbides et* médium *d'opération des remèdes dans les maladies malignes.* »

Cet auteur pense « que l'estomac et le duodénum possèdent à un degré extraordinaire la propriété d'attirer et de fixer en eux les maladies, puis de les répandre dans les autres parties du corps..... Mais, dit-il, c'est dans les maladies que ses principales puissances et ses irritations se manifestent dans tout leur jour, il parle de l'estomac; il est probable que dans la fièvre, il est presque toujours la partie primitivement affectée..... Si l'on n'a pas encore compris ce rôle de l'estomac, c'est parce que l'on est dans l'ignorance des irritations qui s'y font. »

Arrivé à l'article des fièvres, Miller ajoute : « L'estomac, le plus mobile et le plus associable de tous les organes du corps, est le premier qui éprouve en lui cet excitement, et il est capable, vu sa puissance sympathique extraordinaire, de le communiquer aux autres viscères. »

Il conseille l'émétique dans les fièvres « pour exciter une nouvelle action subversive de celle qui existe dans l'organe affecté primitivement et principalement, et dans ceux qui lui sont associés. Mais il ne veut pas que l'on attende, pour l'administrer, qu'un certain degré d'excitement soit déjà établi dans l'estomac, parce qu'il ferait alors beaucoup de mal. Il conseille aussi, pour soutenir les forces de l'estomac, les toniques et surtout le quinquina. »

Sans doute nous n'admettons pas toutes les idées théoriques et surtout pratiques de cet auteur; mais il nous est impossible de ne pas trouver dans ses écrits, antérieurs aux travaux de Broussais, la manière de voir de ce dernier sur l'importance de l'estomac dans l'organisme, et plus spécialement encore l'idée-mère qui devint ultérieurement la base principale de la médecine physiologique.

Nous pourrions facilement augmenter la liste des auteurs qui ont concouru soit directement, soit indirectement, à préparer l'établissement de cette doctrine; mais un vain étalage d'érudition aurait ici le grave inconvénient de jeter de la confusion dans le tableau, d'affaiblir l'attention qui doit se concentrer sur les points essentiels de la question, au lieu de se laisser distraire par des faits accessoires. Ajoutons seulement, et pour compléter la connaissance de quelques systèmes, et notamment du contro-stimulisme, que Rolando, de Turin, qui regarde l'excitabilité comme une propriété d'où dépendent la vie et le mouvement, mais comme n'étant elle-même que la somme de toutes les excitabilités partielles, admet le fluide électrique à titre de *moteur principal* ou d'*élément* de ces excitabilités.

D'après lui, la fièvre est l'*excitement cardiaque*. Les autres excitants sont : « la lumière, le calorique, le fluide nerveux, l'oxygène, le sang, le quinquina, l'opium, les alcooliques, le camphre, etc. Les sédatifs directs sont les principes contagieux, l'acide hydrocyanique, les purgatifs, l'émétique, etc. » Les bons effets de ces derniers, et notamment de l'émétique, sont particulièrement fondés sur l'établissement de l'état que les auteurs de cette doctrine ont désigné par le terme de *tolérance*.

BUFFALINI, — d'après les préceptes de Bacon, dont il fait un grand abus, veut que l'on reconstitue la science avec des idées qui se rapportent directement aux impressions fournies par les corps extérieurs. Il rejette l'unité de l'excitabilité de Brown, et l'excitement comme premier phénomène de vitalité.

Suivant Buffalini, la maladie est « une modification spéciale de l'état matériel du corps vivant qui provient de deux sources : 1° de la présence d'un corps étranger; 2° d'un changement dans l'ordre, la proportion et la nature des principes ou éléments composant le mélange organique..... Toutes les maladies peuvent être réduites à quelques phénomènes généraux qui les caractérisent en les différenciant; ce sont les causes, les symptômes, le traitement. Voilà leurs trois *facteurs* ou éléments, » etc.

AMORETTI — ramène les maladies à deux formes principales : « 1° accroissement de la réaction; 2° diminution de la réaction. »

GÉROMINI, — plus rapproché de la doctrine physiologique, admet « dans toutes les parties des corps organisés vivants la propriété d'exécuter, consécutivement à l'action des agens extérieurs, des mouvements indépendants de l'action physique ou chimique de ces agens.....

Il rapporte tous les phénomènes de la vie à deux modes généraux : 1° l'exercice agréable, facile et juste des actes vitaux, soit dans leur ensemble, soit dans leurs détails; 2° l'exercice désagréable, difficile et irrégulier des mêmes actes.....

L'action des puissances tant internes qu'externes se réduit donc à « produire : 1° la condition matérielle de plaisir; 2° la condition matérielle de douleur. Voilà les deux faits primitifs les plus simples;

ils comprennent tous les phénomènes des états physiologique et pathologique. »

Il définit la maladie : « Manifestation extérieure plus ou moins étendue des souffrances qu'endure une partie quelconque. » Il distingue l'irritation simple de l'inflammation.

A propos de cette doctrine, Broussais dit lui-même, *3e examen, t. 2, p. 562:* « Quelles que soient les sources auxquelles M. Géromini à puisé, je me plais à reconnaître que son système est supérieur à tous ceux dont j'ai eu connaissance jusqu'à ce jour. J'ajouterai qu'il va plus loin que le nôtre, du moins pour ce que nous avons publié. »

Toutefois, les ouvrages de ces derniers auteurs sont d'une date postérieure à ceux du réformateur français; aussi les avons-nous signalés plutôt à titre de complément que sous le rapport de la préparation au développement de sa doctrine.

D'après les faits que nous venons d'établir de la manière la plus positive, puisque tous reposent sur des citations que l'on peut aisément vérifier, il est évident que les éléments d'une révolution médicale se trouvaient tellement réunis, que cette révolution était si bien préparée, si fortement provoquée par l'état actuel de la science, par la direction des travaux et le besoin des esprits, qu'elle devait arriver aussitôt que paraîtrait sur la scène pathologique un homme, nous ne dirons pas d'un génie assez fécond pour l'improviser à lui seul, cette condition n'était plus nécessaire; mais assez audacieux pour l'entreprendre, assez puissant pour la soutenir, assez persévérant pour l'accomplir et la propager.

Cet homme, notre époque et notre pays l'ont vu naître!... examinons quelle sera la marche de son prodigieux esprit, quels seront les résultats de ses énormes travaux!...

II

MANIFESTATION DE LA RÉVOLUTION MÉDICALE

La science pathologique était dans l'état que nous venons d'exposer lors qu'à son horizon apparut le génie de Broussais.

Deux écoles rivales semblaient devoir se disputer le sceptre de la médecine : l'école anatomo-pathologique et l'école physiologique.

L'ÉCOLE ANATOMO-PATHOLOGIQUE, née du goût particulier qui conduisit les médecins à l'étude plus spéciale de l'anatomie humaine et surtout du désir qu'ils éprouvèrent de rechercher, sur les restes inanimés de l'organisme, les traces des maladies qui l'avaient affecté pendant la vie. Envisagée sous cet aspect elle fut pour ainsi dire créée par Hérophile, élève de l'école célèbre de Cos, qui vint illustrer celle d'Alexandrie, et qui paraît avoir eu le premier la pensée des autopsies cadavériques.

Elle fut ensuite cultivée par Baillou, R Salzmann, P. Salmuth, N. Fouleyn, N. Tulpius, D. Panaroli, J. Wepfer, N. Péchelin, F. Plater, J. M. Lancysi, N. Valsalva, T. Bartholin, T. Bonnet que l'on peut regarder comme le fondateur de la science anatomo-pathologique par le soin qu'il mit à rassembler dans son grand ouvrage tous les faits de cet ordre épars et sans liaison; Blancard, Barrère, Morgagni, dont l'ouvrage serait plus remarquable encore si les discussions théoriques n'en augmentaient pas l'étendue sans rien ajouter à sa valeur; Clossy, Cheston, Lieutaud, Sandifort, Ludwig, Baillie, Conradi, Prost, Voigtel, Portal, Laennec qui devint, à notre époque, le fondateur et le chef de l'école anatomo-pathologique dans laquelle se distinguèrent ultérieurement Bayle, Cruveilhier, Lallemand, Rostan, Louis, Andral, etc.

Toutefois cette école sévère et consciencieuse dans sa marche ne professa point les principes exclusifs que voulut lui prêter sa rivale pour la combattre avec plus d'avantage. Une citation de ses principaux auteurs le prouvera mieux que tous les raisonnements que l'on pourrait imaginer.

Laennec dit en effet, *Dict. des sciences med., t. 2, p. 46.* « L'anatomie pathologique est une science qui a pour but la connaissance des altérations visibles que l'état de maladie produit dans les organes du corps humain, l'ouverture des cadavres est le moyen d'acquérir cette connaissance, mais pour qu'elle devienne d'une utilité directe et d'une application immédiate à la médecine pratique, il faut y joindre l'observation des symptômes ou des altérations de fonctions qui coïncident avec chaque espèce d'altération d'organes. »

Bayle de son côté, s'exprime ains : *loc cit. p.* 77 — « L'anatomie pathologique est utile pour la classification d'un grand nombre de maladies, elle ne fait connaître que des lésions organiques, elle nous laisse dans la plus profonde obscurité relativement à la cause prochaine des maladies, elle ne peut presque jamais faire connaître la cause immédiate de la mort... on ne peut retirer de l'anatomie pathologique aucun secours direct pour étudier les maladies purement vitales.... etc.

Il serait difficile de mettre plus de sagesse et de bonne foi dans les concessions à faire pour une doctrine que l'on professe avec prédilection, celle que nous allons actuellement examiner aurait tout à gagner en suivant cette marche, voyons comment elle va procéder.

L'École physiologique émanée de la tendance naturelle des

esprits à rechercher, dans l'organisme vivant, la connaissance des lois qui le régissent, des fonctions au moyen desquelles il se développe, s'entretient et se met en rapport avec tout ce qui l'environne fut annoncée d'abord comme nous l'avons dit, par quelques éclairs passagers, apparaissant au milieu des théories les plus opposées et ne laissant point de traces assez profondes, assez durables pour fonder une doctrine particulière. Cette époque nous rappelle des auteurs célèbres, au milieu desquels nous citons particulièrement :

1° Galien, Mondini, Vanhelmont, Boërhaave, Glisson, Gorter, Haller, F. Hoffmann, Gaubius, Cullen, Vesale, Hunter, Césalpin, Harvey, Brown, etc. comme ayant par leurs travaux, et chacun à sa manière, préparé la voie dans laquelle devait s'engager la science pour arriver à l'établissement de la doctrine physiologique ;

2° Bordeu, John Hunter, Pinel, Bichat, Béclard, Réga, Pujol, Prost, Rasori, Tommazini, Marcus, Caffin, Marandel, Edward Miller, etc. comme ayant, dans leurs écrits dévoilé le principe de la médecine physiologique et posé les bases principales sur lesquelles on devait bientôt la fonder.

3° Broussais, comme chef de cette école, et comme principal moteur de la révolution qui devait définitivement la constituer.

4° Enfin, MM. Scoutetten, Mongellaz, L. Ch. Roche, Treille, Bégin, Desruelles, Bouillaud, Goupil, Lasserre, Casimir Broussais, Richond, Jourdain, Fallot, Monfalcon, Ferrez, Latour, Deleau, Sarlandières, Contauceau, Boisseau, etc. etc., comme les apôtres de la médecine physiologique, chargés de la propager : les uns avec un véritable talent ; les autres avec un zèle bien souvent nuisible ; d'autres, enfin avec des modifications qui soulevèrent le mécontentement et les réclamations de leur chef de secte, en devenant ainsi les premiers éléments de la division et du défaut d'unité qui devait ruiner cette école au milieu même des plus beaux succès de son principal fondateur.

Entre ces deux camps rivaux, pour ne pas dire ennemis, se faisaient remarquer des observateurs laborieux beaucoup moins occupés des débats de la théorie, que de l'étude sérieuse et raisonnée de la médecine d'application ; parmi ces derniers nous désignerons surtout : MM. Husson, Cayol, Alibert, Biet, Cullerier, Delens, Esquirol, Guersent, Itard, Lerminier, Renaudin, Ribes, Gendrin, Rayer, Fouquier, Nacquart, Chomel, etc.

Au milieu de tous ces noms, un nom, celui de Broussais doit surtout fixer actuellement l'attention : au milieu de tous ces auteurs, un auteur, le chef de la doctrine dite physiologique, doit particulièrement occuper la scène médicale, dont nous croyons avoir exactement établi les principales conditions, toutefois sans la remplir entièrement, comme on l'a dit avec erreur, et comme on l'a répété sans attention suffisante.

Broussais, François-Joseph-Victor, naquit à Saint-Malo le 17 décembre 1772. Ses premières années se passèrent à Pleurtuit village où son père exerçait la médecine, à deux lieues de Saint-Malo. Il fit ses études classiques au collége de Dinan où s'annoncèrent de bonne heure cet esprit d'application, cette impatience de caractère, ce penchant à la controverse, cette invincible ténacité dans les idées qui devaient avoir une influence positive sur toute sa carrière médicale.

Sorti du collége en 1792, il s'engagea comme simple volontaire. L'altération de sa santé lui fit abandonner la carrière des armes ; il fut admis à l'hôpital de Saint-Malo en qualité d'élève en médecine. Il vint ensuite à l'hôpital de la marine de Brest, étudier l'anatomie sous Billard et Duret.

Nommé officier de santé, il fit un court voyage dans la marine marchande. Ce fut alors qu'il apprit l'assassinat de son père et de sa mère, victimes d'une haine de parti, l'incendie de leur modeste habitation et la ruine à peu près entière de son faible héritage.

Marié en 1795, il eut six enfants. Deux sont médecins : Casimir et François Broussais.

Il prit du service à bord d'un corsaire parti de Saint-Malo, et du produit de ses excursions acquit, dans ce pays, une petite propriété très-modeste, la seule qu'il ait jamais possédée, et dont il fut bientôt dépouillé par d'avides créanciers.

Après avoir été chargé pendant quelques années d'un service

médical dans l'hôpital de Saint-Malo, il vint à Paris en 1798, sans aucune fortune, contractant des dettes qu'il n'acquitta que longtemps après avec le produit si modeste de son *Histoire des phlegmasies chroniques*.

Il cultiva l'amitié de Bichat, devint l'élève de Pinel, de Chaussier, qu'il nomma depuis « le patriarche de la médecine physiologique, » enfin de Cabanis, dont il chercha, dans ses dernières années, à développer les idées philosophiques.

Reçu docteur en 1803, sa thèse eut pour sujet : « *Recherches sur la fièvre hectique considérée comme dépendante d'une lésion d'action des différents systèmes sans vice organique.* »

Il a répété plusieurs fois à ses amis, et particulièrement à M. H. Demontègre, auquel nous empruntons ces détails, qu'à cette époque « il était plus *Pinéliste* que Pinel lui-même. » Nous le verrons bien changé par la suite.

Alors âgé de 31 ans, il cherche pendant deux ans à se créer des moyens d'existence en faisant de la clientelle dans la capitale : son but n'est pas rempli. Ce fut alors que Desgenettes, auquel il s'était lié d'amitié depuis quelque temps, lui fit obtenir, en 1805, le grade d'aide-major à l'armée des côtes de l'Océan.

Il voyage en Belgique, en Hollande, en Allemagne, en Italie, utilisant partout les avantages de sa position. « Je suis parti, disait-il souvent à M. de Montègre, résolu à défendre, sur les traces de Pinel, l'essentialité des fièvres ; rien, à ce qu'il me semblait, ne pouvait ébranler ma croyance. Je suis revenu avec des armes pour la renverser, quelque forte qu'elle fût, et pour détruire toute la doctrine de mon maître. »

De retour à Paris, en 1808, il publie son *Histoire des phlegmasies chroniques*, 2 vol., qui n'est achetée que 800 fr.

Broussais fut ensuite envoyé en Espagne, avec le titre de médecin de l'armée, et, pendant six ans, y fit les malheureuses campagnes de cette époque. Il publia dans ce temps une *Lettre sur le service de santé*, un *Mémoire sur la circulation capillaire*. Ce dernier offre d'autant plus d'importance au point de vue où nous sommes placé, que la « théorie des capillaires, dit M. de

Montègre, *Notice historique, p. 40*, est la base même de la théorie de l'inflammation, sur laquelle repose tout le système de la doctrine physiologique. »

En 1812, il fut décoré de l'ordre de la Réunion ; en 1815, de de celui de la légion-d'honneur dans lequel on le vit progressivement officier, puis enfin commandeur.

Broussais revient à Paris en 1814. Desgenettes, alors premier professeur à l'hôpital du Val-de-Grâce, le fait nommer en second, dans ce service militaire consacré à l'instruction des élèves.

En 1815, il ouvre des cours particuliers de pathologie, où son génie ardent cherche à développer les principales bases de la réforme qu'il méditait déjà depuis quelque temps.

En 1816, il publie son « *Premier Examen* de la doctrine médicale généralement adoptée, 1 vol. » ; il fait des leçons de clinique dans son hôpital.

Dans ce *Premier Examen*, qui rendit le nom de Broussais fameux, en soulevant contre lui presque toute la génération médicale qui passait ; en excitant l'enthousiasme de celle qui commençait à paraître, le novateur se proposait trois résultats principaux : 1° la destruction de l'essentialité des fièvres ; 2° la localisation des maladies ; 3° enfin la réforme de toute la nomenclature nosologique.

En 1820, Desgenettes ayant été nommé inspecteur du service de santé, Broussais le remplace comme médecin en chef du Val-de-Grâce.

En 1821, il fait paraître le *Second Examen*, 2 vol., avec les propositions fondamentales de la médecine physiologique.

En 1822, il fonde un journal mensuel sous le titre d'*Annales de la médecine physiologique*, et publie son *Traité de physiologie appliquée à la pathologie*, 2 vol.

En 1823, il est nommé membre titulaire de l'académie royale de médecine.

En 1824, il fait paraître le *Cathéchisme de la médecine physiologique*, 1 vol.

En 1828, le *Traité de l'irritation et de la folie*, 1 vol.

De 1829 à 1834, le *Troisième Examen*, 4 vol.

En 1831, il est nommé professeur de pathologie générale et de thérapeutique à la faculté de médecine de Paris.

En 1832, il est admis à l'Institut, dans la classe des sciences morales et politiques.

En 1833, il publie un mémoire sur le choléra-morbus épidémique, 1 vol.

De 1833 à 1835, son *Cours de pathologie générale et de thérapeutique*, 5 vol.

En 1836, il commence à la Faculté un cours de phrénologie qu'il est obligé de terminer dans un local particulier, la trop grande affluence des auditeurs ayant occasionné des désordres à l'école. Ses élèves lui firent frapper trois médailles à cette occasion. Dans la même année, il publia ce cours, 1 vol., et fut nommé inspecteur-général du service de santé des armées.

Indépendamment de ces écrits, le réformateur imprima un grand nombre de mémoires, soit dans les *Annales*, soit dans les autres journaux de médecine.

La santé de Broussais offrait depuis longtemps un épuisement gradué, lorsqu'il se fit transporter à Vitry, près Paris. Il y mourut six jours plus tard, le 17 novembre 1838, avant d'avoir accompli sa 66 année. M. H. de Montègre, *Eloge de Broussais*, attribue cette fin prématurée aux suites d'une rectite chronique, et surtout au défaut d'une assimilation suffisante.

Les funérailles de Broussais furent dignes de sa grande célébrité. Des discours aussi remarquables par les nobles élans du cœur que par la sublime élévation de l'esprit furent prononcés sur sa tombe par MM. Droz, Larrey, Orfila, Bouillaud, Gasc, et, pour la rentrée de l'école, par M. P. H. Bérard, qui le caractérise ainsi : « Observateur profond, généralisateur hardi, physiologiste ingénieux, écrivain chaleureux et passionné, critique redoutable, dialecticien nerveux, philosophe, moraliste. Que de titres à nos regrets ! »

Après avoir exposé les principaux faits de la vie de Broussais, particulièrement étudié au point de vue scientifique, nous devons, pour bien comprendre son vrai mérite et sa doctrine, pour juger l'un et l'autre sans confusion et sans partialité, considérer cette grande célébrité dans les trois principales phases de son existence médicale et de la révolution qu'elle est venue compléter.

En suivant cette pensée qu'une consciencieuse équité nous inspire, nous ferons connaître la marche de ce puissant génie dans ces trois époques signalées chacune par des caractères et des travaux particuliers qui nous serviront à les bien nettement apprécier.

1re PÉRIODE. — *Broussais, observateur profond.*
2e — — *Broussais, fougueux réformateur.*
3e — — *Broussais, systématique absolu.*

C'est ici particulièrement que nous reconnaissons toutes les difficultés de la tâche que nous nous sommes imposée. L'assurance d'apporter dans son accomplissement l'impartialité la plus religieuse, l'amour de la science et de la vérité peuvent seuls nous faire avancer sans crainte et sans hésitation.

L'exposition des principes et du système de Broussais nous offrira quelquefois des idées tellement excentriques et même tellement contradictoires qu'elle pourrait souvent être accusée d'inexactitude ou d'exagération, si nous la présentions par des résumés généraux et sans faire intervenir les propres expressions de l'auteur.

Voulant donc porter sur la médecine physiologique un jugement solide, à l'abri de toute juste réclamation, et placer nos lecteurs dans la position de vérifier aisément la réalité de nos opinions et de nos jugements, nous avons exposé toute cette doctrine en citant le texte même et la page des ouvrages du réformateur où nous avons puisé.

Ire PÉRIODE. — BROUSSAIS, OBSERVATEUR PROFOND.

Dans cette première période nous voyons Broussais apparaître sous les traits d'un praticien sage, laborieux, publiant des ouvrages d'expérience et d'un grand mérite : l'*Essai sur la fièvre hectique essentielle* et l'*Histoire des phlegmasies chroniques.*

Cette phase de la carrière du réformateur n'est pas la plus brillante, mais c'est assurément la plus sérieuse et la plus utile : celle qui devait fonder sa gloire la plus vraie, la plus incontestable.

Broussais, nommé, dès son début dans la pratique, médecin des armées, eut alors un mérite bien rare au milieu du tumulte des camps, des déplacements continuels, des vicissitudes et des dangers de la guerre, celui d'employer utilement, à l'observation la plus difficile et la plus minutieuse, les instants de loisir que lui laissait un service actif, en suivant les impulsions naturelles de son goût pour l'étude, et de son génie d'expérimentation.

Qui donc aurait prévu l'avenir de ce réformateur audacieux, lorsqu'à son entrée dans le domaine de la science encore si modeste, si ennemi des systèmes il disait : *Phleg. chron.*, 2e édit., *t. 2 p. 3 :*

« Des sujets formés dans nos écoles depuis quelques années, répandus parmi leurs concitoyens ou disséminés au loin dans nos armées observent, méditent à côté du *systématique orgueilleux qui vocifère scandaleusement*. Un jour, sans doute, ils feront entendre aussi leur voix, ils offriront modestement à leurs collaborateurs l'hommage désintéressé de leurs précieux travaux. L'éclat de la vérité frappera tous les yeux, et le règne des illusions médicales sera passé. »

Ne semble-t-il pas se peindre ici dans la première phase de sa carrière scientifique, et faire une critique amère de ce qu'il deviendra dans la seconde ?

Avec quelle sagesse il trace au véritable médecin la route qu'il doit suivre : *loc. cit.*, *préf. p.* VII :

« Lorsqu'on a longtemps observé, rapproché les faits d'après la méthode physiologique, il s'agit de procéder aux conclusions ; mais il faut le faire avec une extrême sagesse ; c'est ici que se montre la mesure du génie. Celui qui ne généralise pas assez nous fait penser qu'une partie de ce qu'il a observé est perdu pour lui ; celui qui tombe dans l'excès opposé, et qui prononce en dernier ressort, montre sa présomption et son orgueil. L'un et l'autre témoignent qu'ils ont des vues rétrécies ; ils ne rendront jamais de grands services à l'art. »

Il serait difficile d'établir une marche médicale plus vraie ; de mieux signaler les principaux écueils que la voie de cette science peut offrir. Aussi lorsque Broussais de profond et judicieux observateur deviendra systématique passionné, réformateur exclusif, ne pourra-t-il pas dire : « *Video meliora, proboque, deteriora sequor !* »

Mais n'anticipons pas sur les événements, suivons l'auteur dans cette première phase, la plus belle et surtout la plus utile de sa carrière médicale.

Le premier ouvrage que Broussais composa fut sa thèse pour obtenir le grade de docteur en médecine, elle présentait pour titre : « Recherches sur la fièvre hectique considérée comme dépendante d'une lésion d'action des différents systèmes sans vice organique, Paris 1803. »

L'auteur, alors zèlé, propagateur des idées de Bichat qui venait d'être enlevé à la science, disciple, admirateur de Pinel, était dans les principes diamétralement opposés à ceux qu'il professera plus tard avec tant de persévérance et de chaleur. M. Bérard dit très-judicieusement, en parlant de la thèse de Broussais sur la fièvre hectique :

« Si jamais titre de dissertation mérita d'être désavoué par l'école physiologique, dont Broussais fut plus tard le fondateur, c'était certainement celui que l'on vient de lire. Le contenu de la thèse n'était pas plus orthodoxe que le titre : Pinel y est applaudi pour avoir établi sur un petit nombre de symptômes invariables l'existence de l'embarras gastrique, et nous avoir avertis que cet état ne cédait qu'à l'émétique. On y voit des hectiques entretenues par le trouble des fonctions de l'estomac, merveilleusement guéries à l'aide du quinquina, des toniques, des aliments réparateurs et du bon vin ; l'auteur prend soin de nous rassurer contre la crainte d'enflammer l'estomac, et ce qui paraît plus piquant, pour qui connaît l'avenir de Broussais, c'est qu'aux six fièvres essentielles de Pinel, il propose d'en ajouter une nouvelle, la fièvre hectique, *essentielle*, encore, alors même qu'elle accompagne la désorganisation lente d'un des viscères importants de l'économie. »

Toutefois, Broussais, observateur judicieux, éprouve déjà le besoin d'établir ses opinions sur des principes vrais. Il en trouve peu dans les auteurs qui lui paraissent mériter assez de confiance, et surtout qui puissent lui servir à bien éclairer les points fondamentaux de la question dont il s'occupe : il arrive dès lors à cette conclusion :

« Tant que l'art d'exposer les phénomènes des maladies n'aura point acquis la perfection, qui peut-être se lie à celle de la science, celui qui voudra étendre ses idées sur un genre quelconque d'affection pathologique se verra forcé de remonter à la source première, et de recueillir lui-même les faits que la nature, toujours uniforme dans ses opérations, ne cesse jamais de nous représenter. »

Ainsi, bien que Broussais fut alors, comme il le disait lui-même, « plus Pinéliste que Pinel, » il se sentait déjà préoccupé de la grande pensée que nous verrons dominer toute son existence médicale, et l'idée de l'opuscule dont nous venons de parler fut le premier trait de lumière qui le conduisit à rechercher les causes réelles et pathologiques de la fièvre hectique essentielle, et plus tard à tracer, avec tant de supériorité, l'histoire des phlegmasies chroniques, qui le plus souvent deviennent le principe de cette fièvre. C'est du reste ce qu'il nous apprend lui-même : *Histoire des phlegmasies chroniques*, 2e édition, *t. 1*, *p. 1* :

« Les méditations que nécessita la composition de mon ouvrage sur la fièvre hectique avaient fixé mon attention sur ces malheureux trop longtemps négligés, et sitôt que je me vis placé sur le théâtre des hôpitaux militaires, je pris la résolution d'étudier les maladies chroniques d'une manière toute particulière. »

Cet ouvrage si remarquable, dont la première édition parut en 1808, fut donc entrepris dans le but essentiellement utile de bien distinguer les différentes inflammations chroniques, de les rapporter à des types classés surtout d'après la nature des tissus. Il est déjà facile de voir que Bordeu, Pinel et Bichat n'ont pas été complètement étrangers à cette première conception.

Jamais auteur peut-être n'a mieux prouvé dans un ouvrage tous les inconvénients de l'esprit de système relativement à l'étude des sciences en général et de la médecine en particulier, et n'a plus solidement établi les véritables règles à suivre pour bien observer, recueillir et utiliser les faits. Avec ce génie d'observation, s'il eût religieusement parcouru la route que lui-même avait tracée, il aurait communiqué un mouvement immense à la médecine, et se serait acquis une gloire à jamais incontestable. Mais, comme s'il eût prévu sa fatale destinée, il ajoute : *loc. cit.*, *préf. p.* VIII :

« Plusieurs écueils également dangereux exposent le médecin au plus triste des naufrages. S'il est *fanatique* de ses opinions, il *forcera tous les faits de se plier à sa fausse théorie*, et marchera d'erreurs en erreurs jusqu'à l'extrémité de sa carrière. »

Nous verrons en effet bientôt comment il a suivi le conseil si sage qu'il donne aux médecins : *loc. cit.*, *p.* X : « que la théorie soit pour vous ce qu'elle est pour les autres sciences : *le résultat des faits réduits en principes.* »

Ce fut donc en recherchant dans les auteurs des observations ralatives à la fièvre hectique envisagée comme altération principale que Broussais s'aperçut qu'on avait déjà beaucoup fait pour les maladies aiguës et presque rien pour les affections chroniques.

Toutefois nous le voyons déjà se préoccuper de l'idée fixe de l'inflammation sans cependant la trouver partout à l'exclusion des autres altérations pathologiques, il dit en effet : *loc. cit.*, *p.* XIII :

« La très-grande majorité des infortunés que je trouvai consumés par une maladie chronique étaient tout simplement des victimes d'une inflammation qui n'avait pas été guérie dans sa période d'acuité. »

Telles sont les dispositions d'esprit et les circonstances scientifiques au milieu desquelles Broussais entre dans la carrière, il est alors plein de candeur, de modestie, nous le voyons se défier de ses propres forces puisqu'il dit : *loc cit.*, *p.* XIII :

« Je me persuadais que si quelque ami de l'humanité s'occupait à rassembler dans le même cadre un grand nombre de maladies aiguës dégénérées en chroniques.... s'il comparait avec patience, les histoires détaillées de chacune d'entre elles,... il parviendrait à sauver un grand nombre de victimes déjà condamnées... il ferait faire un grand pas à la science. Je sentais trop ma faiblesse pour oser espérer de remplir une tâche aussi difficile, mais le défaut d'un guide... et la nécessité de dissiper les doutes qui assiégeaient mon esprit me faisaient une loi d'employer ce moyen. »

Ainsi, loin de chercher encore à soumettre les autres au joug de ses idées et de ses opinions, Broussais praticien docile et consciencieux travaille pour sa propre instruction comme il le dit lui-même : *loc. cit., p. 3* :

« Je sentis qu'un travail aussi parfait ne pouvait sortir que des mains d'un professeur de clinique d'une haute capacité, d'un zèle infatigable et assez dévoué à la science pour lui sacrifier des moments qui sont le plus souvent employés d'une manière toute différente par les praticiens d'une grande réputation. »

Disons-le de suite à la louange de Broussais, et du noble désintéressement de son caractère, il a joint ici l'exemple au précepte et toujours plus occupé de la gloire, de l'avancement de la science que de ses intérêts pécuniaires, il a vécu sans fortune dans la première moitié de sa carrière médicale; et dans la seconde, il a tellement peu cherché à tirer parti , sous ce rapport, des hautes positions qu'il occupa, de la brillante réputation dont il était environné, qu'il est mort sans avoir acquis même une modeste aisance, aussi répétait-il souvent : de Montègre, *Éloge historique*, *p. 90* : « Je n'aurai jamais de quoi vivre sans travail; mais jespère, d'un autre côté, travailler jusqu'au dernier moment. » C'est précisément ce qu'il a fait.

Poussé par une puissance irrésistible vers l'accomplissement de son œuvre, il continue : *Phleg. chron.*, *p. 3* : « Des obstacles si puissants me firent craindre qu'un pareil ouvrage ne fût encore longtemps désiré et tout en faisant des vœux pour que la médecine le possédât bientôt, je pris la résolution de faire moi-même, dans ma pratique militaire, une étude clinique des maladies chroniques pour mon instruction particulière et pour celle d'un petit nombre de jeunes élèves qui désiraient étudier avec moi. »

Sous ces modestes auspices fut donc entrepris l'un des plus beaux et des plus riches monuments de la médecine d'observation. Voyons par quelle succession d'idées l'auteur devra passer pour constituer cet ouvrage et pour arriver à l'établissement de la médecine dite physiologique.

Déjà Broussais paraît préoccupé de la grande pensée médicale sur laquelle il devait ultérieurement fonder sa doctrine, il dit en effet, *loc. cit.*, *préf. p.* XIV.

« En suivant avec persévérance toutes les maladies de langueur que je rencontrais , je m'apperçus que la majeure partie des cas rentraient dans *les inflammations* chroniques du poumon et des organes de la digestion. » Les maladies de la poitrine, circonstance à noter , lui semblaient même alors devoir occuper la plus grande place, puisqu'il ajoute, *p.* XV : « quoique mon ouvrage soit borné aux maladies de la poitrine et des organes digestifs, je suis parfaitement convaincu qu'on y rencontrera le plus grand nombre des maladies chroniques, puisque les phlegmasies de la poitrine qui en composent la première partie donneraient seules ce résultat, au moins dans les pays septentrionaux. »

Cette assertion nous offre déjà quelque chose de trop exclusif, les suivantes vont présenter un caractère bien plus tranchant, sans compter les erreurs graves qu'elles renferment en prenant le terme phthisie dans l'acception généralement adoptée, *p.* XVI :

« En suivant les inflammations pulmonaires dans l'état chronique, j'ai reconnu qu'elles aboutissaient toutes à la phthisie... l'examen du mode d'action des causes de la phthisie m'a convaincu qu'elles entretenaient dans l'organe respiratoire une phlogose analogue au catarrhe, à la pleurésie, à la péripneumonie, ou une irritation plus ou moins rapprochée de ces phlegmasies, et que la production des tubercules en était toujours le résultat définitif. »

On voit ensuite poindre insensiblement le principe de cette idée fixe, celle de la gastrite qui plus tard dominera toute sa pathologie de la manière la plus absolue. Il ajoute en effet *p.* XVIII :

« Le rapprochement des faits que j'ai recueillis sur l'inflammation de la portion de membrane muqueuse qui tapisse la surface interne de l'estomac, m'a convaincu que cette phlegmasie était peu connue bien que très-fréquente. »

Il dit plus loin d'un ton peut être assez emphatique : « j'ai essayé de remédier à cette *calamité publique*, en disposant, dans une série méthodique, les gastrites assez obscures pour échapper souvent au diagnostic, en m'étudiant à les rattacher d'un côté avec les variétés les plus inflammatoires, de l'autre, avec la sensibilité purement nerveuse, et la véritable faiblesse de l'estomac. »

D'après ce passage dont la rédaction n'offre pas une clarté parfaite, il semble encore admettre des névroses et des asthénies gastriques.

Il rend ensuite justice à Pinel par ces phrases bien remarquables en les rapprochant des déclamations peu mésurées dans lesquelles il s'oublia plus tard envers le digne et savant nosographe, *p.* XIX :

« La phlogose de la membrane interne des gros intestins était mieux connue ; j'ai d'abord rappelé ce que nous en a dit le professeur Pinel qui l'a mise à sa véritable place... l'inflammation de la membrane qui tapisse la face externe des viscères abdominaux était déjà connue par la belle classification de l'illustre Pinel. »

Ainsi parlait Broussais éclairé par le flambeau de l'expérience et de l'observation, nous verrons, lorsque ses yeux seront éblouis par la dangereuse lumière des farfadets systématiques, de quelle manière il attaquera « *l'illustre Pinel et sa belle classification.* »

C'est d'abord par degrés peu sensibles qu'il avance dans cette carrière orageuse où nous regretterons les déviations de son génie. Il avait jusqu'ici regardé la phlegmasie seulement comme un fait capital, il va maintenant l'envisager comme un phénomène à peu près exclusif en pathologie. Il dit en effet, *loc. cit.*, *Proleg.*, *p. 5* :

« C'est par une inflammation qui détruit avec plus ou moins de promptitude un ou plusieurs des viscères essentiels à la vie que le plus grand nombre des hommes périssent..... Un trouble de la circulation accompagné d'une fièvre locale plus intense avec tuméfaction et rougeur de l'organe, s'il est visible :... voilà l'histoire abrégée d'une grande partie des maladies qui affligent notre espèce. »

Déjà, pour Broussais, le vaste champ de la médecine se rétrécit beaucoup. Plus tard, il sera presque renfermé dans les étroites limites d'un organe et d'une même altération !...

Il déplore l'erreur des médecins qui confondent les résultats produits par l'inflammation de l'estomac avec ceux de l'*embarras gastrique*, de l'*atonie*, du *racornissement* des fibres de ce viscère. Puis il ajoute, *loc. cit., t. 2, p. 6 :*

« Cependant *le père* de la médecine clinique française, Pinel, nous a dépeint la gastrite chronique sous le titre de catarrhe de l'estomac. »

Broussais, oubliant qu'il a dit que cette maladie était peu connue, cite encore un auteur dont les idées, même sur ce point, étaient alors bien plus avancées que les siennes, et continue, *p. 7* :

« Prost s'est étudié à prouver que l'irritation de la muqueuse gastrique peut exister pendant longtemps *sans douleur locale*, qu'elle produit *le trouble des fonctions animales*, et une foule de lésions *que l'on attribue d'ordinaire à une autre cause*. Ce mécanisme lui a même paru si fréquent, qu'il n'a pas hésité *à attribuer exclusivement*, à la souffrance de la muqueuse gastro-intestinale, *les fièvres intermittentes*, *toutes les ataxiques* sans exception, et même *la manie*. »

Voilà précisément le langage que tiendra Broussais lui-même, seulement d'une manière plus exclusive encore dans l'*Examen*, les *Annales* et le *Traité de l'irritation et de la folie*. Nous prenons acte de ses paroles pour prouver à l'avance qu'il ne sera pas l'inventeur, mais seulement l'imitateur de cette manière de voir sur la localisation, la non essentialité des fièvres, la grande influence de l'estomac sur l'organisme, et de la gastrite sur toute la pathologie, points essentiels et fondamentaux de sa doctrine physiologique.

Pour le moment, il est encore loin de ces idées et s'empresse de protester, « *d'après les faits*, » contre la doctrine du médecin qu'il vient de citer. Il ajoute *loc. cit., p. 7 :*

« J'ai trop souvent rencontré cette membrane en bon état à la suite des typhus les plus malins, *j'en ai vu en trop grand nombre s'améliorer par l'emploi des stimulants les plus énergiques* pour partager l'opinion de ce médecin sur la cause de la fièvre ataxique..... Les fièvres intermittentes sont trop peu connues dans leur mode d'action pour qu'*aucun praticien* adopte la théorie de M. Prost sur ces maladies. »

Broussais systématique regrettera bien vivement ces paroles de Broussais observateur. Il donnera de bien futiles raisons pour les révoquer, car il ne s'agit point ici de simples allégations échappées, comme il l'a dit, à l'enthousiasme, à la soumission pour l'autorité du maître ; mais il s'agit de *faits constatés*, ce qui devient bien plus grave, ce qui est sans appel. Il dit en effet positivement :

« *J'ai vu un trop grand nombre de typhus les plus malins s'améliorer par l'emploi des stimulants les plus énergiques*, etc.» Des passages semblables n'ont pas besoin d'interprétation.

Il définissait alors ainsi l'inflammation , *loc. cit., p. 9* : « Toute exaltation locale des mouvements organiques assez considérable pour troubler l'harmonie des fonctions et pour désorganiser le tissu où elle est fixée. »

Il avait encore des idées sans exclusion relativement à la théorie et même au traitement des fièvres intermittentes. Ainsi, après avoir recueilli un grand nombre de faits sur la gastrite, l'entérite, etc., il admettait cependant l'existence des fièvres essentielles et la nécessité de leur traitement antipériodique. Il dit en effet positivement, *loc. cit., t. 2, p. 246* :

« On a répété, non sans beaucoup de raison, que les fièvres intermittentes ataxiques étaient une des maladies internes qui démontraient le mieux le pouvoir de la médecine..... Il est connu qu'une fièvre intermittente ataxique devient mortelle en peu de jours si le médecin ne prévient les accès par les fébrifuges les plus énergiques. »

Si l'on veut actuellement la preuve que nous interprétons bien sa pensée, et qu'il n'entend point parler ici de la gastro-entérite et de son traitement comme principe et comme thérapeutique des fièvres essentielles, ce qu'il fera plus tard, il suffit de continuer à lire, *p. 248* :

« Il n'est que trop certain que les gastrites mal traitées sont aussi redoutables à l'humanité que les fièvres intermittentes ataxiques méconnues. »

Combien nous le trouvons sage et combien nous regrettons qu'il n'ait pas persévéré dans cette belle voie de l'observation, lorsque nous l'entendons dire, *p. 248* :

« Qu'on est loin d'être assez avancé pour connaître les véritables indications de toutes les maladies !..... J'en donnerai pour exemple les fièvres dites adynamiques et les ataxiques, en un mot toutes les continues de mauvais caractère que je comprends sous le nom de typhus. J'avouerai que je n'ai jamais pu déterminer le traitement qui leur convient le mieux. »

Cette modestie, ce doute philosophique ne seront pas de longue durée chez Broussais. Déjà, pour les phlegmasies digestives, son traitement curatif tend évidemment à se renfermer dans l'emploi de trois moyens, à l'exclusion de tous les autres : les applications de sangsues, la diète, les boissons gommeuses. Il repousse en effet toutes les dérivations et dit, *loc. cit., p. 255* :

« Les vésicatoires m'ont toujours paru nuisibles, n'importe comment on les considère. Il est certain qu'ils nuisent plus par l'irritation qu'ils portent dans toute l'économie, qu'ils ne font de bien par leur propriété révulsive. »

Tous les praticiens éclairés sentiront qu'il s'agit ici de l'abus et non point de l'usage convenable et raisonné de ce moyen. Nous examinerons bientôt cette grande question de la dérivation pathologique, question d'un si haut intérêt dans la thérapeutique rationnelle.

Broussais lui-même, vaincu par la puissance des faits, se charge de prouver la vérité de notre observation, en condamnant son opinion trop exclusive, puisqu'il ajoute, *p. 256* :

« Je conviendrai, puisque l'expérience le prouve, que certaines irritations gastriques peuvent être déplacées par les vésicatoires; mais pour leur céder, il faut qu'elles soient légères. Le docteur

Louyer-Villermay a guéri plusieurs vomissements par le secours d'un emplâtre vésicatoire appliqué non loin de l'estomac. »

Puis, comme s'il regrettait un pareil aveu, il se retranche dans une position de laquelle on peut tout nier :

« Mais les vomissements étaient-ils inflammatoires ? » Du reste, il enveloppe tous les autres dérivatifs dans la même proscription.

Ici finit la première, la plus belle et la plus utile partie de la carrière médicale de Broussais. Nous l'avons trouvé profond observateur, praticien le plus souvent très-éclairé, très-judicieux ; nous allons le voir actuellement fougueux réformateur, homme de génie sans doute, mais systématique exclusif; abandonnant la solide voie de l'expérience, la réserve, les sages lenteurs de l'observation raisonnée, pour se précipiter dans les brillantes hallucinations d'une idée fixe, dans les séduisantes et dangereuses déceptions d'une doctrine vraie dans sa pensée première, mais imaginaire, insuffisante et fausse par les abus qu'il n'a pas craint d'en inférer.

Ce serait, en effet, une erreur de croire que l'idée d'une réforme générale ne s'est emparée de Broussais qu'à l'instant où fut arrêtée dans son esprit la rédaction du *Premier Examen*. Cette idée le poursuivait depuis longtemps, comme nous venons de le voir, et comme il le dit lui-même dans la préface de ce pamphlet, *p. 1* :

« Depuis longtemps cette pensée m'absorbait entièrement lorsque l'ouvrage de M. le docteur Hernandez me tomba par hasard entre les mains. » Pinéliste et même Brownien dans ses phlegmasies chroniques, il laisse voir cependant le systématique dominant progressivement l'observateur.

M. Bérard, *Éloge de Broussais*, a très-bien compris cette marche de l'esprit du réformateur français : « Nous verrons plus tard Broussais modifier, au profit de la doctrine physiologique, son opinion sur la phtisie ; l'auteur de l'*Examen* se mettra en opposition avec l'auteur des phlegmasies chroniques, et le systématique voudra réformer l'observateur..... » Et plus loin : « On peut voir dans les phlegmasies chroniques comment il rectifia peu à peu ses idés médicales, et c'est un point de vue sous lequel il serait intéressant d'examiner cet ouvrage. L'époque où il fut composé était pour Broussais une période de transition. On trouve dans ce livre un singulier mélange d'idées essentialistes, de principes Browniens et de propositions qui tendent à la réforme. »

C'est précisément à ce point de vue que nous avons dû nous placer dans l'examen de la grande question qui nous occupe, et c'est dans le *Traité des phlegmasies chroniques* lui-même que nous trouvons cette période bien positive de transition, *t. 2, p. 547 :*

« Nous avons été forcé, pour fixer les nuances trop souvent fugitives de la fièvre hectique, de disserter sur les sympathies, les associations d'action, et de rapporter tous les phénomènes morbides, tous les désordres qu'ils entraînent, toutes les influences des corps extérieurs à la modification d'une propriété *unique et fondamentale* en pathologie comme elle l'est en physiologie, *la sensibilité !* Des faits nombreux, que je possède encore, mais qui ne sont point en ordre, me font entrevoir la possibilité de rattacher au moins les autres phlegmasies à ce grand principe trop longtemps méconnu. »

Nous saurons bientôt avec quelle précipitation fâcheuse il a dépassé la mesure de ses prévisions.

Si nous jugeons actuellement Broussais tel qu'il est encore dans cette première phase de sa vie scientifique, nous trouverons, pour la critique, une très-petite place à côté de celle que doivent obtenir les éloges les mieux mérités.

M. Fournier de Pescay, à l'occasion du *Traité des phlegmasies chroniques*, s'exprime ainsi, *Dict. des scienc. méd., t. 32, p. 60 :*

« C'est par la culture de l'anatomie pathologique raisonnée que la médecine s'est enrichie, de nos jours, d'un ouvrage qui a répandu de vives lumières sur la nature et la cause d'un très-grand nombre de maladies; l'*Histoire des phlegmasies chroniques* de M. Broussais contient des observations dont l'importance et la nouveauté ont donné lieu à l'heureuse révolution qui s'opère aujourd'hui en médecine, et à la tête de laquelle il est juste de placer ce professeur que la nature a doué d'un génie éminemment observateur et médical. »

M. Bérard, *Éloge de Broussais*, dit à la même occasion : « Le *Traité des maladies chroniques* était un chef-d'œuvre si l'on tient compte de l'état de la médecine en France à l'époque où il parut..... On est véritablement surpris de tout ce qui se présente à l'esprit de Broussais à l'occasion d'un fait qui souvent n'a éveillé aucune idée chez le lecteur. Cet ouvrage a encore plus servi à la science par les inductions, les vues ingénieuses qu'on y rencontre à chaque page, que par les observations qu'il renferme. »

Sans doute Broussais avait été précédé par des observateurs habiles dans la localisation des maladies, dans leur étude à l'état chronique, et notamment par Bordeu, Quarin, J. Hunter, Pinel, Bichat, Pujol, Prost, etc. Sans doute sa définition, sa théorie de l'inflammation sont fautives, comme nous le prouverons; sans doute aussi beaucoup de ses principes de pathologie, de thérapeutique sont contestables et trop exclusifs; mais avec quel génie d'observation, avec quelle persévérance à vaincre des difficultés insurmontables pour tant d'autres, avec quelle richesse de détail et de fonds n'a-t-il pas exécuté son précieux *Traité des phlegmasies chroniques*, sur quel nombre de faits tirés de sa propre observation n'a-t-il pas fondé ce monument scientifique digne des plus grands éloges, et qui suffirait à lui seul pour immortaliser son auteur?

Ce sont autant de vérités que nous sommes heureux de reconnaître et de consacrer, loin de vouloir imiter ceux qui chercheraient à condamner Broussais d'après ses erreurs, en lui contestant la grande part de gloire qui doit si naturellement lui revenir pour avoir enrichi la science par l'établissement d'importantes et nombreuses vérités.

Tel est notre jugement sur les qualités incontestables de ce génie profondément observateur. Il offrira la même impartialité lorsque nous aurons à prononcer sur les vérités et les erreurs, sur les avantages et les inconvénients de sa doctrine médicale, dont nous allons actuellement étudier les caractères fondamentaux.

IIe PÉRIODE. — BROUSSAIS, FOUGUEUX RÉFORMATEUR.

Dans cette période, Broussais devient chef de secte puissant; fait des cours particuliers de pathologie ; publie le premier et le deuxième examen de la doctrine médicale ; un traité de physiologie appliquée à la pathologie ; les annales de la médecine physiologique, et professe la clinique interne au Val-de-Grâce.

Ici commence, pour Broussais, une ère toute nouvelle. Nous ne retrouvons plus en lui le patient expérimentateur, l'observateur modeste et l'interprète religieux des faits; nous y voyons un génie bouillant, audacieux, un réformateur déterminé, plus solidement instruit, sans doute, que Brown et Paracelse, mais aussi entreprenant et non moins exclusif.

Si l'on pouvait douter de la violence de ses attaques nous laisserions à l'estimable professeur Bouillaud, son élève et son ami, le soin de les caractériser, dans son éloge funèbre :

« En 1816, l'auteur presque oublié du livre des phlegmasies chroniques *fulmina*, si j'ose ainsi parler, sous le nom d'*Examen de la doctrine médicale généralement* adoptée, un manifeste de guerre tel que le monde médical n'en avait vu depuis longtemps. Réveillés par cette sorte de coup de tonnerre, les médecins se redressèrent, et, prêtant une oreille attentive, ils reconnurent qu'ils ne s'agissait *rien moins* que d'une immense révolution!... »

En effet, dans ses chimériques prétentions, Broussais ne rêve *rien moins* que la destruction de l'édifice médical jusque dans ses derniers fondements, et sa reconstruction sur les nouvelles bases de la médecine physiologique. Il veut faire du domaine de la pathologie, ce que Locke faisait du cerveau, une table rase, et ne reconnaît qu'à lui seul le droit et la puissance d'y tracer les caractères indélébiles de la véritable science médicale. Mais comme on pourrait croire ces assertions exagérées, hâtons-nous de les justifier par une citation. Il dit *2e Examen, t. 1, p. 2*:

« L'application que j'ai tentée pendant longtemps des principes théoriques les plus accrédités aux observations qui s'offraient à moi dans la pratique, m'a fait d'abord soupçonner que ces principes étaient faux. Dès lors je me suis déterminé à faire, pour toutes les parties de la médecine, ce que j'avais fait pour les phlegmasies chroniques, c'est-à-dire, de supposer que je ne savais rien en médecine, que je n'avais jamais entendu parler d'aucune théorie. Il fallait pourtant partir de quelques bases pour étudier les maladies internes, eh bien! ces bases, je les ai puisées dans la chirurgie. »

Nous avons dit que le *Traité des phlegmasies chroniques* avait été un moyen de transition des premières opinions de Broussais à des croyances complètement opposées, il se charge encore de prouver la réalité de cette assertion, *1er Examen*, *préf. p.* II :

« A mesure que j'avançais dans ce travail, le 1er Examen, je m'aperçus qu'il devenait le complément de mon ouvrage sur les phlegmasies. »

Voulant se réserver le monopole de la localisation des fièvres, il ajoute : *loc. cit.*, *p.* III :

« Dans quel ouvrage a-t-on consigné que les fièvres essentielles rentreraient quelque jour dans la série des inflammations locales? »

Mais dans plusieurs écrits, et notamment dans celui de Prost, comme Broussais l'a reconnu lui-même très-positivement, *Phleg. chron.*, *t. 2*, *p. 7*, citation que nous avons faite, *p. 73* de cet ouvrage. Voilà de ces contradictions évidentes qu'il est important de signaler.

Il comprenait bien du reste le scandale que devait occasionner son pamphlet, et semble tirer avantage de son courage à se poser en victime, il dit : *1er Examen*, *préf. p.* IV :

« Peut-être verrai-je au nombre de mes persécuteurs des hommes que j'estime, et qui m'ont honoré de leur confiance et de leur protection. J'y serai très-sensible, mais je sacrifie tout au désir d'être utile. »

Il fait ainsi sa profession de foi, *p.* VIII : « Les traits caractéristiques des maladies doivent être puisés dans la physiologie : formez un tableau aussi vrai qu'animé du malheureux livré aux angoisses de la douleur; débrouillez-moi par une savante analyse les cris souvent confus des organes souffrants; faites-moi connaître leurs influences réciproques; dirigez habilement mon attention vers le douloureux mobile du désordre universel qui frappe mes sens, afin que j'aille y porter avec sécurité le baume consolateur qui doit terminer cette scène déchirante; alors j'avouerai que vous êtes un homme de génie. »

Broussais qui bientôt se vantera d'avoir opéré seul toutes ces merveilles, ne semble-t-il pas se désigner un peu trop à l'admiration publique?

D'un autre côté, comprenant que les esprits sérieux et réfléchis ne le croiront pas sur parole, et d'ailleurs forcé de s'avouer à lui-même que, de tant d'observateurs judicieux et de génies supérieurs, quelques-uns du moins avaient enrichi le domaine de la science de beaucoup de faits authentiques et de vérités fondamentales qu'il était difficile de réduire au néant, le réformateur entreprend de renverser l'autel des divinités jusqu'alors honorées, pour y substituer celui d'une divinité nouvelle.

Il est facile de remonter ici à l'idée principale qui d'abord le dirige dans cette audacieuse entreprise, et de suivre les progrès de ses prétentions à la possibilité de l'accomplir entièrement.

Dans ses cours de pathologie en 1815, c'est Brown qui devient le but apparent de ses violentes attaques.

Dans son premier examen en 1816, c'est Hernandez qu'il désigne comme l'occasion de ce pamphlet. Mais en réalité l'auteur qu'il veut atteindre dans ses cours, dans son *manifeste de guerre*, d'après l'expression très-convenable de M. Bouillaud, *c'est le professeur Pinel*; la doctrine qu'il désire avant tout renverser pour y substituer la sienne; c'est évidemment *celle de la nosographie philosophique*.

Si la lecture du premier examen était insuffisante pour le démontrer, les paroles de Broussais rapportées par H. de Montègre, son élève et son ami, ne laisseraient plus aucun doute à cet égard. Nous lisons en effet, notice historique, *p. 34*, ce passage remarquable que nous avons déjà cité: c'est M. H. de Montègre qui parle de Broussais:

« Je suis parti, me disait-il souvent, résolu à défendre, sur les traces de Pinel, l'essentialité des fièvres ; rien, à ce qu'il me semblait, ne pouvait ébranler ma croyance. Je suis revenu avec des armes pour la renverser, quelque forte qu'elle fût, et *pour détruire toute la doctrine de mon maître.* » Or, ce départ eut lieu en 1805, et ce retour définitif en 1814.

Ces faits bien établis, nous pouvons actuellement interpréter, sans craindre de commettre aucune erreur, le motif capital de chacun des trois examens, et suivre, dans la succession de ces ouvrages, les progrès exorbitants des prétentions qu'ils expriment. Voici, d'après nous, la véritable exposition de ces motifs et du but essentiel que s'est proposé le réformateur.

Premier examen. — Bruyant appel à l'attention du public médical; destruction entière de la doctrine de Pinel.

Second examen. — Renversement de tous les systèmes pathologiques depuis Hippocrate jusqu'à nos jours ; jugement et condamnation de tous les auteurs, et surtout de ceux dans les ouvrages desquels plusieurs critiques avaient prétendu trouver les bases fondamentales de la médecine physiologique ; établissement de cette doctrine.

Troisième examen. — Guerre à tous les auteurs modernes qui ne professent pas exclusivement la médecine physiologique, prétention sérieuse au monopole de la science. Enfin, dans le catéchisme de la médecine physiologique, sorte de supplément au troisième examen, appel désespéré au public en général.

Bien que ces trois examens appartiennent à des époques différentes, nous y puiserons en même temps les principes de la médecine physiologique afin d'éviter d'inutiles et fastidieuses répétitions.

Désirant mettre tout l'ordre et toute la clarté possibles dans l'exposition de cette partie fondamentale de notre sujet, nous diviserons cette période en deux sections :

1° *Réfutation des doctrines par Broussais.*

2° *Exposition de la doctrine phisiologique.*

I. RÉFUTATION DES DOCTRINES PAR BROUSSAIS.

Nous voyons ici le réformateur oublier souvent la gratitude, les convenances, et dans ses fougueux emportements, se manquer à lui-même en employant des expressions peu mesurées, en s'abandonnant à des déclamations nuisibles à sa cause, et sans aucune utilité pour la science.

C'est un reproche que nous lui faisons d'abord pour n'y plus revenir dans les occasions trop fréquentes où ce reproche pourrait trouver son application.

Nous n'admettrons point son excuse, et nous ne dirons pas avec lui : « qu'il ne suffisait pas de frapper juste, et qu'il fallait encore frapper fort. »

Il faut bannir un pareil langage des discussions médicales où tout doit être calme, sérieux, réservé.

Ce n'était pas avec ces formes acerbes et violentes que procédait Bichat, et cependant, ses ouvrages n'ont-ils pas été connus du monde entier ; n'a-t-il pas produit la révolution qu'il désirait ; sa gloire n'est-elle pas immortelle ?

Nous regrettons sincèrement que Broussais, avant d'écrire, ne se soit pas fait à lui-même les sages réflexions de Montfalcon imprimées dans le *Dict. des Sciences méd., t. 54, p. 166* :

« Si les hommes à systèmes se rappelaient tant de vicissitudes, tant de révolutions médicales, ne seraient-ils pas plus indulgents envers leurs devanciers ; un juste retour sur eux-mêmes ne leur insipirerait-il pas plus de modestie, ne les rendrait-il pas moins exclusifs ? Et ceux qui sont les apôtres de leurs principes, ne les défendraient-ils pas avec moins de véhémence, d'exagération et de partialité ? »

Si l'on veut savoir à quelle occasion cette réflexion si pleine de sens a été faite, il suffira de lire les deux lignes qui la précèdent : « Combien cette chaîne de doctrines est étendue ! Le temps montrera que Broussais est loin d'avoir fermé la carrière. » Il est important de noter que c'est un partisan du réformateur français qui parle.

Pour en finir avec ce défaut de formes que rien n'autorisait et que ne justifierait pas même, à notre sens, le droit de représaille, nous demanderons à tout homme sage s'il voudrait avouer les citations suivantes que nous prendrons entre cent autres du même genre? *1er Examen, préface, p.* VII :

« Les gens qui n'ont coutume de prononcer le nom d'humanité que par spéculation me supposeront des intentions pareilles aux leurs, etc. » et *p. 380* :

« Répétez à chaque instant les mots *saine critique*, *goût sévère*, *philosophie*, etc., afin que le lecteur étourdi de ces grands mots, oublie vos inconséquences et jusqu'à vos fautes de français. »

P. 382: « Votre bruyant cliquetis de citations ne pourrait plus effrayer la multitude, vos insolentes interrogations ne vous feraient plus passer pour un homme à grandes vues, etc. C'est de Pinel dont Broussais parle ainsi !...

P. 417 à propos des médecins qui ne partagent pas ses idées : « La complaisance avec laquelle ils vantent leurs succès n'est pas moins ridicule que leur crédulité est surprenante, etc., etc. !... »

2e *Examen, p. 636:* dans un parallèle dont il est facile de reconnaître les deux acteurs, Broussais dit encore à propos de Pinel :

« Un homme fort exécute sans avertir..... Un homme faible, un charlatan répète à chaque instant qu'il va chercher, qu'il va distinguer, qu'il va approfondir, qu'il va vous apprendre, etc. Mais il a d'excellentes raisons pour se dispenser de prendre tant de peine, etc. »

Préface, p. XI.... « C'est en flétrissant l'erreur, en faisant ressortir à tous les yeux le ridicule qui la caractérise, que l'on parviendra à dégoûter les lecteurs des ouvrages qui en portent le sceau, et à imposer silence à ceux qui seraient tentés de s'en constituer les défenseurs ! »

On doit plaindre, éclairer l'erreur ; mais la flétrir, la couvrir de ridicule !... De tels moyens porteront-ils la conviction dans l'esprit des hommes sages? Pourront-ils faire désirer la lecture d'un livre aux esprits sérieux qui veulent y trouver de l'instruction et non du scandale? Seront-ils bien propres à favoriser l'établissement d'une doctrine médicale qu'il est impossible de fonder solidement aujourd'hui sur d'autres bases que sur l'expérience, la raison et la vérité? Nous ne le pensons pas; l'avenir prononcera.

3e *Examen*, *t. 4*, *p. 151* : « Pour appuyer l'idée aussi basse et rétrécie qu'elle est fausse et ridicule d'une sorte de fatalité de la phthisie indépendamment des influences des climats et des phlegmasies pulmonaires, Bayle cite, etc. :

Loc. cit., *p. 407* : « Notre proposition de rapporter toutes les fièvres dites essentielles des auteurs à la gastro-entérite avait révolté un grand nombre de médecins; l'école de Paris surtout en avait frémi de courroux sous le règne *octennal* du jésuitisme, etc. »

T. 1er, *préface*, *p. 1* : « Certes la doctrine physiologique a vaincu; mais la mauvaise foi ose le nier et cherche à chaque instant à détourner les médecins de la source d'où elle émane en faisant mentir l'histoire. »

P. III : « Telles sont les petites manœuvres à l'ordre du jour dans les coteries de la capitale..... On s'expose il est vrai dans ces efforts de travestissement à des contradictions choquantes, à des absurdités; on se rend même coupable d'imposture, mais qu'importe? Le mensonge n'est plus un vice : son apothéose est faite par un parti fameux qui croit régner pour toujours, etc., etc. »

Ainsi l'âge, l'expérience et la raison, ces fruits si précieux de l'enseignement sévère du temps, n'avaient point changé le style de Broussais, il écrivait en 1834 d'une manière plus virulente encore qu'en 1816. Il parlait en 1832 comme en 1815, puisque M. H. de Montègre, son biographe, lui prête ces paroles: *notice, p. 94*, pendant qu'on était aux prises avec le choléra épidémique :

« Allez dire à ceux qui prétendent que le choléra n'a pas son point de départ dans les intestins, *qu'ils en ont menti.* »

Voilà pour la forme, occupons-nous désormais exclusivement du fond.

Nous allons suivre Broussais dans le jugement qu'il porte sur les ouvrages et sur les doctrines des différents âges et des divers pays. Cette étude complètera celle que nous avons présentée dans la doctrine biologique en exposant l'histoire de la médecine depuis son origine jusqu'à nos jours, histoire dont Broussais lui-même nous fait sentir la nécessité, 3e *Examen, t. 1, préface p. 1.*

« Il n'y a pour l'homme impartial d'autre moyen que de porter ses regards sur les systèmes de tous les siècles afin de découvrir les sources des idées qui gouvernent aujourd'hui le monde médical. »

MÉDECINE ANTÉRIEURE AU TEMPS D'HIPPOCRATE.

Broussais pense que l'art de guérir ne fut d'abord qu'un grossier empirisme; que la théorie des nombres inventée par Pythagore, ou puisée par lui chez les Chaldéens, consacrée par Hippocrate, exerça depuis une grande influence dans la pratique, fut le point de départ des jours critiques, des années climatériques ou septénaires, enfin de l'ontologie par l'influence que l'on s'empressa d'accorder à la puissance des nombres.

Broussais ajoute que cette ontologie ou création d'êtres malfaisants qui produisent ou sont eux-mêmes des maladies, et qu'il attaquera partout avec une sorte d'irritation, forme la base des vaines théories qu'enfanta l'imagination des anciens philosophes au nombre desquels il cite Pythagore, Empédocle, Alcméon, Héraclite, Démocrite, Acron, Hérodicus, etc.

HIPPOCRATE.

Après avoir fait l'énumération des ouvrages d'Hippocrate, Broussais s'exprime ainsi relativement à la doctrine de celui que le monde médical a nommé le père de la médecine, 2me *Exam. p. 6.*

On y trouve une anatomie *grossière*, l'explication des symptômes par les vices des humeurs, une physiologie *dégoutante*, quelques traces de superstition et d'astrologie, et une thérapeutique insuffisante et *ridicule;* peu d'hommes aujourd'hui pourraient en soutenir la lecture. »

Dans le passage suivant, l'un des plus curieux de son examen, il va nous préciser ce qui manquait à la doctrine d'Hippocrate pour être parfaite et nous faire pressentir à quelles données étroites il réduira bientôt le domaine de l'art, il dit en effet, *loc. cit.*, *p. 8* : « Si Hippocrate avait connu les signes qui indiquent l'état inflammatoire de la surface interne des voies gastriques, et s'il eût eu l'idée que l'on pouvait arrrêter les phlegmasies dès leur début, les siècles subséquents n'auraient eu presque rien à ajouter à sa médecine. »

Cette opinion peut se traduire ainsi dans le langage dit physiologique : si Hippocrate avait eu l'art d'apprécier la gastro-entérite et de l'arrêter à son début, sa doctrine eût été presque parfaite !... quelle étrange contradiction !...

Hippocrate ayant dit : « il faut considérer encore si le régime prescrit au malade le soutiendra jusqu'à ce que *la maladie soit dans sa vigueur* ; ou si avant ce terme *il doit succomber*, même soutenu par les aliments ; ou si *la maladie doit fléchir et tomber* la première, » Broussais lui reproche d'admettre la maladie comme *un être distinct*, agissant par lui-même, indépendamment de l'état organique, et le condamne sans appel comme *ontologiste*.

Le réformateur français poursuivant partout cet *ontologisme* avec une sorte de monomanie et tous les auteurs dans lesquels il pourra découvrir même une trace légère de ce péché capital, devant être frappés d'une réprobation définitive par la médecine physiologique, nous allons en quelques mots juger ici la question.

Sans doute Broussais aura complètement raison lorsqu'il accusera d'ontologisme la personnification d'un groupe de symptômes qui agirait à la manière d'un être sous le nom *d'adynamie*, *d'ataxie* par exemple, mais est-il également fondé dans ses prétentions lorsqu'il renferme dans le même blâme une simple explication dont les termes n'ont d'autre tort que celui d'être pris dans un sens figuré ? Nous ne le pensons pas. C'est aussi l'opinion de M. le professeur Bérard lorqu'il dit, éloge de Broussais :

« Peut-être a-t-il grandi l'ennemi qu'il a terrassé, peut-être a-t-il parfois vu l'ontologie là où il n'y avait que des expressions méthaphoriques. »

Si nous pouvions ainsi abuser de la valeur des mots, nous tournerions l'arme de Broussais contre Broussais lui-même, et ses livres à la main, nous le proclamerions le plus ontologiste de tous les médecins. Ainsi, entre mille citations, nous prendrons les suivantes : 2e *Exam. propos.* XVII : il dit.

« Pendant qu'une *impression* ou mieux *la stimulation* qui résulte d'une impression *chemine* dans l'appareil nerveux des viscères, *elle détermine* des mouvements dans les muscles qui en font partie, *modifie* la circulation de tous les fluides qui les parcourent, *et produit* même des contractions involontaires dans les muscles locomoteurs. »

Est-il possible de personnifier d'avantage *l'impression* ou la *stimulation*?

Proposit. XCVIII : « *l'irritation tend à se propager* par similitude de tissu et de système organique... cependant *elle passe* quelquefois dans des tissus tout différents de ceux où elle a pris naissance, etc.

Prop. XXXII : « lors que *l'irritation prédomine* dans les viscères, les nerfs ganglionaires *la font refluer* dans l'appareil de relation, etc.

Prop. XCIX : « *l'irritation accumule* le sang dans un tissu avec tumeur, rougeur etc. on lui donne le nom d'inflammation, » etc etc.

Peut-on faire une *entité* plus réelle de l'irritation? Or, pour revenir à la citation d'Hippocrate qui lui a valu de la part du réformateur le titre d'ontologiste et qui nous a fourni l'occasion de cette réflexion indispensable à l'intelligence de tout ce qui va suivre, si nous substituons le terme *irritation* employé par Broussais, au terme *maladie* employé par Hippocrate, cette citation sera tout au plus aussi couplable d'ontologisme que celles du novateur français, et par conséquent avouée par lui sous peine de rétractation des trois quarts de ses propositions; et pourtant elle n'aura *gagné* dans ce changement d'expression que le grave inconvénient d'être alors beaucoup plus *exclusive*.

Nous comprendrons actuellement combien est gratuite et fautive cette inculpation d'ontologisme adressée par Broussais à la plupart des médecins dont il a voulu souvent par ce seul fait ruiner et condamner les doctrines.

Est-il rien de plus étrange que ce passage, *2 Exam. p. 11* : « Hippocrate témoigne faire le plus grand cas du talent de pronostiquer ; et cela devait être, *un médecin qui voyait succomber tant de malades entre ses mains* ne pouvant les soustraire à leur sort, à raison de l'imperfection de son art, devait au moins s'attacher à connaître les signes funestes afin que l'événement ne lui fût point imputé. »

Un tel passage a d'autant moins besoin de commentaire que le réformateur, sans s'inquiéter des contradictions dans lesquelles nous le voyons si fréquemment tomber, vaincu par la haute estime que le génie descriptif du père de la médecine inspire aux hommes les plus mal prévenus, ajoute *p. 12* :

« C'est ici qu'Hippocrate est vraiment admirable !.... et *p. 18* : il a dédaigné de faire plier les faits à la théorie, préférant à toute autre considération l'intérêt de la vérité et comptant probablement sur les travaux de ses successeurs pour rectifier ce qui pouvait exister d'imparfait dans sa doctrine. Pourquoi cette noble franchise a-t-elle trouvé si rarement des imitateurs?... C'est à Hippocrate que nous devons les premiers modèles d'histoires d'épidémies, et il me semble que ce genre de littérature médicale loin de s'être perfectionné depuis cet écrivain aurait au contraire *fait quelques pas rétrogrades.* »

Telle est la conclusion du réformateur sur le mérite d'Hippocrate; *p. 30.* « D'après tout ce que nous venons de voir il est clair que les écrits *du père de la médecine* contiennent *de grandes et belles vérités*, quelques peintures animées de certains états pathologiques, mais qu'ils ne présentent point le tableau complet de la nature souffrante. »

Ce reproche a-t-il réellement un sens? trouvera-t-on jamais un génie assez puissant pour créer et perfectionner en même temps une science de faits, d'expérience et d'observation ?

Enfin comme s'il eût voulu mettre le comble à ses étranges

contradictions et châtier lui-même son irrévérence envers celui qu'il nomme *le père de la médecine*, il ajoute : *loc. cit., p. 30* :

« Pour ce qui est de la candeur d'Hippocrate on ne saurait trop l'admirer et c'est avec la considération de l'époque où il a vécu, ce qui nous *fait un devoir* de ne jamais parler de lui qu'avec *respect et vénération.*

SUCCESSEURS D'HIPPOCRATE. DOGMATISME.

Broussais pense qu'Hippocrate avait seulement jeté les fondements du dogmatisme que Thessalus, Dracon ses fils et Polybe son gendre érigèrent en doctrine, il cite ensuite les auteurs suivants pour avoir : Platon, Aristote, Dioclès, Praxagoras, allié cette doctrine à la philosophie; Zénon, introduit le pneumatisme dans l'humorisme; Chrysippe, Erasistrate, Hérophile, porté atteinte au dogmatisme, et préparé l'empirisme; Sérapion, Philinus, établi ce système; Asclépiade, renouvelé le dogmatisme; Thémison, Thessalus, Soranus d'Ephèse, Cœlius Aurélianus, fondé le méthodisme; Athénée, Agathinus, Archigène, Arétée, restauré de nouveau le dogmatisme; pour toute cette partie de son travail d'un bien faible intérêt il n'est que simple historien et semble se complaire dans les digressions philosophiques n'offrant aucun rapport avec sa doctrine.

Mais arrivé à Celse il semble se réveiller à l'occasion des maladies gastriques au nombre desquelles ce médecin érudit place le relâchement comme la plus ordinaire; Broussais ajoute aussitôt : 3me *Exam. t. 1er p. 173.*

« Cette sentence n'a pas été oubliée par la postérité, car jusqu'à l'époque de la doctrine phisiologique on a traité toutes les difficultés toutes les lenteurs de la digestion comme des relâchements d'estomac, » et *p. 176* : « rien de plus absurde que l'horrible stimulation que notre méthode éclectique conseille dans les douleurs, les gonflements, les chaleurs de l'hypocondre gauche, etc. »

GALIEN.

Galien, né à Pergame, l'an 131 de l'ère chrétienne est qualifié par Broussais du titre de: « subtil et infatigable raisonneur. Voici comment il s'exprime relativement aux principes de cet illustre médecin. *3e Examen, t. 1, p. 202*:

« Nous retrouvons le même vice dans le conseil un peu niais qu'il nous donne de rechauffer une partie chaude devenue froide; de remettre à sa place une partie dérangée par une violence extérieure, etc. » et *p. 254*: « L'autocratisme de la nature, emprunté à Hippocrate, lui fournit, avec la théorie des éléments et de leurs qualités premières considérées comme forces actives, le pneuma, etc., un mélange monstrueux de vitalisme et d'humorisme qu'il associe à une anatomie défectueuse, et dont il tire des préceptes thérapeutiques rarement justes et trop souvent contradictoires. »

Il blâme: « la concordance qu'établit Galien entre les maladies et les quatre humeurs: *sang, pituite, bile, mélancolie.* » Il convient que le médecin de Pergame « fut un grand observateur, et qu'il se perdit dans les explications humorales. Il termine ainsi relativement à ce praticien célèbre, *loc. cit., p. 256*:

« La vaste érudition de cet auteur ne fut point utile à l'art de guérir; mais elle a beaucoup servi à éclairer l'histoire de la science, et c'est ce qui lui mérite la reconnaissance de la postérité..... Il est, parmi les Grecs le dernier des médecins dont l'antiquité puisse se glorifier. »

ÉPOQUE DE TRANSITION.

Les Arabes, d'après Broussais, ne sont que des traducteurs d'Aristote et de Galien, et le plus grand service qu'ils rendirent fut de conserver les connaissances médicales des Grecs, puis il ajoute: *3e Examen, t. 1, p. 257*: « Je ne dirai rien des temps où la médecine devint l'apanage exclusif des moines ; tout n'y est que barbarie, préjugés, superstition. »

Il fait observer avec raison que l'hygiène devait alors être bien négligée pour que l'on comptât en France jusqu'à deux mille léproseries. Il blâme Botal de l'abus qu'il faisait de la saignée, et juge ainsi le système de Paracelse : *loc. cit.*, *p*, *303* :

« Quant à la doctrine de ce singulier fanatique, elle n'a rien qui lui donne un caractère imposant ; mais comme elle offre l'ensemble de toutes les erreurs de la secte à laquelle il appartenait, elle est importante à connaître.... Il rapportait les maladies à cinq causes ou êtres : l'*ens: astrorum* ; *veneni* ; *naturale* ; *spirituale* ; *deale*..... Sa thérapeutique repose entièrement sur la cabale.... etc. »

ÉPOQUE ANATOMIQUE.

Broussais fait l'éloge de Sylvius, de Vesale, d'Eustache, de Fallope, de Varole, d'Alberti, de Fabrice d'Aquapendente, mais il ajoute que les travaux anatomiques du XVIe siècle préparèrent sans doute les changements qui devaient s'effectuer ultérieurement, mais n'exercèrent pas actuellement une grande influence sur les théories médicales.

Arrivé à Vanhelmont, il condamne ainsi sa doctrine qu'il nomme chimiatrie théologique : *loc. cit.*, *p. 336.*

« Ces extraits ne peuvent donner qu'une idée très-imparfaite de la prodigieuse confusion ontologique de notre iatrosophe. Toujours des mots pris pour des choses : encore si les mots indiquaient toujours les mêmes choses, on pourrait les entendre, mais ils ont autant de sens qu'il plaît à notre inspiré de leur en donner, »

Il ajoute que Vanhelmont avait été frappé de la sensibilité de l'épigastre et surtout du pylore, et *loc. cit.*, *p. 340.* « Eh bien ! malgré toutes ces remarques, Vanhelmont ne laissait pas d'être le plus intrépide des stimulateurs de son temps ; ce qui ne peut être attribué qu'à l'ontologie dont il faisait profession. »

Il nous montre la grande influence des travaux de Harvey, de

Malpighi sur la doctrine mécanique dont les progrès devaient envahir la science.

BOËRHAAVE.

Broussais pense que la médecine mathématique prit naissance en Italie, et que Borelli fut le premier qui tenta l'alliance de la physique expérimentale à la pathologie. Ce fut en effet en 1680 qu'il publia son fameux traité : « *De motu animalium.* » A l'occasion du système de Boërhaave et de ceux qui précèdent, Broussais dit *loc. cit.*, *p. 400* :

« C'est un spectacle intéressant de contempler les longs efforts de l'esprit humain pour se tirer du labyrinthe de l'ontologie médicale.... » Il ajoute, *p. 114* : « Boërhaave dit que l'estomac s'enflamme comme tous les autres organes par les causes ordinaires des phlegmasies et surtout par l'ingestion des substances âcres. »

Il ne méconnaissait donc pas absolument la gastrite?... Enfin Broussais condamne la doctrine mécanique, et termine ainsi l'examen de cette époque : *loc. cit.*, *p. 478* :

« Nous avons désormais l'idée complète de la doctrine humorale; nous la concevons comme une soi-disant science très-compliquée fondée sur des faits nombreux, attentivement observés, mais mal expliqués et sur lesquels on a bâti un système général et ensuite une foule de systèmes partiels ou de sous-systèmes qui servent de fondements aux indications particulières, c'est-à-dire à celles de chaque maladie ; cette conception enfantée par plusieurs siècles est vaste, mais sans dignité et même sans aucune beauté; elle se sent de la barbarie des premiers temps de la civilisation. »

ANIMISME, ORIGINE DU VITALISME.

Broussais trouve les premières notions de l'animisme dans *l'énormon* d'Hippocrate, mais surtout dans les principes de

Paracelse et dans l'archée de Vanhelmont; il fait observer « que cette manière abstraite de considérer la force vitale fut appuyée dans le XVIIe siècle par l'autorité de Descartes, et consacrée plus tard par la doctrine de Stahl qui fait jouer *à l'âme*, dans l'organisme, à l'état physiologique et pathologique, le rôle important que les anciens attribuaient *à la nature*. F. Hoffmann partit également de l'animisme dont il modifia les applications.

Glisson, le premier, avait déjà combattu l'animisme, en attribuant l'essence de l'irritabilité à la fibre même. Ces principes, qui n'avaient point été admis à cette époque, furent établis dans le domaine de la science par les expériences de Haller, et devinrent la base fondamentale de la doctrine de Cullen. Après un interrègne, ces principes devaient conduire au vitalisme. Broussais termine par cette réflexion, *3e Examen, t. 2, p, 48* :

« Cette doctrine dut porter à l'empirisme un coup terrible, en dirigeant l'attention vers l'importance des fonctions de l'estomac; et l'on a quelque raison de s'étonner que les médecins du dernier siècle n'aient pas été conduits par elle à déterminer le rôle que jouent les irritations gastriques dans les maladies. »

HIPPOCRATISME MODERNE.

D'après Broussais, « les réflexions de Descartes et de Bacon rappelèrent les médecins vers l'observation empirique, et leur firent sentir encore une fois la nécessité de se rallier à la marche d'Hippocrate. » Il range dans cette catégorie : Baillou, Sydenham, Morton, Ramazzini, Baglivi, Lancisi, Torti, Werlhof, etc, qui rendirent l'observation sévère dans ses principes, minutieuse dans ses détails; étudièrent avec un soin particulier les épidémies, les constitutions médicales, et firent des expériences très-nombreuses et très-variées sur le quinquina et les autres médicaments nouvellement importés dans le domaine de la thérapeutique. Ces observateurs célèbres varièrent, quant à la doctrine, entre le dogmatisme, l'empirisme, l'humorisme et l'éclectisme. Broussais les condamne à peu près tous comme ontologistes.

RÉGA.

Ici commence la série des auteurs qui semblent inspirer à Broussais une certaine inquiétude sur l'opinion que l'on pourrait avoir qu'ils ont avant lui, dans leurs ouvrages, posé les bases fondamentales de la doctrine physiologique.

Nous avons vu toute l'importance accordée à l'estomac par Réga. Broussais convient de ce fait; il dit, *3e Examen*, *t. 2*, *p. 203 :*

« Réga doit être placé au nombre des médecins qui ont fait beaucoup d'attention à la sensibilité de l'épigastre, et qui l'ont attribuée, non pas au centre phrénique, ni vaguement aux plexus, mais à l'estomac lui-même, et surtout à la tunique interne de cet organe, qu'il considérait comme toute nerveuse. »

Mais il ajoute aussitôt, *p. 206 :* « Cependant quel est le résultat pratique de toutes ces observations, dont l'exactitude ne peut d'ailleurs être mise en doute? Tous ces faits conduisent notre auteur, sur les traces d'Hippocrate, de Galien, de Baglivi, etc., d'une manière générale et comme en principe, à la médication évacuative du canal digestif, pour délivrer la surface sensible de ce canal des humeurs bilieuses, âcres, mordantes, etc... à la médication narcotique, opiacée, etc... à la médication stimulante... Tout cela fait voir qu'il n'a eu l'idée ni de la gastrite, ni de l'entérite chroniques. Jusqu'ici donc Réga n'a point produit du nouveau. »

Broussais convient qu'il connaissait la gastrite aiguë; il fait la même concession à Baglivi, à F. Hoffmann, puis il ajoute, *p. 208 :*

« Il met avec eux cette phlegmasie au nombre des causes de la fièvre maligne et des fièvres appelées typhus par les anciens; mais c'est tout, et cette fièvre ne laisse pas d'avoir d'autres causes. »

Cela prouve seulement que Réga n'est pas, comme Broussais, exclusif dans son opinion.

Le réformateur dit encore, *p. 208* : « Réga ne pense pas à expliquer la production des fièvres dites essentielles, où l'irritation de l'estomac n'est pas *supersaillante*, par la gastrite, ni par l'entérite aiguë. »

Nous verrons bientôt qui de Broussais ou de Réga se trouve encore, sous ce point de vue capital, dans le domaine du vrai.

Toutefois, et Broussais le dit lui-même, *p. 211* : « Réga inscrit cette assertion en tête de son chapitre : « *Le foyer de toutes les fièvres intermittentes est dans l'estomac.* »

Que l'explication varie dans Broussais ou dans Réga, cela ne fait pas question; mais il n'en reste pas moins évident que le principe fondamental est absolument le même dans les deux auteurs, et que le professeur de Louvain écrivait bien longtemps avant celui de Paris.

NAISSANCE DE L'ANATOMIE PATHOLOGIQUE.

Broussais regarde Baillou, qui pratiquait à Paris dans le XVIe siècle, « comme l'un des premiers auteurs à qui l'on doit des observations cadavériques. » Il cite ensuite Bartholin, Bonnet, Barrère, Morgagni, Sandifort, comme ayant plus spécialement fondé l'anatomie pathologique avec les caractères d'une science. Il condamne Bonnet comme humoriste et dit en parlant de Morgagni, 3e *Examen, t. 2, p. 229* :

« Morgagni eut le projet de rendre un grand service à la science en exécutant ce que ses prédécesseurs avaient inutilement tenté : le rapprochement des symptômes des maladies avec les altérations organiques, c'est en médecine la méthode expérimentale par excellence, mais il est difficile d'en tirer des déductions assez justes, assez précises pour servir de fondement à la médecine pratique; un des principaux obstacles qui empêchèrent Morgagni d'atteindre ce but, fut celui de sa position; il n'était point médecin d'hôpital, il n'était que professeur d'anatomie. »

Il le condamne aussi comme humoriste, mécanicien , et termine ainsi : *loc. cit.*, *p. 307*, « l'inspection des organes malades après la mort n'a donc point fait disparaître tous ces préjugés, toutes ces comparaisons vicieuses et ignobles, etc. »

NOSOLOGISTES.

Broussais déduit la nécessité des nosologies de la multiplication des affections morbides : il place à la tête des nosologistes Sauvages, professeur de botanique à Montpellier et dit à son occasion, *loc. cit.*, *p. 315*.

« Son but était d'établir autant de maladies que l'on pourrait distinguer d'indications curatives : signaler une maladie par des caractères invariables, placer à côté le remède qui lui est le plus approprié tel était le travail qui manquait à la médecine, telle fut la tâche qu'il s'imposa... ce but était sans doute louable, philosophique, mais quels étaient les moyens de l'atteindre? on n'y pouvait marcher que guidé par une doctrine... il faut ériger les maladies en entités pour les classer... or Sauvages avait associé le vitalisme de Stahl au mécanisme de Boerhaave..., la plupart de ces défauts se trouvent dans les nosologies les plus modernes et les plus généralement suivies. »

BROWN.

De tous les pathologistes, Brown est celui dont Broussais attaque la doctrine avec le plus de violence et de ténacité : c'est son cauchemar, son idée fixe ; nous l'avons entendu dans ses cours en parler toujours avec irritation : il prononçait le nom de *Brownien* avec la même antipathie que Manlius proférait celui *des Romains*.

Il est aisé de trouver les causes de cette espèce d'aversion dans le rôle que joue le système de Brown comme prétexte des attaques en réalité dirigées contre celui de Pinel que Broussais voulait avant tout détruire complètement ; dans le grand rétentissement qu'avait eu la doctrine du réformateur écossais ; dans l'espèce de ressemblance de cette doctrine avec la médecine physiologique pour la base fondamentale, puisque Broussais établit son système sur ce principe emprunté à Brown lui-même : *Examen, t.* 1er, *prop.* 1.

« La vie de l'animal ne s'entretient que par les stimulants extérieurs ; et tout ce qui augmente les phénomènes vitaux est stimulant. » On comprend qu'il fallait anéantir un pareil système pour obtenir le titre de réformateur unique, de fondateur exclusif *de la véritable médecine.*

Nous ne dirons pas, toutefois, avec Bérard de Montpellier que « *le physiologisme* n'est qu'un *brownisme* retourné. » Ces deux doctrines partant en effet du même point sont complètement opposées dans leur développement ; il existe entre elles toute la différence que nous pouvons établir entre l'idée abstraite et la représentation positive d'un objet ; Brown voit la maladie dans un être fictif et distinct de l'organe souffrant ; Broussais la trouve dans l'altération même de cet organe. Les autres différences s'offriront d'elles-mêmes à mesure que nous avancerons dans l'exposition de ces deux systèmes. Voyons actuellement de quelle manière Broussais va procéder à la ruine du Brownisme.

Il commence par prononcer l'oraison funèbre du système de Brown, sans s'apercevoir qu'il fait en même temps l'horoscope du sien et de tous les systèmes exclusifs : il dit 2e *Examen, p. 59* :

« Tous ceux qui ont embrassé la doctrine de Brown ont commencé par proclamer leurs succès, et tous ont fini par déplorer leurs revers, et par abjurer ou modifier la théorie de leur maître ; ils avaient donc été séduits d'abord, et pour eux l'expérience avait été trompeuse..... Brown distingue trois états de l'organisme vivant : santé, opportunité pathologique, maladie. La première et la dernière sont évidentes. L'opportunité telle qu'il l'entend est un être fictif, ou c'est un état maladif du plus faible degré. »

Il ajoute que Rasori en signalant des contro-stimulants a remis en question cette assertion capitale de Brown : « La faculté de sentir l'impression des stimulants est l'excitabilité qui est augmentée par tous les agents avec lesquels la fibre est mise en contact. »

Il reproche également au réformateur écossais d'avoir réalisé l'excitabilité, et, dès lors, il le condamne sans retour en le plaçant dans la classe des ontologistes.

Broussais ne veut pas, qu'avec Brown, on mette sur la même ligne les excitants externes et internes. D'après lui les excitants externes : corps extérieurs, calorique, lumière, électricité, etc., sont les principaux; les excitants internes : exercice des fonctions, influence nerveuse, passions, action musculaire, etc., ne sont que les conséquences de l'action des premiers. Puis il ajoute : *loc. cit.*, *p. 60* :

« Malgré ce léger défaut, la proposition de Brown n'en est pas moins une des plus précieuses découvertes qui aient jamais été faites, elle suffirait pour immortaliser cet auteur. » Il condamne ensuite les conséquences pratiques adoptées par ce médecin avec l'exagération qu'il a mise dans l'éloge de sa théorie.

Broussais n'admet pas davantage la distinction des stimulants en généraux et locaux. Il part de ce point pour avancer une hérésie médicale sur laquelle nous reviendrons. *Loc. cit.*, *p. 61* :

« Il y a six ans que j'enseigne que *toutes* les maladies sont *locales* dans leur principe, et que j'en administre la preuve en indiquant l'organe ou le tissu où chacune d'elles prend son origine. »

Loc. cit., *p. 62* : Il cite Brown et le combat ainsi : « *Les stimulants entretiennent la vie et la santé*; rien de plus vrai. *Trop augmentés*, *ils produisent des maladies sthéniques*; *trop diminués*, *ils en occasionnent d'asthéniques*. Voilà la principale erreur de Brown, elle vient de ce qu'il considère l'économie en masse, et non les tissus en particulier..... Si Brown avait connu l'anatomie générale, il aurait bientôt compris que l'incitation n'est jamais augmentée dans tous les tissus à la fois.... Que dans les excitations les plus intenses du système sanguin l'asthénie existe dans l'appareil musculaire.... Il en aurait tiré la conséquence que sa surexcitation partielle se combine très-bien avec la diminution de la somme générale des forces. Privé de ces données, il a partagé les maladies en deux séries arbitraires : l'une *sthénique*, que caractérisent seulement la richesse et la violente excitation de l'appareil sanguin; l'autre *asthénique* qui renferme toutes les maladies où la somme générale des forces est diminuée. »

Broussais rejette comme erronée, dans le plus grand nombre des cas, la faiblesse *indirecte* qui, d'après Brown, résulte de l'excès d'excitation, et la faiblesse *directe* produite par l'absence des stimulants, et pendant laquelle les plus légers produiraient une grande *incitation*. Puis il ajoute, *p. 63* :

Cette double proposition si chère aux sectateurs du brownisme est fondée sur quelques faits, mais on en a poussé trop loin l'application, et les conséquences pratiques qui en ont été déduites en ont fait un des dogmes *les plus funestes* à l'humanité. »

Il cite, pour la faiblesse *indirecte* l'exemple des grands buveurs qui pour la plupart: « s'enivrent avec des quantités d'alcool d'autant moins considérables qu'ils ont fait plus d'excès. » Il ajoute *p. 64 :* « Il est clair que chez les derniers l'excitabilité n'a pas été consommée, mais plutôt accumulée, ce qui renverse une des principales colonnes du Brownisme. »

Craignant ici la condamnation que l'expérience ne manque jamais de prononcer contre les généralisations trop exclusives, il se hâte d'ajouter :

« Les hommes sous l'influence des agents excitateurs de la vie, se partagent en deux séries ; dans l'une les stimulants perdent leur action ; dans l'autre, ils en acquièrent, longtemps avant l'époque de l'épuisement, une plus grande et qui ne cesse de s'accroître jusqu'au moment de la destruction, comme si l'excitabilité s'augmentait au lieu de s'épuiser par son exercice. »

Pour la faiblesse *directe*, il oppose les inflammations qui se manifestent dans les organes intérieurs sous l'influence du froid extérieur ; et sans tenir aucun compte des répercussions de la transpiration et des lois relatives aux courants calorifères dans l'organisme vivant, lois dont nous avons développé les applications dans le traité de physiologie ; il soumet ce fait à des explications que n'admettront jamais les esprits sérieux et versés dans la connaissance des phénomènes vitaux. Il dit en effet, *loc. cit.*, *p. 67* :

« Pendant que la peau s'affaiblit, l'action organique s'exalte ailleurs, et il en résulte une phlegmasie véritable *sthénie* locale qui coïncide alors avec l'affaiblissement général.... Voilà ce qui n'avait point été aperçu avant l'histoire des phlegmasies chroniques. »

Il regarde aussi comme erronée cette proposition de Brown qui tend à établir que l'irritation augmente en proportion de la diminution d'action des stimulants sur l'organisme, puis il ajoute: *loc. cit., p. 72:* « Qu'au contraire, la diminution de la somme générale des forces entraîne bien souvent celle de l'excitabilité. »

Broussais condamne Brown avec raison pour n'avoir voulu trouver de maladies sthéniques qu'autant qu'il existe « force du pouls, vivacité du coloris, etc., » et pour avoir toujours admis *l'asthénie* là où se manifestent « la faiblesse du pouls, des muscles, des phénomènes nerveux avec teinte livide, etc. »

Le pouls offre en effet comme le savent les praticiens d'après les travaux de Bichat et l'expérience clinique, des caractères essentiellement différents dans les phlegmasies parenchymateuses, cutanées, muqueuses, séreuses, etc.; et la prostration des forces musculaires peut être le résultat du plus haut degré d'inflammation dans les autres tissus.

Il condamne également le système de l'opportunité que Brown appelle encore *diathèse*, état intermédiaire entre la santé et la maladie; l'une sthénique produite par l'action exagérée des stimulants; l'autre asthénique, par leur diminution. Sans doute Brown a fait abus de ce principe, mais Broussais l'a rejeté d'une manière beaucoup trop absolue comme nous le verrons en appréciant sa doctrine.

Le réformateur français poursuit le novateur écossais dans toutes les applications particulières de son système, dans les explications qu'il donne des principaux symptômes pathologiques; nous les laisserons l'un et l'autre se complaire, se heurter et souvent s'égarer dans ces théories imaginaires sans aucune valeur pour les parties dogmatique et surtout pratique de l'importante question qui nous occupe.

Broussais conclut de la discussion des principes généraux de

Brown, *loc. cit.*, *p. 78* : « Reconnaissons donc enfin la fausseté de l'axiome général par lequel vous établissez : *que la mobilité nerveuse et musculaire est en raison inverse des forces vitales.* »

Brown à son tour n'aurait-il pas pu répondre à Broussais que cependant les sujets les plus grêles et les plus délicats sont en général les plus impressionnables et les plus mobiles. Que le jeûne, l'abstinence et toutes les privations de ce genre ont pour effet, chez le plus grand nombre des sujets, du moins, de les rendre plus impatients et plus irritables, etc. ?

Broussais ajoute, *p. 62*.... « Il est résulté des principes de Brown que le nombre des maladies asthéniques l'emporte de beaucoup sur les sthéniques : d'après Brown, sur cent maladies quatre-vingt-dix-sept sont asthéniques, et que, par une conséquence pratique bien dangereuse et bien grave, le traitement irritant est substitué beaucoup trop tôt à l'antiphlogistique. »

En résumé, si nous voulons actuellement apprécier et comparer le fait capital et final de chacune de ces deux doctrines opposées, nous trouvons que Broussais voit presque partout des irritations, Brown au contraire des asthénies ; que Brown a plus souvent tort que Broussais, mais qu'aucun des deux réformateurs n'est entièrement dans le vrai.

DOCTRINES D'ITALIE. CONTRO-STIMULISME.

Brown avait établi « que la nature des maladies, pour le plus grand nombre asthéniques, dérivait de la nature des causes. »

Tommasini, aidé des lumières de Gaubius, de Cullen, de Gianini, de Testa, réfute cette erreur. Dès l'année 1805, il avait reconnu l'avantage de persister dans l'emploi du traitement antiphlogistique alors même que les premières réactions de la fièvre avaient perdu de leur intensité, et que les apparences d'une faiblesse illusoire pouvaient en imposer et faire croire à une véritable asthénie.

Broussais le reconnaît lui-même, et dit en parlant du professeur de Bologne, 2e *Examen*, *p. 152:* « Tommasini soutient que la nature sthénique des maladies se conserve la même depuis le premier moment de l'invasion jusqu'au dernier degré de l'épuisement. Que toutes les inflammations aiguës, chroniques, évidentes, obscures sont de cette nature jusqu'à l'entier épuisement des forces, et, qu'en un mot, les phlegmasies, dont on rencontre les traces après la mort, sont toujours la cause et jamais l'effet des fièvres qui ont existé durant la vie. »

Ces principes, sans doute un peu trop avancés, trop exclusifs si l'on consulte les faits, ne sont-ils pas l'une des bases fondamentales de la médecine physiologique?....

Du reste, quelle que soit la part d'influence qu'on leur accorde relativement à l'invention de cette doctrine, Broussais avait senti l'atteinte qu'ils porteraient à ses prétentions de réformateur puisqu'il se hâte d'ajouter: *loc. cit.*, *p. 154 :*

« Lorsqu'on lit dans les ouvrages de Tommasini que la phlegmasie que l'on trouve dans les viscères après la mort est la cause et non l'effet de la fièvre, etc....., on serait tenté de croire qu'il attribue les troubles de l'économie à la phlegmasie des organes digestifs, et qu'il est arrivé à la doctrine de l'irritation locale considérée comme cause de tous les mouvements fébriles. Cependant il n'en est rien, car il fait, d'après Brown, préexister à l'affection locale une diathèse générale de stimulus; il distingue ce stimulus de l'irritation, etc. »

Puis, jugeant toute l'Italie d'un seul mot, il dit, *p. 155 :* « Tout cet échafaudage prouve assez que les Italiens n'ont point encore découvert que les maladies fébriles sont toujours l'effet d'une irritation locale communiquée par sympathie au cœur et aux principaux viscères....., et *p. 156 :* Aucun d'eux, que je sache, n'a songé à attribuer les fièvres intermittentes à des phlegmasies locales, etc., etc. »

C'est une réserve dont nous les félicitons beaucoup, et bien que nous n'admettions pas le système et les explications théoriques de Gianini, de Bondioli, de Monteggia, etc., dont parle Broussais, tous ces auteurs nous semblent moins éloignés de la vérité que le réformateur français.

Broussais aurait-il voulu, par ces déclamations, faire prendre le change à ses lecteurs et se rassurer lui-même? C'est une pensée dont on a peine à se défendre en lisant cette partie de l'*Examen*. Toutefois, on s'aperçoit bientôt que sa conscience n'est pas tranquille, et sa loyauté lui arrache un aveu bien remarquable dans un novateur aussi prétentieux. Il dit, 2e *Examen, p. 158 :*

« Cependant une justice est due à nos confrères transalpins : *ils nous ont précédé dans la publication d'une grande vérité ;* ils ont proclamé que la majeure partie des fièvres que Brown appelle asthéniques, que les médecins du nord qualifient de nerveuses, que nos médecins français ont rassemblées sous le titre d'adynamiques et d'ataxiques, doivent être traitées par la méthode adoucissante, et même antiphlogistique; ils ont le même avantage sur quelques-unes des fièvres lentes que nous nommons hectiques, pour quelques affections glanduleuses, et pour la majeure partie des névroses..... En effet, ce fut en 1805 que Tommasini proclama ces importantes vérités, et l'*Histoire des phlegmasies* n'a vu le jour qu'en 1808. »

Il aurait dû surtout ajouter : et le *Premier Examen* seulement en 1816. Broussais est dominé par la puissance des dates, mais on voit combien il a de peine à renoncer au titre de réformateur, puisqu'il termine ainsi son aveu : « Cependant mon ouvrage n'était point calqué sur ceux de cet auteur, dont je n'avais alors nulle connaissance. »

Reprenant bientôt sa première assurance, Broussais continue *loc. cit., p. 160 :* « En somme, on voit assez que, sans avoir connaissance de leurs travaux, j'ai annoncé les mêmes vérités que les Italiens; mais que j'ai rapporté toutes mes observations à l'affection des tissus en particulier dont Bichat m'avait donné l'idée, pendant qu'ils s'occupaient des modifications de l'irritation Brownienne..... J'essayai le premier, en Europe, d'assujettir la médecine à la physiologie par système d'organe, enseigné par l'immortel Bichat. »

Nous nous bornerons ici à cette simple réflexion : Si nous n'avions pas l'affirmation que nous donne Broussais, de n'avoir point connu les ouvrages du professeur de Bologne, si nous ne jugions que d'après les dates et les aveux de Broussais lui-même, que resterait-il à ce dernier entre Bichat et Tommasini, comme réformateur, comme original et comme fondateur unique de la nouvelle doctrine, dont il se proclame si haut le premier, le seul inventeur ?

Arrivé aux applications du contro-stimulisme de Rasori et de Tommasini, il dit, *3e Examen, t. 2, p. 472:* « Ce fut en administrant les évacuans à la suite d'émissions sanguines, le plus souvent très-copieuses, qu'ils découvrirent la fameuse *tolérance.* »

Il blâme, sans paraître la bien comprendre, la médication par l'émétique à haute dose, et dit, *p. 473 :* « On présume bien qu'il ne fut pas possible de persister longtemps dans de pareilles médications. En effet, la tolérance des poisons n'a point cessé depuis Mithridate d'être une exception fort rare, et sans doute elle disparaîtrait entièrement si l'on ne perdait pas de vue les sujets qui en ont fourni des exemples. »

A ces vagues allégations d'une doctrine exclusive, nous répondrons par les faits en renvoyant à la thèse de concours que nous avons publiée en 1835 sur l'emploi du tartre stibié à haute dose dans le traitement de la pneumonie. Depuis cette époque, nous avons fait les plus heureuses applications de ce médicament dans la même phlegmasie, lorsque les émissions sanguines, largement employées dans les premiers jours, n'étaient plus praticables ; l'émétique, donné convenablement jusqu'à la dose de deux grammes dans 48 heures, n'a jamais produit ni directement, ni par la suite, aucun des accidents toxiques dont Broussais fait si gratuitement un épouvantail.

Il approuve Rolando d'avoir défini la fièvre : « Un excitement cardiaque. » Il dit ensuite, *3e Examen, t. 2, p. 479:* « Rolando est digne d'éloges pour s'être uni aux physiologistes français contre..... l'excitabilité abstraite de Brown ; et pour s'être efforcé, d'accord avec nous tous, de rattacher ce phénomène aux divers tissus. »

Il dit à propos des principes de Buffalini, *loc. cit., p. 492:*

« Or, quand Buffalini a publié ces vérités, il y avait onze ans qu'on les lisait dans l'*Histoire des phlegmasies*, et trois ans qu'elles étaient consignées dans le *Premier Examen.* » Du reste, il en fait aussi un ontologiste.

Il ajoute, relativement à Géromini, *loc. cit., p. 538 :* « Géromini a toujours eu beaucoup de mérite à subordonner à l'irritation les altérations qui surviennent dans nos organes, et à les placer au rang des causes qui prolongent, entretiennent et perpétuent nos souffrances. »

Il avoue « que cet auteur a traité l'irritation avec beaucoup plus de profondeur que Tommasini, et d'une manière qui a beaucoup de ressemblance avec celle dont il a lui-même envisagé ce grand phénomène. » Mais il lui reproche de fonder sa doctrine sur trois faits qu'il regarde comme *les trois faits primitifs de la pathologie : « l'irritation, l'inflammation, l'altération organique*, au lieu de l'établir sur l'irritation d'où dérivent les deux autres. »

Après avoir fait l'éloge de Strombio et de Gandini, Broussais prétend qu'ils n'ont point résolu la question de l'essentialité des fièvres, et termine ainsi tout ce qui est relatif à l'Italie, oubliant évidemment alors ses nombreuses concessions aux doctrines de ce pays, doctrines dont il a produit la critique, fait à noter, sous le titre de *Brownisme d'Italie*, 3e *Examen*, *t. 2, p. 586 :*

« J'ai mis scrupuleusement sous les yeux de mes lecteurs tous les titres que les médecins d'Italie se flattent d'avoir à la découverte de la non-essentialité des fièvres et à la localisation des maladies. La question me paraît jugée. A la France seule appartient l'idée-mère de la localisation des maladies, puisque c'est elle qui a fourni les premières données 1° *sur la vitalité propre de chaque tissu*; 2° sur les variations que cette vitalité peut éprouver sous l'influence des différents modificateurs. » Mais alors, au lieu de dire *à la France*, il fallait dire *à Bichat*, etc.

Et *loc. cit., p. 546* : « La France n'a donc rien à envier à l'Italie sous le rapport du développement de l'irritation et de la fixation définitive du sens de ce mot. » Enfin, *loc. cit., p. 562*; « en est-ce bien assez pour faire sentir aux moins clairvoyants combien la nouvelle doctrine de l'Italie est au-dessous de la médecine physiologique qui se répand aujourd'hui dans notre patrie ? disons plus, elle est fort au-dessous de celle des anciens dont on invoque l'autorité. »

Lorsque les faits parlent avec tant d'évidence est-il nécessaire de relever d'aussi étranges contradictions?

DOCTRINES D'ALLEMAGNE ET DU NORD.

Broussais les regarde à peu près toutes comme subjuguées par le Brownisme. Cependant il convient que Mendérer, médecin en chef des armées russes a déjà depuis longtemps, signalé les fâcheux effets des stimulants au début des fièvres de mauvais caractère; et que Pierre Frank a consacré dans la science l'une des plus importantes vérités pathologiques; *la nécessité de bien distinguer l'oppression, la concentration des forces « oppressio virium »* de leur véritable résolution, de leur diminution réelle; mais il voit dans la doctrine de ce médecin un mélange de vitalisme, de Brownisme et d'humorisme; il regarde Joseph Frank, fils du premier, comme éclectique et nomme sa théorie : « *autocratico-humoro-Brownienne.* »

Le réformateur français considère l'invention des constitutions médicales comme un moyen ingénieux de sauver les médecins qui les admettent des contradictions où se trouveraient les principes de leur pathologie actuelle et passée; ainsi, dit Broussais, ce qu'ils faisaient il y a dix ans, ces médecins ne le pratiquent plus aujourd'hui parceque la constitution sanguine, par exemple, a remplacé la constitution bilieuse; nous verrons bientôt ce que l'expérience a décidé sur la réalité de ces constitutions.

Il reproche encore à Frank de ne pas fonder sa théorie sur l'irritation et ses modifications variées; de créer des diathèses : inflammatoire, rhumatismale, goutteuse, scorbutique, scrophuleuse, vénérienne, dartreuse, cancéreuse, etc. Il condamne également Hildenbrand, Hume, Jæger, Schœffer, Hufeland, etc. D'après lui, les allemands se sont jetés dans l'empirisme sans abandonner entièrement la doctrine de Brown. Il les accuse surtout de ne pas connaître les phlegmasies gastro-intestinales, de créer des entités et « dans leur pratique routinière d'adresser des médicaments spécifiques à ces êtres enfantés par leur imagination ; d'ignorer les rapports des symptômes avec les désordres cadavériques. »

Arrivé à Marcus, Broussais prend les choses plus sérieusement et paraît encore se préoccuper des principes de cet auteur, comparés à ceux de la médecine physiologique; il dit *3e Examen, t. 3 p. 80.*

« L'écrivain d'Allemagne le plus remarquable parmi les médecins qui n'ont pas abandonné les traditions de la science pour se jeter dans des systèmes étrangers aux grands maîtres dont nous avons esquissé les travaux dans cet ouvrage est Marcus de Bamberg. »

MARCUS par sa doctrine fit en effet beaucoup de bruit en Allemagne. Broussais ajoute *loc. cit.*, *p. 89* : « J'ai d'autant plus de raison d'approfondir la doctrine de cet auteur qu'elle a, comme les meilleures doctrines du temps, des rapports avec la nôtre.... La première partie de *l'Essai de thérapeutique spéciale* qui traite de l'inflammation en général et des fièvres, est de 1807 ; par conséquent, antérieure au Premier Examen. » Et même à l'*Histoire des phlegmasies* de 1808.

A l'occasion de ces propositions de Marcus : « l'inflammation et la fièvre sont inséparables, et si l'inflammation ne peut être sans fièvre, à plus forte raison la fièvre sans inflammation. » Broussais dit *p. 90* :

« Voilà des propositions dont nous n'avons point encore trouvé l'équivalent dans nos recherches..... Jusqu'ici le système de Marcus ne nous apparaît que comme un premier trait de lumière jeté sur le chaos de la médecine antique..... Pendant que nos français négligeaient d'appliquer à la pathologie les travaux de Bichat sur les différents systèmes organiques et sur leurs divers degrés de vitalité, Marcus les méditait dans l'ouvrage de Walther... et se proposait d'en faire les bases d'une nouvelle médecine. L'inflammation était de tous les phénomènes morbides celui qui l'avait le plus vivement frappé, il entreprit de le rattacher aux différents organes.... il en fit le mobile unique de l'état morbide. C'est chose assez remarquable que dans le même temps Marcus ait obéi à Bamberg à la même impulsion qui me faisait agir en Belgique, en Hollande, en Autriche, en Italie... Marcus inspiré par la polarité naissante y associait des idées de physique et de chimie et inventait une médecine physico-vitale..... Et *p. 109* : Même vague, même latitude, mêmes vieilleries sur la marche et les terminaisons. A peine se souvient-on, en suivant l'auteur, qu'il a voulu dans son début se séparer de l'école antique.»

HANNEMANN — occupe à son tour Broussais au point de vue de l'homœopathie. Ce dernier s'exprime ainsi relativement à cette doctrine, *loc. cit.*, *p. 120 :*

« Ce système est une espèce d'empirisme..... d'ontologisme..... Hannemann faisant de la médication homœopathique un être abstrait..... L'auteur se réfute lui-même par cette assertion : *Les doses des médicaments doivent être infiniment petites*, *parce que les remèdes qui agissent homœopathiquement atteindront, par les semblables, des parties déjà affectées par la maladie naturelle*, *et n'auront pas besoin de beaucoup de force pour surpasser cette dernière. Une dose plus élevée produirait des accidents très-graves.* Peut-on condamner plus formellement cette doctrine qui, dans le fond, n'est autre chose que celle de Brown, puisqu'elle consiste à stimuler des organes déjà surexcités..... Il est clair que lorsque l'on donne un médicament actif à un millionième de grain, les effets que l'on obtient ne dépendent guère que du véhicule ; or, le plus souvent c'est de l'eau ou tout autre liquide inerte..... Hannemann a-t-il cru de bonne foi qu'il ajouterait au travail de la nature par des doses d'une si prodigieuse exiguité ? Ou bien s'est-il servi de ce prétexte dans le double objet de ne pas participer aux fautes désastreuses des polypharmaques de son temps, et de se donner du relief par l'appareil d'un nouveau système ? Une telle ruse serait plus que justifiée par ces motifs. »

Broussais termine l'examen des doctrines du nord par des discussions sur le système de la polarité. Voici ses conclusions : *loc. cit., p. 167 :* « Nous devons abandonner l'espoir d'expliquer les phénomènes de la nature organique par ceux de la nature inorganique. »

DOCTRINE MÉDICALE D'ANGLETERRE.

Broussais range, dans la classe des empiriques et des humoristes, la grande majorité des médecins anglais, il dit 2e *Exam., p. 250 :*

« Quelques-uns prétendent guérir toutes les maladies avec des purgatifs, la plupart les associent aux saignées et à l'opium. C'est à ces trois moyens et à quelques prétendus spécifiques que se réduit à peu près toute leur médecine..... Le calomel est le purgatif qu'ils préfèrent, ils l'ont appliqué à tout..... ils ne connaissent point l'expectation..... l'art doit tout opérer dans leur système, et en effet, il opère avec efficacité ; car si cette médecine furibonde ne produit pas une crise salutaire elle ne manque pas d'occasionner, par la douleur, une mort violente, etc. »

Il cite avec complaisance l'article d'un journal anglais qui s'exprime ainsi : « La doctrine physiologique qui s'élève maintenant en France changera la face de la médecine lorsque la mort de l'auteur aura fait disparaître les petites considérations qui lui suscitent aujourd'hui tant d'ennemis. »

Mais il est moins satisfait des reproches que lui fait l'auteur de cet article de ne pas joindre, dans les inflammations, aux saignées, le calomel et les autres moyens de l'humorisme. Cela prouve, dit Broussais, « combien il était difficile de faire, des médecins anglais, des partisans purs de la médecine physiologique. » Cela prouve peut-être mieux encore que le prophète insulaire ne possédait pas une prescience infaillible.

Broussais condamne la pratique de Brenan, Thacher, Burrow, Park, Henning, Hoack, Meyler, Wilson, Abernéthy, Hall,

Rogers comme humorale, incendiaire, etc. D'abord, il vante beaucoup Scudamore, *loc, cit. 268*, parce que :

« L'idée fondamentale de cet auteur est d'attribuer la goutte au développement progressif d'une irritation de l'appareil digestif. » Mais comme après la saignée ce médecin emploie les évacuants et les toniques, Broussais le décore ensuite des titres « d'humoriste, de brownien, de Purgon d'Angleterre. »

Il reproche à Hunter d'admettre des entités morbifiques ; de regarder, dans certains cas l'inflammation comme un moyen de guérison employé par la nature, etc. ; puis il ajoute : *loc. cit., p. 297 :*

« On voit que par cette méthode ontologique la pathologie en général et même l'externe, qu'on dit être si positive, se réduisent à un amas d'énigmes ridicules et d'une solution absolument impossible. » Puis regrettant sans doute cette manière un peu leste de traiter un homme du mérite de Hunter, il reprend *p. 298:* « Le judicieux écrivain qui nous occupe a parfaitement observé le rapport de ces phlegmasies délétères, le charbon et l'anthrax, avec une constitution usée par les excès. »

Il termine par une expression de regrets encore plutôt que de blâme : *p. 302* : « En trouvant dans l'ouvrage de Hunter tant d'aperçus ingénieux, tant d'idées profondes et des vues si étendues, j'ai souvent regretté que le bandeau de l'ontologie lui eût dérobé les rapports qui unissent entre eux les différents objets sur lesquels s'est exercée sa méditation. »

Broussais trouve que John Abernéthy s'est distingué surtout en cherchant à rallier la physiologie à la médecine pratique. Il lui fait dire : *loc. cit., p. 309* : « *les affections* de toutes les parties qui ont une continuité de surface avec l'estomac, telles que la bouche, la peau, le nez, les yeux, les oreilles, peuvent être primitivement engendrées ou aggravées par *l'état* de l'estomac. »

Il admire ici la sagacité de cet auteur ; mais il aurait voulu le voir rentrer dans son idée exclusive de *l'irritation*, et l'entendre dire *inflammation* au lieu *d'affection* et *d'état*. Puis il ajoute : *p. 304*, en parlant de la doctrine d'Abernéthy, « cette discussion quoique fort intéressante ne me paraît pas à la hauteur de notre médecine physiologique. » Il trouve que l'auteur tombe dans l'humorisme associé au brownisme : « Il purge ! ! »

Nous arrivons à la doctrine d'un médecin qui va renouveler les anxiétés du réformateur français, et le placer dans la nécessité d'accuser encore une fois son défaut de littérature médicale.

EDWARD MILLER — a fait un ouvrage intitulé : « De l'importance de l'estomac comme centre d'action sympathique, siége de dérangements morbides et *medium* d'opération des médicaments dans les maladies. » Cet ouvrage écrit en anglais, a été traduit en français vers 1809. Broussais convient de ces faits, mais il assure n'avoir connu qu'en 1820 cet ouvrage du médecin américain. Il dit *loc. cit., p. 324 :*

Miller est le premier à ma connaissance qui ait mis l'estomac à sa véritable place dans l'ordre physiologique..... Quand il écrivait son ouvrage il ne devait avoir aucune idée des gastrites chroniques *qui sont les plus nombreuses et les plus importantes à connaître de toutes les maladies.* » Mais comme il ne devait point faire exception à la condamnation prononcée contre tous les médecins, Broussais le déclare empirique et ontologiste,

Cette condamnation ne rassurant point assez le réformateur contre l'idée qu'on pourra bien l'accuser d'avoir un peu copié Miller, il cherche à s'affranchir d'un tel soupçon par des raisons que le lecteur ne manquera pas d'apprécier : *loc. cit., p. 326 :*

« On ne m'accusera pas de lui avoir emprunté sa doctrine physiologique, *puisque c'est par la découverte* des gastrites chroniques qui sont encore des énigmes pour lui, que j'ai été conduit à soupçonner les aiguës, etc. »

Broussais ne pardonne pas aux médecins anglais de purger dans les affections gastro-intestinales, et surtout de paraître avoir oublié ce qu'il a dit lui-même relativement à cette médication ; il ajoute *loc. cit., p. 306 :*

« Ils ont beaucoup observé, je dirai même bien observé les symptômes qui répondent à l'irritation gastrique, et spécialement depuis que *l'Histoire des phlegmasies* a appelé l'attention du monde médical sur cette espèce de lésion : s'ils avaient aussi bien conclu de cè qu'ils observaient, loin d'avoir aujourd'hui des reproches à leur faire, nous n'aurions qu'à leur exprimer notre gratitude pour les immenses progrès qu'ils auraient fait faire à la médecine. »

A propos du fait d'une jeune femme guérie de la péritonite puerpérale par une méthode qu'il nomme incendiaire, Broussais établit ainsi le contrepoids des éloges qu'il vient d'accorder aux médecins anglais : *loc. cit.*, *p. 262* :

« Telles sont pourtant les observations que certains praticiens d'Angleterre offrent à la méditation et même à l'admiration du monde médical. Que penser de leur doctrine et de leur ignorance des lois vitales quand on sait qu'avec *une trentaine de sangsues et quatre jours d'abstinence* le sujet dont je viens de retracer les tourments en eût été préservé sans douleur, et qu'une santé parfaite eût suivi la convalescence la plus rapide. »

Est-ce bien ainsi que l'on peut fonder solidement une doctrine ? Les médecins observateurs qui connaissent la gravité d'une péritonite puerpérale semblable à celle dont il est ici question admettront-ils, d'après une simple allégation, cette guérison aussi prompte, aussi complète par quatre jours d'abstinence et l'application de trente sangsues ?

Broussais, comprenant du reste que l'on fait difficilement des prosélytes par de semblables moyens chez une nation aussi persuadée de son mérite, change de ton et flatte ainsi l'amour-propre de ceux qu'il vient d'humilier, *p. 278* : « Toutefois, on doit aux Anglais cette justice qu'ils sont curieux, avides de faits et de lumières ; et je suis fondé à croire qu'ils ne tarderont pas à profiter de la médecine physiologique. »

En parlant de Thomson, il le juge ainsi, 3e *Examen*, *t. 3*, *p. 168* : « On voit que notre auteur ne sort pas des voies communes de ce Brownisme modifié dont nous retrouvons toujours les traces chez les modernes qui n'ont point reçu l'influence de la réforme physiologique de notre patrie. »

Il parle ainsi d'Hamilton, *loc. cit., p. 271* : « L'ouvrage du docteur Hamilton sur l'utilité des purgatifs a eu sept éditions de 1815 à 1823. Il en sera toujours à peu près ainsi des livres qui recommanderont la médication purgative, fussent-ils rédigés par des hommes du plus haut degré d'ignorance en médecine et du plus pauvre talent de rédaction, pourvu qu'ils donnent des formules d'un usage commode aux gens du monde..... Et *p. 281* : « Ce serait donc à tort que M. Hamilton ferait de ses opinions particulières sur les purgatifs des règles générales de médecine pratique, et que ses compatriotes affecteraient de s'en glorifier. »

Voici son opinion sur la doctrine de Robert Thomas, *loc. cit., p. 281* : « Son *Traité de médecine pratique*, publié à Londres en 1813, est arriéré d'un demi-siècle. La nosologie à laquelle il se rattache est moins avancée que celle de Pinel. »

D'après Broussais, Armstrong « appartient à la secte des contre-Browniens. » Clutterburck « avait pour but de réclamer contre la pratique superstimulante de Brown, de rappeler l'attention des médecins vers l'inflammation;..... mais il entreprend de prouver que la fièvre n'est pas, dans le commencement, une maladie de tout le corps, mais qu'elle est une maladie du cerveau; qu'elle consiste dans une inflammation, l'état fébrile n'étant que sympathique. » Prétention qui n'est pas mieux fondée que celle de rapporter toutes les fièvres à la gastro-entérite.

Mills, *p. 288*, « s'attache à démontrer par un grand nombre d'observations que la fièvre ne dépend pas de la faiblesse, mais qu'elle est due à l'incitation..... Le malheur est qu'il ne voit le fait qu'en grand et d'une manière générale..... Quoiqu'il pense que la gastrite et l'entérite peuvent donner des fièvres, il ne sait pas comment s'y prendre pour le démontrer pendant la vie..... C'est qu'effectivement cette distinction n'est pas possible, à moins que l'on ne *connaisse parfaitement la gastrite et l'entérite*. C'est là vraiment ce qui constitue le point essentiel de la médecine physiologique..... Il n'est donc pas possible que la doctrine française soit une dérivation de son ouvrage. Cet ouvrage, d'ailleurs, ne nous était pas plus connu, à nous qui écrivions la même année que le docteur Mills, que les nôtres n'étaient connus de lui. »

Ainsi Broussais, qui prétexte encore ici cause d'ignorance, fait consister sa doctrine particulièrement dans la connaissance de la gastro-entérite. Celle de Mills présente au moins sur la médecine physiologique le grand avantage de n'être pas aussi exclusive. Broussais le prouve lui-même, *loc. cit.*, *p. 292:*

« En somme, il y a de fort bonnes choses dans son ouvrage; mais l'ignorance des rapports des symptômes avec les organes et de l'importance de l'estomac, le fait tomber dans une foule d'erreurs relativement au diagnostic et au traitement, et le jette dans de fausses médications qui ont empêché son ouvrage d'être utile. »

Il reproche à Paris « de considérer l'irritation comme un trouble nerveux, effet des altérations diverses, soit par cause humorale, soit par faiblesse;....... ce n'est qu'un des aspects sous lesquels ce phénomène doit être envisagé. » Il termine par cette conclusion relativement aux doctrines anglaises, *loc. cit.*, *p. 292:*

« C'est ainsi qu'ont échoué, dans les pays civilisés, les tentatives qu'on a faites depuis le moment où le système de Brown a commencé à chanceler, pour détruire l'essentialité fébrile et substituer le système de l'irritation à celui de la force et de la faiblesse. »

DOCTRINE D'ESPAGNE.

Les médecins espagnols, d'après Broussais, ont associé le Brownisme aux doctrines anciennes et à celles de Boerhaave; il dit, 2e *Examen*, *p. 332:*

« Ils ont fait de la médecine, comme les médecins de Montpellier, une science abstraite, un exercice de la mémoire. » Il cite surtout Severo Lopez et Piquer, dont l'attention s'est plus particulièrement portée sur la doctrine de Cullen. Il les accuse de mettre beaucoup trop d'apparat dans leurs discussions au lit des malades.

Enfin il termine par une dépense considérable de flatterie dont il est aisé d'interpréter le motif et l'objet, *loc. cit.*, *p. 332.*

« Toutefois, les médecins de la Péninsule sont, ainsi que la plupart des hommes de leur pays, remplis de perspicacité, doués d'une conception très-facile ; je ne doute pas qu'ils fassent les plus grands progrès en physiologie aussitôt qu'ils auront la clef de cette science admirable. Déjà plusieurs ont médité les ouvrages de Bichat ; qu'on leur donne le secret de l'application de ses découvertes à la physiologie, et j'ose prédire chez les Espagnols des progrès qui les feront peut-être dépasser, dans la médecine pratique, des nations qui passent pour plus civilisées et pour plus érudites. »

Il ne manquait plus, pour couronner cette louangeuse prédiction, que d'ajouter cette conclusion dans l'esprit de l'auteur : « Et c'est moi qui leur donnerai ce secret !... »

Pour preuve de ce que nous avançons, il suffit de lire ce que dit Broussais, 3e *Examen, t. 3*, *p. 347* :

« Ce que j'avais prévu concernant les médecins d'Espagne s'est vérifié à la lettre. L'un d'entre eux, le docteur Hurtado de Mendosa, ayant suivi les cours de médecine physiologique *qui se faisaient à Paris en* 1815, fut frappé de la différence qui distingue cette médecine de toutes les autres ; il douta et voulut juger par l'expérience..... Ayant donc eu plusieurs fois l'occasion de comparer le traitement des mêmes maladies au Val-de-Grâce et dans les hôpitaux civils où nos principes n'avaient point encore pénétré, ce médecin fut convaincu. »

Il vante beaucoup les efforts du propagateur espagnol et les merveilleuses conséquences de l'importation de la médecine physiologique dans ces contrées, et termine ainsi, *p. 350* :

« Nombre de jeunes médecins des universités les plus célèbres d'Espagne se sont rendus à Paris pour y contempler notre doctrine, et s'assurer si tout ce qui la constitue a réellement franchi les monts..... Nous n'avons pas moins admiré l'extrême facilité et la pénétration qui les distinguent, que leur franchise, leur ardeur pour la vérité, et le mépris qui leur est commun pour toutes les petites intrigues de coteries qui opposent de petits retards aux progrès de notre doctrine dans la capitale de la France. »

DOCTRINES D'AMÉRIQUE.

D'après Broussais, les médecins du nouveau monde sont passés successivement par « le Brownisme, le Cullénisme, le contro-stimulisme et le physiologisme entaché d'un reste d'humorisme. » Il attribue surtout à Rush les modifications favorables effectuées dans les doctrines médicales de ce pays. Pour lui : « toutes les formes des maladies se réduisent à un excitement morbide causé par les irritants, leur action se portant toujours sur une débilité préalable, ou opportunité asthénique de Brown. »

Broussais le cite encore comme ayant mis le calomel en grande vogue, et contribué beaucoup à la proscription des méthodes Brownienne et nosologique. Il vante Jackson pour avoir appliqué le traitement antiphlogistique aux gastro-entérites. Il dit ensuite *loc. cit.*, *p. 359* :

« L'on ne peut pas douter que la méthode que nous suivons ne fasse faire d'importantes découvertes dans la thérapeutique aux médecins du Nouveau-Monde qui peuvent disposer *d'une foule de médicaments héroïques* que notre sol nous refuse. »

Que Brown parlât ainsi d'après sa thérapeutique excitante, rien de plus simple ; mais Broussais, ennemi déclaré de cette médication, nous ne le comprenons pas.

Il regrette que le physologisme ne soit pas encore pur dans l'Amérique, mais il comprend qu'il en soit ainsi et dit *page 357* :

« Il fallait l'impulsion donnée par les travaux de Bichat et par la doctrine physiologique *qui en est l'émanation*, pour faire comprendre aux médecins des États-Unis que ce n'était pas assez de penser aux voies gastriques pour en faire un instrument de crises artificielles dans les maladies aigües et un exutoire perpétuel dans les chroniques. »

Il termine ce qui est relatif aux doctrines médicales des pays étrangers par cette pompeuse énumération des lieux où la sienne a pénétré. *Loc. cit.*, *p. 560* :

« Je n'ai point pris l'engagement de rendre compte de la propagation de notre méthode dans tous les pays d'outre mer où les médecins de la marine française, qui tous l'ont adoptée, ont eu l'occasion de la transporter. Il me suffira de dire qu'elle a pénétré en Afrique et en Asie, aussi bien qu'en Amérique. Elle est maintenant à Pondichéri, à Calcutta où elle a rendu de grands services contre le choléra morbus. Enfin j'ajouterai qu'elle vient d'être déposée à Batavia, et à la Nouvelle-Hollande. »

DOCTRINES FRANÇAISE.

Broussais, voulant apprécier les progrès de la médecine dans notre pays, débute ainsi : 2e *Exam. p. 333* : « C'est de l'époque de Sauvages qu'il faut partir pour suivre les progrès de ce que l'on peut appeler la médecine française ; progrès qui sont principalement dus au génie extraordinaire et à l'esprit de rapprochement du célèbre Bordeu. » Nous verrons bientôt comment il traite cette célébrité, ce génie !...

Bordeu, Théophile — est regardé par Broussais comme le principal fondateur de la physiologie pathologique en France. Il dit *loc. cit.*, *p. 335* :

« C'est dans la méditation des écrits de Stahl, de Vanhelmont, de Haller, dans la comparaison qu'il en fit avec les ouvrages d'Hippocrate, etc., qu'il puisa sa doctrine. Il ne l'apporta donc point de Montpellier où elle n'existait pas. » Bordeu reconnaissait bien toute l'importance pathologique de l'estomac et son influence profonde sur l'organisme lorsqu'il disait : « une digestion laborieuse ne diffère point d'un accès de fièvre, ou du travail de la suppuration. »

Broussais ajoute *p. 338* : « Certes voilà de grandes vérités ; qui ne croirait que Bordeu tient le fil de la médecine physiologique, et qu'il va la dérouler d'après les mêmes principes? Mais il est de la nature de l'homme d'être inconséquent. »

Bordeu dit encore : « toute fièvre dépend de l'inégale distribution des forces ; elle prend son origine dans l'irritation d'un viscère. » Broussais ajoute : *loc. cit.*, *p. 339* : « Jusqu'alors c'est fort bien, mais cette irritation n'est point rapprochée de l'inflammation..... et *p. 341*, Bordeu, après avoir passé sa vie au milieu des ténèbres de l'ontologie finit par en être lui-même la victime, et succombe, nous dit Roussel, aux ravages *d'une humeur goutteuse*. »

Aussi le voyons-nous qualifié du titre d'ontologiste, avec un mélange d'humorisme, de solidisme et de vitalisme. Toutefois, Broussais est forcé d'ajouter *p. 349* :

« Bordeu a rattaché les maladies aux organes beaucoup mieux qu'on ne l'avait fait avant lui. Il a par des vues anatomiques plus satisfaisantes rendu plus plausible l'influence des viscères de la digestion sur le reste de l'économie, que ne l'avaient fait Stahl et Vanhelmont..... et *page 351*..... Bordeu est un des médecins qui ont le plus concouru à la destruction de l'humorisme..... En général, dans tous ses écrits, on voit qu'il en veut à l'application que l'on s'opiniâtrait à faire des sciences physiques et chimiques à la médecine..... Bordeu n'essaye point de classification artificielle, il paraît entrevoir que les organes en fourniront la base ; et quoiqu'il ne les présente point dans leur véritable état pathologique, néanmoins, il est de tous les auteurs que je connaisse, celui qui se rapproche le plus de la vérité. »

Cependant il n'échappera point à la condamnation générale, Broussais ajoute *p. 350*. « Si la thérapeutique a plus perdu que gagné par les travaux de Bordeu, il faut s'en prendre à l'admiration qu'il avait pour Hippocrate, dont la doctrine des coctions et des crises l'avait séduit..... et *p. 352*..... Il est parti du Stahlianisme pour remonter vers Hippocrate et assujétir toutes les maladies aux coctions et aux crises, entremêler les idées de brownisme de *strictum* et de *laxum*. »

BARTHEZ — est ainsi caractérisé par Broussais *loc. cit.*, *p. 352* :

« Barthez, homme de cabinet, érudit, possédant presque *l'omniscience*, fonda la médecine plutôt sur ses lectures que sur ses observations, l'éloigna des organes, et la reporta dans les nues..... Il avait pour but de mettre d'accord tous les systèmes, toutes les méthodes de traitement.... De remplacer les hypothèses de l'âme matérielle, de l'âme intelligente de Scaliger, de Tilénius et de Stahl par l'hypothèse du principe vital, qui pour lui était simplement la cause inconnue des phénomènes de la vie..... et *p. 358*..... On doit à Barthez une reconnaissance éternelle pour avoir subordonné à son principe vital cette immense quantité de faits que lui fournissait sa vaste érudition, puisqu'il est vrai que les soumettre à ce principe, c'était toujours les soustraire aux explications des animistes, des chimistes et des mécaniciens. »

D'après Broussais, Barthez distingue l'oppression des forces de leur défaut; il craint que les cordiaux n'excitent trop la circulation dans les maladies dites malignes. Il adresse, dans les fièvres putrides des antiseptiques aux fluides; sa thérapeutique offre une action dirigée dans le sens de la nature; il saigne dans les hémorrhagies, et purge dans la dysenterie.

« Dumas, — dit Broussais, *loc. cit.*, *p. 385*, attribue bien les maladies à l'exaltation, à la diminution et aux altérations des forces des divers organes, mais les exaltations et les diminutions ne sont point unies entre elles par un lieu commun qui les constitue essentiellement de la même nature; le phénomène *unique de l'irritation* qui devait former ce lien n'existe pas dans l'ouvrage de Dumas sur les maladies chroniques. »

Ainsi, pour avoir évité d'être exclusif, Dumas est condamné. De plus, il est accusé d'ontologisme; et bien que, d'après Broussais, son ouvrage contienne « des faits curieux, des vues ingénieuses, d'excellents conseils thérapeutiques, » il n'en est pas moins regardé, par l'inflexible et prétentieux réformateur; « comme un ouvrage confus, tellement vague, obscur, soporifique et fatigant que, malgré tous les éloges qu'on lui a donnés, à peine trouve-t-on un homme d'un sens droit et de bon goût qui soit parvenu à le terminer. »

Cabanis est particulièrement cité par Broussais comme ayant l'un des premiers fixé l'attention d'une manière positive sur le sens interne ou instinct dont il place le siége dans les viscères intérieurs, le réformateur dit à cette occasion, *loc. cit.*, *p. 389* :

« Cette opinion est un trait de lumière que rien ne saurait éclipser; une mine féconde de vérités du premier ordre et qui ne pouvait manquer avec le temps d'être exploitée.... c'est une des clefs de l'étiologie et de la thérapeutique.... Malgré ces précieuses qualités Cabanis est vague ; il vous promet beaucoup et ne vous satisfait pas dans la même proportion. »

Cabanis pense avec la grande majorité des médecins que le diagnostic est la chose la plus difficile et la plus importante en médecine. Broussais part de cette assertion pour donner à sa doctrine une supériorité que l'expérience ne sanctionnera pas : il dit *loc. cit.*, *p. 811*.

« C'est bien ainsi que l'on pensait avant la doctrine physiologique ; mais je suis bien persuadé que ceux qui s'y sont livrés avec ardeur trouvent aujourd'hui beaucoup plus de difficulté à guérir certaines maladies qu'à les caractériser. »

Ce jugement que n'admettront assurément pas les meilleurs observateurs comme règle générale, peut signifier aussi que ces maladies, dont parle Broussais, sont mal diagnostiquées ou que les ressources de la médecine physiologique envisagée comme système exclusif sont bien insuffisantes.

Enfin voulant condamner Cabanis comme tous les autres, Broussais lui reproche d'être ontologiste et hippocratique parceque pour lui « l'idée d'une maladie comporte celle d'une lutte, d'un jugement, d'une exécution. »

Pinel, eut Broussais pour élève, et Broussais se conduisit envers lui à peu près comme Brown envers son maître Cullen, c'èst-à-dire en oubliant trop souvent les sentiments de gratitude, de respect et même de simples convenances.

Broussais commence par cette critique 2me *Examen*, *p. 393* : « Pinel s'est soigneusement abstenu de toute définition sur l'essence et sur l'objet de la médecine. » Si cette observation était un éloge nous la comprendrions beaucoup mieux.

Il attaque de front la doctrine des fièvres, et d'un trait de plume les supprime toutes sans aucune exception, en affirmant de la manière la plus tranchante qu'il n'en est aucune qui n'offre à la mort les traces d'une gastro-entérite : nous apprécierons bientôt la valeur de cet axiôme fondamental de la médecine physiologique. Pour Broussais, les six classes de fièvres admises par Pinel ne sont que les six degrés d'une même maladie, *la gastro-entérite.*

Il ne veut pas que Pinel soit rangé dans la catégorie des médecins hippocratiques expectants, il en fait un Brownien, et n'attribue la durée de son règne : « qu'au titre de nosographie *philosophique* sous lequel il a *déguisé* sa méthode. »

Craignant sans doute qu'on ne lui reprochât aussi son origine Brownienne, d'après les principes émis dans sa thèse sur la fièvre hectique, Broussais s'empresse d'ajouter *loc. cit.*, *p. 454.*

« Lorsque je composai l'opuscule sur lequel s'est fondé Pinel pour *enrichir* sa nosographie d'une nouvelle fièvre essentielle, j'étais son disciple, et tellement imbu des principes de son école que je ne pouvais voir que par ses yeux. Ce fut au lit des malades et dans les amphithéâtres que mon illusion se dissipa. »

Broussais ne se borne point à condamner Pinel comme auteur d'une mauvaise doctrine, il vient encore l'attaquer comme plagiaire en soutenant qu'il a pris ses fièvres angeioténique et ataxique dans Selle; sa méningo-gastrique, chez tous les auteurs; sa muqueuse, dans Sarcone, Rœderer et Wagler; son adynamique, dans Brown.

Ce n'est plus ici « *l'illustre Pinel* et *sa belle classification !* » mais seulement de faibles concessions arrachées au réformateur par la puissance irrésistible des faits, lorsqu'il dit *loc. cit.*, *p. 472* :

« Pinel a rendu *quelques* services à la médecine dans les phlegmasies, puisqu'il a fixé l'attention des praticiens sur certains siéges de ces affections qui avaient été signalées d'abord par Hunter, il serait d'une grande injustice de vouloir lui ravir cette gloire. »

Il convient que les idées de Hunter auraient pu rester longtemps sans porter leurs fruits si Pinel eût négligé de les mettre en lumière ; il fait observer que Bichat s'empara des idées de Hunter et de Pinel et que le dernier à son tour perfectionna sa nosographie d'après les travaux de Bichat ; puis il ajoute *p. 476* :

« Avoir produit indirectement le traité des membranes et, par suite, l'anatomie générale est donc avoir concouru aux progrès de la médecine, » il accorde encore à Pinel la gloire d'avoir sensiblement amélioré le sort des aliénés, et d'avoir appelé l'attention sur les maladies mentales. etc etc. »

Voilà ce qu'il appelle : « *quelques services rendus à la médecine.* » Mais continuons : il dit encore *p. 474* : « Si l'on veut comparer ce que j'ai extrait de Hunter avec ceci on reconnaîtra que l'idée de considérer les phlegmasies dans les membranes séreuses, dans les muqueuses, dans le tissu cellulaire, vient de cet auteur, mais que Pinel a fait plus que lui en attribuant certaines affections qui n'étaient pas encore considérées comme phlegmasies, à l'inflammation de ces différents tissus, je citerai entre autres la dysenterie et même tous les catarrhes qu'aucun nosologiste n'avait placés parmi les phlegmasies. »

D'après Broussais, Pinel est dans l'erreur en distinguant les hémorrhagies en actives, qu'il a trouvées dans Stahl, et en passives qu'il a prises dans Brown.

Arrivé aux lésions organiques, il reproche à Pinel de lui avoir emprunté, sans le citer, l'idée de rattacher ces lésions à l'inflammation; puis il fait, *p. 567*, cette sortie que nous nous abstiendrons de qualifier : « Ne doit-on pas s'attendre que l'auteur va traiter en vrai physiologiste les maladies dont il s'agit? Sans doute, mais un ontologiste ne saurait profiter de ce qu'il *a pris chez nous !* »

Après avoir suivi Pinel dans les principaux détails de son ouvrage, voici le jugement qu'il en porte : *loc. cit.*, *p. 617*.

« Je conclus de ces réflexions que Pinel n'a jamais rien compris aux phlegmasies chroniques,... mais que pour paraître avoir tout lu et s'être tenu au courant des découvertes modernes, il a extrait des ouvrages nouveaux sur les inflammations chroniques des propositions qui le mettent en contradiction avec lui-même et font de tout son ouvrage un véritable chaos. »

Combien il s'exprimait différemment sur le même livre et sur le même praticien, lorsqu'il était encore modeste et profond observateur, lorsqu'après avoir revendiqué pour lui-même, la première bonne description de la gastrite il disait *Phleg. chroniq.*, *introduc.*, *p.* XIX.

« La phlogose de la membrane interne du gros intestin était mieux connue; j'ai d'abord rappelé ce que nous en a dit le professeur Pinel qui l'a mise à sa véritable place en la comparant à toutes les autres phlegmasies muqueuses.... l'inflammation de la membrane qui tapisse la face externe des viscères abdominaux était déjà connue par la belle classification de l'illustre Pinel. »

Mais Broussais, réformateur systématique, ne voit plus les mêmes objets de la même manière; aussi, dit-il 2e *Examen, préface*, *p. 11* : « Que ce livre avait pour but d'affaiblir l'autorité d'un classique dont le système fermait les yeux des médecins sur les effets des remèdes, non moins que sur la nature des altérations cadavériques. »

Son ambition fait des progrès, il passe de l'attaque systématique à l'injure personnelle, *loc. cit.*, *p. 636* :

« Un homme fort exécute sans avertir, ou du moins il se contente d'un simple avertissement. Un homme *faible*, un *charlatan* répète à chaque instant qu'il va rechercher, qu'il va distinguer, qu'il va approfondir, qu'il va vous apprendre, etc. Mais il a d'excellentes raisons pour se dispenser de prendre tant de peine; quand il a fini de déclarer ce qu'il doit faire, son travail est déjà terminé.»

Résumant ensuite ses idées, Broussais fait un sommaire de toutes les classes de maladies indiquées par Pinel, les condamne toutes sous le point de vue théorique et pratique. Désirant comprendre en même temps les autres doctrines dans cette proscription universelle, dont le but évident est de tout détruire pour se ménager l'avantage et le mérite de tout réédifier, il termine ainsi, *p. 646:*

« Telles sont nos opinions touchant la nosographie philosophique; on voit que les vices de cet ouvrage lui sont communs, à très-peu de choses près, avec tous ceux dont j'ai cherché à donner une idée dans le cours de cet examen. »

BICHAT — est le seul auteur que Broussais ne condamne pas ouvertement. Il faut chercher, 3e *Examen, t. 3, p. 116*, pour trouver l'atteinte portée par le réformateur à la doctrine dans laquelle il a pris à peu près toutes les bases fondamentales de la sienne. Il dit en effet, et comme en passant :

« Bichat était à son insu *un peu Brownien*, comme tous les médecins français du temps. S'il cédait au pressentiment que l'inflammation serait un jour la base de la théorie des fièvres, c'était uniquement parce qu'il concevait ce phénomène sous deux formes générales : la forme asthénique et la forme sthénique ; car il ne portait pas l'audace jusqu'à douter des succès des stimulans dans les fièvres de mauvais caractère, si nombreuses à son époque, et dont le préjugé le rendit lui-même victime. »

Il est essentiel de noter que ce jugement est porté sur Bichat à propos de Marcus, et que dès lors Broussais présente encore, à notre sens, le tort de ne pas avoir soumis au creuset d'une judicieuse critique des opinions qui ne doivent point passer sans contrôle, même venant de cet illustre auteur. Nous avons réparé cette omission du réformateur, nous n'y reviendrons pas.

PUJOL — est un des auteurs qui semblent surtout préoccuper Broussais de l'idée qu'on pourrait l'accuser d'avoir pris chez d'autres les bases fondamentales de la médecine physiologique. Il dit, en effet, 2e *Examen, p. 779*, en parlant de l'écrit du médecin de Castres :

« Ce livre était délaissé, et nos classiques semblaient presque l'avoir oublié, lorsque je publiai l'*Histoire des phlegmasies ;* mais aussitôt que ce dernier parut, on s'écria qu'il ne contenait rien de nouveau, et que Pujol avait déja fait connaître ces affections. »

Broussais avait trop de sens pour ne pas comprendre qu'il existe entre la doctrine de Pujol et la sienne au moins une certaine conformité dans les idées fondamentales; aussi cherche-t-il par tous les moyens possibles à lui faire perdre cet avantage. Il déplore de ne pas le voir comme lui professer le dogme exclusif de l'irritation, et rejeter complétement la théorie des fièvres essentielles. Il lui reproche d'admettre l'existence des virus dartreux, arthritique, cancéreux, scorbutique, vénérien, scrofuleux, etc. Il ajoute, *loc. cit., p. 780 :*

« Des virus admis sur parole, et considérés comme des âcres produisant l'inflammation, nous ramènent aussitôt à l'humorisme..... L'admission des virus est nuisible en ce qu'elle empêche de comprendre la théorie de l'irritation, et qu'elle conduit aux spécifiques. » Et *p. 782 :* « Pujol fait une remarque bien importante, c'est que du seul engorgement inflammatoire d'une cavité on est autorisé par l'expérience à conclure, même d'après de faibles indices, que la même maladie se forme dans les autres viscères. »

Broussais est forcé de reconnaître que Pujol a bien remarqué la correspondance de l'inflammation de la rate et de l'estomac; mais il lui reproche « de l'avoir fait procéder de la rate à l'estomac, tandis qu'elle marche de l'estomac à la rate. »

C'est ici particulièrement que Broussais va se faire juger lui-même. Nous appelons toute l'attention du lecteur sur ce point important de la question. Il dit, *loc. cit., p. 787 :*

« Pujol arrive à la gastrite chronique, et c'est ici qu'il faut redoubler d'attention. Elle entraîne à sa suite, d'après cet auteur, des gastrodynies, des cardialgies, des crampes, des pesanteurs, des vomissements, du dégoût, la soif, l'amertume de la bouche, la sécheresse de la langue, une fièvre lente, avec le pouls serré, petit, quelquefois intermittent, et souvent la jaunisse..... Voilà bien la gastrite..... Mais ce n'est pas toute la gastrite..... Il faut ajouter à ce tableau incomplet : les dyspepsies, toutes les hypocondries, le pyrosis, les gastralgies, les cardialgies dites nerveuses, la majeure partie des hépatites, des splénites chroniques, etc. »

Il est évident, comme nous le prouverons du reste bientôt, que Broussais est ici moins dans le vrai que Pujol, et qu'il méconnaît toutes les gastralgies, les entéralgies, etc., si bien décrites par Barras.

Pujol ne connaît-il pas bien *toute l'importance de l'estomac*, lorsqu'il dit, d'après une citation de Broussais lui-même, *loc. cit.*, *p. 795 ?* « L'estomac exerce de l'empire sur tous les organes de l'abdomen qui souffrent chacun à sa manière, et réciproquement; cet organe participe à leurs maladies. Le *gastritis* produit des céphalalgies, des migraines, des vertiges avec toux sèche et profonde, que les praticiens ont appelée toux stomacale.. »

N'a-t-il pas bien vu, dans les inflammations gastro-intestinales, le grave inconvénient des excitans, lorsqu'il dit, toujours en citant l'*Examen, p. 789 ?* « Dans le cas où la tunique veloutée est en partie détruite, les boissons adoucissantes peuvent seules être supportées; tandis que les amers et les apéritifs, que l'on ne manque guère d'administrer, augmentent les symptômes et font l'office de *poisons lents.* »

Broussais cherche à faire penser que Pujol a puisé les caractères des phlegmasies du colon dans John Hunter; mais il vante sa description de la gastrite, de la métrite, des écoulements blancs, et avoue que « dans ce point *on a profité* de ses idées. »

Il reconnaît que le médecin de Castres a bien observé les effets sympathiques des inflammations; mais il lui reproche de ne pas attribuer cette excitabilité nerveuse « aux inflammations gastriques auxquelles elle correspond inévitablement. »

Broussais loue Pujol d'avoir rapporté les groupes de symptômes nerveux à des organes particuliers. « C'était un grand pas de fait. » Puis il ajoute, *p. 792 :* « Pujol ose affirmer n'avoir jamais rencontré d'affection spasmodique sans avoir vérifié l'existence d'un foyer inflammatoire dans le foie, la matrice ou le cerveau ! » Sans doute cette assertion est trop exclusive, mais le serait-elle moins s'il avait placé dans la muqueuse de l'estomac le point de départ de tous les phénomènes pathologiques?

La force de la vérité arrache encore au réformateur un si important aveu, qu'il s'empresse d'y mettre un correctif. Il dit, *loc. cit.*, *p, 796 :*

« Ce tableau des sympathies décèle un observateur éclairé, mais, pourquoi les médecins de nos jours n'en ont-ils pas profité? C'est qu'il est défectueux sous un grand nombre de points..... Pour n'avoir pas dit que la sympathie fondamentale de l'état fébrile est celle qui fait que le cœur accélère ses battements à l'occasion d'un foyer d'irritation..... pour avoir attribué à la rate et au foie les sympathies de l'estomac..... Avec ces deux erreurs, il était impossible à Pujol de former de bons élèves. »

Il ajoute à propos des cachexies, *p. 798* : « On trouve encore ici le défaut essentiel de considérer les cachexies comme un état primitif ou sans aucun siége déterminé, tandis qu'elle est toujours le résultat d'une irritation locale. »

Après avoir dit qu'il a lu Pujol avec le plus grand plaisir, surtout son *Hygiène de l'âge critique*, Broussais ajoute, *p. 805* : « Son langage humoriste est dégoûtant, et je crois qu'il a dû nuire beaucoup à la réputation de son ouvrage. »

Enfin le novateur français termine cet examen de la doctrine de Pujol par une naïveté bien remarquable, *p. 807* : « Si je disais que ses écrits m'étaient inconnus, peut-être ne voudrait-on pas me croire ; mais ce qu'il m'importait de bien établir, c'est que la véritable théorie des inflammations muqueuses du canal digestif, qui est devenue la clef de la pathologie, c'est que les notions exactes des sympathies et toutes les vérités qui découlent de la connaissance des lois de l'irritation, ne pouvaient être extraites, ni même être déduites de ses ouvrages. »

Nous n'ajouterons aucun commentaire à cette étrange conclusion, nous engageons seulement le lecteur à méditer ce qui précède, et ce que nous avons antérieurement exposé sur les travaux remarquables du médecin de Castres.

Prost — obligera de même Broussais à un mélange d'aveux indispensables et de critiques parfois assez mal fondées. Il dit, *loc. cit., p. 652* : « Le docteur Prost attribue bien certains phénomènes à la maladie des muqueuses du canal digestif ; mais il n'y trouve point la cause unique et suffisante des groupes de symptômes auxquels on donne le nom de fièvres essentielles. »

Ainsi parle Broussais de 1821. Broussais de 1816 avait dit tout le contraire. Nous allons donc trouver ici la preuve du vertige que peut occasionner l'esprit de système, en produisant une perte absolue de mémoire et la plus étrange des contradictions.

Broussais avait dit en effet, en 1816, *Phlegmasies chroniques, 2e édition, t. 2, p. 7 :* « La phlogose obscure de la membrane muqueuse de l'estomac et des intestins a cependant frappé plusieurs observateurs modernes dans l'étude de l'anatomie pathologique. Je citerai particulièrement ici M. Prost qui, dans trois ouvrages imprimés, s'est étudié à prouver par des faits que l'irritation de cette membrane peut exister pendant longtemps *sans douleur locale*, qu'elle produit le trouble des fonctions animales, et une foule de lésions que l'on attribue d'ordinaire à toute autre cause. Ce mécanisme lui a même paru si fréquent, qu'il n'a pas hésité *à attribuer exclusivement à la souffrance de la muqueuse gastro-intestinale les fièvres intermittentes, toutes les ataxiques sans exception*, et même la manie. »

C'est ici surtout que nous appelons toute l'attention du lecteur. En continuant cette citation, nous allons voir Broussais défendre les fièvres ataxiques contre cette attaque; combattre Prost précisément parce qu'il professe des principes que lui-même, Broussais, va revendiquer, cinq ans plus tard, comme lui appartenant en toute propriété. C'est assurément tout ce que l'on peut imaginer de plus extraordinaire dans l'espèce. Mais poursuivons :

« J'ai (moi, Broussais) trop souvent rencontré cette membrane en bon état à la suite des typhus les plus malins, j'en ai vu un trop grand nombre s'améliorer par l'emploi des stimulans les plus énergiques, pour partager l'opinion de ce médecin (de M. Prost) sur la cause de la fièvre ataxique. Les causes de la manie sont trop nombreuses, celles des fièvres intermittentes sont trop peu connues dans leur mode d'action, pour qu'aucun praticien adopte la théorie de M. Prost sur les maladies. Mais ses observations et ses réflexions ne doivent pas être jugées incapables de concourir aux progrès de l'art. Je fais des vœux pour qu'elles appellent l'attention des médecins sur les troubles de l'économie qui appartiennent au mode d'irritation dont il s'agit. L'ouvrage que j'entreprends aujourd'hui leur montrera combien j'en ai été frappé dans le cours de ma pratique militaire, et leur fera peut-être entrevoir la possibilité de classer les lésions de la muqueuse gastrique d'une manière un peu plus satisfaisante qu'on n'avait pu le faire jusqu'à ce jour. »

Ainsi, pour ne nous attacher qu'aux faits incontestables : en 1804, Prost attaquait positivement l'essentialité des fièvres intermittentes, ataxiques, etc.; c'est dans la muqueuse gastro-intestinale qu'il en localisait le siége. En 1816, Broussais, qui ne peut ici prétexter cause d'ignorance, puisqu'il cite l'auteur dans une note de la seconde édition de son *Traité des phlegmasies chroniques, t. 2, p. 7,* non-seulement ne prétendait point alors attaquer l'essentialité des fièvres; mais il la défendait même contre les assertions de Prost. Enfin, en 1821, Broussais, oubliant ce qu'il a dit, et même ce qu'il écrivait cinq ans avant, refuse à Prost l'avantage d'avoir attaqué l'essentialité fébrile, et réserve cet honneur pour lui seul. Voilà les faits dans leur plus grande simplicité. Nous les croyons assez positifs, assez éloquents pour n'avoir pas besoin de commentaires.

Broussais ajoute, *2e Examen, p. 655 :* « M. Prost voit un grand nombre des faits physiologiques dont se composent les maladies, mais il les voit confusément..... La doctrine physiologique ne saurait être extraite de son ouvrage, parce qu'elle n'y est pas. »

Oubliant toujours ce qu'il a dit ailleurs, il écrit ici, *loc. cit., p. 663 :* « Prost a très-bien écrit sur la manie, il est un des premiers qui l'aient bien comprise, parce qu'il fait jouer un grand rôle à l'affluence du sang dans le canal digestif et à l'irritation des papilles muqueuses comme agissant sur le centre sensitif. » Plus tard, il lui reproche de tomber dans l'humorisme.

Mais voici le morceau le plus extraordinaire, et que dès lors nous nous abstiendrons de qualifier autrement, laissant à la sagacité du lecteur le soin d'en apprécier le fond, la forme et les motifs.

Ne sachant comment expliquer son changement absolu d'opinions de 1808 à 1816, alors qu'il avait prétendu d'abord, comme toujours, déduire exclusivement ses principes de l'expérience et des faits, d'un autre côté, ne voulant point passer pour un homme versatile, inconstant, léger, Broussais imagine le procédé suivant et dit *loc. cit., p. 666* :

« Il est maintenant facile de juger que M. Prost fut mal compris lorsqu'on lui reprocha d'avoir attribué exclusivement à la souffrance de la muqueuse gastro-intestinale les fièvres intermittentes, toutes les ataxiques sans exception et même la manie. »

Il faut savoir pour l'intelligence de ce passage remarquable que ON veut dire moi, Broussais. C'est la locution qu'emploie l'auteur dans la confession de ses péchés capitaux. Il poursuit ainsi :

« Je suis tombé moi-même dans cette erreur, *Histoire des phlegmasies*, parce que j'avais jugé son ouvrage d'après *les analyses* qu'en avaient données certains journaux. J'entrepris bien d'en faire la lecture, mais je fus arrêté par la diffusion de cet auteur, etc..... Au surplus, faut-il le dire? le respect que j'avais alors pour les opinions du professeur Pinel, et la crainte de m'exposer à la critique m'arrachèrent la phrase suivante que l'on me reproche aujourd'hui : *Phleg. chron., t. 2, p. 7.* « J'ai trop souvent rencontré la muqueuse gastro-intestinale en bon état à la suite des typhus les plus malins, j'en ai vu un trop grand nombre s'améliorer par l'emploi des stimulants les plus énergiques pour partager les opinions de Prost sur la cause de la fièvre ataxique. »

Broussais n'eût-il pas mieux fait d'avouer nettement le motif de sa conversion ; le vertige de l'esprit de système n'est-il pas en effet encore plus à plaindre qu'à blâmer. Quelle confiance pourraient donc inspirer ses décisions s'il jugeait ainsi, comme il le dit, les ouvrages sans les lire ; et lorsqu'il était si timide, si susceptible d'influence étrangère, qu'étaient donc devenus cette indépendance de caractère, ce grand amour de la science et de la vérité qu'il invoque si souvent dans ses ouvrages pour justifier la violence de ses manières et l'âpreté de ses paroles ?

Nous n'insisterons pas davantage ne voulant point prolonger un semblable débat, et nous terminerons par une citation plus étonnante encore que toutes les autres. Il continue *loc. cit., p. 166* : « Le fait est que j'étais dans l'erreur, que *les observations me trompaient* comme elles en trompent encore un grand nombre d'autres, comme elles ont trompé si longtemps les Browniens qui reviennent aujourd'hui sur leurs premières assertions. »

Ainsi, Broussais se met lui-même *ex equo* avec les Browniens.

Si nous lui passons cette concession il en est une que nous ne pouvons pas lui faire, c'est d'admettre que, par elles-mêmes, les *observations* soient capables de tromper. Les faits ne trompent point lorsqu'ils sont bien observés, bien recueillis et sagement interprétés. Ils induisent en erreur uniqement lorsqu'on les plie, qu'on les fausse par l'esprit de système. C'est alors seulement que *l'experientia fallax* invoquée par Broussais à titre d'excuse, trouve réellement son application.

Il fallait éclipser Prost, voici comment Broussais croit arriver à ce résultat: *loc. cit., p. 656 :*

« Prost était pressé de produire. Son ouvrage conserve encore l'empreinte brute de ce qu'il avait rapporté de dessus les bancs; voyez comme ses fièvres restent des entités ataxiques et adynamiques préexistantes aux lésions, malgré toute l'importance qu'il donne à ces dernières. »

Enfin, laissant percer de plus en plus l'influence particulière sous laquelle il écrit, le réformateur ajoute, *p. 669 :* « En voilà bien assez pour prouver aux plus incrédules que personne ne peut avoir puisé dans l'ouvrage de M. Prost des idées justes sur la nature des prétendues fièvres essentielles..... et, *p. 670 :* j'ai voulu représenter M. Prost de 1804, et non de 1821, afin de prouver *à mes lecteurs* que la vraie théorie des fièvres n'était pas dans ses écrits, que, par conséquent je n'ai pu l'y puiser pour la transporter dans les miens. »

D'après tout ce que nous venons d'exposer les faits parlent assez positivement pour qu'il nous soit inutile de prévenir, *chez les lecteurs de Broussais*, l'illusion qu'il cherche à se faire à lui-même.

CAFFIN — est ainsi jugé par le réformateur *loc. cit., p. 652 :* « M. Caffin plus audacieux que M. Prost attaqua l'universalité de l'irritation, mais ce fut pour y substituer des irritations purement secrétoires, essentiellement différentes du phénomène de l'inflammation, et qui doivent avoir des marches, des périodes et des coctions. L'un et l'autre songèrent à expliquer les fièvres essentielles mais non à les détruire..... Un système à peu près analogue vient d'être inventé par M. le docteur Allard : *Du siége et de la nature des maladies*, *2e éd.*, Paris, 1821.... Je ne crois pas devoir m'arrêter à la réfutation de cet ouvrage ; la nature du sujet, le mode d'exécution du travail me font trop prévoir le sort qui l'attend. »

Veut-on connaître le véritable motif d'une aussi grande sévérité, Broussais nous l'apprend dans cet aveu plein de modestie : « M. Allard aurait du attendre que la doctrine physiologique fut complètement développée au public comme elle l'est aux élèves, pour entreprendre la publication d'un système de médecine. »

Petit — est déclaré ontologiste par le réformateur *loc. cit.*, *p. 652 :* « Petit créa sur des ouvertures de gastro-entérites sa fièvre *entéro-mesentérique*. Il est parti de faits réels. C'est à lui que l'on doit la première description exacte qui ait paru en France des altérations des intestins grêles à la suite des prétendues fièvres, mais l'ontologie l'a empêché d'en tirer de justes conclusions..... Il a augmenté la confusion au lieu de la diminuer, et consacré de plus en plus le principe pernicieux de la thérapeutique du Brownisme. »

ANATOMO-PATHOLOGISTES.

Broussais ne se dissimule point le mérite sérieux du plus grand nombre des auteurs de cette catégorie. Nous le voyons en même temps combler d'éloges ceux qui, depuis la publication de sa doctrine, sont venus par leurs travaux consolider quelques-uns de ses principes; et critiquer, bien souvent sans plus de mesure, ceux dont les idées analogues aux siennes sont d'une date antérieure à celle de ses ouvrages, ou dont la manière de voir n'est pas conforme aux données exclusives de la médecine physiologique.

Il commence par proclamer une vérité qui nous paraît incontestable : *3e Exam.*, *t.* IV, *p. 85*. « C'est chez les anatomo-pathologistes modernes qu'il faut chercher les traces des grandes découvertes qui ont signalé notre époque. » Il signale ensuite la tendance fâcheuse de l'anatomie pathologique, *loc. cit.*, *p. 107* : « Nous allons voir ce genre d'observation prendre une physionomie nouvelle : elle va d'abord s'isoler et tenter de se rendre indépendante. Nous verrons quelles seront ensuite ses prétentions. »

Il fait observer, avec raison, que ceux qui se sont bornés à étudier les lésions organiques sans lier ces désordres à l'action des maladies qui les produisent, aux indications réclamées par la présence de ces maladies n'ont rendu qu'un service imparfait à la science. Sous ce rapport, Broussais aurait été dans le vrai s'il n'eût voulu rattacher tous ces désordres à une seule cause : *à l'irritation*. Il dit *2e Exam.*, *p. 670* :

« Je n'ai jamais pu comprendre quel intérêt pouvaient présenter les altérations des organes considérés indépendamment des symptômes des maladies. En y réfléchissant bien, il m'a même semblé que cette espèce d'étude menait directement à l'ontologie..... On devait naturellement s'attendre à voir tous les efforts des médecins se réunir pour rattacher les symptômes aux organes..... Tels étaient, en effet, les travaux des médecins physiologistes parmi lesquels je dois citer Bonnet, Morgagni, Baglivi, Sarcone, Rœderer, Wagler, Stoll, Lieutaud et Pujol, dont l'ouvrage a été exhumé à l'occasion des travaaux de notre école. »

Suivons actuellement le réformateur dans le jugement qu'il va porter sur chacun des anatomo-pathologistes modernes les plus marquants.

LAENNEC — se trouve d'abord condamné comme anatomo-pathologiste exclusif et comme humoriste. Broussais fait l'éloge de sa découverte de l'auscultation, puis il ajoute, *2e Examen*, *p. 710* :

« Cependant, faut-il le dire? cette découverte n'a fait faire aucun progrès au traitement de ce que l'on appelle phthisie, puisqu'il est entièrement fondé sur la connaissance des phénomènes de l'irritation à laquelle il est impossible que le cylindre puisse rien ajouter. »

On devrait dès lors conclure de cet étrange raisonnement : qu'un moyen d'investigation médicale, fût-il même le plus parfait pour nous faire apprécier des désordres organiques presque impossibles à constater sans lui, devient inutile dès l'instant où nous le voyons conduire à reconnaître autre chose que l'irritation !...

Voici, du reste, les principaux griefs imputés à Laënnec, *loc. cit., p. 711 :* « On doit surtout lui reprocher de n'avoir pas toujours aperçu les traces de la gastro-entérite, d'en avoir tenu trop peu de compte..... » Et plus loin, à propos de la phthisie pulmonaire : « Je ne parlerai pas de son traitement; dès qu'il n'est pas celui de l'inflammation, il est vicieux. »

Broussais se formalise de ce que Laënnec avait dit à son occasion : « Un médecin dont les opinions ne me paraissent d'ailleurs mal fondées qu'en ce qu'elles ont de trop général et d'exclusif, etc. » Il était cependant difficile d'être plus juste et plus vrai.

Le réformateur nous semble judicieux dans les réflexions qu'il fait sur l'idée fixe de certains anatomo-pathologistes, *loc. cit., p. 717 :*

« S'arrêter au diagnostic des degrés d'engorgement, sans y joindre l'indication des moyens qu'ils peuvent exiger, c'est manquer son but, car c'est inspirer à ses lecteurs la curiosité des autopsies plutôt que le désir de les prévenir. »

Il blâme Laënnec d'avoir adopté les idées des anciens sur les constitutions médicales, et dit, *loc. cit., p. 750 :* « Je crois qu'il fait beaucoup trop d'honneur à ces habiles gens; mais je lui demanderais, pour mon instruction, ce qu'il entend par des maladies inflammatoires qui sont de nature bilieuse, et qui pourraient, à la faveur d'un changement de constitution, devenir d'une nature inflammatoire? »

Parce que Laënnec fait observer que « dans une constitution de plusieurs années, les fièvres essentielles sont moins communes, et celles qui dérivent d'une inflammation plus fréquente, » Broussais aussitôt s'écrie d'un ton triomphant, *loc. cit., p. 758* : « ..... Il ne faut pas désespérer de sa conversion..... Encore quelques sacrifices à l'amour-propre, et nous aurons en lui un des médecins physiologistes les plus distingués. »

Enfin, il termine en rangeant Bayle et Laënnec dans la classe des médecins qu'il nomme fatalistes français.

Louis, — dit le réformateur, *3e Examen, t. 4, p. 335* : « est celui des disciples de Laënnec qui s'est le plus conformé à ses opinions..... Il est auteur de plusieurs ouvrages dont le but est unique : *Subordonner les symptômes des maladies aux altérations des organes*..... Louis est un homme remarquable par l'étendue des détails dans l'exposé de ses observations; il pousse cela jusqu'à la minutie, ce qui le rend ennuyeux pour ceux dont l'organisation diffère de la sienne. Son grand moyen de conviction est le calcul. C'est de la méthode numérique surtout qu'il déduit ce qu'il appelle *des lois*. »

Broussais discute ensuite longuement sur le *Traité de la phthisie* de cet auteur, et déduit de cette discussion les conclusions suivantes, *loc. cit., p. 405* :

« Tel est l'ouvrage de M. Louis : c'est un travail d'anatomie pathologique des plus secs et des plus difficiles à étudier..... Un ouvrage sans vue ni pathologique, ni thérapeutique, ni hygiénique, à plus forte raison sans aperçu physiologique ; enfin, un ouvrage sans vie, ne respirant que le fatalisme, l'obscurantisme et la mort. »

A l'occasion de la dothinentérite signalée par M. Bretonneau, et du motif que les médecins, moins exclusifs que Broussais y trouvaient de ne pas attribuer la fièvre typhoïde à la gastro-entérite pure et simple, le réformateur ajoute, *loc. cit., p. 408* :

« Les boutons n'étaient plus, comme inflammation, la cause de la fièvre, et l'essentialité fébrile sortait de la lutte triomphante et plus brillante que jamais. Quel bonheur ! il y avait de quoi entonner mille *Te Deum*, et M. Bretonneau méritait au moins l'apothéose..... Tel fut le plan de la cabale, et M. le docteur Louis, tête vierge de toute étude médicale et de toute observation étrangère à la clinique de Laënnec et consórts, mais laborieux à l'excès et dévoué sans réserve, fut choisi pour la confection de cette grande œuvre. »

Le réformateur discute ici très-longuement sur la fièvre typhoïde, et termine par cette conclusion dérisoire et peu convenante, surtout lorsqu'il s'agit d'un médecin dont le caractère est aussi honorable et le mérite aussi généralement reconnu. Il dit, *loc. cit.*, *p. 469* :

« Nous ne porterons point de jugement général sur M. Louis ; notre but n'est nullement de le molester. Nous n'avons eu pour objet, dans ce qui concerne cet auteur, que de lui aider à se corriger, s'il en sent le besoin et s'il en a le désir.

GENDRIN — se rapproche bien d'avantage des idées du réformateur, aussi la critique sera-t-elle ici très-mesurée. Broussais dit, à l'occasion des défauts qu'il reproche aux autres anatomo-pathologistes, *loc. cit.*, *p. 471* :

« Ces vices furent sentis par tous les bons esprits, et M. Gendrin espéra y porter remède en réduisant l'inflammation à sa véritable valeur. Il ne dédaigna pas non plus l'irritation, il n'affecta point de dire, avec les ennemis déclarés de notre méthode, que l'irritation n'était point définie dans les ouvrages des physiologistes. Il l'admit, mais seulement comme une nuance préliminaire de l'inflammation, et donna à cette dernière une importance beaucoup plus grande que celle que lui avaient accordée les auteurs déjà cités..... Il entreprit de traiter seulement l'anatomie pathologique de l'inflammation dans le but de déterminer jusqu'à quel point ce phénomène entre comme élément dans la pathologie humaine..... Il résulte de ce travail la confirmation de ce que nous avions reconnu, que l'inflammation est la même dans tous les tissus, et qu'elle offre une foule de degrés depuis les plus aigus jusqu'aux plus chroniques. »

A côté de ces éloges, Broussais reproche à M. Gendrin de ne pas être aussi exclusif que lui et termine ainsi ; *loc. cit.*, *p.521* : « tel est l'important travail de M. Gendrin, on voit qu'il a rendu tous les désordres organiques à l'inflammation moins *le tubercule, le squirrhe et la matière encéphaloïde;* s'il n'a pas rallié ces dernières altérations à un mouvement organique irritatif.... c'est qu'il n'a pas assez réfléchi sur ce phénomène pour s'en faire une idée et pour l'adopter. »

ANDRAL, — depuis la mort de Laënnec a, d'après Broussais, « été proclamé le principal chef de l'école anatomico-pathologique de Paris. » Voici de quelle manière le réformateur comprend la doctrine de M. Andral, *loc. cit., p. 526* :

« Celui-ci fait agir d'abord tous les organes fonctionnant, sans les avoir préalablement soumis à aucune force primitive, sans même manifester aucune conviction sur les causes extérieures qui peuvent avoir amené leurs dérangements, toutes ses forces intellectuelles sont absorbées par les descriptions... La médecine s'étudie donc aujourd'hui par une méthode tout-à-fait opposée à celle que l'on suivait autrefois.... Cette manière d'observer a ses mécomptes dont les commençants n'ont garde de se douter. Le premier est de leur fermer les yeux sur l'action des modificateurs externes et de les empêcher, pendant longtemps de devenir praticiens. »

Après avoir souvent attaqué, combattu, condamné la plupart des principes de l'estimable Andral, après avoir rendu un juste hommage à l'aménité de son caractère, le novateur termine ainsi, *loc. cit., p. 599*:

« Tel est le secret de M. Andral, prouver n'est pas son affaire... faire passer rapidement sous les yeux de ses lecteurs le plus de formes d'altérations organiques que faire se pourra,... voilà son fait, c'est ainsi qu'il s'est préservé de la réputation d'homme exclusif et qu'il s'est acquis celle d'éclectique que son amour propre ambitionnait. »

ROCHOUX — d'après Broussais, « définit l'apoplexie dont il s'est particulièrement occupé : une hémorrhagie par une rupture suite d'une altération du tissu propre de l'encéphale ; » il est rangé, par le réformateur, dans la classe des ontologistes, et traité sans beaucoup de raison et de ménagement *loc. cit., p. 619* :

« Appelons-en aux lecteurs qui ne sont pas nés pour les illusions de l'ontologie, et demandons leur ce que c'est qu'une hémorrhagie *qui attaque*. Avec un pareil langage, on *traînerait* encore la science à reculons jusqu'à la replonger dans le bourbier le plus *immonde*. »

Quel style! quelle puérile dispute de mots! surtout de la part d'un novateur qui, cent fois, a mis en usage des locutions plus vicieuses, comme nous l'avons prouvé par de nombreuses citations.

Voici une autre sortie dont le motif n'est pas douteux : *p. 621*. « M. Rochoux fait plus que viser à la singularité et au désappointement de ses lecteurs ; il s'érige en censeur de son siècle et en prophète de honte et de regrets pour une classe nombreuse de savants parmi lesquels figurent des collègues très-respectables ; c'est à cette heure après les beaux travaux de Spurzheim, et lorsque les sociétés phrénologiques se multiplient dans les principales villes de l'ancien et du nouveau monde que M. Rochoux ose écrire que le système de Gall est faux et qu'il est *la plus singulière mystification qu'ait éprouvé le monde savant depuis celle du mesmérisme*. »

Il ajoute *p. 644* : « M. Rochoux a fort mal jugé la phrénologie, il a fait preuve là d'une légèreté extrême en voulant prononcer un jugement sur une doctrine qu'il ne connaît pas.... il a très-mal jugé la médecine physiologique en prononçant qu'elle tendait à faire négliger les signes des maladies et à replonger la science dans la confusion, il a prouvé par là qu'il ne l'avait pas mieux étudiée que la phrénologie. »

Rostan — dit Broussais, *loc. cit.*, *p. 646* : « s'est attaché au ramollissement partiel du cerveau.. il l'a considéré comme une entité morbide.., et *p. 662* : il résulte de ce qui vient d'être dit que la doctrine médicale de M. Rostan était mixte en 1823, mais toutefois plus physiologique que Brownienne, empirique ou éclectique. »

Dance — d'après le réformateur *loc. cit.*, *p. 673* : « a construit son entité : *hydrocéphale aiguë*, avec des observations terminées par la mort.... cela n'est plus excusable d'après les progrès de la médecine physiologique. » Il termine ainsi *p. 676* : « ... vous nous défiez de guérir votre entité... proclamer cette sentence à son de trompe après nous avoir cité trente ou quarante cas qui n'ont été incurables, pour la plupart, que parce qu'on les a traités d'une manière opposée au bon sens et à la raison; c'est prêcher une erreur impardonnable au degré où la science a été élevée par les travaux des physiologistes. »

Calmeil — ajoute Broussais, *loc. cit.*, *p. 677* : « a traité de l'inflammation chronique de l'encéphale et de ses membranes qui conduit à la démence et à la paralysie générale.... et *p. 681*, cet auteur, quoique marchant dans la voie physiologique, s'est montré trop circonspect, et n'a pas tiré de son sujet tout le parti qu'il aurait pu en tirer..., et *p. 692* : son ouvrage est écrit avec timidité, sous l'influence du scepticisme prétendu philosophique qu'affichent tous les anatomo-pathologistes de l'école moderne, et qui n'a d'autre cause que la défense qu'on leur a faite d'étudier suivant la méthode physiologique. Cet ouvrage est utile et même très-important par l'appui qu'il nous prête, et par les progrès dont il sera nécessairement le promoteur. »

Lallemand — a pris pour sujet de ses lettres les différentes formes des altérations de l'encéphale, voici comment Broussais apprécie la marche que suit l'auteur : *loc. cit.*, *p. 495* :

« M. Lallemand qui n'était encore qu'élève ou jeune medecin sans titre, et qui nous entendait chaque jour rallier, dans nos leçons, les apoplexies cérébrales et les ramollissements aux inflammations aiguës et chroniques, entreprit de fournir les preuves de cette importante vérité... et *p. 693* :

« Suivant nous, M. Lallemand a mis dans l'exposition des principes de la doctrine physiologique une adresse à laquelle il doit de n'avoir pas rencontré une opposition trop virulente et trop acharnée, il a d'abord traité des ramollissements; ces mots n'ont choqué personne, ils étaient en faveur.

« Il a poursuivi sa tâche, en soumettant au même principe, l'inflammation les infiltrations purulentes, les abcès, les kistes etc. on voit que M. Lallemand a saisi l'ensemble des maladies irritatives de l'encéphale; qu'il les a rapprochées et soumises à une grande loi dont la réalité ne pouvait plus être contestée; enfin, qu'il a accompli un chef-d'œuvre de doctrine... et *p. 709* : M. Lallemand est du petit nombre des hommes à qui la nature donne le génie. Sa conception est vaste, sa mémoire forte, son attention soutenue.. ses ouvrages portent l'empreinte de l'unité systématique bien conçue. »

Bouillaud — ajoute Broussais *loc. cit., p. 711* : « convaincu, aussi bien que M. Lallemand, de la supériorité de la méthode physiologique sur toutes les autres, en a fait l'application aux maladies de l'encéphale... il pose en principe que les différents modes d'altérations organiques de cet appareil sont dus à l'inflammation; suivant ainsi une route opposée à celle qu'avait tenu M. Lallemand, puisque ce dernier arrivait à ce fait comme conclusion de ses recherches... M. Bouillaud est toujours clair, précis, positif, c'est le caractère de son talent; et *p. 734* : l'ouvrage de M. Bouillaud sur l'encéphalite est tracé sur un plan vaste, exempt d'ontologie, et portant l'empreinte de la bonne école. »

Ollivier d'Angers — dit Broussais, *loc. cit., p. 734* : « en faisant l'application de l'anatomie pathologique aux maladies de la moelle épinière, a rempli une grande lacune... et *p. 757* : M. Ollivier a fait un travail utile en forçant nos praticiens, par un grand ouvrage plein de faits et de réflexions judicieuses, à s'occuper sérieusement des inflammations de la moelle épinière... il arrivera bientôt à se surpasser lui-même s'il continue à diriger ses travaux suivant l'esprit de la médecine physiologique.... s'il évite de mettre les opinions des hommes en crédit à la place des preuves. Nous ne disons pas qu'il ait déjà manœuvré de cette manière, nous témoignons seulement la crainte qu'il ne se laisse gagner par l'esprit d'éclectisme, et même de scepticisme qui domine certaines coteries. »

MARANDEL — dans sa dissertation sur les irritations, présentée en 1807 à la faculté de médecine de Paris, propose la classification nosologique suivante : 1° *irritations*, qu'il distingue en nutritives, secrétoires, hémorrhagiques, inflammatoires; 2° *atonies;* 3° *transformations organiques;* 4° *dégénérations organiques;* 5° *corps étrangers;* 6° *vices d'organisation et de structure originels;* 7° *déplacements des parties;* 8° *fièvres;* 9° *dérangements des fonctions cérébrales.*

Cet auteur est encore un de ceux qui semblent faire ombrage à Broussais relativement à la priorité de ses principes systématiques. Le réformateur dit en effet, *3e Examen, t. 4., p. 761* :

« Il s'agit de décider si Marandel qui a puisé dans Bichat ainsi que Caffin, Prost, tant d'autres et nous même, a construit avec l'irritation qu'il lui a empruntée la médecine physiologique qui s'est développée depuis lui, et qui fait maintenant de si grands progrès, en d'autres termes, Marandel qui, comme la plupart des élèves de Bichat, a traité de l'irritation, a-t-il ou n'a-t-il pas fondé la doctrine médicale de la France ? »

Nous pensions qu'après avoir soulevé une question de cette importance relativement à l'origine de la médecine physiologique, Broussais allait en donner immédiatement la solution, quel est notre étonnement en continuant de lire *p. 762* :

« Telle est la question que l'espace ne nous permet pas d'aborder dans ce quatrième volume, en conséquence, nous avons pris le parti de la renvoyer à la seconde édition de *l'irritation et de la folie*, où elle sera peut-être mieux à sa place. »

Nous ne ferons ici que deux simples observations : une discussion de doctrine médicale serait-elle bien placée dans un ouvrage de philosophie; eût-il été bien difficile, en abrégeant ou même en retranchant plusieurs articles dans le troisième et quatrième volume du troisième examen, de trouver une place convenable et nécessaire pour la critique de la thèse de Marandel ?... Passons aux conclusions définitives du réformateur : *loc. cit., p. 760* :

« La grosseur de ce quatrième volume, la répugnance que nous avons eue à augmenter l'*Examen* d'un cinquième tome nous ont fait renoncer au projet que nous avions formé de terminer l'ouvrage par un exposé succinct du développement et de l'état actuel de la médecine physiologique ; ce travail aurait été nécessaire pour mettre les faits à leur place, car la mauvaise foi travaille sans cesse à les dénaturer. « En effet, après avoir d'abord exhumé Pujol de Castres, Caffin et Prost dans le but d'exténuer le mérite quel qu'il soit des travaux des médecins physiologistes, elle s'attache maintenant à la thèse de Marandel ; on voudrait insinuer que nous n'avons dans nos écrits d'autre mérite que celui d'avoir adopté et exploité les idées d'un professeur célèbre, auquel seul appartient le mérite de l'invention ; c'était une consolation pour certains hommes ; ils n'ont pas voulu se la refuser...

« Nous terminerons ici l'examen des doctrines médicales... la critique est pénible et doit avoir un terme ; et ceux qui ont publié que nous allions continuer notre *examen* sous une autre forme, n'ont point été les interprètes fidèles de notre pensée... ainsi, nous le répétons, *l'examen* est terminé et si nous avons encore quelque tribut à payer à la science ce ne sera plus sous la forme dont cet ouvrage offre l'exemple. »

Broussais indique un peu plus haut, *p. 760* quelle sera la source à laquelle devront ultérieurement puiser ses lecteurs :

« Au surplus, ceux qui désireront des détails *ex professo* sur l'esprit de notre doctrine, pourront consulter le traité *de l'irritation et de la folie* dont la seconde édition va nous occuper. »

De notre côté nous ne prolongerons pas cette revue critique au-delà des limites que le réformateur a cru devoir lui imposer ; nous dirons seulement, en la terminant, que nous ne comprenons pas ce renvoi fait par l'auteur *au traité de l'irritation et de la folie*, pour tout ce qui est relatif à la discussion des doctrines, au développement *ex professo* des principes *de la médecine physiologique.*

Nous ferons observer avec quel désavantage Broussais a réalisé ses audacieuses prétentions de briser tous les autels de la science médicale pour ériger le sien sur leurs débris ; avec quelle insuffisance il a voulu prouver que nulle part ne se trouvaient les principes fondamentaux de sa doctrine, pour se réserver le titre de fondateur absolu; avec quel sentiment de découragement et de lassitude, il termine *cet examen des doctrines médicales* entrepris sur un ton si impérieux, si violent, et continué avec tant de prétention et d'orgueil; enfin, avec quelle insouciance il abandonne sans les résoudre, des questions capitales pour sa doctrine; lui qui, dans les premiers temps de son enthousiasme systématique, se soulevait à la moindre contradiction, et, dans sa faconde chaleureuse, enfantait des volumes à l'occasion de la plus légère atteinte portée à ses dogmes exclusifs !...

Suivons actuellement le réformateur avec la même attention et la même impartialité dans l'établissement de sa doctrine médicale exposée d'après ses propres expressions.

II. EXPOSITION DE LA MÉDECINE PHYSIOLOGIQUE.

La révolution médicale effectuée sous le nom d'établissement de la médecine physiologique a présenté ses prédictions comme la plupart des événements remarquables; nous citerons les suivantes qui nous paraissent offrir un certain intérêt.

Prédiction de Cabanis. — « J'ose le prédire, avec l'esprit d'observation, l'esprit philosophique qui doit y présider va renaître dans la médecine. La science va prendre une face nouvelle; on réunira ses fragments épars pour en former un système simple et fécond comme les lois de la nature..... Alors il ne sera plus nécessaire que le *talent* se mette sans cesse à la place de l'*art*. L'*art*, au contraire, dirigera toujours le *talent*, le fera naître, quelquefois semblera même en tenir lieu..... »

Prédiction de Monfalcon. — Dict. des sc. méd., t. 54, p. 166: « Une nouvelle doctrine médicale, née de l'alliance de l'anatomie pathologique et de la physiologie à la médecine, se présente. Combien cette chaîne de doctrine est étendue ! Le temps montrera que M. Broussais est loin d'avoir fermé la carrière. »

Nous citons sans commentaire les prédictions relatives à la

révolution médicale qui vient de s'effectuer. Nous allons actuellement l'examiner dans ses faits accomplis.

Si Broussais eût exposé sa doctrine avec ordre et précision, notre tâche serait aisée; mais il en a jeté les principes çà et là dans ses ouvrages; et pour les présenter avec méthode et clarté, nous avons besoin d'un travail long, difficile, mais dont l'utilité nous paraît incontestable, d'importantes et nombreuses vérités se trouvant renfermées dans cette doctrine, au milieu d'erreurs plus nombreuses, plus capitales encore.

« Broussais, comme l'a très-bien dit M. Bérard, avait le génie qui conçoit, l'audace qui entreprend et l'opiniâtreté qui poursuit une tâche longue et pénible..... De tels hommes peuvent remuer le monde : Broussais conçut le projet de réformer la médecine. »

Ajoutons qu'il poussait l'amour-propre jusqu'à l'orgueil, le désir de la domination jusqu'au fanatisme, et que des mobiles aussi dangereux font souvent les systèmes et les hommes victimes de leur propre puissance; nos fastes militaires nous en ont offert, dans ces derniers temps, un exemple trop fameux; les annales de la médecine française en consacreront une preuve de plus.

En effet, si d'un côté le réformateur nous présente une suffisance, une présomption illimitées, de l'autre, il se charge lui-même, par une prédiction également bien remarquable, de nous apprendre quels en seront les tristes résultats.

Il dit, *Annales de la méd. phys., t. 1, p. 67* : « La doctrine physiologique est immuable comme la vérité, et n'admet aucune espèce d'alliage; c'est ce qui la distingue de tous les systèmes qui l'ont précédée. »..... *Catéchisme de la méd. phys., préf., p.* v : « Le champ de la science était tellement aride avant la doctrine physiologique, que ceux qui la cultivaient avec le plus d'ardeur ne pouvaient guère y récolter que des ronces et des épines. »..... *3e Examen, t. 4, p. 81*. « La médecine française était à la remorque derrière toutes les médecines du monde civilisé, lorsque parut notre doctrine, etc...... Il n'y a plus aujourd'hui de médecine que dans notre école physiologique, etc. »

Il ajoute, *Phlegm. chron., 2e édit., t. 1, préf., p.* VIII : « Celui qui généralise trop et qui prononce en dernier ressort montre sa présomption et son orgueil..... S'il est fanatique de ses opinions, il force tous les faits de se plier à sa fausse théorie, et marche d'erreurs en erreurs, jusqu'à l'extrémité de sa carrière..... Telle est, n'en doutons point, l'origine de tous les systèmes ridicules qui défigurèrent autrefois la plus belle des professions, et qui même aujourd'hui semblent se reproduire comme pour l'arrêter dans son essor, et l'empêcher de suivre les progrès des autres sciences naturelles. »

Nous devons le dire cependant, l'enthousiasme de Broussais avait peut-être moins encore sa source dans les dispositions individuelles du réformateur que dans les circonstances merveilleuses dont il était environné. Aussi, le malin Desgenettes, que nous pourrions nommer le *Rabelais de la médecine,* et qui connaissait particulièrement Broussais, nous disait-il un jour :

« Je ne sais où Broussais est allé prendre cet enthousiasme factice, personne assurément n'est moins réellement inspiré que lui. » Ce n'est pas notre opinion, c'est une simple citation que nous rapportons ici.

D'un autre côté, Broussais dit lui-même, *1er Examen*, *préf.*, *p.* XVIII : « Si j'expose mes titres pour écrire un ouvrage de médecine pratique, ce n'est point dans l'intention d'en tirer une ridicule vanité, *puisqu'ils sont pour la plupart le pur ouvrage du hasard.* »

Nous étions à Paris, en 1815, lorsque Broussais fit sa première leçon de pathologie dans le modeste amphithéâtre de la rue du Foin, où Bichat avait aussi professé; nous pouvons dès lors garantir l'exactitude rigoureuse du récit qu'a publié, à cette occasion, M. Bérard, *Éloge historique :*

« Le croira-t-on? cet homme si résolu, si entreprenant à principes si arrêtés, cet homme qui venait là pour y commencer la tâche d'un géant, se présente tout tremblant devant le petit groupe de curieux que son affiche avait attirés; ignoré du public, il ignorait lui-même le pouvoir de la parole, quelques leçons le révélèrent à tous.

« Bientôt l'affluence augmente, la modeste salle de la rue du Foin est abandonnée, et le vaste amphithéâtre de la rue des Grés peut à peine contenir la foule qui se presse aux leçons du réformateur.

« Quelle est cette puissance merveilleuse qui séduit, entraîne, enthousiasme tout-à-coup une jeunesse avide de s'instruire? c'est une conviction profonde servie par une dialectique pressante et une argumentation chaleureuse s'adressant tout à la fois à la raison et aux passions, voilà les véritables ressorts de l'éloquence, celle de Broussais avait un caractère que ses panégyristes exclusifs ont peut-être méconnu.

« Ce n'était pas ce discours égal, élégant qui coule abondant et facile et tient, suivant l'expression du poète, l'auditoire continuellement suspendu à la bouche de l'orateur, non; dans les parties purement descriptives, ou si la discussion était languissante la parole de Broussais avait quelque chose d'embarrassé, de lourd, de pénible; mais, comme le fluide qui a surmonté tout-à-coup les poids qui le compriment, elle faisait explosion si elle venait à s'échauffer par l'apparence de la contradiction. Bientôt les idées se pressent, les raisonnements s'enchaînent dans cette intelligence que la lumière vient de sillonner.

« Malheur à ceux qui ont provoqué la colère de Broussais! tout ce que la logique a de plus écrasant et l'ironie de plus amer, il va l'employer à les combattre, il ne leur épargnera ni les sarcasmes qui blessent au vif, ni les traits du ridicule si redoutés en France; et toutes les ressources d'une nature énergique et puissante vont ajouter encore à l'effet de sa parole, la voix sonore et accentuée, l'intonation mordante, l'éclat du regard, la vive expression des traits où se peignent l'emportement et le dédain, l'attitude, le geste, les mouvements du corps, en lui tout était entraînant, irrésistible. »

En 1816, beaucoup plus jeune que Broussais, nous professions la physiologie et la pathologie à l'école pratique de la faculté, dans le même amphithéâtre que lui. Nous avons plusieurs fois écouté ses leçons, et toujours admiré cette verve bouillante et féconde, ces aperçus nouveaux et profonds, d'un génie supérieur, mais en même temps déploré ce ton déclamatoire, ces mensongères et dangereuses hallucinations d'un systématique absolu.

A cette époque, l'enthousiasme et l'entraînement des élèves étaient dans toute leur force; la réflexion n'offrait encore aucun empire sur les excès du prosélytisme; le temps et l'expérience devaient seuls faire justice de ces illusions et de ces abus de la nouveauté.

Nous connaissons bien le réformateur, les circonstances qui l'environnent, les moyens qu'il emploie pour effectuer la révolution médicale; exposons actuellement les bases du système qu'il voulut faire adopter.

Toutefois gardons-nous de confondre avec cet étroit et déplorable système, le grand et beau résultat de cette immense révolution du XIXe siècle, cette large et fructueuse *doctrine physiologique* telle que la comprenaient Bordeu, Barthez, Cabanis, Bichat, Corvisart et Broussais lui-même avant de s'absorber dans la monomanie qui réduisit à des proportions si minimes le cadre entier de sa généralisation.

La doctrine pysiologique est, pour tous les bons esprits, basée sur la connaissance précise des altérations matérielles, vitales et fonctionnelles de l'organisme, avec appréciation exacte du caractère, de l'action des causes qui occasionnent ou produisent les maladies, de la nature et de l'influence des moyens employés pour les prévenir ou pour les combattre.

Mais si l'on veut qu'elle mérite ce beau titre, il est indispensable qu'elle conserve ses larges bases, qu'elle ne soit jamais faussée par aucune vaine hypothèse, ni resserrée dans la sphère étroite et précaire d'un système incomplet.

Il faut qu'elle procède constamment par la voie de l'expérience raisonnée, qu'elle n'élève jamais la théorie au-dessus de la portée des faits bien positifs et bien constatés. Érigée sur de tels fondements, la médecine physiologique, envisagée comparativement aux autres doctrines, présenterait sous le rapport de la vérité de ses principes, de l'importance de sa théorie, de l'utilité de ses applications toute la différence que nous trouvons entre les siècles de l'ignorance et de la barbarie, et les siècles de la science et de la civilisation.

Si nous prenons actuellement le terme de médecine physiologique dans l'acception que lui donna parmi nous le principal auteur de cette doctrine, aussitôt nous voyons que ce terme fut, de nos jours, comme autrefois celui de philosophie, complètement faussé dans sa véritable signification.

Cependant, la prostitution d'un aussi beau titre ne devint pas instantanée; Broussais arriva par degrés aux principes exclusifs et souvent erronés de sa doctrine. Il était encore sage et vrai lorsqu'il disait : *2e Examen des doctrines médicales*, *p.* CXXIV, *propos.* CDLXI :

« Pour pratiquer la médecine avec succès, il ne suffit pas de rapporter les symptômes à des organes, il faut encore pouvoir déterminer en quoi ces organes diffèrent de l'état de santé, c'est-à-dire la nature de la maladie... *Prop.* CDLXII : « La nature de la maladie doit être, pour le médecin ce qui fournit les indications curatives, elle résulte donc 1° de la connaissance des modificateurs qui ont *exalté*, *diminué* ou *dénaturé* d'une manière quelconque l'action de l'organe primitivement affecté ; 2° de celle de l'influence de cet organe sur les autres ; 3° enfin de celle des modificateurs qui peuvent rétablir l'équilibre, ou du moins, diminuer l'intensité de la maladie : la nature des maladies résulte donc, pour le médecin, de la modification physiologique appréciable des organes. »

Il signale encore avec raison et ménagement cet abus des entités pathologiques sur lesquelles nous le verrons plus tard dépasser la mesure d'une critique judicieuse et convenante. Il dit, *prop.* CDLXIV :

« Considérer les entités morbides factices comme des puissances malfaisantes qui agissent sur les organes et les modifient en y produisant tel ou tel désordre, c'est prendre les effets pour les causes, c'est faire de l'ontologie, »

Il est encore bien loin de ce système exclusif dans lequel nous le verrons ultérieurement tomber, lorsqu'il établit une telle diversité entre les maladies qu'il rejette « la possibilité de les faire entrer même approximativement, dans aucun cadre nosologique et lorsqu'il dit, 2e *Exam.*, *p. 396* :

« Il faut absolument, si l'on veut donner l'idée d'une affection quelconque, qu'on la suppose dans toutes les circonstances que l'influence plus ou moins active des modificateurs ou agents externes peut exercer sur elle, il faut qu'en présentant toutes les phases de son histoire, on apprécie l'action de chacun de ces agents afin de mettre le lecteur en état de la reconnaître dans quelque temps de la maladie qu'il puisse être appelé et de choisir aux différentes époques les modificateurs ou moyens thérapeutiques qui lui paraîtront le plus avantageux. »

Il est évident qu'en suivant l'idée de Broussais dans ce qu'elle offre de spécieux, on arriverait à trouver des milliers de modèles pour une seule maladie; encore, tous ces types seraient-ils à peu près artificiels; aussi le voyons-nous conclure, *p. 397*, dans l'intention bien positive de renverser le système nosographique de Pinel : « Il est impossible de former un cadre nosologique où les maladies soient présentées d'une manière absolue, avec une marche nécessaire, fatale, indépendante des modificateurs. » Nous saurons plus tard s'il n'a pas oublié cette sentence négative dans son exposition de la gastro-entérite.

Il apprécie du reste bien mieux la portée réelle des agents thérapeutiques lorsqu'il dit, *Prop.* CDLVI. « Adresser des remèdes à une entité morbide factice sans apprécier leurs effets sur les organes qui les reçoivent et sur ceux qui sympathisent avec ces organes, c'est guérir ou exaspérer une maladie sans en connaître la raison. »

Malheureusement pour sa doctrine, Broussais ne suivra pas la direction vraie, sage, expérimentale qu'il s'était d'abord imposée, nous le verrons au contraire peu convenant dans la forme, souvent erroné dans le fond, se resserrer de plus en plus dans l'étroite circonscription d'un système exclusif, dénaturer la médecine physiologique, fausser entièrement la belle dénomination de sa doctrine, en réduisant à peu près sa théorie médicale à celle de l'irritation, et sa thérapeutique à l'usage de l'eau de gomme et des sangsues.

Malgré tout le génie que nous reconnaissons à Broussais, malgré toute l'estime que nous faisons de son grand talent d'observation et précisément à cause de cette estime, nous exposerons sa doctrine avec toute la liberté qui convient au médecin, avec toute l'impartialité que l'on doit surtout au véritable mérite.

Pour donner à cette exposition toute la clarté, toute la vérité nécessaires, nous la diviserons en quatre paragraphes : 1° principes généraux de physiologie pathologique ; 2° pathologie générale ; 3° pathologie spéciale ; 4° thérapeutique. Enfin, dans la nécessité d'éviter ici toute fausse interprétation, nous procéderons d'après les expressions textuelles du réformateur.

1° PRINCIPES GÉNÉRAUX DE PHYSIOLOGIE PATHOLOGIQUE.

PRINCIPE DE LA VITALITÉ. — Broussais est vitaliste ; voici comment il comprend le principe fondamental sur lequel repose la vitalité : *Physiolog.* 1re édit., *t.* I, *p.* 14 :

« Il n'y a qu'une propriété apparente dans les tissus, elle se manifeste d'abord par la condensation de la matière animale au moment où elle est mise en rapport avec un corps extérieur. Si cette propriété est considérée dans chaque fibre en particulier, on voit qu'elle se réduit à un raccourcissement. Les physiologistes l'ont désignée par le mot de *contractilité*.

Il n'admet pas la *sensibilité* comme propriété distincte de la *contractilité*. Voici ses motifs : *Loc. cit.* :

« Lorsque la fibre, pour avoir été touchée par un agent quelconque se met en contraction, on juge qu'elle a senti la présence de cet agent; de là l'expression de *sensibilité*. On a donc attribué à la fibre vivante *la sensibilité* et *la contractilité*. Mais si le véritable sens de ces deux mots se réduit à ce qui suit : *la fibre s'est contractée parce qu'une cause l'y a déterminée*, il est clair que la première de ces deux propriétés rentre nécessairement dans la dernière.... cette propriété contractile est inhérente à la fibrine.... après la fibrine vient la gélatine.... l'albumine est celle des formes de la matière organisée où la contractilité se manifeste le moins.... »

« Les mots *force vitale* ne peuvent offrir à notre esprit que l'idée de la puissance qui préside à la formation, au développement, à la conservation de l'individu.... La puissance vitale préexiste donc nécessairement à la propriété fondamentale des tissus.... Cette force est inconnue dans son essence, c'est une cause première. »

MANIFESTATION DE LA PUISSANCE VITALE. — Broussais dit : *loc. cit. p. 28* : « Cette force se fait connaître par des phénomènes d'une chimie propre à chacun des corps vivants. Cette *chimie vivante* est le phénomène le plus reculé qui frappe nos sens. Elle n'est pas sans doute la force vitale proprement dite mais elle en est le premier instrument, l'instrument invisible, *immatériel*, que nous ne connaissons que par la voie du raisonnement. »

LOIS VITALES. — *Loc. cit., p. 28* : « Les lois vitales consistent dans un certain nombre de phénomènes généraux communs à tous les tissus. » 3me *Exam. t. 1 proposit. 1* : « La vie de l'animal ne s'entretient que par les stimulants extérieurs (Brown) ; et tout ce qui augmente les phénomènes vitaux est stimulant... Le calorique est le premier et le plus important des stimulants; et s'il cesse d'animer l'économie, les autres perdent leur action sur elle... Il en est ainsi de l'oxygène... Certains corps de la nature, outre le calorique, augmentent la *sensibilité* et la *contractilité* dans les parties de l'organisme avec lesquelles ils sont mis en contact : c'est la stimulation ou irritation, ces corps sont donc aussi des stimulants. »

PHÉNOMÈNES PHYSIOLOGIQUES GÉNÉRAUX. — Ces phénomènes, que Broussais nomme encore lois vitales, sont, dans l'ordre ordinaire de leur succession : *Physiol., t. 1. p. 29* : « *Diminution* rare; *augmentation* très-fréquente dans la mise en jeu de la contractilité par les corps extérieurs qui sont appliqués à l'économie, consécutivement à *l'augmentation... fluxion* locale de la matière organique mobile vers le point excité : *érection vitale...* augmentation des phénomènes *de la chimie vivante.*

Broussais admet deux genres de stimulation : l'une *directe*, l'autre, *indirecte*, il les distingue ainsi, *Physiol. t. 1, p. 33 :*

« Les agents qui développent les phénomènes de la vitalité dans nos tissus peuvent se partager en deux séries, les premiers exaltent directement ces phénomènes; les seconds commencent par les diminuer, après quoi on les voit reparaître avec plus d'intensité qu'ils n'en manifestaient avant leur diminution, on est donc forcé de reconnaître, chez les animaux parfaits, une loi en vertu de laquelle la force qui préside à la vie réagit contre les causes débilitantes, c'est ce qui constitue *la réaction vitale.* »

Quant à la *diminution* de la vitalité que Broussais regarde comme très-rare il l'explique ainsi, *Loc. cit., p. 35* :

« Les causes de la diminution des phénomènes de vitalité sont positives ou négatives... *les causes négatives* sont le froid... la soustraction des matériaux alibiles, des fluides et autres agens qui sont nécessaires à l'exercice des fonctions... tant que la puissance vitale est en mesure de réagir, ils peuvent devenir *excitants indirects..., les causes positives* de la diminution sont beaucoup moins connues que les négatives, une secte de médecins les désigne par le titre de *contro-stimulants...* ils doivent se réduire à un assez petit nombre... je dirai cependant que le mucilage, l'eau à certaine température sont les plus remarquables de ces agents. »

TRANSMISSION DES IRRITATIONS.—Les phénomènes physiologiques dont nous venons de parler d'abord circonscrits dans les limites d'un tissu peuvent s'étendre et se répéter dans d'autres tissus, d'autres organes, d'autres appareils et même dans tout l'organisme, ce sont les *sympathies* de l'auteur, il les explique ainsi, *Physiol. t. 1, p. 31* :

« Les érections vitales développées dans un point quelconque de l'organisme ne peuvent pas s'élever à un certain degré sans être transmises à d'autres points... la transmission des érections vitales ou des *irritations* a lieu par l'intermédiaire du tissu nerveux qui est spécialement destiné à cet usage... l'irritation transmise est de même nature que l'irritation primitive, soit qu'on la considère au foyer de départ, dans les nerfs qui la transportent, dans le centre commun de l'appareil nerveux, dans l'organe où les nerfs la transmettent. » Il ajoute, 3me *Exam. propos.* XV : « Toute stimulation assez intense pour parvenir au cerveau parcourt tout l'ensemble du système nerveux de relation, elle se répète donc dans tous les viscères, ce qui fournit au cerveau de nouvelles causes de stimulation. »

BUT DES PHÉNOMÈNES GÉNÉRAUX. — *Loc. cit., propos.* XI : « Le but complexe de la stimulation primitive, comme de la stimulation secondaire, est toujours la *nutrition*, *l'éloignement* des causes destructives et la reproduction; les mouvements qui exécutent tout cela sont partagés en plusieurs séries, dont chacune est exécutée par un certain nombre d'organes et porte le nom de fonction; or, pour l'exercice des fonctions, il faut que les liquides concourent avec les solides; dans toute stimulation il y a donc impulsion, appel ou attraction des fluides vers les solides. »... *Propos.* XX : « L'assimulation est un phénomène de premier ordre qui ne saurait s'expliquer par l'action de la sensibilité et de la contractilité, on ne peut l'attribuer qu'à la puissance créatrice, et c'est un des actes de la chimie vivante. »... *Propos.* XXIV : « Pendant que les fluides se meuvent dans le tissu des glandes, il s'y opère, outre la nutrition, des changements dans la forme des fluides qui ne sont pas employés à cette fonction, tels que chaque glande fournit le sien avec des caractères particuliers ; ces changements appartiennent à la chimie vivante. »

ECONOMIE VIVANTE, DISTINCTE DE L'ÉCONOMIE GÉNÉRALE. — Broussais a soin de distinguer la manière d'être des corps vivants et des corps inertes, il dit : *Physiol. t. 1 p. 37* :

« Les lois physiques sont modifiées dans l'économie vivante par les lois vitales. »

2° PATHOLOGIE GÉNÉRALE.

Application de la physiologie a la médecine. — Broussais comprend ainsi l'interversion des lois physiologiques : 3me *Exam.*, *propos.* LXVII :

« La santé suppose l'exercice régulier des fonctions; la maladie résulte de leur irrégularité ; la mort de leur cessation. »

On voit déjà que le principe fondamental de la doctrine de Broussais consiste à rallier la médecine à la physiologie. Abordant plus directement cette grande question, il dit, *Annales de la méd. physiol. t. 1, p. 1* :

« La physiologie est la connaissance de la vie, elle doit donc s'appliquer à l'homme malade aussi bien qu'à l'homme en santé.... le temps n'est pas éloigné où l'on se demandera comment la médecine a pu rester si longtemps séparée de la physiologie... cela vient de ce que les maladies ont été observées et traitées avant que l'on connut les organes et leurs fonctions... les organes et les fonctions ayant été étudiés avec soin, on s'apperçut que la maladie consistait dans les dérangements qui y surviennent, cette grande vérité une fois démontrée, il était indispensable de refaire tous les ouvrages classiques puisqu'ils avaient été composés avant qu'elle fût connue. Il fallait rattacher chaque maladie à l'organe et à la fonction dont elle est la lésion; par conséquent, changer sa dénomination, sa théorie, son traitement. »

Localisation des maladies. — Nous voyons Broussais arriver par degrés à la localisation des maladies, autre point capital de sa doctrine, et nous comprenons dès lors pourquoi son Premier Examen porte pour épigraphe, cette vérité si féconde empruntée à l'anatomie générale de Bichat : « qu'est l'observation si l'on ignore là où siége le mal? »

Le réformateur dit à cette occasion, *2e Exam. p. 812* : « Hippocrate, Baillou, Sydenham, Ramazzini, Dehaën, Storck, Stoll etc. ont beaucoup et très-attentivement observé... mais, pour n'avoir pas rallié les symptômes aux organes et à leur véritable lésion, ils n'ont point connu la valeur de ce qu'ils observaient et n'ont point rendu à la science les services qu'on leur attribue. »

Pour Broussais, une maladie est toujours locale avant de s'offrir comme altération générale : 5e *Exam. propos.* LXXIII :

« L'exaltation commence toujours par un système organique et se communique à d'autres soit dans le même appareil, soit ailleurs... et, 2e *Exam. p. 61* : Il y a six ans que j'enseigne que *toutes les maladies* sont locales dans leur principe, et que j'en administre la preuve en indiquant l'organe ou le tissu où chacune d'elles prend son origine. »

Il ajoute, 1er *Exam. p. 182* : « Il me semble que l'on doit conclure des discussions auxquelles je me suis livré jusqu'ici que toute classification qui tendrait à isoler les phénomènes pathologiques des organes dont ils expriment la souffrance serait essentiellement défectueuse... et *p. 160* : Depuis le commencement de cette dissertation, je me suis étudié à faire sentir au médecin la nécessité de fixer son attention sur les organes afin de ne pas prendre pour des *êtres essentiels* les résultats de leur souffrance. »

Ici se trouve comme on le voit, la transition naturelle qui conduit le réformateur : *de la localisation* des maladies à la proscription des *entités morbides* qu'il poursuivit partout, avec une sorte de monomanie, même dans les ouvrages où son imagination seule pouvait les supposer.

PROSCRIPTION DES ENTITÉS MORBIDES. — 3me *Exam. propos.* CDLXIII : « Les groupes de symptômes que l'on donne pour des maladies, sans les rapporter aux organes dont ils dépendent, ou bien en les rapportant aux organes, mais sans avoir bien determiné la nature de l'aberration physiologique de ces derniers, sont des abstractions métaphysiques qui ne représentent point un état morbide constant, invariable et dont on soit assuré de retrouver le modèle dans la nature ; ce sont donc des *entités factices*, et tous ceux qui étudient la médecine par cette méthode sont des *ontologistes*. »

« *Propos.* CDLXIV : Considérer les entités morbides factices comme des puissances malfaisantes qui agissent sur les organes et les modifient en y produisant tel ou tel désordre, c'est prendre les effets pour les causes; c'est faire de *l'ontologie.* »

« *Propos.* CDLXV : Considérer la succession des symptômes que l'on a observés comme la marche nécessaire et invariable d'une maladie, et en faire des caractères essentiels à son diagnostic et par conséquent à son traitement, c'est créer une entité factice puisque les affections des organes se comportent différemment, suivant leur irritabilité, leur sensibilité et les modificateurs qui agissent sur eux; c'est se mettre dans l'impossibilité de traiter cette maladie avant sa terminaison, sans être en contradiction avec ses propres principes, c'est toujours faire de *l'ontologie.* »

« *Propos.* CDLXVI : Adresser des remèdes à une entité morbide factice, sans apprécier leurs effets sur les organes qui les reçoivent et sur ceux qui sympathisent avec ces organes, c'est guérir ou exaspérer une maladie sans en connaître la raison physiologique. »

« *Propos.* CDLXVII : Celui qui guérit une maladie sans avoir apprécié avec justesse les modifications physiologiques au moyen desquelles il a opéré cette cure, n'a pas la certitude de reconnaître ni de guérir la même maladie lors quelle se présentera de nouveau; d'où il résulte nécessairement que ni les succès, ni les revers des ontologistes ne peuvent servir ni à les rendre bons praticiens, ni à leur donner les moyens d'en former d'autres. »

Il attache la plus grande importance à l'avantage d'avoir signalé cette manière de procéder et dit, 2e *Exam.*, *préf. p.* VII : « La découverte de cette ontologie médicale qui s'opposait, depuis le commencement des siècles, à ce que la médecine figurât au rang des sciences, est ma propriété ; je n'en ai trouvé le germe dans aucun ouvrage. »

REJET DES CONSTITUTIONS MÉDICALES. — 3e *Exam. t.* III, *p. 6 :* « Les grands épidémistes, les fameux descripteurs de constitutions à la tête desquels se trouvent, après Hippocrate, Baillou, Sydenham et Baglivi, ont remarqué, à force d'observations, que les maladies varient entre elles dans chaque saison de la même année et dans les mêmes saisons des années différentes. Ils ont en conséquence créé ce qu'ils appellent des *constitutions médicales*. Or, ces constitutions sont des choses toutes différentes de l'autocratisme, de l'humorisme et du Brownisme. Et cependant ces choses ne sont ni contradictoires à ces systèmes, ni même incompatibles avec eux ; elles ont été adoptées par de grands hommes on peut même en trouver le germe dans Hippocrate..... Mais quel rôle doit jouer la doctrine des constitutions annuelles au milieu des autres?... Elle servira à expliquer les succès inespérés, comme les revers inattendus, les marches irrégulières ; enfin elle donnera la raison suffisante de tout ce qui sera observé de contradictoire aux opinions, aux règles, aux préceptes des maîtres de l'art. Quelle ressource féconde! et comme on sait aujourd'hui en tirer bon parti. »

Loc. cit., t. II, *p. 91 :* Il s'agit de la doctrine de Sydenham : « Ici commence à paraître un genre particulier *d'ontologie, les constitutions* sont érigées en *entités* existantes à la manière des corps..... et *p. 115* : Sydenham distinguait deux sortes d'influences atmosphériques : l'une secrète, occulte qui produit les maladies d'une ou plusieurs années consécutives, etc..... et *p. 121*.... Ces découvertes se réduisent à des entités nouvelles qu'il créa en imaginant des *maladies stationnaires* produites par des particules occultes de l'air et tout-à-fait indépendantes de sa température, des vicissitudes atmosphériques et même des émanations miasmatiques provenant des corps vivants ou morts. »

REJET DES CRISES RÉGULIÈRES. — Broussais admet les crises seulement comme des déplacements accidentels de l'irritation, mais nullement comme le résultat d'un travail bienfaisant de la nature médicatrice, encore moins, comme pouvant s'effectuer à des jours déterminés et nommés *jours critiques. 3e Exam., propos.* XCIV :

« Si les irritations sympathiques que les principaux viscères déterminent dans les organes secréteurs, exhalants et à la périphérie, deviennent plus fortes que celles de ces viscères, ceux-ci sont délivrés de la leur, et la maladie se termine par une prompte guérison. *Ce sont les crises.* Dans ces cas, l'irritation marche de l'intérieur à l'extérieur.... *Prop.* XCV : Les congestions des crises se terminent toujours par une évacuation soit secrétoire, soit purulente, soit hémorrhagique : sans cela, la crise n'est pas complète. *Prop.* XCVI.... Si l'irritation s'avance de l'extérieur à l'intérieur, ou d'un viscère vers un autre plus important, la maladie s'aggrave. Ce sont *les fausses crises* des auteurs. »

Il dit ensuite à l'occasion de la doctrine d'Hippocrate, 3e *Exam.*, *t.* I, *p.* 28 :

« Il en est des évacuations comme des jours critiques; si l'une ne soulage pas, il faut en attendre une autre, ou bien désespérer du malade, à moins qu'un changement extraordinaire, parce qu'il a lieu dans un jour qui ne devait point être favorable, n'arrive tout à propos pour soustraire le malade à un péril presque inévitable. Hippocrate avait senti le vide des spéculations sur la durée des fièvres, et sur les évacuations qui emportent la cause du mal..... Mais il avait reçu cette doctrine de ses ancêtres, et il devait la transmettre à ses descendants, et *p.* 27 : Hippocrate a été copié, modifié, corrigé pendant la longue série des siècles qui nous séparent de lui, et jamais on n'a pu tomber parfaitement d'accord sur les époques des évacuations critiques et des terminaisons. C'est que, dans la réalité tout cela n'a rien de fixe. »

Rejet de la nature médicatrice. — Hippocrate, Galien, Stahl, etc. admettaient dans l'organisme un principe conservateur militant avec une sorte d'intelligence contre les efforts destructeurs des maladies sous le nom de *nature ou force médicatrice.* Broussais n'y voit qu'un résultat des réactions sympathiques : il dit en effet, 2e *Exam.*, *préf.*, *p.* VII :

« J'ai considéré les sympathies sous un nouveau jour, ce qui m'a fourni les moyens de mieux apprécier la force médicatrice, ou l'autocratisme des auteurs. 3e *Exam.*, *prop.* XI : le but de la stimulation primitive et de la stimulation sympathique est.... l'éloignement des causes destructives. » Ces idées et les considérations relatives à la localisation des maladies conduisent naturellement le réformateur à rejeter l'essentialité des altérations pathologiques pour y substituer l'influence directe ou sympathique de l'irritation.

Proscription de l'essentialité des maladies. — La plupart des médecins de l'antiquité ont considéré les maladies comme isolées des organes. Parmi les modernes, Barthez est un de ceux qui s'est le plus occupé de la propagation de cette doctrine, et d'après Montfalcon : « on doit le regarder comme le Kant de la médecine, puisqu'à l'exemple du philosophe de Kœnigsberg il a personnifié des abstractions. »

Broussais a fortement combattu ce dogme de l'essentialité, comme nous le verrons surtout à l'article des fièvres. C'est encore un des caractères principaux de la médecine physiologique, et l'une des conséquences naturelles de la localisation des maladies. Il dit, 3e *Exam. t.* III, *p. 429* :

« Les dénominations transmises par les anciens auteurs comme représentatives des maladies sont loin d'offrir à l'esprit des objets bien déterminés..... L'auteur de la nosographie s'occupe à disposer, dans un certain ordre, ces dénominations qui ne constituent pas des maladies réelles, mais des groupes de symptômes arbitrairement formés. Donc il n'a point classé ni coordonné de véritables maladies, mais des abstractions d'un sens mal déterminé. »

Broussais ajoute : *loc., cit. t.* I, *propos.* LXII : « La santé ne s'altère jamais spontanément, mais toujours parce que les stimulants extérieurs destinés à entretenir les fonctions ont cumulé l'excitation dans quelque partie, ou parce qu'ils ont manqué à l'économie, ou parce que l'économie a été stimulée d'une manière qui répugne à l'exercice des lois vitales. »

Le réformateur arrive ainsi par degrés à regarder les maladies comme le résultat anormal de l'action des modificateurs sur les organes, à substituer la théorie de l'irritation à celle de l'essentialité.

L'IRRITATION ENVISAGÉE COMME PRINCIPE DES MALADIES. — Broussais, tout en rattachant les maladies aux organes, voit les premiers rudiments des altérations pathologiques dans l'irrégularité des fonctions. Il admet d'abord les deux modes fondamentaux de ces altérations pathologiques : *diminution* et *augmentation*, mais cédant bientôt à son désir de tout simplifier il paraît sacrifier à peu près entièrement le premier de ces modes pour ne conserver que le second. Il dit, 3e *Exam.*, *t. 1*, *propos.* LXVII :

« La maladie résulte de *l'irrégularité* des fonctions. *Prop.* LXVIII : Les fonctions sont *irrégulières* lors qu'une ou plusieurs d'entre elles s'exercent avec *trop* ou *trop peu* d'énergie. *Prop.* LXIX : L'énergie d'une fonction est *excessive* lors qu'elle précipite suspend ou dénature les autres, de manière qu'un ou plusieurs des organes qui sont chargés de la fonction exagérée et de celles qu'elle a troublées, soient menacés de destruction. *Prop.* LXX : L'énergie d'une fonction est *languissante* lorsqu'un ou plusieurs des organes qui en sont chargés ne jouissent pas du degré de vitalité nécessaire pour bien exécuter la fonction. *Prop.* LXXI : La vitalité des organes peut avoir été *exaltée* avant d'être *diminuée, et vice versâ*. *Prop.* LXXII : Il n'y a ni exaltation ni diminution *générales* et *uniformes* de la vitalité des organes. »

Prop. LXXVIII : « La *surexcitation partielle* suppose toujours un appel trop considérable des fluides ; il y a donc *congestion* préjudiciable à l'exercice des fonctions dans toute surexcitation, c'est une *congestion morbide*. *Prop.* LXXXIII : La congestion morbide active étant toujours compagne de la surirritation, il suffit de nommer cette dernière pour être entendu en développant la marche des maladies, on peut même pour être plus bref se contenter du mot IRRITATION, pourvu qu'on y attache le même sens ; mais il faut sous-entendre l'épithète *morbide*. »

Ainsi voilà l'expression consacrée, le mot *irritation* va désormais traduire l'idée du principe fondamental pour ne pas dire exclusif des maladies, du pivot central sur lequel va rouler toute la doctrine physiologique.

Craignant sans doute que l'on ne comprit pas ainsi son *unité médicale*, Broussais ajoute, *1er Exam. p. 266* : « Ces faits concourent avec beaucoup d'autres à nous prouver que *le principe* de toute excitation soit *nerveuse*, soit *inflammatoire* est toujours *le même.* »

Développant d'avantage sa pensée, Broussais dit, 2e *Exam.*, *préface p.* VI : « Il s'agissait d'étudier l'excitation dans les différents organes; mais pour le faire avec succès il fallait posséder une anatomie physiologique, celle de Bichat pouvait seule me servir de base; je me suis donc efforcé de rattacher les phénomènes de la vitalité aux différents systèmes organiques qu'il nous a fait connaître. Je me suis dit: si tous les tissus ont une action particulière cette action est susceptible d'aberration et c'est en cela que doit consister *toute la pathologie.* »

Nous devons à la vérité d'ajouter qu'en 1829 il semble un peu modifier sa pensée relativement à cette exclusion systématique dans laquelle nous le verrons incessamment retomber. Il dit en effet, 3e *Exam. t. 2, p. 484* :

« Il est fort inutile d'aller chercher hors de chaque être organisé les lois particulières de son organisation, ce serait même temps perdu que de vouloir découvrir en lui le premier mobile de ses actes... Ce qui nous reste à faire c'est donc d'étudier les phénomènes que nous présente cet être organisé, de les rapprocher les uns des autres, et comme ils sont très-multipliés, de trouver *le fait le plus général* de son action, le fait auquel les autres se rattachent... Or, ce fait c'est *l'irritabilité* comme l'avait établi Glisson, comme l'a prouvé Haller, comme l'a répété Brown. Dire que ce fait soit *le seul* qui serve *de fondement* à la physiologie et à la *pathologie*, c'est peut-être aller *trop loin*; mais à coup sûr, l'irritabilité est, dans l'état où se trouve encore la science, le fait le plus important, et la clef de tous les autres, il ne s'agit pour en tirer bon parti que de ne pas le dénaturer en l'abstrayant, comme l'a fait Brown. »

En 1834 il cherche positivement à se disculper du reproche de *systématique exclusif* que lui font à peu près tous les médecins observateurs. Avec notre impartialité nous mettrons ses *allégations* à côté des *principes* qu'il a lui-même établis dans ses ouvrages, et le lecteur impartial comme nous jugera si les premières sont de nature à détruire l'impression faite par les seconds. Il dit, 3e *Exam. t. 4, p. 145* :

« Si l'on voulait nous reprocher que notre doctrine est entachée du même vice sous prétexte *qu'elle repose uniquement sur l'irritation*, tandis qu'il y a des maladies où ce phénomène est en défaut je répondrais que l'on ne m'a pas compris, j'ai soutenu que la plupart des maladies dépendent de l'irritation; mais je n'ai pas prétendu qu'elles en fussent toutes le résultat. *L'asphyxie complète est une abirritation*, et d'ailleurs notre doctrine n'est point intitulée : *la doctrine de l'irritation*, mais la doctrine physiologique ; ainsi, elle repose nécessairement *sur toutes les modifications que peut éprouver la vie*, et non pas uniquement sur *son exaltation*, quoique celle-ci soit incomparablement la plus fréquente. »

SYMPATHIES MORBIFIQUES. — « 3e *Exam. prop.* LXXXIV : L'irritation peut exister dans un système sans qu'aucun autre y participe ; mais cela n'a lieu que lorsqu'elle est peu considérable. Elle ne porte alors que sur les mouvements organiques locaux et sur la nutrition de la partie ; mais aussitôt que l'irritation locale s'élève à un certain degré elle se répète dans d'autres systèmes ou dans d'autres appareils plus ou moins éloignés, et *toujours sans changer de nature*. *Prop.* LXXXV : Les nerfs sont les seuls agents de la transmission de l'irritation. Ce qui constitue *les sympathies morbides*. *Prop.* XCII : Les organes sympathiquement irrités peuvent contracter l'irritation à un degré supérieur à celle de l'organe à l'influence duquel ils la doivent. Dans ce cas, la maladie change de place et de nom ce sont les *métastases*. *Prop.* XCIII : L'organe qui est devenu le siége d'une métastase excite alors des sympathies qui lui sont propres ; et celles-ci peuvent à leur tour devenir prédominantes : telles sont les phlegmasies ambulantes. *Prop.* XCVIII : L'irritation tend à se propager par similitude de tissu et de système organique : c'est ce qui constitue *les diathèses*. »

REJET DE LA MARCHE ET DE LA DURÉE FIXE DES MALADIES. —

Broussais n'admet point, dans les maladies, cette marche plus ou moins régulière, ces périodes successives qui permettraient d'en calculer au moins approximativement la durée, d'en prévoir les diverses phases depuis l'origine jusqu'à la terminaison. Il dit, *loc. cit.*, *prop.* XCVII :

« Les irritations n'ont point de *durée* ni de *marche fixe*; l'une et l'autre sont déterminées par l'idiosyncrasie, et par l'influence des modificateurs qui agissent sur les malades. »

Tels sont les principes généraux de la médecine physiologique. Nous devons actuellement préciser leurs applications et faire connaître les principes secondaires et particuliers qui doivent naturellement en résulter. Pour mettre les unes et les autres dans tout leur jour nous suivrons l'ordre nosologique le plus généralement adopté, en nous conformant à la marche du réformateur de manière à ne laisser aucun doute, aucune obscurité sur les véritables caractères de sa doctrine.

3° PATHOLOGIE SPÉCIALE.

INFLAMMATION. — Broussais la définit, *Phleg. chroniq.*, *2e édit. t.* II, *p. 9* : « Toute exaltation locale du mouvement organique assez considérable pour troubler l'harmonie des fonctions et pour désorganiser le tissu où elle est fixée..... 3e *Exam. t.* I, *prop.* XCIX : Lorsque l'irritation accumule le sang dans un tissu avec tumeur, rougeur et chaleur extraordinaires, et capables de désorganiser la partie irritée, on lui donne le nom d'inflammation. »

Il détermine ainsi le siége de cette altération pathologique, *Phleg. chron. prolég.*, *p. 6* : « La modification vitale qui produit les quatre phénomènes de l'inflammation : tumeur, rougeur, chaleur, douleur a son siége dans les vaisseaux capillaires de la partie malade et dépend manifestement de l'augmentation de leur action organique. L'inflammation est donc primitivement un surcroit de cette action. »

Il apprécie les phénomènes sympathiques de l'inflammation, 3e *Exam. t. 1*, *propos.* CII : « L'inflammation excite souvent plus de douleur dans les parties où les irritations sympathiques se manifestent, que dans son propre foyer. Les inflammations des membranes muqueuses de l'estomac, des intestins grêles et de la vessie en offrent des exemples journaliers. »

Il admet une grande influence de l'inflammation sur les humeurs : *loc. cit.*, *prop.* CIV : « L'inflammation altère toujours les fluides de la partie enflammée, et quelquefois la masse entière des humeurs. »

Il signale très-bien le passage de l'inflammation de l'état aigu à l'état chronique. *Phleg. chron. proleg. p. 18* :

« Lorsque l'irritation inflammatoire ne s'est point éteinte, dans le principe, pour former la délitescence ou la résolution ; dans l'état plus avancé, pour transformer la partie en escarre gangréneuse, cette irritation devient chronique..... La cause de ce passage vient toujours de l'action continuée d'un stimulus qui empêche l'inflammation de se calmer..... Une suppuration prolongée, une induration rouge, etc., sont les traces de l'inflammation chronique des capillaires sanguins ; les ulcères calleux, l'hépatisation lente des poumons, l'endurcissement chronique rouge des membranes en sont les preuves ; l'épaississement lardacé, caséiforme l'aspect squirrheux, etc. annoncent que cette irritation a été partagée par les capillaires blancs. »

L'inflammation va maintenant devenir pour Broussais le fait capital, dominant et fondamental de la pathologie. Ce fait va former la base principale de sa doctrine. Il est assez curieux de suivre les modifications progressives de sa pensée pour arriver, du génie de l'observateur le plus profond, au génie du systématique le plus absolu.

Déjà, dans son traité des Phlegmasies chroniques, *proleg. p. 5*, on voit sa tendance à faire jouer à l'inflammation un rôle d'abord très-étendu, ensuite à peu près exclusif dans la production des maladies ; il dit en effet :

« C'est par une inflammation qui détruit avec plus ou moins de promptitude un ou plusieurs des viscères essentiels à la vie que le plus grand nombre des hommes périssent. »

Il continue, *1er Exam.*, *p. 389* : « S'il est vrai, comme Bichat en a donné la preuve, que chaque ordre de vaisseaux a sa manière de sentir et de vibrer dans l'état physiologique, pourquoi ces différences ne persisteraient-elles pas dans l'état pathologique, et ne constitueraient-elles pas autant de maladies qui se rallient au phénomène de l'inflammation? Tel fut l'important problême dont je me proposai d'abord la solution. »

Il porte l'inflammation dans le domaine des affections nerveuses, 3e *Exam. prop.* CVII : « L'inflammation excite souvent des sympathies de relation qui sont devenues pour les auteurs les phénomènes prédominants, et ont fait donner à la maladie le nom de *névrose*. »

D'après lui l'inflammation peut produire non-seulement toutes les lésions organiques, toutes les altérations des solides et des humeurs dans une partie mais encore un vice radical de toute la constitution. Il dit, *loc. cit.*, *prop.* CVI :

« L'inflammation laisse souvent à sa suite un mode d'irritation qui porte un nom différent du sien et produit une *cacochymie* que l'on a crue essentielle. »

Il ne se borne plus à voir le grand fait de l'inflammation d'une manière générale, agissant ainsi sur les parties et sur l'ensemble de l'organisme, il va le concentrer dans un organe de prédilection qui deviendra comme le foyer principal d'où émaneront à peu près toutes ses impulsions pour effectuer la presque universalité des maladies. Il semble d'abord hésiter dans le choix de cet organe; mais son indécision n'est pas de longue durée. Nous pouvons apprécier ici jusqu'aux circonstances, jusqu'aux motifs qui l'ont amené à cette idée exclusive, à ce principe fondamental de sa doctrine.

En faisant l'histoire des phlegmasies chroniques dans les divers tissus et dans les différents organes, il reconnaît que les inflammations des intestins ont été déjà signalées, mais qu'il n'en est pas de même de celles de l'estomac. Il semble vouloir en accorder le monopole à la médecine physiologique, et dit, *Phleg. chron.*, *2e édit.*, *t.* II. *p. 3* :

« Nous ne devrons jamais une bonne histoire des phlegmasies

de l'abdomen ni à l'humoriste, ni au Brownien, ni au sectateur fanatique de la théorie chimico-animale, ni à ces obscurs dialecticiens purement spéculatifs qui poursuivent, dans le traitement des infirmités humaines, les chimères créées par leur imagination plutôt que les désordres réels qui tombent sous leurs sens : *oculos habent et non vident.* Nous la devrons au médecin observateur qui ne dédaigne pas l'expérience des autres, mais qui voudra la sanctionner par la sienne ; qui ne procédera jamais à la recherche des affections morbides qu'à la lueur du flambeau de la physiologie. »

Est-il bien nécessaire de mettre le nom au bas d'un pareil portrait ?

Voici comment il arrive au choix définitif de son foyer central d'inflammation, 3ᵉ *Exam.*, *prop.* CIX :

« Les irritations de tous les organes sont transmises au cerveau lorsqu'elles acquièrent un certain degré d'intensité et surtout lorsqu'elles sont inflammatoires ;... L'excès de cette sympathie se convertit en encéphalite. *Prop.* CX : Les irritations intenses de tous les organes sont constamment transmises à l'estomac au moment de leur début.... Si l'irritation reçue par l'estomac s'élève au degré de l'inflammation, on voit les symptômes de la gastrite. *Prop.* CXVIII : L'inflammation de l'encéphale entraîne *toujours* celle des voies digestives, et *quelquefois* celle de leurs annexes : c'est une sympathie organique. *Prop.* CXIX : L'inflammation de l'encéphale *est plus souvent* l'effet sympathique des inflammations de l'estomac *que leur cause.* »

« *Propos.* CXXX : L'inflammation de la membrane interne ou muqueuse de l'estomac s'appelle *gastrite ;* mais elle n'est jamais vérifiée sur le cadavre qu'avec celle de la membrane muqueuse des intestins grêles, il vaut donc mieux lui donner le nom de *gastro-entérite. Propos.* CXXXI : L'inflammation de la membrane muqueuse des intestins grêles s'appelle *entérite.* Le cadavre l'offre quelquefois seule, mais on ne saurait affirmer son isolement avant l'autopsie, et d'ailleurs la gastrite *a toujours eu l'initiative*, il vaut donc mieux lui donner le nom de *gastro-entérite. Prop.* CXXXV :

Le mot *entérite* étant consacré à l'inflammation de l'intestin grêle, ne peut servir à distinguer celle du colon. Il faut appeler celle-ci *colite* ou *colo-rectite*. Mais les deux se succèdent et s'associent. »

Ainsi, Broussais arrive, comme on le voit, par degrés à la *gastro-entérite*, et la considère déjà comme le *critérium* à peu près exclusif de l'état pathologique. Nous verrons les preuves de la vérité de cette interprétation dans les applications ultérieures qu'il va faire de ce principe fondamental de sa doctrine à presque toutes les maladies. Toutefois, il semble, dans la prop. CXXXVI, se ménager l'avantage de pouvoir admettre une *gastro-entérite* là où tout autre observateur que lui ne voudrait pas la reconnaître. Il dit en effet :

« *La gastro-entérite* existe, *sans aucun point douloureux*, lorsque l'inflammation ne prédomine pas avec force dans l'estomac ou dans le duodénum, et la pression de l'abdomen ne développe même pas de douleur. »

Il ajoute, *Phlegm. chron.*, *introd.*, *p.* XVIII : « Le rapprochement des faits que j'ai recueillis sur l'inflammation de la portion de membrane muqueuse qui tapisse la surface interne de l'estomac m'a convaincu que cette phlogose était peu connue, bien que très-fréquente, et qu'il se commettait journellement beaucoup d'erreurs dans son traitement. Je les ai attribuées, ces erreurs, au défaut de monographie sur cette maladie, et à la tendance qu'ont la plupart des médecins de nos jours à regarder toutes les affections de l'estomac comme saburrales ou comme asthéniques. » 2e *Examen*, *p. 654* : « Personne n'a assigné à l'inflammation de la muqueuse gastro-intestinale les symptômes qui lui appartiennent au milieu de la confusion des maladies fébriles ; et c'est là précisément pourquoi *tous les traités* d'anatomie pathologique n'ont concouru presque en rien à l'avancement de la médecine pratique. »

Il complète sa pensée, relativement à ce grand principe de la médecine physiologique, en précisant la manière dont il comprend l'importance de l'estomac dans l'économie de l'homme, soit en santé, soit en maladie ; et dit, 2e *Examen*, *p. 792* :

« La sensibilité morbide de l'épigastre, tant célébrée par Vanhelmont et Stahl, a été placée dans les plexus et dans le centre phrénique. J'ai avancé qu'elle résidait *dans la muqueuse* gastrique, et les faits seuls m'ont suggéré cette explication..... 3e *Examen*, *t. 1, prop.* CCXC :..... L'estomac doit être stimulé dans un degré et dans un mode qui conviennent à sa vitalité, *car il est le siége du sens interne régulateur de l'économie.* »

FIÈVRES LIÉES A LA GASTRO-ENTÉRITE. — Broussais combat leur essentialité d'une manière absolue, et définit ainsi la fièvre, en prenant ce terme dans l'acception la plus générale, 2e *Examen, p. 399* :

« La fièvre n'est autre chose qu'une accélération du cours du sang produite par celle des contractions du cœur, avec augmentation de la calorification et une lésion des fonctions principales. Cet état de l'économie est toujours dépendant d'une irritation locale. » Et, 3e *Examen*, *t.* I, *prop.* CXII : « La fièvre n'est jamais que le résultat d'une irritation du cœur primitive ou sympathique. »

Arrivé aux fièvres *essentielles* des auteurs, il ne voit, dans toutes leurs variétés, qu'une seule et même maladie locale, une *gastro-entérite*. Aussi, *Catéchisme de la méd. phys., p. 18*, lorsque le savant demande au jeune médecin, avec un grand étonnement sans doute :

« Et que devient donc la théorie des fièvres? le jeune médecin répond avec un imperturbable sang froid : « Une chimère!... qui n'aurait jamais été inventée par les auteurs, s'ils avaient su traiter les gastrites comme nous le faisons aujourd'hui. »

Broussais dit, 2e *Examen*, *p. 651*, en parlant des époques antérieures à la médecine physiologique : « Qu'il eût paru petit et à vues rétrécies celui qui se serait avisé d'écrire que tout l'appareil des prétendues fièvres essentielles n'était que l'effet sympathique d'un érythème de la muqueuse gastro-intestinale, et que pour en arrêter la marche, et dispenser un malheureux de la nécessité et du danger des terminaisons critiques, il suffisait de faire avorter dès le principe ces sortes d'inflammations : on l'aurait pris pour un fou. »

A l'occasion de la *Nosographie* de Pinel, il ajoute, *loc. cit.*, *p. 437* : « On peut juger par les rapprochements que nous venons de faire, 1° que les six groupes de symptômes qui portent dans cet ouvrage le nom de *fièvres essentielles*, sont l'effet d'une phlegmasie purement locale ; 2° que ces six groupes n'expriment point six entités différentes, mais une seule irritation qui ne diffère que par le degré, lequel dépend lui-même de la constitution individuelle, ou de la nature de la cause provocatrice....., *loc. cit., p. 426* : C'est ainsi que dans la gastro-entérite, les uns sont dès le premier jour dans l'état qu'on appelle *adynamique* ; tandis que d'autres paraissent avec les symptômes dits *muqueux*, et le plus petit nombre avec ceux que l'on qualifie d'*ataxiques*, sans que l'on puisse s'en prendre à d'autres causes qu'à la différence de leur tempérament. »

Se réservant tout l'avantage d'avoir attaqué le dogme de l'essentialité des fièvres, il ajoute, 3e *Examen*, *t. 1*, *prop.* CXL :

« Les auteurs n'ont jamais dit que les fièvres prétendues essentielles fussent produites par le même mécanisme que les fièvres des pneumonies, etc.; jamais enfin : qu'il n'y en eût point d'essentielles. Tout cela n'a été dit que depuis la doctrine physiologique. »

Enfin, il tranche plus nettement encore la question, *loc. cit.*, *prop.* CXXXIX : « *Toutes* les fièvres *essentielles* des auteurs se rapportent à la *gastro-entérite* simple ou compliquée. Ils l'ont tous méconnue lorsqu'elle est sans douleur locale, et même lorsqu'il s'y trouve des douleurs, les regardant toujours comme un accident..... 2e *Examen*, *p. 429* : En dernière analyse, les symptômes que l'on assigne aux fièvres *essentielles* sont toujours, quelle que soit leur cause éloignée, le résultat d'une cause *prochaine unique* : l'inflammation de la membrane interne du tube digestif. »

Broussais ne s'arrête pas dans cette localisation *gastro-intestinale* aux six fièvres : inflammatoire, bilieuse, muqueuse, putride, maligne et pestilentielle ; il y comprend également les fièvres des hôpitaux, des camps, des prisons, la fièvre jaune, la fièvre typhoïde et même le typhus épidémique et toutes les fièvres intermittentes.

Relativement à la première catégorie de ces fièvres, il dit,

3e Examen, t. 3, p. 468 : « Plusieurs des classiques modernes ont choisi le nom de typhus pour distinguer les gastro-entérites contagieuses d'avec celles qui ne le sont pas. Ils reconnaissent trois sortes de typhus : 1° le typhus d'Europe, fièvre nosocomiale, carcéraire, fièvre des camps ; 2° le typhus d'Amérique, fièvre jaune; 3° le typhus du Levant ou la peste.

« Ce qui a frappé les auteurs dans tous ces cas, c'est l'espèce d'engourdissement assez semblable à celui de l'ivresse, qui s'observe dans les fonctions intellectuelles, dans les sens et dans l'appareil musculaire. Or, ce phénomène est *l'effet sympathique* de l'irritation de la matière nerveuse cérébro-spinale déterminé par l'inflammation aiguë de la membrane muqueuse des voies gastriques qui forme le caractère commun de toutes ces affections..... Puisque le mot typhus est synonime du mot gastro-entérite, chaque fois que l'on dira typhus des prisons, typhus des hôpitaux, typhus d'Amérique, typhus du Levant, ce sera comme si l'on disait : gastro-entérite des prisons, des hôpitaux, etc. »

Enfin, résumant toutes les fièvres de mauvais caractère dans le mot typhus, il exprime ainsi sa pensée sur la nature de toutes ces maladies, *3e Examen, t. 1, prop.* CCCXVII :

« Les typhus sont des gastro-entérites par empoisonnement miasmatique, c'est-à-dire par des gaz putrides, souvent avec complication de quelque autre phlegmasie, surtout de celles de l'appareil cérébro-spinal. »

Le choléra-morbus épidémique lui-même rentre encore, d'après le réformateur, dans la gastro-entérite, avec cette seule différence que l'inflammation envahit alors toute la muqueuse digestive. Ainsi, Broussais dit, *Traité du chol.-morb. épidém., p. 73* :

« Ma conclusion, à moi, c'est que le choléra est une maladie éminemment inflammatoire. L'inflammation qui la constitue attaque toute l'étendue de la surface interne du canal digestif, depuis la gorge jusqu'à l'anus,..... à l'autopsie, la muqueuse est telle qu'on la trouve chez les individus morts par une gastro-entérite ordinaire. »

Quant aux fièvres intermittentes, la périodicité n'est point, dans la pensée du réformateur, un obstacle à leur admission au nombre des gastro-entérites. Il suffira d'admettre des inflammations intermittentes. Voici, à cette occasion, comment il établit ses principes, 3e *Examen*, *t. 1*, *prop.* CCXVII :

« L'irritation offre des intermittences naturelles dans l'état de santé. *Prop.* CCXVIII : L'irritation morbide peut être intermittente dans presque tous les appareils et systèmes organiques où l'inflammation aiguë peut se développer. *Prop.* CCXII : Les fièvres intermittentes et rémittentes sont des *gastro-entérites périodiques*. *Prop.* CCXXIII : Chaque accès régulier de fièvre intermittente est le signal d'une gastro-entérite dont l'irritation est ensuite transportée sur les exhalans cutanés, ce qui produit la crise. Si l'irritation ne se déplace pas complétement, la fièvre est rémittente; si elle cesse de se déplacer, la fièvre devient continue. »

Voici comment il cherche à prouver la réalité de tout ce qu'il vient d'avancer sur la nécessité d'admettre la localisation des fièvres, et de les rattacher *toutes sans exception à la gastro-entérite*, *1er Examen*, *p. 196 :*

« Onze personnes reçoivent l'impression d'un air froid et humide, ou sont mouillées soit par la pluie, soit par une chute dans l'eau, la première éprouve ce qu'on appelle une *fièvre inflammatoire ;* la seconde, une fièvre dite *gastrique ;* la troisième, un *embarras gastrique;* la quatrième, une *fièvre gastrique;* la cinquième, une *fièvre rémittente ;* les sixième, septième et huitième contractent les types quotidien, tierce ou quarte, avec apyrexie entre les accès ; la neuvième, une *fièvre pernicieuse ;* la dixième, une phlegmasie continue ; et la onzième, une phlegmasie intermittente. Comme les alternatives de froid, surtout humide, et de chaud sont des causes communes aux irritations périodiques et non-périodiques, je place mes malades sous cette double influence, afin de faire ressortir la liaison qui existe entre toutes les irritations. Quelle différence y a-t-il entre tous ces individus ? »

Il trouve ces différences dans les prédispositions de chaque sujet, et disserte sur ces onze cas absolument comme s'ils étaient le produit d'une observation actuelle, se fondant pour agir ainsi sur cette réflexion :

« Voilà ce qu'on observe chaque jour en hiver, en automne, dans toutes les saisons froides et humides, ainsi les faits que je présente ici ne sont point supposés ou hypothétiques. »

Si on lui demande ensuite des preuves plus positives, voilà ce qu'il répond, *loc. cit.*, *p. 211* :

« On demandera que j'administre les preuves de la congestion inflammatoire que je dis exister dans les cas en question sur les viscères. Pour les fournir toutes il faudrait donner l'histoire complète des maladies d'irritation, les comparer les unes aux autres, forcer la physiologie de prêter ses lumières à la pathologie, et faire parler tous ces cadavres qui ne restent jamais muets que pour ceux qui ne savent pas les interroger. »

Après avoir prétendu qu'il n'est aucune des fièvres dites *essentielles* des auteurs qui n'offre à la mort des traces d'une *gastro-entérite*, il ajoute : 3e *Exam. t. 3*, *p. 461* :

« On demandera peut être que je fournisse des preuves de cette dernière proposition ; mais je ne saurais les trouver dans les livres classiques. En effet, comment en appeler aux anciens auteurs qui n'ouvraient pas les cadavres, ou qui ne tiraient aucune conclusion de ce qu'ils avaient trouvé dans l'intérieur des voies gastriques ?

« Prendrai-je pour juge Morgagni ? j'ai prouvé qu'il n'avait rien compris aux altérations de la membrane interne des voies digestives. M'en rapporterai-je aux observateurs vivants ? ils se partagent en deux sections : les uns, sans prévention, conviennent de la vérité ; ils croient avec moi qu'il existe pour le moins une gastro-entérite à la suite des prétendues fièvres essentielles ; les autres, qui ont leurs motifs pour dissimuler, se refusent à l'évidence et soutiennent sérieusement que la rougeur ou la noirceur de la muqueuse intestinale ne suffit pas pour rendre raison des phénoménes de la fièvre.

« Je pourrais renvoyer ces incrédules à la physiologie ; mais quand je vois quelques faiseurs d'observations publier des ouvertures de cadavres dans lesquels ils assurent avoir en vain cherché des traces de phlegmasie à la suite de leurs prétendues fièvres adynamiques, je suis réduit à répondre, ou qu'ils n'ont pas su les distinguer, ou qu'ils en ont imposé. C'est donc *à l'avenir* qu'il faut en appeler ;

mais je ne suis que trop sûr de son témoignage, lorsque tous les petits intérêts de coterie auront cédé la place à l'amour de la vérité. »

Il est important de noter que Broussais faisait lui-même réimprimer ce passage, la seule réponse qu'il fasse à la question pratique posée par lui, en 1829, par conséquent quinze ans après la publication de sa doctrine.

HÉMORRHAGIES LIÉES A L'INFLAMMATION. — Broussais voyant dans l'irritation l'agent à peu près exclusif des altérations pathologiques, devait tout naturellement y rattacher les hémorrhagies, il dit en effet, 3me *Exam. t. 1*, *propos.* CXCIX :

« Les hémorrhagies spontanées dépendent d'une irritation des capillaires sanguins. *Propos.* CC : Les hémorrhagies spontanées dépendent des mêmes causes éloignées que les inflammations ; aussi elles les compliquent, les produisent et sont déterminées par elles dans le même lieu ; elles les remplacent et sont remplacées par elles dans des parties différentes. »

Il n'admet pas la distinction des hémorrhagies *en actives et en passives* ; il rejette ces dernières et dit, 2e *Exam. p. 516* : « La faiblesse générale et la faiblesse locale ne sauraient fournir la raison suffisante des hémorrhagies *dites passives*. *P. 520* : Le défaut de *molimen hemorrhagicum* ne fournit point la preuve que les hémorrhagies spontanées soient l'effet du baillement asthénique des orifices des vaisseaux exhalants. »

Pour lui, le succès des toniques et des astringents dans le traitement de ces altérations, ne prouve pas d'avantage la nature passive de ces hémorrhagies ; il ajoute, 2e *Exam. p. 526* :

« Pour moi, dès la première édition de l'histoire des phlegmasies publiée en 1808, je proclamai que les hémorrhagies spontanées, *dites passives*, se font par les mêmes lois que celles auxquelles on a donné le nom d'actives, et que ce qu'il y a de commun entre elles c'est l'inégale distribution de l'irritabilité et des forces vitales dans les différentes régions du système capillaire sanguin. »

A propos de l'hémorrhagie cérébrale, il émet cette pensée bien extraordinaire sous plus d'un rapport, *loc cit. p. 775* :

« L'apoplexie est le terme commun de toutes les irritations cérébrales, comme l'adynamie est celui des irritations de la muqueuse digestive. »

Névroses rattachées a l'inflammation. — Broussais en admet quelques unes surtout dans les organes employés aux fonctions de relation. L'irritation en devient le principal agent: dans les organes affectés aux fonctions nutritives il semble à peu près partout les identifier avec les phlegmasies; voici du reste ses expressions textuelles sur ce point important de la question :

Il dit 3e *Exam. t. 1*, *propos.* CCI : « Les névroses sont actives et passives tandis que les inflammations et les subinflammations ne peuvent être qu'actives. *Prop.* CCII : Les névroses actives consistent dans l'exaltation de la sensibilité des nerfs de relation, et dans celle de la contractilité musculaire et vasculaire sous l'influence de ces nerfs; elles sont passives dans les muscles locomoteurs, dans les viscéraux et dans tous les capillaires où prédominent les nerfs de relation : Exemples : les névralgies. *Prop.* CCIII : Les névroses passives consistent dans la diminution ou l'abolition de la sensibilité et de la contractilité musculaires ; elles ne peuvent être complètes que dans les appareils locomoteur et sensitif. *Prop.* CCIV : Les névroses *actives* et *passives* ont *le plus souvent pour cause une phlegmasie* située dans l'appareil cérébral ou dans les autres viscères ; les passives dépendent quelquefois d'une *influence sédative* agissant sur les nerfs où elles se manifestent. »

Il identifie bientôt la névrose avec l'inflammation comme pour ménager la transition qui va le conduire à ne voir en dernier résultat dans les névroses digestives que de véritables gastro-entérites chroniques ; il dit, *loc. cit.*, *prop.* CCV :

« Dans les névroses actives fixes de l'appareil de relation, la circulation capillaire est excitée, il y a congestion, l'inflammation et la subinflammation existent ou menacent de se former dans les tissus où se manifeste la névrose aussi bien que dans le point de l'appareil cérébral où correspondent les nerfs de ces mêmes tissus. *Propos.* CCVI : lorsque dans les névroses de la poitrine et du bas ventre, il existe des douleurs ou des convulsions ambulantes dans les muscles locomoteurs, il y a deux points d'irritation qui sont enflammés ou tendent à la phlegmasie ; l'un, dans les viscères, l'autre dans l'appareil encéphalique. »

A propos de la coqueluche il dit aussi, 2e *Exam.*, *p. 559* : « Cette espèce de catarrhe franchit fort aisément les limites de l'irritation, qui ne produit que la toux, pour se changer en une inflammation fort intense de l'appareil pulmonaire et pour se compliquer avec la gastro-entérite. »

En parlant de l'hypocondrie, il ajoute, *loc. cit. p. 537* : « Allons au fait, l'irritation des organes de la digestion, quand même la cause de l'hypocondrie serait toute morale, est ce qui ouvre la scène.... arrêtez donc votre attention sur le grand phénomène de l'irritation de l'estomac ; et, 3e *Exam. t. 1*, *propos.* CCCXLIII : On guérit l'hypocondrie.... par les moyens qui guérissent les gastrites chroniques. »

Enfin il arrive à son idée fixe, *loc. cit.*, *prop.* CXLIV : « L'hypocondrie est l'effet d'une irritation permanente des principaux viscères des deux cavités inférieures ; mais elle ne devient complète que par le développement d'une gastro-entérite chronique qui agit avec énergie sur un cerveau fort irritable et organisé d'une certaine manière. *Propos.* CLII : La boulimie est l'effet d'une gastro-entérite chronique avec prédominance d'irritation gastro-duodénale. *Propos.* CXLV : La plupart des dyspepsies, gastrodynies, gastralgies, pyrosis, cardialgies et toutes les boulimies sont l'effet d'une gastro-entérite chronique. »

Voici ses idées sur les difficultés du diagnostic différentiel de la gastro-entérite et des névroses digestives, 1er *Exam. p. 268* :

« Donnez-moi les moyens de reconnaître quand ces désordres sont le pur et simple effet des aberrations de l'influence nerveuse, afin que je n'aie pas la douleur de faire périr mon malade en introduisant sur la membrane déjà trop sensible des voies gastriques, un tonique qui deviendrait débilitant, ou un anti-spasmodique qui augmenterait les convulsions. »

MALADIES ERUPTIVES LIÉES A LA GASTRO-ENTÉRITE. — Dans tous

les exanthèmes cutanés tels que la rougeole, la scarlatine, la variole etc. Broussais regarde la gastro-entérite, ou pour le moins l'inflammation de la membrane muqueuse des viscères intérieurs, qu'il suppose toujours exister dans ces éruptions, *comme la maladie principale* ; l'éruption cutanée devenant ici seulement *la crise* ou *la métastase* de l'irritation des viscères intérieurs; il dit en effet, 3me *Exam. t. 3, p. 524* :

« Que ce soit un miasme transmis par contagion, ou l'influence de toute autre cause qui produise la fièvre qu'on appelle d'incubation elle est toujours le témoignage d'une irritation des viscères dans le mode inflammatoire... *p. 521* : A l'irritation des viscères succède au bout d'un certain temps *celle de la peau qui lui sert de crise ou de métastase*, si plus tard il y a du danger il résulte uniquement de l'inflammation des viscères ce que certifient encore à chaque instant les ouvertures cadavériques; parmi ces maladies éruptives, la variole seule devient dangereuse par l'inflammation cutanée, dans le cas où elle s'élève au degré de la confluence; et, dans ce cas-là même, l'erysipèle que produisent, en se confondant les pustules varioliques, ne peut aggraver la maladie qu'en faisant reparaître *la gastro-entérite des premiers jours*, et en lui ajoutant quelque autre phlegmasie viscérale. *P. 524* : Que l'on applique ceci aux phlegmasies cutanées aiguës admises par Pinel : *érysipèle*, *zona*, *miliaire*, *urticaire*, et l'on ne tardera pas à se convaincre qu'il est étranger à toutes ces importantes vérités. »

Dès lors, il blâme ce professeur d'avoir uniquement attribué à l'inflammation de la peau les symptômes de ces maladies. *P. 520* : « Erreur pour erreur, je préfère l'opinion des anciens qui voyaient dans les différentes altérations une fièvre ou une effervescence générale des fluides dont le but était d'effectuer une crise sur le tissu cutané, de sorte que la phlegmasie de cet organe n'était qu'un phénomène secondaire. »

Enfin, il dit plus positivement encore, *loc. cit., p. 520* : « Dans la variole, la rougeole et la scarlatine.... Le premier et le principal point d'irritation se développe dans les membranes muqueuses des viscères, surtout de ceux de la digestion. 3e *Exam.*

t. 1, *propos.* CXLII : C'est par une gastro-entérite aiguë, premier effet de l'agent contagieux, que débute la variole, la phlegmasie cutanée la remplace, et la termine lorsque les pustules sont en petit nombre ; mais elle la reproduit, si les pustules sont nombreuses, par l'érysipèle qui résulte de la confluence des aréoles. Telle est la *fièvre secondaire* de la variole, dite aussi fièvre *de suppuration.* »

Enfin, *propos.* CXLIII, il ajoute : « C'est par la gastro-entérite et par un catarrhe oculaire, nasal, guttural ou bronchique aigu que débutent la rougeole et la scarlatine. Ce sont ces phlegmasies qui constituent tout le danger de ces maladies, en envahissant le cerveau et la totalité des viscères. »

HYDROPISIES LIÉES AUX INFLAMMATIONS DES SÉREUSES. — Broussais admet cinq causes d'hydropisies, mais elles se rattachent, d'après lui, le plus souvent à l'inflammation du système séreux. Il dit, 3e *Exam. t. 1*, *propos.* CCXVI :

« L'hydropisie reconnaît pour causes physiologiques : les obstacles au cours du sang et de la lymphe; l'influence sympathique d'une phlegmasie chronique : la cessation d'action des capillaires dépurateurs ; l'assimilation imparfaite ; la débilité. 3e *Exam. t. 4*, *p. 49* : « Les hydropisies supposent un simple défaut d'équilibre entre l'exhalation et l'absorption. *P. 50* : Si ce n'est pas à la lésion des vaisseaux chargés de l'exhalation et de l'absorption que tiennent les hydropisies, c'est à celle de l'arbre circulatoire en général. Dans le premier de ces deux cas, elles appartiennent aux maladies des membranes séreuses et du tissu cellulaire, et sont ordinairement la suite *de leurs phlegmasies.*

P. 53 : « Après l'obstacle à la circulation du sang, cause la plus puissante et la plus ordinaire de ces maladies, *après les phlegmasies chroniques*, non des glandes en particulier, mais *des membranes séreuses* et des viscères à parenchyme, phlegmasies qui figurent en seconde ligne, il se présente quelques autres causes comme le froid, la suppression brusque des évacuations séreuses dépuratives, le scorbut, l'épuisement, etc. »

Loc. cit., t. 1, propos. CLI : « L'hydropisie des personnes qui ont abusé des boissons alcooliques, des purgatifs, etc., est l'effet d'une gastro-entérite chronique qui a envahi toute l'épaisseur du canal digestif, du foie, etc., et qui a pénétré lentement au péritoine. *Propos.* CCCXLII : « L'hydropisie occasionnée par l'influence sympathique d'une phlégmasie chronique est rarement curable parce que cette phlegmasie ne l'occasionne guère qu'après avoir désorganisé la partie où elle siége. »

VICES, CACHÉXIES, DIATHÈSES LIÉES A L'INFLAMMATION. — Broussais ne voit point dans ces maladies une altération de l'organisme étrangère ni même antérieure à l'inflammation, mais seulement le résultat et la généralisation plus ou moins entière de ce grand phénomène pathologique. Il dit, *2e Exam. p. 278* :

« La cachéxie n'est point un état primitif sans siége déterminé, mais toujours le résultat d'une *irritation* locale. 3e *Exam. t. 1, propos.* XCVIII : L'irritation tend à se propager par similitude de tissu et de système organique : c'est ce qui constitue les diathèses. *Propos.* CVI : L'inflammation laisse souvent à sa suite un mode d'irritation qui porte un nom différent du sien et produit une cacochymie que l'on a cru essentielle. »

Le réformateur exprime ensuite sa pensée sur chacun des genres d'altérations rangées dans cette classe par la plupart des observateurs.

SCROFULES. — Broussais n'admet pas la diathèse scrofuleuse, et regarde les scrofules comme le résultat d'une simple irritation sans caractère particulier. Il dit, *1er Exam., p. 324* :

« La prétendue diathèse scrofuleuse sans affection lymphatique actuellement existante se réduit à une disposition constitutionnelle, que je puis constater par des caractères extérieurs, comme je constate les diathèses sanguines, nerveuses, et la prédominance d'action de certains viscères. *P. 323* : La facilité avec laquelle les prétendus scrofuleux éprouvent des engorgements blancs ne prouve autre chose que l'irritabilité particulière du système lymphatique. *P. 562:* Le mot *vice scrofuleux* appliqué à un homme qui n'a point de scrofules est synonime de *prédisposition*, et *si prédisposition* suppose que la maladie n'existe pas, il en résulte que le mot vice scrofuleux ne représente point un état maladif de l'économie; dire qu'un homme qui devient scrofuleux à la suite d'une phlegmasie avait un vice scrofuleux qui n'était que latent, c'est dire qu'il n'était pas scrofuleux avant la phlegmasie; et comme on ne connaît pas d'autre cause qui l'ait rendu tel on est forcé de convenir que les phlegmasies peuvent produire l'état scrofuleux. »

Il fait le même raisonnement pour le rachitisme qui, d'après lui, est intimement lié à l'état scrofuleux. Il ajoute, 3ᵉ *Exam. propos.* CLXXIX : « Les scrofules sont des irritations des tissus extérieurs où prédomine la partie albumineuse du sang; mais comme la chaleur y est peu de chose, et que la rougeur n'y existe pas, on peut les distinguer par une expression particulière: celle de subinflammation convient-elle? »

RACHITISME. — Broussais en comprend ainsi la nature, 2ᵉ *Exam. p. 601 :* « Lorsque cette maladie succède au scorbut, à la syphilis, elle est souvent un produit de l'irritation, elle l'est également quand elle est primitive. »

ELÉPHANTIASIS. — Le réformateur l'attribue à la même cause et dit, *p. 601*: « Comment ne pas voir dans tous les désordres qu'elle occasionne une *irritation* quelle qu'en soit la cause? »

SCORBUT. — Broussais abandonne sa marche ordinaire dans l'appréciation qu'il fait de la nature de cette maladie, et va même jusqu'à consacrer des principes que chez un autre il qualifierait *d'humorisme* et *d'ontologisme :* Il dit en effet, 3ᵉ *Exam. t.* IV, *p. 15*:

« Il faut un *vice* particulier des capillaires sanguins qui les dispose à laisser couler le sang. Or, ce vice n'étant ni dans la faiblesse ni dans l'engorgement, je ne vois plus en quoi le faire consister, si ce n'est dans le vice de l'assimilation. J'attribuerais donc le scorbut au vice de la nutrition, à la mauvaise composition du sang. Je suis porté à penser que ce vice réside particulièrement dans la fibrine et dans la gélatine. »

« *P. 13* : Les tissus d'un scorbutique sont fragiles et peu tenaces dans les affinités de leur chimie vivante. *P. 17* : Ces tissus vivants dont la force d'adhésion et les affinités chimiques sont diminuées n'ont point perdu l'aptitude à contracter l'inflammation. »

Il rentre par degrés dans son système à peu près exclusif de l'irritation ; peut-être la reflexion qu'il fait lui-même n'est-elle pas étrangère à ce retour. Il dit, *loc. cit.*, *p. 19* :

« J'entends déjà les ennemis de la doctrine physiologique s'écrier que cette diminution des affinités vitales et de la force de cohésion des molécules entre elles n'est autre chose qu'un état de faiblesse, ou une diminution de l'énergie vitale, et que, par conséquent, je n'ai rien ajouté au système des Brownistes. Ce que je viens de dire pourrait leur servir de réponse, puisque j'admets la possibilité de la complication des phlegmasies avec la débilité scorbutique, et la nécessité des antiphlogistiques, malgré cette espèce de débilité, je ne saurais être confondu avec les sectateurs du Brownisme. »

« *P. 22* : Le scorbut est essentiellement une affection de la chimie vivante ; il ne ressemble à la débilité des autres maladies que par l'un de ses effets, qui même encore n'est pas le plus intéressant pour le physiologiste. »

Il revient à sa première idée, 3e *Exam. t. 1*, *propos.* CCXIII : « Le scorbut est un état particulier des solides et des fluides produit par une assimilation imparfaite. Ses causes sont donc multipliées ; mais le froid, le défaut de lumière, la tristesse et les mauvais aliments sont les principales ; l'extravasation des fluides est un des principaux effets de l'état scorbutique. »

3e *Exam. t. 4*, *p. 17*, il explique ainsi les hémorrhagies scorbutiques : « Les affinités vitales qui retiennent le sang dans le système capillaire et l'empêchent d'enfiler les nombreux vaisseaux collatéraux qui s'ouvrent sur les surfaces, sont diminuées. Il en résulte que, sans l'intervention d'aucune cause vulnérante, le sang s'écoule aisément avec les sérosités et les mucus par les porosités qui s'ouvrent sur les surfaces muqueuses, sur celles du tissu cellulaire libre, et sur celles du tissu lamelleux qui entre dans la composition des différents parenchymes. »

Enfin il revient à la pensée de l'inflammation, *loc. cit.*, *p. 10* : « Il est impossible au médecin physiologiste de méconnaître la présence de l'inflammation au milieu des tissus mal composés, fragiles et facilement désorganisables des scorbutiques;.... Les désordres du scorbut sont ceux des phlegmasies. » Il trouve dans ces tissus affaiblis de l'aptitude à l'inflammation, et dit, *loc. cit.*, *p. 18* : « C'est maintenant que l'on peut avec connaissance de cause rendre justice aux auteurs qui ont distingué le scorbut en chaud et en froid. »

RHUMATISME. — Broussais le définit ainsi, *propos.* CCXXIX : « Les rhumatismes sont des phlegmasies fibreuses ou synoviales, produites par les vicissitudes du chaud et du froid extérieurs; il n'est donc pas surprenant qu'ils soient souvent intermittents et périodiques. *Propos.* CCXXX : Les phlegmasies articulaires périodiques deviennent ambulantes par la voie des sympathies et se terminent par des crises, ou bien en se fixant quelque part sous forme aiguë ou chronique. »

GOUTTE. — Il en détermine ainsi la nature, 3e *Exam. t. 1*, *propos.* CCXXXI : « La goutte ne diffère de l'arthritis que par des circonstances qui tiennent à l'âge ou à l'idiosyncrasie des sujets. *Propos.* CCXXXIII : « La forme de phlegmasie articulaire que l'on appelle *goutte* est souvent, mais non toujours, compliquée d'une gastro-entérite chronique qui en modifie la marche et appelle l'irritation sur les viscères. »

Propos. CCXXXII : « Les phlegmasies articulaires devenues chroniques dégénèrent en subinflammations : de là les nodus, les concrétions, etc. *Prop.* CCXXXV : L'irritation de la gastro-entérite se communique aux articulations par voie de sympathie sous la forme d'arthritis et de goutte. *Prop.* CCXXXVII : Les infirmités multipliées qui tourmentent les vieux goutteux (diathèse et cacochymie goutteuse) sont des sympathies de l'estomac, de l'encéphale, etc., qui se sont accrues et transformées en phlegmasies, en névroses ou en subinflammations, ou bien ces phlegmasies sont primitives. »

Propos. CCXL : « Il est absurde d'appeler goutte une affection qui n'a point été précédée de phlegmasie articulaire; il l'est aussi de donner ce nom à celle qui en a été précédée ; car dire que la goútte s'est portée dans le cerveau quand la manie survient à la suite d'une phlegmasie articulaire, c'est comme si l'on disait que la manie s'est portée dans le gros orteil lorsque la goutte remplace un accès de délire. »

CANCER. — Broussais regarde cette maladie comme un produit de l'inflammation ; il pense qu'elle est toujours primitivement locale, et ne voit dans la diathèse cancéreuse qu'une répétition, une extension de l'irritation vers des points plus ou moins nombreux de l'organisme. Il dit en effet, 3e *Examen, t. 1, prop.* CXCV :

« Toutes les inflammations et subinflammations puvent produire le cancer. *Prop.* CXCII : Le cancer extérieur, produit de la dégénération irritative des tissus où prédominent l'albumine ou la graisse, est toujours accompagné d'inflammation ; il n'est pas incurable tant qu'il n'est pas local. »

Il explique ainsi la formation des produits squirrheux et encéphaloïdes, 3e *Examen, t. 4, p 27* : « Ces tissus sont toujours le résultat des engorgements déterminés par les irritations chroniques. »

Il ajoute, 3e *Examen, t. 1, prop.* CXCIII : « L'inflammation du cancer extérieur se répète par sympathie dans les principaux viscères : mais le cancer ne s'y développe que par suite de cette inflammation; il peut même ne pas s'y former. La diathèse et la cachexie cancéreuses ne sont donc pas si communes qu'on le croit. *Prop.* CXCIV : « Les progrès du cancer sont toujours en raison de l'inflammation qui s'y trouve. »

Si l'on pouvait conserver quelques doutes sur les véritables opinions de Broussais relativement au cancer, en raison du peu de précision de son axiome relatif à la localisation de cette maladie, cette dernière citation les dissiperait entièrement. Il dit en effet, 3e *Examen*, *t. 5*, *p. 207* : « J'ai remarqué avec plaisir que le chirurgien Nwnham admet que le cancer est dans son origine une maladie *purement locale* qui communique son action par sympathie à tout le système, et devient *secondairement une affection générale*. Telle est aussi *l'opinion que je professe* depuis plusieurs années, et que j'ai déjà rendue publique. Mais je ne sache pas que cet auteur ait rallié cette affection aux autres maladies irritatives, comme je me suis toujours efforcé de le faire ; et ce défaut, en isolant l'irritation cancéreuse de toutes les autres, en fait une entité *sui generis*, et replonge cet auteur dans l'ontologie. »

VIRUS, VENINS, MIASMES DÉLÉTÈRES, etc., RÉDUITS DANS LES CARACTÈRES DE LEURS EFFETS A CEUX DE LA SIMPLE INFLAMMATION. — Dans toutes les maladies produites par l'influence des principes dont l'action morbifique détermine l'infection ou la contagion, Broussais ne voit que des inflammations, et le plus souvent de simples gastro-entérites. Nous l'avons fait observer pour les fièvres de mauvais caractère, le typhus, la variole, etc. Nous allons en trouver la preuve pour les autres agens de la même catégorie.

POISONS. — 3e *Examen*, *t. 1*, *prop.* CCLVII : « Les poisons de toute espèce étant injectés dans les vaisseaux sanguins, vont développer la gastro-entérite, s'ils ne sont pas assez puissants pour occasionner une mort subite. »

PRODUITS DE LA PUTRÉFACTION. — *Loc. cit.*, *prop.* CCLVIII : « Les chairs putréfiées insérées dans les chairs vives, ou leur sanie injectée dans les vaisseaux sanguins, agissent sur les voies gastriques comme si elles étaient avalées, lorsqu'une mort prompte ne prévient pas la gastro-entérite. »

VENINS. — *Loc. cit.*, *prop.* CCLIX : « Les piqûres et les morsures des animaux venimeux qui laissent un poison dans la plaie déterminent une phlegmasie locale qui passe promptement à la gangrène, *attendu la vivacité de l'irritation.* Ensuite les plus dangereux d'entre ces poisons occasionnent l'angoisse et la mort par l'influence exercée sur l'appareil nerveux. Si la vie persiste, l'inflammation se répète dans les principaux viscères, *surtout dans les voies gastriques*, et toujours avec tendance à la mortification. La *gangrène* est donc *ici*, *comme dans tous les autres cas*, le résultat d'une exaltation trop rapide des phénomènes de la vie. »

VIRUS DE LA RAGE. — *Loc. cit., prop.* CCIX : « Les morsures des animaux enragés déterminent toujours une gastro-entérite, et souvent l'inflammation se répète dans le pharynx, dans le cerveau, dans les poumons et dans les organes génitaux. Les délires et les convulsions sont toujours les effets sympathiques de ces phlegmasies, et varient selon le degré de susceptibilité ou l'idiosyncrasie.

SYPHILIS. — Broussais comprend ainsi la nature de cette maladie, 3e *Examen, t. 4, p. 5* : « Nous voyons dans la syphilis une série de phénomènes d'irritation ; mais nous ne suivons pas plus l'agent qui les produit dans l'intérieur du corps, que ceux qui développent les symptômes de la variole, de la rougeole, de la peste, etc. Ainsi, le médecin physiologiste doit se borner à étudier et les formes et les degrés de ce phénomène dans les différentes parties du corps, et à noter les modificateurs qu'il peut leur opposer. La syphilis est, de tous les modes d'irritation inflammatoire, celui dont il est le plus facile d'empêcher les effets désorganisateurs. »

Voici comment il définit et traite la syphilis, 3e *Examen, t. 1, prop.* CDV : « La syphilis est une irritation qui affecte l'extérieur du corps aussi bien que les scrofules, et l'on prévient sa répétition, qui forme la diathèse, en l'attaquant dans son début par les antiphlogistiques locaux, et surtout par des sangsues abondantes. *Prop.* CDVI : L'irritation syphilitique invétérée cède aux antiphlogistiques et à l'abstinence ; mais comme cette cure est pénible, on préfère le mercure et les sudorifiques. *Prop.* CDVII : Le mercure les sudorifiques et autres stimulans ne guérissent la syphilis qu'en exerçant la révulsion sur les capillaires dépurateurs. *Prop.* CDXI : Les stimulans mercuriaux appliqués localement aux irritations syphilitiques externes les exaspèrent toujours lorsqu'elles sont intenses; ils ne peuvent les guérir que lorsqu'elles sont faibles, en opposant irritation à irritation. *Prop.* CDXII : La prédisposition à la syphilis est la même que la prédisposition aux scrofules; aussi les sujets qui en sont doués sont-ils beaucoup plus difficiles à guérir que les autres. »

LÉSIONS ORGANIQUES. — Broussais ne voit dans toutes ces lésions qu'un résultat de l'inflammation à ses différents degrés ; et tous les médecins qui ne partagent pas son opinion sont rangés dans une catégorie à laquelle il donne le nom de *secte des fatalistes.* Il dit, *3e Examen, t. 4, p. 118 :*

« La connaissance qui constitue l'étiologie de ces altérations de texture nous les fait voir tellement dépendantes des divers modes d'irritation organique qu'elles font partie intégrante de l'histoire de l'inflammation et de celle de la névrose. » Il comprend dans cette classe de maladies : le ramollissement, le squirrhe, l'encéphaloïde, le tubercule, la mélanose, etc., toutes les productions accidentelles : fausses membranes, kystes, ossifications, etc., l'hypertrophie, l'atrophie, etc.

Il dit, *loc. cit., p. 138* : « Il est si vrai que l'irritation organique, agissant d'une manière spéciale sur les tissus lymphatiques, est la mère commune de tous les produits que, de l'aveu de tous les auteurs, on les voit aussi succéder à des maladies différentes; par exemple, aux affections syphilitiques, aux dartres, aux éléphantiasis, affections qui ont de commun entre elles l'irritation. »

« Depuis que j'ai contracté l'habitude d'éteindre complétement l'irritation dès son début, je n'observe plus ces dégénérescences que chez les personnes qui ont négligé les moyens de guérison dans le principe, ou qui se sont procuré des rechutes multipliées.»

Voici les opinions que Broussais admet sur les plus remarquables des altérations organiques :

Tubercules. — Broussais considère les tubercules comme identiques dans les poumons, les mésentères, et dans toutes les parties où leur manifestation peut s'effectuer. Il ne tient, dans leur développement, aucun compte de la diathèse scrofuleuse, et les regarde comme des produits de l'inflammation. Il dit, 3e *Examen, t. 4, p. 120* :

« Les tubercules ne se forment point sans cause appréciable: ils sont le résultat d'une irritation organique, qui est produite par des causes communes à toutes les affections irritatives. *P. 139 :* Les tubercules des enfants que l'on appelle scrofuleux, ceux des adultes, qui sont considérés comme les tubercules par excellence, et ceux des hommes âgés, dont on fait des mélanoses, sont essentiellement la même altération organique. »

Troisième Examen, t. 1, prop. CLXVIII : « Je n'ai point vu de tubercules du poumon sans une inflammation antécédente. Ceux qu'apportent les enfants naissants ne me paraissent pas indépendants de ce phénomène. *Prop.* CLXIX : Les tubercules se forment dans toutes les constitutions attaquées d'inflammation chronique du poumon et des intestins; mais ils sont plus gros chez les sujets prédisposés aux irritations du système lymphatique. »

Troisième Examen, t. 4, p. 36 : « Tous les gonflements lymphatiques ou glanduleux, qu'on les appelle scrofules ou tubercules, sont des inflammations chroniques des tissus blancs. Les tubercules du mésentère et du parenchyme des poumons sont provoqués par l'inflammation chronique de la surface muqueuse intestinale et de la surface muqueuse bronchique propagée par consensus aux tissus lymphatiques, soit du mésentère, soit du poumon. »

Phthisie pulmonaire. — Broussais reproche aux médecins qu'il nomme fatalistes, de voir dans la phthisie pulmonaire une maladie spéciale. Il n'y trouve que les résultats de l'inflammation, et dit, 3e *Exam. t. 3, p. 212 :*

« Au lieu d'attribuer tout simplement la destruction du poumon aux progrès d'une irritation vasculaire, subordonnée aux mêmes causes que toutes les autres, ils s'en prennent à un vice inné, ou à quelque puissance occulte inexplicable. *Propos.* CLXXI : Le mot *phthisie pulmonaire*, n'exprimant que la désorganisation qui est le produit de la phlegmasie du parenchyme pulmonaire, ne saurait être appliqué à cette phlegmasie. Il vaut mieux la nommer pneumonie chronique, en spécifiant par lequel des tissus du viscère elle a commencé. »

PHTHISIE LARYNGÉE. — Il n'établit aucune liaison entre cette maladie et la phthisie pulmonaire. Il dit, 3e *Exam. t. 1*, *propos.* CCCLXII :

« La phthisie laryngée et la trachéale sont constamment l'effet d'une phlegmasie locale qui n'a point été arrêtée à son début, et ne deviennent mortelles que par une pneumonie ou une gastro-entérite consécutives. On préviendra donc ce malheur en détruisant de bonne heure l'inflammation trachéale. »

RAMOLLISSEMENT SPONTANÉ. — Broussais ne l'admet pas, et considère cette altération comme le résultat d'une phlegmasie. Il approuve beaucoup Abercrombie et Lallemand d'avoir directement lié cette maladie à l'irritation, et dit, 2e *Exam. p. 761* :

« Le ramollissement du cerveau est une des nuances de la désorganisation de l'encéphale à la suite des irritations de ce viscère. »

ALTÉRATIONS DIVERSES. — Réunissant à peu près toutes les affections cérébrales, il les rattache également à l'irritation, et dit, 2e *Exam. p. 770* :

« Les congestions sanguines, séreuses, le cancer, les tumeurs fongueuses de la dure mère, les acéphalocystes, les tubercules, les tumeurs osseuses, la léthargie, l'épilepsie, la catalepsie, sont aussi bien que le ramollissement des effets de l'irritation cérébrale; et comme le traitement de toute irritation de ce viscère est absolument le même, ces nuances d'altération ne peuvent être considérées que comme des traces un peu différentes d'une affection toujours la même, et non comme des maladies de diverses natures. »

Ossifications. — Broussais les rapporte également à l'inflammation, et dit, 3e *Exam. prop.* CLXXVII :

« Les ossifications des artères propres du cœur doivent être la suite de l'inflammation de sa membrane interne, ou de celle des grosses artères. »

Gangrène. — En la considérant comme l'un des accidents de l'inflammation, Broussais ne semble pas attacher d'importance à la nature des causes qui déterminent cette inflammation. Il dit en effet, *Phlegm. chron.* 4e édit., *t. 1*, *p. 12* :

« Si l'inflammation continue au lieu d'avorter, si les vaisseaux sont dans une action extrêmement violente, le faisceau tout entier peut perdre sa vitalité.... Il ne présente plus qu'une masse noire que l'on appelle escarre. Telle est la gangrène que l'on attribue communément à l'excès d'inflammation..... Il est une autre gangrène qui a lieu après une inflammation légère et momentanée; quelquefois même l'irritation ne va pas plus loin que la douleur; la rougeur passe au violet et au noir sans qu'il paraisse ni gonflement ni chaleur. La gangrène dite *sénile*, celle des pustules malignes, celle des escarres de la peau dans les gastro-entérites aiguës appelées fièvres *de mauvais caractère*, etc., ne sont-elles pas autant d'exemples de ces inflammations qui semblent avorter dès leur début, en laissant les faisceaux capillaires dans un mortel engourdissement. » Il termine l'exposé de ses principes sur cette lésion par la conclusion suivante, 2e *Exam. p. 588* : « En somme la gangrène soit aiguë, soit chronique, soit chez un sujet jeune et vigoureux, soit chez un vieillard et chez un épuisé, est toujours un effet, et l'on n'en saura jamais l'histoire, qu'en étudiant celle de l'irritation. »

Atonies. — Autant les maladies par exaltation de la puissance vitale sont multipliées dans la doctrine dite physiologique, autant celles qui se rattachent directement à la diminution de cette puissance deviennent rares. Autant les premières y sont importantes, autant les secondes y semblent à peine dignes d'attention. Voici à quelle simple expression les réduit le réformateur, 3e *Exam. t. 1*, *propos.* CDXXXIII :

« Il est des modificateurs parmi les agents externes qui éteignent la vitalité sans produire de réaction appréciable. Alors la débilité constitue seule la maladie ; mais ces cas sont beaucoup plus rares qu'on ne l'a cru pendant longtemps. *Propos.* CDXLVI : La débilité générale, sans phlegmasie, n'exige que les bons aliments et une dose modérée de vin si la digestion s'exécute. Si elle se fait avec peine, les amers sont nécessaires. »

Propos. CDXLVIII : « La débilité avec un catarrhe qui épuise par une expectoration trop copieuse et sans fièvre réclame des aliments nutritifs, le quinquina, le lichen, etc. *Propos.* CDLI : La débilité produite par les hémorrhagies excessives exige les astringens, les toniques fixes. *Propos.* CDLIII: La débilité et l'épuisement qui sont la suite d'une fatigue musculaire poussée à l'excès, demande des alcooliques et des aliments très-nutritifs. »

Propos. CDLV : « La débilité extrême qui est la suite du jeûne poussé à l'excès doit être traitée par une alimentation graduée. *Propos.* CDLVI : La débilité produite par le froid se traite par les excitants diffusibles, etc. »

Les autres débilités qui accompagnent une phlegmasie grave ne sont plus des faiblesses réelles. C'est *la fausse adynamie* dont Brown avait fait une entité que le réformateur français a combattue comme la plus dangereuse de toutes les erreurs médicales.

PROSCRIPTION DE LA FAUSSE ADYNAMIE. — Broussais fait observer que *l'adynamie* de Pinel est exactement *l'asthénie* de Brown, c'est-à-dire un groupe de symptômes, « ayant pour base la faiblesse des fonctions intellectuelles et sensitives, ainsi que celle des muscles de la locomotion, réunies à l'état fébrile. »

Il ajoute, 3e *Exam. t. 3, p. 449* : « *L'adynamie* n'est pas telle que l'entend Pinel, cela est incontestable, puisqu'il suppose une *diminution* générale des forces comme formant *l'essence* de la maladie, tandis que cette diminution n'est ici que le *résultat* d'une inflammation de la muqueuse gastro-intestinale, ainsi que nous l'avons surabondamment prouvé dans la réfutation du Brownisme. »

P. 451 : « J'ai dit en mille endroits que, dans les prétendues fièvres essentielles, la faiblesse dépend de l'inflammation de la surface interne des organes digestifs ;.... que l'on fait alors disparaître ou revenir à volonté cette faiblesse en calmant ou en exaspérant l'irritabilité de la membrane qui préside à la digestion ; que, dans les cas mortels, on est sûr d'y rencontrer des traces de phlegmasies. »

Du reste, il établit ainsi la proportion relative de l'adynamie vraie et de la fausse adynamie, 3ᵉ *Exam. t. 1*, *propos.* CDXXIII :

« La *débilité* est *le plus souvent* le produit de l'irritation, et *quelquefois* constitue seule la maladie. »

PARALYSIE. — Sans accorder plus d'importance à la paralysie qu'aux autres asthénies essentielles, Broussais en détermine ainsi les principaux modes, 3ᵉ *Exam. t. 1*, *propos.* CDXXVI :

« La paralysie qui succède aux affections cérébro-rachidiennes est toujours un produit de l'irritation ; elle ne fournit donc que des indications partielles ou locales. *Propos.* CDXXVII : la paralysie qui succède aux grandes déperditions de fluides non sanguins dépend toujours de l'irritation ; mais bientôt elle fournit des indications particulières. »

Propos. LVI : « Ce n'est pas par le défaut d'un principe particulier dont le cerveau serait la source que les appareils moteurs paralysés se flétrissent ; mais par défaut d'excitation et d'exercice. *Prop.* LVII : le défaut d'action des muscles paralysés ne vient pas d'abord de l'inaptitude de leurs nerfs à exciter le mouvement, il vient du défaut de communication suffisante avec le cerveau ; mais lorsque la nutrition a langui pendant longtemps dans la partie paralysée, ses nerfs se détériorent et ne sont plus propres à exciter l'action. »

Propos. LV : « Les organes qui ne communiquent plus avec le cerveau perdent bientôt leur vitalité et leur nutrition ; se flétrissent et meurent. Mais cet état est rare ; car dans les paralysies, suites d'affection du cerveau, il y a encore communication avec ce viscère. Mais comme la principale n'a lieu que par un point malade, et les autres par des anastomoses au moyen de cordons nerveux peu considérables, ses influences sont incapables d'entretenir l'action au degré convenable. »

PROSCRIPTION DE L'ATAXIE ESSENTIELLE. — Broussais attaque cette nouvelle *entité : l'ataxie*, nommée malignité par les anciens, comme il a fait l'adynamie. Il ne voit dans cette *ataxie* qu'un groupe de symptômes dépendant de l'action sympathique de la gastro-éntérite sur l'encéphale, et dit, 3e *Examen, t. 2, p. 457* :

« Le même vice qui a présidé à la formation des groupes de symptômes qui forment, dans les auteurs, les autres fièvres dites essentielles, les a conduits à en établir un qui porte le nom de *fièvre maligne,* chez les écrivains des deux derniers siècles ; et de *fièvre ataxique*, dans la *Nosographie* de Pinel. Les descriptions que l'on nous donne de cette prétendue fièvre essentielle offrent toujours les symptômes de la gastro-entérite, et quelquefois ceux d'une autre phlegmasie, compliqués avec des phénomènes nerveux. Ces phénomènes sont un délire extraordinaire, des convulsions passagères ou permanentes dans les muscles de relation, des altérations des facultés sensitives, un état de veille avec agitation, ou un *coma* plus ou moins profond, des spasmes, etc. Ces phénomènes sont évidemment dus à l'irritation prédominante du système nerveux de relation. »

Page 462 : « Je soutiens que les cas de fièvre dite *ataxique,* où les auteurs n'ont point trouvé de phlegmasie, appartiennent aux gastro-entérites. On sait, en outre, par leur aveu, que dans tous les autres cas, il existait une inflammation soit du cerveau, soit d'un autre viscère, d'après quoi je me crois autorisé à conclure que toujours les symptômes dits *ataxiques* sont associés à une inflammation locale. De plus, j'ose avancer qu'ils en dépendent, parce que l'expérience m'a appris que ces symptômes augmentent et diminuent avec l'inflammation locale qui les accompagne ; de sorte qu'ils doivent être placés sur la même ligne que tous les phénomènes indicateurs des irritations viscérales. »

Délire. — Broussais le rapporte à l'irritation du système nerveux cérébral, irritation qui peut être directe ou sympathique d'une irritation viscérale intérieure et plus spécialement de la gastro-entérite. Il dit en effet, *Traité de l'irritation et de la folie*, 2e édit. *t. 2*, *p. 321* :

« Nous regardons comme certain que le délire ne saurait exister sans une excitation des fibres blanches de l'encéphale qui constituent évidemment son système nerveux particulier. »

C'est ainsi qu'il comprend le délire par cause directe dans les inflammations de l'arachnoïde etc. Il explique ainsi le délire par irritation indirecte, et le passage du délire à la folie : *loc. cit.*, *p. 320* : à propos des sujets « névropathiques qui divaguent, souffrent et font souffrir tous ceux qui les approchent : *p. 320* : « Tous ces états morbides attestent qu'en percevant une irritation et en déterminant des mouvements involontaires ou volontaires, en conséquence de cette perception, l'appareil sensitif interne a lui-même été excité au degré qui constitue l'irritation, or une fois porté à ce diapason anormal, ce système peut en subir toutes les conséquences :

« C'est-à-dire que son irritation est susceptible de se transformer en phlegmasie, en hémorrhagie, en subinflammation, c'est ainsi que l'encéphalite, l'arachnoïdite, viennent compliquer ce qu'on appelait autrefois les fièvres essentielles, et que les mélancoliques les hypocondriaques et les hystériques deviennent fous, épileptiques ou sont foudroyés par l'apoplexie. Telle est l'irritation secondaire du système nerveux, elle n'est d'abord que névrose ; elle se transforme ensuite en quelque chose de plus humoral, en irritation vasculaire. »

Aliénations mentales. — Broussais les réunit sous le titre de *Folie* qu'il fait dériver de l'irritation et qu'il définit ainsi, *loc. cit. p. 333*

« La folie est, pour le médecin, la cessation prolongée du mode d'action du cerveau, qui dans l'état normal est le régulateur de la conduite des hommes et auquel tient cette faculté que l'on appelle *la raison*; mais il faut que les malades puissent s'acquitter en grande partie des fonctions des autres organes, pour qu'on leur donne la qualification de fous; car on ne considère pas comme tels les frénétiques et beaucoup de malades attaqués de phlegmasies aiguës qui sont aussi dépourvus de raison. Privé de cet instrument, l'homme ne peut plus résister aux impulsions aveugles de l'instinct, et cet instinct lui-même est plus ou moins dépravé dans la folie. »

« Le cerveau, en prenant ce terme dans l'acception d'appareil encéphalique, est l'organe de l'instinct et de l'intellect, et ces deux facultés s'altèrent toujours avec le cerveau..... La folie ne peut donc provenir que de la surexcitation ou irritation de l'encéphale. »

Pag. 344 : « Deux formes sont à noter dans l'incubation de la folie : lorsque l'encéphale est surexcité d'une manière un peu durable par la passion et les efforts d'attention et de mémoire, la folie est imminente. Elle l'est également lorsque l'encéphale est continuellement stimulé par les irradiations qui partent de l'estomac surirrité chez les deux sexes, et des organes génitaux en état de phlogose subaiguë chez la femme. »

Il dit encore, 3e *Examen*, *t. 1*, *propos.* CXXIII : « La manie suppose toujours une irritation du cerveau : cette irritation peut y être entretenue longtemps par une autre inflammation et disparaître avec elle ; mais si elle se prolonge, elle finit toujours par se convertir en une véritable encéphalite, soit parenchymateuse, soit membraneuse. »

Il devient ici bien plus exclusif relativement à la production de la manie par cause indirecte, *loc. cit.*, *propos.* CXXIV :

« *Aucune* inflammation extra-cérébrale ne peut produire la manie sans le concours de celle de l'estomac et des intestins grêles, et le foie n'est affecté ici que secondairement. *Propos.* CXXV : L'arachnitis est plus souvent consécutive à une gastro-entérite que primitive ; mais le délire, l'insomnie et les convulsions qui en sont souvent les signes peuvent être entretenus par cette gastro-entérite disparaître avec elle ; ne laisser après la mort, dans l'arachnoïde et la pie-mère, aucune traces de phlegmasies, ou en laisser de moins marquées que celles que l'on trouve dans l'estomac, etc. *Propos.* CXXVI..... Il n'y a jamais de gastro-entérite sans un degré quelconque d'irritation cérébrale. »

4° THÉRAPEUTIQUE.

D'après cette assertion de Broussais : *De l'irritation et de la folie*, 2e édit. *t. 1 p. 55* : « *L'irritation* forme *la base* des principes de la doctrine physiologique, » il est aisé de comprendre que la médication *antiphlogistique* présentera *le fondement essentiel* de la thérapeutique du réformateur.

Nous verrons en effet les moyens excitants locaux et généraux, les dérivatifs, les évacuants et même les calmants proprement dits, ou proscrits dans le plus grand nombre des cas, ou conseillés, mieux encore tolérés dans quelques circonstances exceptionnelles très-rares.

CONDAMNATION DE LA MÉTHODE EXPECTANTE. — Broussais dit : 3e *Exam. t. 1, propos.* CCLXII : « Il est toujours dangereux de ne pas arrêter une inflammation dans son début, car les *crises* sont des *efforts violents* et souvent dangereux *que la nature déploie* pour soustraire l'économie à un grand danger ; il est donc utile de les prévenir, et imprudent de les attendre. » Mais comme s'il craignait les funestes conséquences d'un principe de médecine perturbatrice aussi dangereusement exclusif, il se hâte d'ajouter, 2e *Exam. p. 346* : « Le médecin prudent fera mieux de s'en tenir à la médecine sédative, et de travailler à rétablir l'équilibre, sans exciter des perturbations dont il serait incapable de calculer les effets. »

APPROPRIER LES MÉDICAMENTS A L'ÉTAT DES ORGANES. — Le réformateur conseille de localiser l'action des moyens thérapeutiques ;

d'en approprier toujours l'influence à l'état actuel de l'organe sur lequel on les fait agir, de ne jamais les diriger contre des entités pathologiques. Il dit en effet, 3e *Exam. t. 1*, *propos.* CDLXVII :

« Adresser des remèdes à une entité morbide factice, sans apprécier leurs effets sur les organes qui les reçoivent, et sur ceux qui sympathisent avec ces organes, c'est guérir ou exaspérer une maladie sans en connaître la raison physiologique. »

CONSTATER, AVEC SOIN, L'ÉTAT DE L'ESTOMAC AVANT L'ADMINISTRATION INTÉRIEURE DES MÉDICAMENTS. — Ce principe, susceptible d'un bien plus grand développement, est une des bases fondamentales de la thérapeutique dans la doctrine physiologique. Broussais en a puisé la première idée dans les abus du traitement des fièvres intermittentes par le quinquina. Il dit : *Phleg. chron.*, 2e édit. *t. 2*, *p. 154* :

« Les praticiens n'ont point assez ouvert les yeux sur la complication de la phlogose des voies digestives avec les fièvres intermittentes : on trouve partout le précepte de traiter, avec de fortes doses de quinquina, les fièvres qui sont accompagnées durant l'accès d'un point douloureux quelconque. On se contente de les ranger dans la classe des pernicieuses ou ataxiques intermittentes, et l'on menace hardiment de la mort et d'une mort très-prompte, les malheureux chez qui l'emploi du souverain fébrifuge aura été ménagé ; on ne voit même pas paraître le soupçon d'une véritable phlogose : il suffit que le type intermittent soit aperçu pour que tous les phénomènes soient crus nerveux, et qu'on crie au quinquina. »

Il ajoute, 3e *Examen*, *t. 3*, *p. 490* : « Puisque l'on a toujours recours à l'estomac pour combattre les êtres abstraits et complexes qu'on appelle fièvres intermittentes, au moins faut-il avoir un moyen de bien constater quand ce viscère est disposé à se prêter à l'action des remèdes que l'on prétend opposer à ces entités. »

Broussais arrive à considérer l'estomac, sous le point de vue physiologique, pathologique et thérapeutique, à peu près comme l'organe le plus important de l'économie. Il dit en effet, 3e *Exam.*, *t. 1*, *prop.* CCXC :

« L'estomac est un organe qui a besoin d'être stimulé, afin d'entretenir, par les sympathies qu'il réveille, le degré d'irritation nécessaire à l'exercice des fonctions; mais il doit l'être dans un degré et dans un mode qui conviennent à sa vitalité, car il est le *siége du sens interne régulateur de l'économie.* »

Propos. CCCXII : L'excès d'irritabilité de l'estomac ne se manifestant pas toujours par la douleur, ni par le vomissement; mais plutôt par la violence de la fièvre, par le délire, par la stupeur, par les mouvements convulsifs; ces sympathies doivent suffire au praticien pour le déterminer à renoncer aux stimulans. »

Propos. CCXCI : « Lorsque la sensibilité et l'irritabilité de l'estomac sont fort augmentées, tous les stimulans le blessent et précipitent le jeu des fonctions au point de les anéantir. Tel est le cas des gastrites de la plus haute intensité, du choléra, des fièvres jaunes, etc. »

Propos. CCI : « Lorsque l'estomac n'est pas assez stimulé par les aliments, toutes les fonctions deviennent languissantes; mais bientôt la faim développe dans ce viscère une irritation partagée par le cerveau qui ranime plusieurs fonctions dans un mode défavorable à la conservation de l'individu. Telles sont la fureur et l'exaltation mentale des faméliques, que suivent bientôt les convulsions, la fièvre, etc.» *Prop.* CCCVII : Celui qui ne sait pas *diriger l'irritabilité* de l'estomac ne saura jamais *traiter aucune maladie*. La *connaissance* de la *gastrite* et de la *gastro-entérite* est donc la clef de la pathologie. »

PROSCRIPTION DE L'EMPIRISME. — 3e *Examen, t. 1, prop.* CDLX : « La médecine empirique qui consiste à garder la mémoire des symptômes qu'on a observés et des remèdes qui ont été utiles ou nuisibles, sans se permettre aucune explication physiologique, est impraticable, parce qu'il est impossible de rencontrer dans la nature des groupes de symptômes absolument semblables à ceux qu'on a pris pour modèles. »

SOURCES DES VÉRITABLES INDICATIONS. — *Loc. cit., prop.* CDLXII :

« La nature des maladies doit être, pour le médecin, ce qui fournit les indications curatives. Elle résulte donc : 1° de la connaissance des modificateurs qui ont *exalté*, *diminué* ou *dénaturé* d'une manière quelconque l'action de l'organe primitivement affecté; 2° de celle de l'influence de cet organe sur les autres; 3° enfin de celle des modificateurs qui peuvent rétablir l'équilibre, ou du moins diminuer l'intensité de la maladie. La *nature* des maladies résulte donc, pour le médecin, de la modification physiologique appréciable des organes. »

MOYENS HYGIÉNIQUES. — Voici ceux dont nous avons trouvé l'appréciation dans les principes de la médecine physiologique :

Air. — *Troisième Examen*, *t. 1*, *prop.* CCCXLVIII : « L'air des grandes villes est nuisible aux personnes attaquées de gastrite chronique. Celui de la campagne leur est avantageux, surtout avec l'exercice ; car ces modificateurs, ainsi que les boissons aqueuses, précipitent la digestion dont la lenteur entretient l'irritabilité de l'estomac; ou diminuent l'irritabilité de l'estomac qui ralentit la digestion. »

Régime. — *Loc. cit.*, *prop.* CCCLXXIV : « La sobriété est une condition sans laquelle il est impossible de guérir les phénomènes spasmodiques et convulsifs. » La propos. CCII, déjà citée *p. 252*, indique l'importance d'une alimentation appropriée à l'état de l'estomac, dans l'état de santé comme dans l'état de maladie.

Gymnastique.—*Prop.* CCCLXXIII : « L'exercice des muscles locomoteurs est le meilleur moyen de détruire la mobilité convulsive : il agit en déplaçant les irritations viscérales, en consumant une activité superflue, et en appelant les forces vers la nutrition et vers les tissus exhalants et secréteurs. *Prop.* CCCXLVII : L'équitation est dangereuse dans les gastrites chroniques avec exaltation considérable de la sensibilité de l'estomac. »

PRÉCAUTIONS CONTRE LES CONTAGIONS. — *Loc. cit.*, *prop.* CDXXXV : « Tout malade affecté de typhus (la fièvre jaune y est comprise), peut devenir seul un foyer d'infection pour les personnes saines, et leur communiquer sa maladie, s'il est renfermé dans un local étroit, et si ses émanations sont stagnantes autour de lui; c'est la contagion fébrile. Mais s'il est placé dans un lieu sain, bien aéré et tenu proprement, cette communication est difficile. Le typhus pestilentiel et le varioleux sont-ils les seuls qui puissent contagier malgré ces précautions? »

ACCLIMATEMENT. — *Loc. cit.*, *prop.* CCCXXII : « L'acclimatement des pays chauds s'obtient par les saignées générales, par une diminution considérable des aliments et par le repos. Mais il faut éviter l'abus des aliments végétaux et des boissons réfrigérentes. *Prop.* CCCXXIII : Les repas copieux, l'abus des boissons alcooliques sont dangereux dans les climats chauds pour les nouveaux arrivés. Ces deux excès retardent l'acclimatement et facilitent l'empoisonnement miasmatique. »

Propos. CCCXXIV : « L'ingestion de l'eau aromatisée, animée avec une substance alcoolique et acidulée, doit réparer la déperdition des fluides qui résulte des sueurs excessives dans les climats du midi, chez les hommes des latitudes septentrionales. *Prop.* CCCXXV : Les stimulans concentrés sont toujours nuisibles aux habitants du nord transplantés dans le midi, au moins jusqu'à l'époque de l'acclimatement. »

MOYENS THÉRAPEUTIQUES. — Pour Broussais, l'*inflammation* est le grand fait anormal qui domine toute la pathologie, et « l'*émission sanguine* est le plus efficace de tous les moyens que l'on puisse opposer à la marche des inflammations. » Voici, du reste, la série des agens thérapeutiques indiqués par le réformateur français pour le traitement des maladies, et son opinion sur la valeur de chacun de ces agens.

Émissions sanguines.— *Loc. cit.*, *prop.* CCLXVIII : « Les saignées générales ou locales faites à une personne qui a peu de sang déterminent toujours beaucoup de malaise, augmentent les congestions viscérales, et produisent souvent par là des convulsions et de la fièvre. »

Propos. CDLVIII : « Lorsque, dès le début d'une affection aiguë, il existe une extrême débilité et un profond découragement ; si une saignée générale ou locale proportionnée aux forces et aux symptômes, au lieu de relever les forces, les diminue, on ne doit pas la répéter, car c'est une preuve que les viscères introducteurs des matériaux conservateurs de la vie n'ont pas rempli cette fonction, et que, par conséquent, l'économie n'a plus les moyens de réparer des pertes de quelque abondance. »

Saignée veineuse. — Loc. cit., prop. CCLV : « La saignée des gros vaisseaux convient aux engorgements sanguins qui se font avec rapidité sous l'influence de l'irritation dans les parenchymes. La saignée des vaisseaux capillaires, pratiquée le plus près possible du point principal d'irritation, c'est-à-dire sur la région de la peau qui correspond au viscère enflammé, doit obtenir la préférence dans tous les autres cas, lorsque la maladie est encore récente. »

Propos. CCLXVI : « Il n'y a aucun inconvénient à pousser la saignée jusqu'à la syncope peu prolongée dans les inflammations récentes des sujets qui étaient sains avant la maladie ; dans les cas contraires, on ferait faire au malade, par cette pratique, un sacrifice dont on ne serait pas certain qu'il pût obtenir le dédommagement. »

Saignée artérielle. — ..... « Les fortes congestions sanguines du cerveau ont besoin de la saignée de la jugulaire, de l'artériotomie et des sangsues appliquées à la partie supérieure du cou. »

Sangsues. — Broussais les conseille surtout à l'exclusion de la saignée. *Prop.* CCLXV : « Dans les inflammations modérées sous le point de vue de la congestion sanguine, surtout dans celles qui affectent les tissus membraneux. »

Il ajoute, *Annales de la méd. phys., t. 1, p. 340 :* « Les médecins doivent être très-circonspects sur l'emploi des saignées locales lorsqu'ils ont à combattre une phlegmasie chronique passée à l'état aigu. Ce moyen ne pouvant pas détruire la désorganisation existante dans les viscères, affaiblit les malades en pure perte ; et, comme le système nerveux prend d'autant plus d'action que le système sanguin en a moins, il en résulte fréquemment des convulsions. C'est dans des cas semblables que ceux qui ne sont point complétement médecins physiologistes éprouvent quelque échec. »

Il continue, 3e *Examen*, *t. 1*, *prop*. CCCXXXIII : « Les saignées locales, l'abstinence et les boissons aqueuses font toujours avorter les phlegmasies commençantes lorsque l'inflammation n'est pas encore fort étendue dans les viscères; mais si plusieurs organes sont enflammés en même temps et dans une grande étendue, ce qu'indiquent l'excès d'angoisse, de prostration, et l'extrême fréquence du pouls, on évacuerait tout le sang avant que d'arrêter la maladie. Alors on doit ménager ce fluide. »

Propos. CCLXVII : « Les saignées locales sont souvent nuisibles dans les anciennes phlegmasies des principaux viscères, lorsque le sang ne surabonde pas dans l'économie; il est rare qu'elles n'augmentent pas alors la congestion; il vaut donc mieux s'en abstenir, ou bien les pratiquer à quelque distance du point principal d'irritation. »

Troisième Examen, *t. 2*, *p. 466* : « Les lois de l'économie sont telles que la soustraction du sang suffit aussi bien que celle du calorique, dans un grand nombre de cas, pour exalter l'action organique des viscères, et produire une superstimulation qui se manifeste par l'exaspération des phlegmasies, ou par des phénomènes convulsifs de la plus haute intensité.

T. 1, *prop*. CCLXVI : «.... Les hémorrhagies des sangsues deviennent souvent excessives chez les enfants et chez les jeunes sujets dont la peau est sanguine et le cœur très-énergique. On doit donc arrêter l'écoulement des piqûres aussitôt que la défaillance se fait sentir. »

Propos. CCCXXXII : « Lorsque l'hémorrhagie des sangsues persiste malgré l'état de syncope et d'asphyxie, on doit arrêter le sang, surtout chez les jeunes enfants, qui sont les plus exposés à mourir d'hémorrhagie, et qui, pour cela, exigent une surveillance particulière. »

Débilitants. — Après les émissions sanguines, Broussais place au nombre des débilitants les plus propres à arrêter la marche des inflammations : « l'abstinence, les boissons émollientes et acidules. »

Digitale. — *Troisième Examen*, *t. 1*, *propos.* CCCLXIV : « La digitale ne produit le ralentissement des contractions du cœur que lorsqu'elle est déposée dans un estomac exempt d'inflammation, et qu'il n'en existe point dans les principaux viscères ; dans les cas contraires, elle les accélère en faisant faire des progrès à la phlogose. »

Propos. CCLXV : « La digitale affaiblit la puissance contractile de l'appareil musculaire locomoteur; elle peut donc être utilisée dans les convulsions, pourvu qu'il n'existe point d'inflammation dans les viscères; mais dans aucun cas il n'est prudent d'en augmenter beaucoup la dose et d'en continuer l'emploi pendant longtemps. »

Propos. CCLXVIII : « Les hémorrhagies spontanées coïncident bien souvent avec une hypertrophie du cœur. La digitale peut donc y être utile, pourvu que l'estomac permette de l'employer. »

Antispasmodiques. — Broussais dit, 3e *Examen*, *t. 1*, *p. 15* : « J'avertis que par *antispasmodiques* je désigne des médicaments stimulants, selon l'acception vulgaire, et non les adoucissants, qui sont presque toujours les meilleurs antispasmodiques. »

Il continue, *loc. cit.*, *propos.* CCCLXXII : « Les antispasmodiques ne guérissent les affections convulsives que lorsque l'estomac les supporte sans être surexcité, et lorsque le point d'irritation, qui est la cause de ces affections, ne s'élève pas au degré de l'inflammation. Aussi sont-ils souvent nuisibles dans l'hypocondrie et l'hystérie. »

Propos. CCCLXXIII : « Les antispasmodiques peuvent suspendre les phénomènes nerveux malgré l'inflammation du tissu dont ces phénomènes dépendent; mais la maladie s'exaspère et la guérison ne s'obtient que par les antiphlogistiques et par la révulsion. »

Bains chauds. — *Loc. cit.*, *propos.* CCCXIV : « Le bain chaud n'opère la guérison de la péritonite que par une révulsion exercée sur tout le tissu de la peau, et si cette révulsion manque, la maladie s'exaspère. Aussi le bain fait-il souvent reparaître les péritonites arrêtées par les sangsues. Il n'en est pas ainsi des fomentations émollientes et de la vapeur de l'eau chaude dégagée dans le lit sans déranger les malades. »

Propos. CCCXV : « Le bain chaud exaspère souvent les gastro-entérites aiguës, parce que les stimulations de la peau se répètent ordinairement dans l'intérieur des voies gastriques. »

Dérivatifs. — *Propos.* CCCVIII : « Lorsque les inflammations pulmonaires ont résisté aux antiphlogistiques et aux vésicatoires, on peut encore les combattre avec efficacité par les cautères, les sétons et les moxas placés le plus près possible du mal ; mais il n'en est pas toujours ainsi des phlegmasies muqueuses du canal digestif. »

Vésicatoires. — *Propos.* CCLXXXVIII : « Les vésicatoires augmentent souvent les gastro-entérites, parce que l'inflammation qu'ils produisent ajoute à celle de la membrane muqueuse digestive, au lieu d'en opérer la révulsion ; ils ne rendent donc pas les services qu'on en attend dans le degré de ces maladies que l'on désigne par les mots de *fièvre adynamique.* »

Propos. CCLXXXIX : « Les vésicatoires exaspèrent le plus souvent les inflammations des différents tissus du poumon, soit aiguës, soit chroniques, lorsqu'on les applique avant le traitement antiphlogistique; mais, après les saignées répétées, ils opèrent très-efficacement la révulsion. »

Propos. CCCXL : « Lorsqu'il survient un épistaxis dans une gastro-entérite aiguë, il est avantageux si la fréquence du pouls diminue. Si l'hémorragie devient excessive, on le combat par un vésicatoire placé à la nuque ou entre les omoplates. »

Propos. CCCXLI : « S'il se déclare une hémoptysie dans une gastro-entérite aiguë malgré la saignée, elle exige un vésicatoire sur le haut du sternum. Les hémorragies intestinales veulent un vésicatoire sur l'abdomen; parce que ces hémorragies produisent une anémie des viscères qui empêche le vésicatoire d'être nuisible. »

Purgatifs. — *Propos.* CCCXLIX : « Les purgatifs, les vomitifs et les toniques qui agissent par révulsion n'opèrent que des cures palliatives dans les gastrites et les gastro-entérites chroniques, et rendent la guérison radicale plus difficile. »

Vomitifs. — *Propos.* CCLXXXVII : « Les émétiques ne guérissent les gastro-entérites que par la révulsion et les évacuations critiques qu'ils provoquent : leur effet est donc incertain dans les cas légers, et, dans les graves, ils sont toujours dangereux, parce qu'ils ne manquent jamais d'augmenter l'inflammation qu'ils n'ont pas réussi à enlever. Il en est ainsi des purgatifs. Mais ceux qui sont amers augmentent plus la chaleur, tandis que les salins dissimulent la phlegmasie en la rendant chronique. Tel est souvent l'effet du calomel et des sels neutres, qui ne calment les souffrances des gastro-entérites qu'en entretenant une diarrhée qui finit par le marasme ou par l'hydropisie. »

Émétique. Contro-stimulisme. — Troisième Examen, t. 4, p. 207 : « L'émétique donné à un grain toutes les trois heures irrite l'estomac et les intestins dans les péripneumonies fébriles. Le plus grand nombre de malades vomit, d'autres ont plusieurs selles, d'autres éprouvent les deux évacuations ; de ceux qui ne les ont pas, les uns suent, si les circonstances sont favorables, et d'autres ont des urines plus copieuses qu'à l'ordinaire. Quelques-uns n'offrent d'abord aucune évacuation : parmi ceux-ci, les uns vont bien et les autres mal. Ceux dont l'état s'améliore ne tardent pas à avoir des urines ou des sueurs. »

« Ceux qui empirent tombent dans les angoisses de la gastrite avec suspension de toute excrétion, état parfaitement connu des observateurs physiologistes. Ces derniers périssent d'ordinaire en un ou deux jours, et l'ouverture montre une horrible gastrite avec ou sans induration péripneumonique, souvent sans induration ; car la révulsion sur les parois de l'estomac est alors complète ; de sorte qu'au lieu de mourir de péripneumonie, comme l'apparence d'agonie le faisait craindre avant l'emploi des remèdes, le malade meurt de gastrite. Parmi ceux chez qui l'émétique provoque des vomissements et des selles liquides et copieuses, on en voit qui guérissent, et même avec une promptitude qui surprend..... D'après ces faits, je persiste dans l'opinion que, le premier, je manifestai en France sur les guérisons par la superémétisation Rasorienne : Ces *guérisons* ne sont dues qu'à une forte stimulation des voies gastriques, suivie de sécrétions diverses.

Il ajoute, 3e *Examen*, *t. 1*, *propos.* CDXVII : « La guérison des phlegmasies intenses telles que la péritonite puerpérale ou non, le rhumatisme aigu, la pneumonie, etc., par le tartre stibié, par le calomel, par les frictions mercurielles, par l'opium, par l'huile de térébenthine, par les drastiques, n'est pas l'effet d'une sédation directe; elle résulte du réveil d'un grand nombre de sympathies organiques qui ouvrent une ou plusieurs portes à la révulsion; aussi ne s'obtient-elle que par des évacuations critiques, et si le stimulant est trop faible pour les produire, ou si l'irritation morbide est trop intense pour se laisser déplacer, la maladie augmente et la désorganisation aiguë ou chronique en est la suite. Cette méthode de traitement doit donc être précédée de l'antiphlogistique, et même, avec cette précaution, on joue à quitte ou double. »

Toniques.— *Propos.* CDXLV : « L'indication de solliciter l'estomac par les toniques ne se tire ni de la faiblesse, ni de la maigreur, mais plutôt de la paleur et de la largeur de la langue, ainsi que du sentiment de langueur et de la lenteur de la digestion, lorsqu'on a fait usage des aliments peu stimulants. Elle peut aussi résulter des douleurs de l'estomac, des rots, des borborygmes et des coliques qui accompagnent ces sortes de digestions, lorsque ces accidents disparaissent avec des aliments d'une propriété plus irritante. »

Quinquina. — *Propos.* CCCLXXXIV : « Le quinquina et les stimulants administrés pendant qu'il reste de l'inflammation dans les voies gastriques élèvent la phlegmasie à l'état aigu et continu, ou l'entretiennent dans une nuance chronique, en faisant cesser les accès : alors l'irritation et la congestion se fixent dans les viscères parenchymateux. C'est de cette façon que le quinquina produit les *obstructions* qui rentrent dans les subinflammations. »

Propos. CCCLXXXVII :« Lorsque le quinquina arrête les accès d'une fièvre intermittente, et qu'il survient du malaise, des engorgements viscéraux, de l'inappétence et une petite fièvre, c'est parce que le médicament administré trop tôt, pendant que les voies gastriques conservaient encore de l'irritation, a produit une inflammation chronique de la muqueuse de ces organes. Dans ce cas, la guérison s'obtient par les antiphlogistiques. »

Propos. CCCLXXXIX : « Lorsque l'estomac ne peut supporter le quinquina dans une fièvre intermittente, ce médicament doit être administré par la voie des lavements ; mais si le gros intestin se trouve enflammé, le quinquina ne peut plus être employé qu'à l'extérieur, soit en topique, soit en frictions. »

Bain froid. — *Propos.* CCCXV : « Les applications froides sur l'abdomen, et même les bains froids sont plus utiles en été et quand les poumons ne sont pas enflammés. Ces moyens dispensent quelquefois de la répétition des saignées (dans les gastro-entérites aiguës). *Propos.* CCCXVI : Lorsque l'inflammation attaque simultanément la membrane muqueuse du poumon et celle des voies gastriques, on peut, après les saignées, placer le froid sur l'abdomen, en tenant un cataplasme chaud sur le thorax ; mais si la toux s'exaspère, il faut renoncer au froid. »

Propos. CCCXXVI : « Lorsque la résolution des forces succède à la surirritation dans les fièvres jaunes, les principales ressources se trouvent dans les boissons et les clystères acidulés, et dans le froid appliqué à l'extérieur du corps, si la chaleur de la peau est considérable. *Propos.* CCCXXXIV : Un météorisme commençant dans les gastro-entérites aiguës se dissipe par une application de sangsues sur l'abdomen ; il guérit aussi par celle de la glace ; si on le laisse persister, ou si l'on donne des stimulants, il peut se changer en péritonite. »

Astringents, caustiques, etc. — *Propos.* CDXV : « Dans les guérisons que l'on obtient des phlegmasies, des subinflammations, des ulcérations, en un mot de toutes les irritations situées à l'extérieur du corps, par le moyen des astringents, des narcotiques, des rubéfiants, des caustiques dans les érythèmes, les ophthalmies, les blennorrhagies, les gales, les dartres, les scrofules, les affections syphilitiques, etc., on ne peut voir que des irritations morbides qui cèdent à des irritations médicamenteuses. Mais ces cures n'ont lieu que lorsque les premières irritations sont peu intenses. Si elles le sont beaucoup, elles augmentent et la désorganisation est imminente. »

Propos. CDXVI : « Lorsque l'irritation extérieure que l'on attaque par les irritants est intense, habituelle et accompagnée d'une déperdition abondante de fluides, ou elle augmente sans changer de siége, ou elle est remplacée par un surcroit d'action des sécrétoires dépurateurs, ou enfin elle se change en une irritation morbide des viscères : ces deux derniers cas sont des révulsions ; mais l'une est avantageuse, et l'autre est nuisible. »

Excitants diffusibles. — *Propos.* CDLVI : « La débilité produite par le froid se traite suffisamment à l'extérieur par les frictions avec la neige, la glace, l'eau froide, l'eau dégourdie, etc. ; à l'intérieur, par les excitants diffusibles, l'alcool, les eaux distillées à doses graduées. »

Eaux minérales. — *Prop.* CCXCV : « L'estomac affecté de gastrite chronique, à laquelle on ajoute encore par les stimulants, est exposé au plus grand danger si son inflammation est trop intense pour être révulsée; car il court la chance de la désorganisation. De là la guérison ou l'exaspération des gastrites chroniques par l'usage des eaux thermales. »

Propos. CCCX : « Les hépatites chroniques sont quelquefois palliées par les émétiques, les purgatifs, le calomel, les savonneux, les eaux minérales ; mais elles sont rarement guéries autrement que par la persévérance dans un régime adoucissant, et par les révulsifs et les exutoires placés auprès de l'organe affecté. »

Propos. CCCL : « Les eaux minérales, quelles que soient leur composition et leur température, ne guérissent la gastrite chronique que par les évacuations révulsives qu'elles opèrent; mais c'est toujours après l'avoir exaspérée: aussi ces guérisons sont rarement radicales. *Propos.* CCCLXX : Les eaux minérales irritent vivement le cœur et tout l'appareil sanguin, augmentent la disposition hémorrhagique, la produisent même chez ceux qui ne l'ont pas, et déterminent souvent l'anévrisme du cœur, les paralysies et les apoplexies. »

Expectorants. — *Propos.* CCCLIII : « Les engorgements muqueux des poumons, ou les catarrhes chroniques avec excrétion difficile de la mucosité bronchique, sont palliées par les expectorants et les incisifs des auteurs ; mais ils ne sont guéris que par les antiphlogistiques, par l'influence de la chaleur et par la révulsion exercée à l'extérieur. »

Telle est exactement toute la matière médicale du réformateur, avouée par lui dans l'exposition de ses principes de thérapeutique ; nous terminerons par les axiomes qu'il émet sur la guérison des maladies par l'application de ces agens.

Inflammation. — Troisième Examen, t. 1, propos. CCLXIII : « Il y a quatre sortes de moyens d'arrêter la marche des inflammations : les débilitants, les révulsifs, les toniques fixes et les stimulants plus ou moins diffusibles. »

Propos. CCLXIV : « Les débilitants propres à arrêter les inflammations sont la saignée, l'abstinence, les boissons émollientes et acidules; mais la saignée est le plus efficace de tous.

Troisième Examen, t. 2, p. 356 : « Les petites saignées locales augmentent les congestions inflammatoires; les grandes pertes de sang provoquent les convulsions. »

Il explique ainsi ces deux résultats, dont la connaissance exacte lui paraît indispensable pour proportionner le degré des émissions sanguines aux indications réclamées, et dit, *p. 357 :*

« Si l'on vient à pratiquer une légère saignée locale dans une forte phlegmasie, dans celle du poumon, par exemple, ou bien des voies gastriques, il se fait sur ces viscères un afflux impétueux qui, loin de la diminuer, ajoute à l'inflammation, tandis qu'une perte de sang poussée jusqu'au collapsus par les piqûres des sangsues tend à résoudre cette même inflammation..... Quant aux convulsions des animaux qu'on fait périr d'hémorragie, nul doute qu'elles ne dépendent de la même cause : on enlève en fort peu de temps la presque totalité du sang qui parcourt les gros vaisseaux, il résulte dans les viscères qui en sont privés un horrible malaise par l'effet de cette privation ; et c'est cette espèce de douleur qui, comme toutes celles des viscères, produit les convulsions de cette hideuse agonie. C'est de cette manière qu'une cause essentiellement débilitante peut devenir une cause puissante de phlegmasie et de névrose. »

Gastrite aigue. — *Troisième Examen, t. 1, propos.* CCLXXIV : « Les sangsues appliquées à l'épigastre arrêtent mieux la gastrite que celles que l'on place à l'anus ; mais ces dernières sont le remède le plus efficace de la colite. *Propos.* CCCII : « La faim non satisfaite produit la gastrite, et celle-ci produit ses sympathies accoutumées. »

Propos. CCCIII : « L'ardeur épigastrique, les douleurs de la tête et des membres, et la rougeur de la langue, produites par la faim, disparaissent par l'ingestion des stimulants alimentaires, lorsque la gastrite n'est encore que dans son premier degré. Plus tard, ces phénomènes en sont exaspérés, et ne peuvent céder qu'aux adoucissants, suivis d'une alimentation graduée. *Mais la saignée peut rarement y convenir.* »

GASTRO-ENTÉRITE AIGUE. — *Propos.* CCCXXVIII : « Les nausées et les vomissements du début de la gastro-entérite aiguë n'exigent pas l'émétique, mais les sangsues à l'épigastre, les lavements et les cataplasmes émollients et bien chauds aux extrémités inférieures. »

Propos. CCCXXXI : « Lorsque le suintement abondant des piqûres de sangsues a produit une grande faiblesse dans le commencement d'une gastro-entérite aiguë, il faut bien se garder de ranimer le malade par des stimulants ; on doit le laisser dans cet état si la circulation n'est pas interrompue, parce qu'il est ordinairement suivi d'une prompte guérison et d'une convalescence extrêmement rapide. »

Propos. CCCXXXV : « Les soubresauts des tendons et le délire qui surviennent pendant la durée d'une gastro-entérite aiguë indiquent que l'irritation se multiplie dans l'encéphale, et cèdent, au moment de leur début, à une saignée ou bien à une application de sangsues à l'abdomen. Mais si ces symptômes ont déjà quelque durée, on doit les attaquer par les sangsues appliquées aux tempes, ou mieux sur le trajet des jugulaires, parce que l'irritation sympathique du cerveau s'est déjà transformée en véritable phlegmasie. »

Propos. CCCXXXVI : « Lorsque l'appétit se déclare avec énergie dans les gastro-entérites aiguës, le malade étant revenu de sa stupeur, on doit permettre des bouillons coupés ou de l'eau lactée, malgré la persistance de la fréquence du pouls, de la chaleur âcre et de la rougeur de la langue : autrement la faim redoublerait la gastrite et ramènerait la stupeur, la fuliginosité et la prostration; mais des aliments plus substantiels seraient nuisibles. »

Propos. CCCXXXVII : « Lorsque dans une convalescence de gastro-entérite il se développe de la douleur de tête, une mauvaise bouche, des nausées, du malaise et de la fréquence dans le pouls, c'est que le convalescent a trop mangé. Dans ce cas, il faut retrancher, pour un jour, les aliments, au lieu d'administrer des vomitifs et des purgatifs. »

Propos. CDLIV : « Lorsque la débilité prédomine dans les gastro-entérites produites par un exercice musculaire outré et par l'emploi des stimulants, dont on abuse souvent dans ce cas, les saignées ne doivent être pratiquées qu'avec modération, et doivent toujours être locales. »

GASTRITE CHRONIQUE. — *Propos.* CCXCVII : « Dans les phlogoses partielles de l'estomac, souvent plusieurs années s'écoulent dans des alternatives d'excitation et de sédation produites par la versatilité du traitement, jusqu'à ce que le point de phlegmasie ait désorganisé le viscère, soit en produisant un squirrhe, soit en ramollissant et perforant l'organe; enfin, il arrive un terme où rien n'est plus supporté, et où la mort est inévitable. »

Propos. CCXCVIII : « On guérit les irritations partielles de l'estomac en persévérant dans le refus des médicaments stomachiques, en choisissant les aliments parmi ceux qui fournissent de la matière alibile sans trop exciter, en calmant l'irritation par les boissons adoucissantes. Il importe surtout de ne pas trop débiliter par les évacuations sanguines, ni par l'abstinence. »

Propos. CCCIV : « Lorsque l'estomac a fait passer dans les intestins des aliments qui ne l'ont pas assez excité pour qu'il ait pu les bien assimiler, il survient des coliques et une diarrhée qui cèdent au vin et aux boissons alcoolisées. »

Propos. CCCXLV : « On guérit les gastrites chroniques par les aliments légers, et surtout par l'attention de rafraîchir l'estomac avec des boissons aqueuses administrées à petites doses, depuis la première heure qui suit l'ingestion des aliments jusqu'au repas suivant, ou jusqu'à l'heure du sommeil. »

Propos. CCCXLVI : « On ne doit traiter par les saignées locales répétées et par l'abstinence complète que les gastro-entérites chroniques des sujets robustes ; car ce traitement jette les personnes débiles dans une faiblesse dont il faut des années pour les rappeler, et pendant tout ce temps la mobilité est extrême et les rechutes très-faciles. »

ENTÉRO-COLITE, DYSENTERIE, DIARRHÉES. — *Propos.* CCCXXX : « La diarrhée des entéro-colites aiguës est enlevée, dans le principe, par les sangsues à l'anus en nombre proportionné aux forces du malade. Mais si la prostration est considérable et l'appareil sanguin anémique, on doit se contenter de l'eau de riz gommée, de l'opium à petites doses, de lavements avec la solution d'amidon et avec quelques gouttes de teinture aqueuse d'opium.

Prop. CDL : « ..... La débilité, dans le cas de colite chronique, nécessite des fécules dépouillées de tout ce qui peut laisser du résidu dans le colon, et l'usage modéré du vin rouge pour retenir les aliments dans l'estomac ; car l'irritation du colon les appelle vers cet intestin avant leur assimilation, et ils y font l'office de purgatifs. *Propos.* CCLXXVI : Enlever les colites commençantes par des applications de sangsues au lieu convenable, c'est anéantir les épidémies de dysenteries. »

EMBARRAS GASTRIQUE. — *Propos.* CCLXXVIII : « Les symptômes bilieux, muqueux et autres, dits *embarras gastrique*, guérissent plus promptement et plus sûrement par les sangsues placées à l'épigastre, ou seulement par l'abstinence et par l'eau que par les émétiques. »

HÉPATITE CHRONIQUE, ENGORGEMENTS DU FOIE, JAUNISSES. — *Propos.* CCLXXIX : « Les jaunisses, dépendant presque toujours d'une gastro-duodénite, ou d'une hépatite, sont enlevées par les sangsues appliquées entre l'épigastre et l'hypocondre, pourvu que l'on fasse suivre l'emploi des adoucissants et que le régime soit approprié. »

Propos. CCCXLIV : « On prévient et l'on guérit les engorgements du foie par les moyens qui sont appropriés aux gastro-entérites chroniques. *Propos.* CCCLXXXVI : Les abstractions des viscères parenchymateux (foie, rate, poumons), surviennent quelquefois dans les fièvres intermittentes sans que l'inflammation de la muqueuse gastrique passe à l'état continu : alors, elles se guérissent par le quinquina administré durant l'apyrexie. »

PÉRITONITE PUERPÉRALE. — *Propos.* CCCXII : « La péritonite commençante est facilement enlevée par les sangsues appliquées sur les parois abdominales. Mais lorsqu'elle a duré plusieurs jours, elle est souvent au-dessus de tous les remèdes. La saignée générale en opère rarement seule la guérison ; mais elle peut la seconder lorsque les sangsues ne donnent pas suffisamment. »

Propos. CCCXIII : « La péritonite des femmes en couches étant ordinairement l'effet d'une inflammation de l'utérus, doit être arrêtée dans son début par les sangsues appliquées avec profusion sur l'hypogastre. Elle ne cède aux émétiques que par révulsion : c'est-à-dire qu'elle est souvent exaspérée par leur emploi. »

FIÈVRE TYPHOÏDE. — *Propos.* CCCXXVII : « Lorsque les gastro-entérites aiguës typhoïdes ou non typhoïdes ont résisté aux saignées capillaires pratiquées à l'épigastre et ensuite à la poitrine et à la tête, en cas de répétition de la phlegmasie dans ces cavités, lorsque la fuliginosité, la stupeur et la faiblesse du pouls se déclarent, il faut nourrir avec des boissons gommeuses sucrées et acidulées ; mais si la bouche se nettoie et que l'appétence se manifeste, on doit nourrir avec l'eau lactée, ensuite avec des bouillons très-légers : autrement le malade pourrait périr d'inanition avant la terminaison de la phlegmasie. »

TYPHUS. — *Propos.* CCCXVII : « Les typhus étant des gastro-entérites par empoisonnement miasmatique, c'est-à-dire par des gaz putrides, souvent avec complication de quelqu'autre phlegmasie, et surtout de celles de l'appareil cérébro-spinal, peuvent être arrêtés par le traitement approprié à ces maladies, lorsqu'on les attaque dans leur début. »

Propos. CCCXVIII : « Lorsque l'inflammation des typhus n'est pas attaquée à son début, les évacuations sanguines y sont souvent dangereuses ; car le poison gazeux putride affaiblit la puissance vitale et la chimie vivante, à tel point que les pertes ne peuvent plus être reparées. »

Propos, CCCXX : « La plus légère stimulation ajoute beaucoup à l'intensité des typhus des pays chauds, lorsqu'elle est exercée dans la première période. Les émétiques sont donc souvent très-dangereux : exemple, la fièvre jaune. »

NÉPHRITE CALCULEUSE. — *Propos.* CCCLVI : « Les calculs des reins et la gravelle n'ont pas toujours besoin d'un temps fort long pour se former : on les prévient le plus souvent en appliquant des sangsues sur la région des reins, et en administrant les boissons émollientes aussitôt que les premiers accidents de la néphrite se font apercevoir, et l'habitude de cette maladie peut aussi disparaître entièrement. »

Propos. CCCLVII : « Les diurétiques puissants tels que les savonneux, les alcalins, l'uva ursi, la térébenthine, etc., procurent la sortie des graviers déjà formés, mais ils entretiennent souvent la phlegmasie latente qui les produit. »

CROUP, COQUELUCHE. — *Prop.* CCLXXVII : « Les angines tonsillaires, pharyngées, ou laryngo-trachéales, telles que le croup, la coqueluche, etc., cèdent mieux aux saignées locales qu'à l'émétique, qui les exaspère fréquemment, surtout quand il y a pléthore ou gastrite, etc. Mais certains stimulants comme le sulfate d'alumine ou l'acide muriatique avec le miel sont utiles localement, dans les angines membraneuses, pour contre-irriter et dénaturer l'inflammation. »

INFLAMMATIONS RÉMITTENTES. — *Propos.* CCCLXXXII : « Les inflammations continues, à exaspérations périodiques, se guérissent par les antiphlogistiques, administrés durant la rémission, lorsqu'il reste de l'inflammation dans les viscères après la sueur, et surtout quand cette inflammation est assez intense pour entretenir un degré quelconque de pyrexie, c'est-à-dire lorsque la fièvre est vraiment rémittente. »

Propos. CCCLXXXIII : « La meilleure méthode pour guérir sûrement les inflammations à exaspérations périodiques consiste à traiter d'abord antiphlogistiquement durant la chaleur de manière à rendre l'apyrexie complète ; à continuer ce traitement après l'accès, si elle ne l'est pas ; à donner le quinquina, ou mieux le sulfate de quinine et les autres toniques pendant toute la durée de l'apyrexie ; à faire prendre des stimulants diffusibles au moment du frisson, pour revenir ensuite aux boissons rafraîchissantes lorsque la chaleur est développée. »

INFLAMMATIONS INTERMITTENTES. — *Propos.* CCCLXXVII : « Il y a cinq manières usitées de traiter les inflammations intermittentes et rémittentes : 1° par les antiphlogistiques durant la période de chaleur ; 2° par les stimulants et les toniques pendant l'apyrexie ; 3° par les stimulants donnés pendant la chaleur ; 4° par les stimulants administrés à l'instant du frisson ; 5° par les antiphlogistiques pendant l'apyrexie. »

Propos. CCCLXXVIII : « Les inflammations intermittentes cèdent aux saignées et au froid appliqués durant la période de chaleur au printemps, lorsque le sujet est robuste et pléthorique, et lorsque la maladie est récente ; dans ces cas, on doit placer les sangsues le plus près qu'il est possible du principal point d'irritation. »

Propos. CCCLXXIX : « Les inflammations intermittentes cèdent sans danger au quinquina et aux autres toniques administrés durant l'apyrexie, lorsqu'il n'y a pas de pléthore, et lorsque les viscères principaux et surtout les organes de la digestion ne conservent aucune trace d'inflammation après la période de chaleur, c'est-à-dire lorsque la fièvre n'est pas rémittente. »

Propos. CCCLXXX : « Les inflammations intermittentes se guérissent rarement par les stimulants donnés durant la période de chaleur : cette méthode rend plutôt l'inflammation continue ou rémittente.

Propos. CCCLXXXI : « Les inflammations intermittentes se guérissent rarement par les stimulants administrés à l'instant du frisson, parceque l'irritation qu'ils provoquent augmente l'intensité de la chaleur. Cette méthode ne réussit guère qu'après l'emploi des antiphlogistiques, et chez les sujets robustes chez qui l'apyrexie est complète. »

Propos. CCCLXXXV : « Les inflammations intermittentes abandonnées à la nature se guérissent quand elles sont légères et que les causes déterminantes n'existent plus : dans les cas contraires, ou elles s'élèvent à la continuité aiguë, ou elles dégénèrent en une continuité chronique, qui s'accompagne à la fin des obstructions et de l'hydropisie, »

Propos. CCCLXXXVIII : « Lorsque la suppression des accès d'une fièvre intermittente est suivie d'un état pathologique apyrétique, le retour des accès provoqué par le bain froid et par les purgatifs est un bien, si la crise des accès enlève l'irritation des voies gastriques, de manière que l'apyrexie devienne complète ; mais si elle ne l'est pas, ce retour est un mal. Dans le premier cas, on doit donner le quinquina durant l'apyrexie ; dans le second, il faut recourir aux antiphlogistiques qui guérissent la maladie ou rendent l'apyrexie complète de manière que le quinquina puisse y être placé avec avantage. »

FIÈVRES INTERMITTENTES PERNICIEUSES. — *Propos.* CCCXC : « Les fièvres intermittentes, dites pernicieuses, doivent être traitées comme celles auxquelles cette épithète n'est pas donnée ; si ce n'est qu'il faut agir avec plus de promptitude. »

HÉMORRHAGIES. — *Propos.* CCCLXVI : « Les hémorrhagies spontanées doivent être combattues comme les inflammations : par les saignées générales et locales, par les réfrigérants, et surtout par la révulsion, quelle que soit la force du sujet : ce dernier moyen est la meilleure ressource lorsque l'affaiblissement est devenu considérable. *Propos.* CCCLXVII : Les hémorrhagies spontanées étant souvent entretenues par un foyer d'inflammation, soit local, soit éloigné ; l'attention du médecin doit toujours se diriger vers cette cause. »

Propos. CCCLXIX : « Les hémorrhagies spontanées succèdent bien souvent à l'inflammation, ou en prennent les caractères dans le lieu même. Il faut donc attaquer celles du poumon par le traitement antiphlogistique et révulsif, sans être retenu par la supposition de tubercules préexistants. »

Névroses, Hypocondrie. — *Propos.* CCCXLIII : « On guérit l'hypocondrie, et l'on prévient les squirrhes du canal digestif, et même la phtisie pulmonaire, par les moyens qui détruisent les gastrites chroniques. L'exercice musculaire et la distraction figurent ici en première ligne. »

Spasmes, Convulsions. — *Propos.* CCCLXXI : « Les spasmes, les convulsions de toute espèce étant toujours l'effet d'une irritation locale, fixe ou ambulante, cèdent au traitement de cette irritation, c'est-à-dire aux antiphlogistiques, et quelquefois aux révulsifs, lorsque le tissu irrité n'est pas désorganisé. »

Maladies éruptives. — *Propos.* CCLXXXI : « La fièvre dite d'incubation des phlegmasies cutanées aiguës étant le signal d'une inflammation des viscères qui précède celle de la peau, les saignées capillaires pratiquées le plus près possible du principal point intérieur d'irritation, rendent l'éruption plus facile et diminuent le danger. »

Propos. CCLXXXII : « Les fièvres *secondaires* de la variole confluente étant l'effet de l'érysipèle produit par les pustules, peut être modéré et quelquefois prévenu : 1° par les saignées pratiquées dans la fièvre d'incubation ; 2° par les sangsues appliquées au cou dans le moment qui précède l'érysipèle de la face. »

Propos. CCLXXXIII : « La fièvre dite *adynamique*, qui survient dans les varioles confluentes, n'étant qu'une gastro-entérite produite par l'érysipèle cutané, peut être prévenue par les moyens qui arrêtent les progrès de cet érysipèle. »

DARTRES. — *Propos.* CDXIV : « Les irritations cutanées que l'on appelle dartres doivent être traitées par les saignées locales, les émollients à l'extérieur, les rafraîchissants à l'intérieur, tant qu'il existe de l'inflammation à la peau : lorsqu'il n'y reste plus qu'une irritation subinflammatoire, les stimulants peuvent être appliqués à la peau, surtout les sulfureux... La révulsion peut être tentée par la voie des sudorifiques, des diurétiques et des purgatifs... Tout ceci peut être appliqué à la lèpre des Grecs ou tuberculeuse. »

HYDROPISIES. — *Propos.* CCCXCII : « L'hydropisie produite par un obstacle à la circulation cède aux saignées et aux diurétiques légers, si la cause de l'obstacle n'est pas incurable. La digitale y est utile si cette cause dépend de l'hypertrophie du cœur. *Propos.* CCCXCIV : L'hydropisie qui dépend d'une déviation accidentelle des fluides séreux, c'est-à-dire de la cessation d'action des capillaires dépurateurs, cède au rétablissement de la transpiration et du cours des urines, les vapeurs chaudes et sèches appliquées à la peau, les bains de sable chaud, de marc de raisin, etc. Les diurétiques et même les purgatifs procurent cette guérison. *Prop.* CCCXCV : Les hydropisies qui proviennent de la mauvaise assimilation disparaissent par les toniques, l'air chaud, sec, lumineux et les bons aliments. *Prop.* CCCXCVI : Les hydropisies qui sont dues à la disette, aux hémorrhagies et aux autres causes d'épuisement, se guérissent par les toniques, les bons aliments, le vin, l'alcool et les diurétiques actifs, lorsqu'il n'existe point de désorganisation dans les viscères. »

SCROFULES. — *Propos.* CCCXCVII : « Les scrofules commençantes à l'extérieur du corps, sous quelque forme que ce soit, peuvent être enlevées par les sangsues appliquées avec hardiesse : alors l'habitude organique scrofuleuse, qui n'est que la répétition de l'irritation par similitude des tissus, ne s'établit pas. »

Propos. CCCXCVIII : « La disposition ou diathèse scrofuleuse, c'est-à-dire l'irritabilité supernormale des tissus à base gélatineuse non invétérée est détruite par l'air sec, chaux et lumineux, par l'exercice en plein air. »

Propos. CCCXIX : « Les ingesta stimulants ne guérissent la disposition scrofuleuse que par l'excitation des dépurateurs, c'est-à-dire par la révulsion ; et s'ils ne la produisent pas, ils exaspèrent l'irritation scrofuleuse comme toute autre. »

Propos. CD : « Lorsque dans les scrofules les ingesta stimulants ne produisent pas la révulsion, ils développent la gastro-entérite et l'ajoutent aux irritations scrofuleuses de l'extérieur ; c'est le carreau des auteurs, et si le poumon contracte l'irritation, c'est la phtisie dite scrofuleuse. »

Propos. CDI : « La diathèse scrofuleuse invétérée à l'extérieur du corps se détruit, avec le temps, par l'exercice en plein air, la sobriété et les aliments sains, pourvu que les irritants soient ménagés de manière à ne pas développer de phlegmasie dans les viscères. *Propos.* CDII : Dans la diathèse scrofuleuse invétérée, les exutoires sont utiles, pourvu qu'une gymnastique convenable seconde leurs effets. »

PHTHISIE. — *Phlegmasies chron., 2e édit., t. 1, p. 515* : « La grande majorité des causes de la phthisie aboutissant à un résultat unique, l'inflammation chronique du poumon, l'indication fondamentale est de détruire cette inflammation, afin de prévenir les tubercules qui en sont la suite ;... comme moyen curatif, les sangsues sont en première ligne. »

Troisième Examen, t. 1, propos. CCCXLII : « On prévient la phthisie pulmonaire en détruisant de bonne heure, par les antiphlogistiques et par les révulsifs, les irritations de l'appareil respiratoire. »

SCORBUT. — *Propos.* CCCLXXV : « Le scorbut sans inflammation cède avec promptitude aux aliments sains, soit végétaux, soit animaux, pourvu que leurs effets soient secondés par un air pur, sec, par la lumière, par les passions agréables, et les stimulants actifs qui peuvent accélérer la guérison. Mais s'il est compliqué avec des phlegmasies, la gélatine, l'albumine, le lait, le mucoso-sucré et les oléracées doivent être administrés sans mélange de stimulants. Les antiscorbutiques âcres, les amers, les alcooliques sont éminemment nuisibles. »

Propos. CCCLXXVI : « Puisque l'affection des gencives qui accompagne quelquefois le scorbut est une inflammation, elle doit être combattue d'abord par les antiphlogistiques, et plus tard par les toniques légèrement irritants ; et s'il y a gangrène, par les spécifiques antiseptiques. »

SYPHILIS. — *Propos.* CDV : « La syphilis est une irritation qui affecte l'extérieur du corps aussi bien que les scrofules, et l'on prévient sa répétition, qui forme la diathèse, en l'attaquant dans son début par les antiphlogistiques locaux, et surtout par des sangsues abondantes. »

Propos. CDVI : « L'irritation syphilitique invétérée cède aux antiphlogistiques et à l'abstinence ; mais comme cette cure est pénible, on préfère le mercure et les sudorifiques. »

Propos. CDVII : « Le mercure, les sudorifiques et autres stimulants ne guérissent la syphilis qu'en exerçant la révulsion sur les capillaires dépurateurs. Mais il faut qu'elle soit secondée par l'abstinence, car une hématose trop copieuse entretient l'irritation syphilitique. »

Propos. CDIX : « Lorsque les stimulants dits anti-vénériens ont développé une gastro-entérite, et que la syphilis n'est pas guérie, elle ne peut plus céder qu'avec la gastro-entérite à une longue persévérance dans le traitement antiphlogistique ; mais si les viscères gastriques sont désorganisés, ou le malade trop affaibli, la guérison est impossible. »

Propos. CDXI : « Les stimulants mercuriaux appliqués localement aux irritations syphilitiques externes les exaspèrent toujours lorsqu'elles sont intenses ; ils ne peuvent les guérir que lorsqu'elles sont faibles, en opposant irritation à irritation. »

Propos. CDXII : « La prédisposition à la syphilis est la même que la prédisposition aux scrofules ; aussi, ceux qui en sont doués sont-ils beaucoup plus difficiles à guérir que les autres. »

Propos. CDXIII : « Les sujets prédisposés à la gastrite doivent être traités de leur syphilis par les antiphlogistiques tant à l'intérieur qu'à l'extérieur. Si on les stimule par la voie de l'estomac, il se surirrite, et quelquefois même la syphilis ne guérit pas. »

HYPERTROPHIE DU CŒUR. — « Les hypertrophies du cœur qui ne sont pas congéniales étant souvent l'effet d'une phlegmasie latente de ce viscère, peuvent être prévenues par les saignées générales et locales, par la digitale et par la révulsion. »

EMPOISONNEMENT PAR LES CORROSIFS. — *Propos.* CDXIX : « Les empoisonnements par les végétaux âcres, par les minéraux corrosifs, par les acides concentrés, par les alcalins, par les cantharides, sont des gastro-entérites qui tendent à l'ulcération, si elle n'est pas déjà la suite d'une escarre produite par ces substances : leur traitement est donc celui des inflammations ordinaires, mais il faut exclure les acides. »

EMPOISONNEMENT PAR LES CHAMPIGNONS, ETC. — *Propos.* CDXXII : « Les empoisonnements par l'ingestion des chairs putréfiées, des poissons gâtés, des champignons, sont des gastro-entérites accompagnées de congestion cérébrale, de stupeur, et promptement suivies de la résolution des forces : elles doivent être traitées par le vomissement provoqué au moyen des boissons adoucissantes, et par des purgatifs mucoso-sucrés et les sels neutres, quand le poison est encore dans les voies gastriques ; ensuite par les boissons, les lavements et les lotions acidules, et par les sangsues appliquées à l'épigastre ou au cou, en procédant avec circonspection et d'après les effets. »

COLIQUE DE PLOMB. — *Propos.* CDXXI : « Les empoisonnements par le plomb, *coliques de plomb*, sont des gastro-entérites de différents degrés. Dans le moindre, qui est sans fièvre, elles peuvent être guéries par la révulsion qu'opèrent les émétiques et les purgatifs, aussi bien que les gastro-entérites communes de la même nuance. Mais ce traitement laisse souvent après lui une phlegmasie chronique de la muqueuse digestive. Dans le degré fébrile, les coliques de plomb ne doivent être traitées que comme les gastro-entérites ordinaires de la même nuance. »

VERS. — *Propos.* CCLXXXIV : « Les vers qui accompagnent les gastro-entérites aiguës étant l'effet de ces phlegmasies, n'exigent point de remèdes particuliers, et sont expulsés par la nature après la chute de l'inflammation. »

Propos. CCLXXXV : « Les vers n'exigent un traitement particulier que lorsqu'ils ont lieu sans gastro-entérite aiguë ou chronique, ou lorsque l'on a suffisamment combattu cette inflammation. »

SYNCOPE. — *Propos.* CDXXXVII : « La syncope est l'effet de l'interruption du cours du sang qui se rend au cerveau; elle fournit toujours l'indication des stimulants; mais après qu'elle a cessé, il se présente des indications contraires lorsque la cause de l'interception du sang est une irritation. »

DÉBILITÉ. — *Propos.* CDXLVI : « La débilité générale sans phlegmasie n'exige que les bons aliments et une dose modérée de vin, si la digestion s'exécute. Si elle se fait avec peine, les amers sont nécessaires. »

Propos. CDXLVII : « La débilité avec phlegmasie située ailleurs que dans le canal digestif exige des aliments légers et qui laissent peu de résidu, si la phlegmasie est aiguë; mais elle proscrit les stimulants dont l'irritation se répèterait dans l'organe enflammé. Si la phlegmasie est chronique, cette débilité exige des aliments substantiels, mais toujours de facile digestion. Quant aux toniques, ils n'y conviennent qu'à dose légère et momentanément. »

Propos. CDXLVII : « La débilité, avec un catarrhe qui épuise par une expectoration trop copieuse et sans fièvre, demande des aliments substantiels, avec l'emploi des toniques astringents à doses très-ménagées. Tels sont le quinquina, le lichen et l'acétate de plomb. Elle veut aussi les révulsifs, mais sans suppuration prolongée. »

Propos. CDLI : « La débilité produite par les hémorrhagies excessives exige des aliments gélatineux, albumineux et féculants, avec un peu de vin rouge, quelques astringents et des toniques fixes ; mais elle repousse les aliments de haut goût. Les stimulants diffusibles ne conviennent qu'immédiatement après les grandes hémorrhagies. »

Propos. CDLII : « La débilité qui succède aux convulsions violentes et sans gastrite nécessite l'emploi des mêmes aliments que celle qui résulte des hémorrhagies; mais il faut y joindre quelques antispasmodiques diffusibles. »

Propos. CDLIII : « La débilité et l'épuisement qui sont la suite d'une fatigue musculaire poussée à l'excès demandent des aliments qui nourrissent beaucoup sous un petit volume, et une dose modérée de vin et même d'alcool ; mais lorsque ce travail a produit une irritation gastrique, la faiblesse ne doit être traitée que par les boissons alibiles et non stimulantes. »

Propos. CDLVI : « Lorsque la débilité prédomine dans les gastro-entérites produites par un exercice musculaire outré, et par l'emploi des stimulants dont on abuse souvent dans ces cas, les saignées ne doivent être pratiquées qu'avec modération, et doivent toujours être locales. »

Propos. CDLVII : « La débilité occasionnée par le défaut de respiration se guérit en rétablissant cette fonction par des moyens appropriés aux causes qui ont intercepté le passage de l'air. »

Nous terminerons ce qui est relatif à la thérapeutique de la débilité par l'importante vérité que Broussais émet, *2e Examen, p. 804* : « Je suis loin de désapprouver l'administration des moyens propres à soutenir les forces dans le cours d'une longue inflammation viscérale ; mais ils doivent, selon moi, être puisés dans les ***substances alimentaires***, et jamais parmi les ***médicaments irritants***. »

ALIÉNATIONS MENTALES. — *Propos.* CCCLIX : « La folie n'existe point sans un degré quelconque d'irritation du cerveau accompagnée et souvent dépendante d'une gastrite chronique ; et ces maladies doivent être traitées par les saignées locales, par les antiphlogistiques et par la révulsion. En les abandonnant à la nature, on expose les maniaques à l'épilepsie, ainsi qu'à la paralysie générale, à la démence et à l'apoplexie, qui sont les suites de la désorganisation inflammatoire de l'encéphale. On les expose aussi aux altérations organiques de l'abdomen, qui sont toujours le terme des gastrites négligées. »

Deuxième Examen, *p. 665* : « La médecine physiologique, qui n'a rien d'exclusif, enseigne à ne mépriser aucun moyen ; elle ne repousse donc pas les purgatifs proposés dans la manie ; mais elle est rarement obligée d'y recourir, car ce qui calme l'irritation de la muqueuse digestive suffit ordinairement pour corriger la surabondance bilieuse. »

Telle est l'exposition sérieuse que nous avons cru devoir faire de la doctrine dite physiologique. Voici l'opinion de Monfalcon sur les difficultés de ce travail, *Dict. des scienc. méd.*, *t. 26*, *p. 134* :

« Il est difficile de bien exposer la nouvelle doctrine ; son auteur, Broussais, assure cependant que le livre dans lequel il l'a publiée est écrit, contre l'ordinaire des ouvrages de médecine, qui sont souvent remplis d'abstractions inintelligibles, avec autant de clarté que de simplicité. Broussais dit quelque part que toutes les preuves de cette doctrine ne sont pas détaillées dans son *Examen*, et il en promet de nouvelles ; elle présente donc quelques lacunes. »

Pour les combler autant que possible, nous avons puisé dans tous les ouvrages de Broussais, et nous avons fait tous nos efforts pour coordonner ces matériaux épars, afin de mieux faire apprécier les principes du réformateur en les plaçant dans tout leur jour.

Nous pourrons actuellement les résumer avec l'assurance de n'en point altérer la nature, et de laisser sous les yeux du lecteur les moyens de vérifier l'exactitude et l'impartialité que nous avons mises dans cette exposition.

Il nous reste, avant d'aborder cette partie de la question, à suivre le réformateur dans la troisième phase de son existence médicale.

IIIe PÉRIODE. — BROUSSAIS, SYSTÉMATIQUE ABSOLU.

Dans cette phase de sa carrière, le novateur est nommé successivement : médecin en chef du Val-de-Grâce, membre titulaire de l'académie royale de médecine, professeur de pathologie générale et de thérapeutique à la Faculté de médecine de Paris, membre de l'Institut, du Conseil de santé ; il publie le *Catéchisme de la médecine physiologique*, le *Traité de l'irritation et de la folie*, le *Troisième Examen*, le *Traité de pathologie générale* ; enfin il termine par un cours de phrénologie.

Irrité par les récriminations qu'il avait imprudemment excitées, gâté par la grande faveur qu'il trouvait près des élèves, le réformateur ne garde plus aucune mesure : sa marche n'est plus celle d'un homme de science, d'un médecin ; mais celle d'un homme de guerre, d'un général d'armée. Ses luttes ne sont plus des discussions modérées et sages, mais des combats à outrance où les opinions, les personnes même ne sont pas ménagées.

Laissons du reste parler Casimir Broussais sur cette question de forme ; le jugement d'un fils, d'un médecin aussi recommandable ne saurait être suspect. Nous lisons, *Traité de l'irritation et de la folie*, 2e *édit.*, *Disc. prélim.*, *p.* XIII :

« Broussais, d'une voix *foudroyante* dans ses cours, d'une plume *satirique* et *mordante* dans ses ouvrages, soutenu d'un raisonnement rigoureux, appuyé d'une expérience sans cesse renouvelée au lit des malades, avait énergiquement proclamé les vérités dont il avait acquis la conviction ; il avait rattaché les maladies aux organes, il lui manquait, pour accomplir son œuvre, de rallier les phénomènes de l'intelligence à l'organisation..... »

Pag. IX : « Broussais n'a dû qu'à lui-même la place élevée qu'il a occupée dans la science ; *soldat* de la médecine, il s'en est fait *empereur* ; et, de ce *trône* qu'il avait conquis par la *guerre*, qu'il défendait par de *continuels combats*, il soutint cette mémorable lutte d'où sont sorties ces grandes vérités qui ont changé la face de la médecine. »

Broussais, avec lequel nous n'avons jamais eu que des relations de bienveillance et d'estime, nous écrivait, au Mans, le 6 avril 1822, la lettre suivante où se dessine encore la marche que vient de caractériser son fils :

« Monsieur et très-honoré confrère, vous m'obligerez de me fournir des armes contre l'erreur et le préjugé ! La victoire est à nous également dans Paris, puisqu'il n'y a plus de médecine que dans notre école physiologique. La Faculté est aux abois ! Je suis enchanté d'avoir appris vos succès, je m'y attendais. Je compte sur vos promesses, et vous prie, de votre côté, de me regarder comme disposé à faire ce qui pourra vous être agréable. Je suis, etc. Broussais. »

Cette citation a surtout pour objet de faire comprendre que, partageant alors une partie des croyances médicales de Broussais, rendant hommage à son génie, conservant un bon et précieux souvenir de nos anciennes relations, si nous éprouvons un besoin, c'est celui de faire valoir tous ses titres de gloire ; un regret, celui de ne pas trouver sa marche plus mesurée, plus convenante, sa doctrine plus à la hauteur de son titre, hors de la portée de toute critique judicieuse, de tout blâme sérieux et fondé ; nous désirons enfin bien établir, pour la dernière fois, que dans tout ce qui va suivre, comme dans tout ce qui précède, nous n'avons eu d'autres mobiles que l'amour de la vérité, l'intérêt de la science et la plus religieuse impartialité.

Une immense révolution médicale s'est effectuée : encouragé par les circonstances les plus favorables, par des élèves dévoués, par l'enthousiasme de toute la génération naissante, Broussais presque à lui seul a supporté le poids énorme de cette révolution. La simple expression de ce fait incontestable n'a-t-elle pas déjà toute la portée d'un grand éloge?

Au milieu de ses brillants résultats, le réformateur n'en marchait pas moins à sa perte : comme l'a très-bien dit Monfalcon, *Dict. des scienc. méd., t. 54, p. 165* : « L'esprit de système écarte les hommes des voies de l'observation et de l'expérience ; il les conduit à dénaturer les faits, à en tirer de fausses conséquences, à substituer, à la vérité, les rêves de leur imagination. »

Aussi voyons-nous Broussais, comme un autre Masaniello, frappé de vertige à l'aspect de la grande révolution qu'il vient d'effectuer; le triomphe l'enivre, lui tourne la tête et le fait tomber dans une sorte de monomanie médicale qui ne lui permet plus de distinguer autre chose, dans l'organisme souffrant, que l'IRRITATION, *ses effets*, et le conduit définitivement à rattacher presque tous ces résultats à la même altération morbide, à la *gastro-entérite*, dont la *connaissance précise* « forme, comme il l'a répété si souvent, la *notion fondamentale* de toute la pathologie. »

Le novateur français ne reconnaît plus aucun obstacle ; il renverse tous les procédés pour y substituer le sien, et dit, 3e *Exam.*, *t. 5*, *p. 405* :

« Les méthodes qu'on appelle *naturelles*, et que l'on applique aux maladies aiguës, ne sont presque jamais réellement naturelles, parce que l'on a peu connu ces maladies, et que la pratique est fondée sur la prétendue nécessité de seconder des intentions de la nature qui ne sont que de pures suppositions. Les méthodes *analytiques* sont des chimères, parce qu'on les applique à des élémens mal conçus, qui ne reposent point sur le véritable état physiologique des organes. Les méthodes *empiriques* sont mal définies et se confondent souvent avec les deux autres, qui se confondent elles-mêmes entre elles dans un grand nombre de cas. »

Voici le jugement qu'il porte sur l'*éclectisme, loc. cit.*, *t. 1*, *p. 31* : « Tout médecin qui n'a pas pris pour guide la physiologie se trouve réduit, faute de bons modèles, à se créer arbitrairement, d'après le souvenir confus de toutes ses lectures, une méthode particulière de traitement, un *monstre de thérapeutique*, un *centon aussi dégoûtant* qu'il est *ridicule*; et voilà ce qu'on décore du nom de *médecine éclectique*. »

Si l'on avait besoin d'une preuve pour constater l'espèce de délire fébrile dans lequel écrivait Broussais, ne serait-elle pas offerte par le manifeste suivant, qui porte avec lui son commentaire et sa réfutation, 2e *Examen*, *p. 827* :

« Qu'on se figure, dans toutes les parties du monde civilisé, des légions de médecins qui ne soupçonnent même pas l'existence des inflammations gastriques, ni l'influence de ces phlegmasies sur le reste des organes; qu'on se les représente versant à flots des vomitifs, des purgatifs, des remèdes échauffants, du vin, de l'alcool, des liquides imprégnés de bitume et de phosphore sur la surface sensible des estomacs phlogosés; que l'on contemple les suites de cette torture médicale, les agitations, les tremblements, les convulsions, les délires frénétiques, les cris de douleur, les physionomies grimaçantes, hideuses, le souffle brûlant de tous ces infortunés qui sollicitent un verre d'eau pour étancher la soif qui les dévore, sans pouvoir obtenir autre chose qu'une nouvelle dose du poison qui les a réduits à ce cruel état. »

« Que l'on voie ces innombrables victimes passer de cette violente excitation à un abattement total, inonder leurs couches de leurs ordures, exhaler une odeur empestée, et terminer ainsi leurs souffrances et leur vie !... »

« Que l'on promène ses regards sur la société pour y voir ces physionomies moroses, ces figures pâles ou plombées qui passent leur vie entière à écouter leur estomac digérer, et chez qui les médecins rendent encore la digestion plus lente et plus douloureuse par des mets succulents, des vins généreux, des teintures, des elixirs..... »

« Que l'on se persuade maintenant qu'en agissant avec énergie pour arrêter les phlegmasies dans leur première explosion, et s'opposant, pendant leur acuité et dans leur état chronique, à l'influence des agens qui peuvent les entretenir, on diminuerait peut-être des quatre-vingt-dix-neuf centièmes la somme des calamités dont je viens d'offrir le tableau; et que l'on prononce ensuite si la médecine a été jusqu'ici plus nuisible qu'utile à l'humanité?... »

Après avoir énuméré les nombreuses et pénibles vicissitudes médicales éprouvées par un M. R***, habitant de Marseille, Broussais ajoute, *loc. cit., p. 837* :

« On conçoit ce que devient, entre les mains des empiriques et des ontologistes, une légère inflammation rhumatismale avec irritation des viscères, qui aurait cédé sans peine à une application de vingt sangsues à l'épigastre, suivie de deux ou trois jours d'abstinence. »

Il est bon de noter que, d'après Broussais lui-même, « ces *empiriques*, ces *ontologistes* étaient des *professeurs*, des *hommes très-savants*, des *érudits célèbres.* »

Il continue : « Si tous ces hommes éminents ne pensaient pas à l'irritation des viscères, c'est que cela n'est pas dans les classiques médicaux. Si les classiques n'ont point consigné cette idée dans leurs écrits, c'est qu'elle n'est enseignée et développée nulle part. Cette idée est pourtant la base fondamentale de la médecine, ainsi que nous l'avons cent fois prouvé dans le cours de cet ouvrage. *C'est elle et seulement elle* qui peut la constituer une véritable science ; et, sans elle, la médecine n'est plus qu'un amas informe de vérités et d'erreurs, et de pratiques les unes avantageuses et les autres nuisibles aux malades, d'après des circonstances que les médecins sont incapables de déterminer. »

De telles prétentions seront suffisamment jugées par les bons observateurs.

Le réformateur, bravant alors toutes les convenances, tous les respects dus au véritable talent, ne se borne plus à des attaques indirectes; il jette le défi, la provocation à la face même des professeurs de la Faculté. C'est une guerre implacable déclarée à toute puissance qui ne courbe pas respectueusement son front sous le joug orgueilleux de la médecine physiologique. Il dit, *Annal. de la méd. phys.*, *p. 12* :

« Plusieurs de nos graves médecins craignent de compromettre leur dignité en adoptant les principes d'une doctrine qui vient de prendre naissance dans leur patrie sans leur participation..... Bientôt ils se trouveront seuls au milieu du siècle, et il ne leur restera que le regret d'avoir attendu si longtemps à se rendre à l'évidence..... Dans leur aveuglement, ils s'imaginent éluder par de vaines subtilités le principe immuable de notre doctrine..... Il est temps enfin qu'une telle erreur se dissipe..... La doctrine physiologique est éternelle comme la vérité !... 3e *Examen*, *t. 1*, *préf.*, *p.* V : Que les éclectiques prétendus, que des intrigants qui font consister leur gloire à afficher une indépendance aussi ridicule, en fait de dogmes médicaux, qu'elle est impossible, trompent la bonne foi, la simplicité ou la paresse des académiciens étrangers à la médecine, se fassent adjuger des récompenses qui ne sont dues *qu'à leurs maîtres*, et marquent de loin la *chaire* ou le *fauteuil* qu'ils convoitent; que m'importe à moi qui, depuis que j'existe, ai fait le serment de n'écrire que pour proclamer la vérité. »

« Les *insectes parlants* qui repullulent aujourd'hui avec plus de force que jamais sous l'influence d'astres malins, trop visibles pour qu'il soit besoin de les montrer, ces êtres dont le souffle flétrit tout ce qu'il touche ont déjà dit, en lisant ces lignes, et se proposent sans doute d'écrire au plus vite, que le dépit de n'être pas *là où je crois devoir être* me fait tenir ce langage. »

Nous le demandons à tout homme de sens et de bonne éducation, si le génie de Broussais n'avait pas été complétement halluciné par le vertige systématique, eût-il jamais écrit ces sorties *inqualifiables*, aussi nuisibles à sa gloire qu'à la propagation de sa doctrine ?

Il avait oublié ce précepte si vrai : « Mais le lecteur français veut être respecté ; » il avait oublié qu'en France et dans tous les pays, un pareil langage indispose, irrite et ne persuade jamais. Voyons, au reste, les résultats de sa manière de procéder.

Il obtient enfin *ce fauteuil* et *cette chaire* pour lesquels il affectait une sorte d'indifférence et même de superbe mépris; distinction qu'il méritait par son génie, par l'étendue de son savoir, par l'importance de ses travaux : c'est une vérité que nous nous empressons de reconnaître et que nous sommes heureux de proclamer.

Il en est une autre aussi facile à bien interpréter, moins agréable à dire ; mais qu'il nous est impossible de laisser inconnue, puisqu'elle exprime l'un des faits les plus remarquables et les plus importants de la vie scientifique du réformateur.

Ce fauteuil à l'Institut fut la cause indirecte qui faussa complétement les idées philosophiques de Broussais : il devint matérialiste sans réserve, et consacra les principes d'une aussi déplorable croyance dans son *Traité* plus déplorable encore *de l'irritation et de la folie.*

Cette chaire à la faculté de médecine de Paris fut le tombeau du système exclusif qu'il avait jusqu'alors professé avec un si grand retentissement : le novateur se trouva bientôt dans l'isolément et presque dans l'oubli !...

Ici se présente naturellement une réflexion qui, relativement à la marche de l'esprit humain, nous paraît avoir une grande portée :

Ce que nous voyons aujourd'hui pour la doctrine absolue du réformateur français, arrivera toujours pour les généralisations du même ordre. Ces grandes conceptions, enfantées par un mélange de vérités et d'erreurs, propagées avec passion, accueillies avec enthousiasme, soutenues dans leur existence éphémère par le concours d'un effort permanent et d'un demi-jour si favorable aux illusions, tombent nécessairement lorsque cet effort perd de son action, lorsque la réflexion et le grand jour viennent les soumettre à leur impitoyable creuset; tout ce qui est erreur s'évanouit; ces conceptions disparaîtraient même entièrement si les vérités fondamentales qui s'y mêlent, semblables à l'or épuré dans un foyer brûlant, ne restaient là pour témoigner de l'existence passée du système qui n'est plus.

La doctrine de Broussais, amalgame d'erreurs capitales et d'immortelles vérités, ne pouvait pas échapper à cette loi commune; l'enseignement public devait être son plus dangereux écueil, le principal instrument de sa ruine.

Nous faisons donc appel au souvenir de ceux qui sont restés, comme nous, spectateurs de ce drame scientifique, et nous constatons ces faits remarquables :

Broussais, sans autre titre que celui de médecin, dans son modeste amphithéâtre de la rue des Grès, développait les principes de sa doctrine avec chaleur, entraînement et persuasion au milieu d'une foule compacte;

Broussais, membre de l'Institut, médecin en chef du Val-de-Grâce, professeur à la faculté de médecine de Paris, couvert de ses insignes, dans le vaste amphithéâtre de l'école, en face de quelques disciples, s'agitait, parlait encore avec violence, mais dans un vide à peu près complet : le novateur prêchait dans le désert !...

En même temps, et comme pour former un contraste à cet affligeant tableau, le modeste Andral, médecin éclectique, professeur savant et sage, dans la même Faculté, dans le même amphithéâtre, confiait aux nombreux élèves pressés autour de lui les résultats positifs de son expérience et de sa judicieuse observation.

Dans cette phase de décadence, Broussais voulut se relever par une sorte de popularité médicale, en publiant, sous le titre de *Catéchisme de la médecine physiologique*, un ouvrage sans utilité, sans intérêt, un livre peu digne, par le fond et surtout par la forme, du génie sérieux de son auteur.

Le réformateur semble, du reste, l'avoir bien compris lui-même, et nous autorise à cette critique sévère, puisque ce *factum* est le seul de ses écrits auquel il n'ait pas ostensiblement attaché son nom. Voici comment il cherche à se justifier de cette publication regrettable :

Il dit, *p. 1* de cet opuscule : « Il règne une prévention générale contre les ouvrages qui ont pour objet de mettre la médecine à la portée des gens du monde : Cullen les a proscrits en disant qu'ils sont au-dessous de la critique, et son opinion est devenue celle de presque tous les médecins. »

Nous pensons sur ce point comme presque tous les médecins et comme Cullen.

Broussais, dans l'intention de soustraire son livre à cette proscription générale, déclare qu'il ne trouve ces ouvrages dangereux qu'autant qu'ils indiquent des moyens thérapeutiques. Il ajoute, *loc. cit., p. 11* : « L'un, séduit par le fatras du sieur Leroy, ne respire que purgatifs ; l'autre, qui a flairé le système de Brown, n'est satisfait qu'autant qu'on lui prescrit des stimulants et des toniques. »

N'aurait-il pas dû ajouter : Un troisième, qui s'est enthousiasmé du système de Broussais, en lisant son *Catéchisme de la médecine physiologique*, et satisfait de l'avoir compris, n'éprouve pas la plus légère maladie sans se faire appliquer des sangsues.

Voici, du reste, comment il cherche à se procurer des lecteurs, *loc. cit.*, *p.* 7 : « Aujourd'hui que la médecine est devenue une science qui repose sur des principes invariables, la pratique n'en est pas encore accessible aux gens du monde ; mais ils peuvent en étudier la théorie, parce qu'ils la comprendront; et ils le doivent, parce qu'ils en retireront de grands avantages. »

Si l'on désire un échantillon du caractère de l'ouvrage, le voici : nous citons au hasard, *p. 10* :

« *Le savant* : Vous me faites trembler : il est donc des maladies d'un caractère si perfide que les secours les mieux dirigés ne peuvent en arrêter les funestes progrès !... Qui nous dévoilera ces mystères impénétrables?...

« *Le jeune médecin* : Ils vont l'être, monsieur, gardez-vous d'en douter!... Vous venez de contempler les fruits amers de l'ancienne médecine ; admirez les prodiges de la nouvelle ! »

Et c'est en tête d'un pareil livre que Broussais ose écrire : « *Indocti discant, et ament meminisse periti !...* »

L'apparition d'un ouvrage semblable au *Catéchisme de la médecine physiologique* est un présage bien fâcheux pour l'avenir de la doctrine qu'il est chargé de propager.

En désespoir de cause, le réformateur cherche à rassembler sous sa bannière abandonnée les débris d'une secte philosophique aujourd'hui bien peu nombreuse, en publiant son *Traité de l'irritation et de la folie*, que, dans le temps, on qualifia du titre de *brillante apologie du matérialisme;* production sans valeur, sans utile portée, sans consistance, et qu'il serait difficile de réfuter plus convenablement que ne l'a fait M. Charles de Rémusat dans ce remarquable passage :

« On ne peut réussir à rester matérialiste. Après s'être bien attaché aux phénomènes corporels, après avoir montré au bout du scalpel ou sous le verre de la loupe les fibrilles tressaillantes de la vie et de la pensée, le physiologiste, à un moment venu, pose ses instruments, quitte la terre, et, s'élançant dans un monde intellectuel, invoque des causes accessibles à l'esprit seul, et se dédommage d'avoir matérialisé l'esprit en spiritualisant la matière ! »

Les *Annales de la médecine physiologique*, journal fondé par Broussais en 1822, termina sa carrière en 1834. Voici la raison qu'en donne M. de Montègre, *Notice historique, p. 60* :

« Si plus tard ce recueil a cessé de paraître, c'est qu'après une lutte triomphante, son existence n'était plus utile : la victoire une fois acquise, il fallait déposer les armes. »

Lorsqu'on s'adresse à des contemporains, un silence discret, et surtout l'absence de tout exposé des motifs seraient bien préférables à des explications de cette nature.

La publication du *Traité de l'irritation et de la folie* présenta de plus un autre grave inconvénient, celui de détourner Broussais des études médicales sérieuses, pour le conduire aux aberrations phrénologiques.

En effet, aprés son *Traité de pathologie générale*, il fit paraître un volume sur les développements du système de Gall, système étranger à notre sujet, et du reste aujourd'hui trop bien apprécié, par les esprits justes, pour que nous ayons la pensée d'en entreprendre l'examen.

Le réformateur, voyant chaque jour son empire se démembrer et s'affaiblir, eut, dans son désespoir, la malheureuse pensée de ranimer son enseignement, alors dans un abandon complet, en faisant un cours public de phrénologie !...

En 1836, jeté dans cette carrière nouvelle et si peu convenable, son génie semble rajeunir et prendre les élans de sa première vigueur ; des auditeurs nombreux entourent le professeur comme aux plus beaux jours de sa faveur passée ; il excite encore une fois l'enthousiasme et l'admiration ; des médailles sont frappées en mémoire de ce résultat plus brillant que solide, et qui fut le dernier succès de cet homme célèbre.

Succès très-flatteur pour lui, sans doute ; mais nous eussions désiré voir cette existence médicale, si belle, si grande, si active, couronnée par un triomphe plus imposant, et surtout plus digne de ses immortels débuts !...

Des médecins que Broussais avait maltraités par ses écrits, pour toute vengeance, dans les circonstances que nous venons de préciser, lui rappelèrent ses propres paroles, *Phlegm. chron., t. 2, p. 5* :

« Des sujets formés dans nos écoles..... observent, méditent à côté du systématique orgueilleux qui vocifère scandaleusement : un jour sans doute ils feront entendre aussi leur voix, ils offriront modestement à leurs collaborateurs l'hommage désintéressé de leurs précieux travaux ; l'éclat de la vérité frappera tous les yeux, et le règne des illusions sera passé !... »

Prouvons actuellement que cette prédiction, formulée par Broussais à l'adresse de ses adversaires, se trouve aujourd'hui retournée contre lui-même avec tout l'ascendant et toute la puissance des faits accomplis.

DEUXIÈME PARTIE

APPRÉCIATION DES RÉSULTATS DE LA RÉVOLUTION MÉDICALE

Nous l'avons établi en thèse générale, et d'après l'observation, il n'est pas, en médecine, de système qui n'ait présenté soit directement, soit indirectement, des inconvénients et des avantages : le meilleur offrant toujours au moins quelques erreurs, et le plus défectueux renfermant encore le germe de quelques vérités.

Toutes ces généralisations offrent donc une certaine valeur pour la science, en concourant tantôt à l'établissement, à la confirmation de ces vérités; plus souvent encore à la destruction de ces erreurs. Elles sont avantageuses surtout pour la partie théorique de l'art, parce qu'elles poussent un principe à sa dernière limite ; et que si ce principe est faux, il se trouve mis au grand jour, attaqué, poursuivi, condamné. Or, comme l'a très-bien dit M. Renauldin, *Dict. des scienc. méd., introd. :* Une erreur bien reconnue est souvent une vérité acquise. » Le système de Broussais, loin de faire exception à cette loi générale, en devient, au contraire, l'une des plus importantes confirmations.

Il s'agit actuellement d'apprécier à sa juste valeur cette grande pensée médicale : c'est une tâche sérieuse et difficile ; c'est la pathologie générale à rectifier, à compléter.

Déjà des articles nombreux ont paru dans les journaux de médecine ; des brochures, des ouvrages étendus ont été publiés pour et contre la doctrine physiologique.

Parmi les auteurs de ces écrits, tous estimables sans doute, les uns ont pris le ton d'une polémique spirituelle, ironique et mordante ; les autres, celui du pamphlet qui blesse ; d'autres enfin ont adopté le langage sévère et mesuré qui convient si bien aux discussions de cette nature ; mais tous, à peu près, ont subi l'influence de leurs opinions arrêtées, de leurs sympathies ou de leurs antipathies pour la doctrine et même pour le réformateur.

La lecture et la méditation de ces nombreux écrits nous ont fait sentir bien d'avantage encore la nécessité de nous affranchir ici de toute prévention favorable ou contraire en soumettant la médecine dite physiologique au creuset rigoureux de l'observation et de la vérité.

La guerre a fait place à la paix ; l'enthousiasme, à la réflexion. Broussais n'est plus ; sa doctrine seule nous reste. Les discussions irritantes, les polémiques envenimées ont cessé. Toute question personnelle doit désormais s'effacer devant les intérêts de la science.

Nous en appelons aujourd'hui à tous les hommes de sens quelles que soient leurs opinions et leurs croyances médicales ; nous voulons, avec eux, juger cette doctrine qui présente à la fois des erreurs fondamentales et d'immuables vérités.

Il ne s'agit plus d'attaquer à outrance le système du réformateur et de livrer de nouveaux combats. Cette attaque serait déloyale puisque le valeureux champion de cette utopie n'est plus là pour la défendre. Il s'agit de porter sur la révolution médicale qui vient de s'opérer au milieu de nous, un jugement solide et consciencieux. Nous invoquerons donc ici les faits avec l'assurance de nous rallier à l'opinion de tous les esprits éclairés et sages qui n'adoptent d'autre théorie, d'autre doctrine que celle dont l'expérience et l'observation ont constaté la réalité.

C'est dans cet esprit que nous allons procéder à l'appréciation de la médecine physiologique. Pour établir bien nettement les faits, nous diviserons cette seconde partie en trois chapitres :

1° *Examen critique de la doctrine physiologique.*

2° *Influence, avantages, inconvénients de cette doctrine.*

3° *Utilité positive de la révolution médicale.*

I

EXAMEN CRITIQUE DE LA DOCTRINE PHYSIOLOGIQUE

Pour bien interpréter la médecine dite physiologique et pour en démêler avec fruit les erreurs et les vérités, nous devons suivre pas à pas le réformateur dans l'établissement et le développement de ses principes, dans les conséquences qu'il en déduit pour la science et pour l'art.

Ayant le désir de rendre ce travail plus précis, moins pénible pour le lecteur, nous réduirons, en axiomes, l'exposition de toute la doctrine physiologique, mais en conservant toujours, avec un soin religieux, la pensée même de son auteur, et renvoyant, pour vérification de notre exactitude, à l'exposition textuelle que nous venons d'en faire et dont on appréciera dès-lors toute la nécessité.

Pour mettre la précision et l'ordre indispensables dans cet important chapitre, nous le diviserons en quatre paragraphes :

1° *Exposition sommaire de la doctrine physiologique ;*

2° *Pathologie générale ;*

3° *Pathologie spéciale ;*

4° *Thérapeutique.*

§ I. EXPOSITION SOMMAIRE DE LA DOCTRINE PHYSIOLOGIQUE.

1° *La force vitale* — ne peut offrir à notre esprit que l'idée de la puissance qui préside à la formation, au développement à la conservation de l'individu. Elle préexiste nécessairement à la propriété fondamentale des tissus. Elle est inconnue dans son essence. C'est une cause première appréciable seulement dans ses résultats physiologiques ou morbides.

2° *La contractilité* — est la seule propriété apparente dans les tissus. Elle s'y manifeste par la condensation de la matière animale au moment où elle est mise en rapport avec un corps extérieur. Si on la considère dans chaque fibre en particulier, on voit qu'elle se réduit à un raccourcissement.

3° *La chimie vivante* — est un effet de la mise en jeu de la *contractilité*, c'est le phénomène organique le plus reculé qui frappe nos sens. Elle n'est pas la force vitale, mais elle en est « l'instrument invisible, *immatériel* que nous ne connaissons que par la voie du raisonnement. »

4° *Les lois vitales* — consistent dans un certain nombre de phénomènes généraux communs à tous les tissus.

5° *La vie* — est le résultat de l'exercice de ces lois, elle ne s'entretient que par les stimulants extérieurs ; et tout ce qui augmente les phénomènes vitaux est stimulant.

6° *Les phénomènes physiologiques généraux* — sont, en conséquence de l'action des corps extérieurs sur la contractilité : 1° La *diminution*, rare ; 2° *l'augmentation*, très-fréquente. Consécutivement à *l'augmentation*, la *fluxion* locale de la matière organique mobile vers le point excité ; *l'érection vitale ; l'augmentation* des phénomènes *de la chimie vivante*.

7° *La stimulation* est *directe* ou *indirecte*. — Dans *la première*, *l'augmentation* a lieu immédiatement après le contact du stimulant ; dans la seconde, elle est précédée par *la diminution*, et ne se manifeste qu'après une *réaction* de la force qui préside à la vie.

8° *La réaction vitale* — est la mise en activité d'une loi qui existe chez les animaux parfaits en vertu de laquelle la force qui préside à la vie réagit contre les causes débilitantes.

9° *La diminution de la vitalité* — reconnaît des causes : 1° *positives ;* peu connues dans leur nature ; l'action du mucilage, de l'eau tiède, etc. ; 2° *négatives :* l'absence du calorique, ou le froid ; l'absence des fluides excitants, des matériaux alibiles, etc.; ces causes négatives peuvent devenir des excitants indirects.

10° *Les sympathies,* — soit physiologiques soit pathologiques, sont la répétition des phénomènes indiqués, et d'abord locaux, dans d'autres tissus, d'autres organes, d'autres appareils, et même dans tout l'organisme. Cette répétition a lieu spécialement par l'intermédiaire du tissu nerveux.

11° *Le but* — complexe de la stimulation est toujours *la nutrition, l'éloignement* des causes destructives et la reproduction.

12° *Les fonctions* — qui sont la coopération de plusieurs organes pour l'accomplissement de ces actes, exigent le concours des solides et des fluides.

13° *L'économie vivante* — a ses lois distinctes des lois de l'économie générale.

14° *La médecine* — doit être constamment ralliée à la physiologie.

15° *L'observation* — n'est rien si l'on ignore là où siége le mal.

16° *La localisation des maladies,* — ou l'attention de rallier toujours les symptômes aux organes et à leur véritable lésion, est la base de toute bonne pathologie. Une maladie est toujours locale avant de s'offrir comme altération générale.

17° *Les entités morbides* — ou personnifications des groupes de symptômes que l'on convertit ainsi en êtres abstraits, considérés séparément des organes, doivent être proscrites avec soin de la pathologie, leur admission ayant pour effet inévitable de fausser le diagnostic et le traitement des maladies. Cette méthode vicieuse constitue *l'ontologie ;* les médecins qui la suivent sont *des ontologistes.*

18° *Les constitutions médicales,* — ou dispositions atmosphériques étrangères aux climats, aux saisons, et qui tendraient à prédisposer plus spécialement à certains genres de maladies ceux qui s'y trouveraient soumis, sont des chimères.

19° *Les crises* — ne sont que des déplacements accidentels de l'irritation, et jamais le résultat du travail bienfaisant de la prétendue nature médicatrice. Elles ne peuvent s'effectuer d'une manière uniforme à des jours déterminés. Le praticien n'a par conséquent aucune raison de les attendre et de chercher à les favoriser.

20° *La prétendue nature médicatrice* — n'est qu'une pure abstraction sans réalité. Les efforts qu'on lui attribue ne sont que les résultats des réactions sympathiques. Non-seulement on ne doit jamais compter sur ses impulsions, mais on ne doit pas même chercher à les seconder dans le traitement des maladies.

21° *L'essentialité* — ou personnification des maladies, véritable ontologie qui consiste à faire de ces altérations autant d'êtres abstraits, isolés des organes, doit être proscrite comme absolument incompatible avec toute bonne pathologie.

22° *La santé* — ne s'altère jamais spontanément, mais toujours par l'action anormale des stimulants extérieurs, ou par l'absence de leur action indispensable à l'exercice régulier des fonctions.

23° *Toutes les maladies* — se rattachent à deux modes principaux d'altération de l'action vitale : 1° *augmentation* très-commune ; 2° *diminution* très-rare. L'augmentation prend le nom *d'irritation;* la diminution, celui *d'atonie*, *de débilité*, *d'adynamie*.

24° *L'irritation* — forme *la base* des principes de la doctrine physiologique..... Le mot *irritation* représente aux médecins l'action des irritants, ou l'état des parties vivantes irritées..... *L'irritation* suppose toujours, dans son siége local, un appel des fluides : ou *congestion*..... Le principe de toute excitation soit *nerveuse*, soit *inflammatoire* est toujours *le même*. »

25° *Les sympathies morbifiques* — sont les moyens *généralisateurs* de l'irritation toujours locale dans son principe. La doctrine physiologique ne se borne donc point à la localisation des maladies dans les organes, elle étudie en même temps l'action des organes les uns sur les autres.

26° *La marche et la durée* — des maladies n'ont jamais rien de fixe et de régulier. Il est impossible d'en prévoir et d'en calculer exactement les phases depuis l'origine jusqu'à la terminaison.

27° *L'inflammation* — existe dans un tissu lorsque l'irritation y accumule le sang avec *tumeur, rougeur et chaleur extraordinaires* et capables *de désorganiser* la partie irritée..... Son siége est dans les vaisseaux capillaires de la partie malade. Elle devient chronique en se prolongeant par l'action continue d'un stimulant. *L'inflammation* est le fait capital, dominant et fondamental de toute la pathologie ; en se transportant sur d'autres tissus par la répétition sympathique, elle ne change pas de nature. Elle est le *principe générateur* de toutes les *altérations organiques*, de toutes les *cacochymies* et de toutes *les diathèses.*

28° *La gastro-entérite*, — qui peut exister sans aucun point local douloureux, est la phlegmasie génératrice de presque toutes les maladies, c'est le *criterium* à peu près exclusif de l'état pathologique ; sa connaissance positive constitue la notion fondamentale de toute la pathologie, « *car l'estomac est le siége du sens interne régulateur de l'économie.* »

29° — *Des sens pathologiques* peuvent être créés, par l'inflammation, dans les organes jusqu'alors incapables d'éveiller une sensation appréciable.

30° — *Les fièvres*, sans aucune exception, ne sont que « le résultat d'une irritation du cœur primitive ou sympathique. » Leur théorie de l'essentialité est une chimère ; on doit rapporter toutes les variétés des fièvres dites essentielles à une seule maladie : *la gastro-entérite.* Ainsi : *la peste, le typhus, le choléra épidémique*, *la fièvre jaune*, etc., etc., « sont des gastro-entérites *par empoisonnement miasmatique.* Les fièvres *intermittentes* sont des gastro-entérites *périodiques.* »

31° *Les hémorrhagies* — sont toujours actives. Toutes les hémorrhagies spontanées dépendent d'une irritation des capillaires sanguins. Elles reconnaissent les mêmes causes éloignées que les inflammations, elles peuvent produire, compliquer, remplacer les phlegmasies, *et vice versâ.*

32° *Les névroses* — peuvent être actives et passives, elles ont le plus souvent pour cause une inflammation de l'appareil cérébral ou des autres viscères. Dans les névroses, la circulation capillaire est excitée, il y a congestion lorsqu'elles sont actives et fixes, l'inflammation existe ou menace de se former.

33° *Tous les exanthêmes cutanés*, — ou maladies éruptives : rougeole, scarlatine, variole, etc., ne sont autre chose que la *crise* ou *métastase* d'une irritation des viscères intérieurs et presque toujours de la *gastro-entérite*.

34° *Les hydropisies* — se rattachent le plus souvent aux inflammations du système séreux, quelquefois à des obstacles au cours du sang et de la lymphe, à la sympathie d'une phlegmasie chronique, à la cessation d'action des capillaires dépurateurs, à l'assimilation imparfaite, à la débilité.

35° *Les prétendus vices, cachexies, diathèses* — ne sont jamais des maladies générales préexistant dans tout l'organisme à la manifestation d'une phlegmasie locale ; mais seulement l'effet de l'extension sympathique, de la répétition d'une inflammation ou *subinflammation* toujours locale dans son principe. Cette loi générale est toujours applicable aux *scrofules*, au *rachitisme*, à l'*éléphantiasis*, au *rhumatisme*, à la *goutte*, au *cancer* et quelquefois au *scorbut*, dans lequel on doit admettre le plus souvent un *vice* de *l'assimilation*. Le rhumatisme et la goutte se rattachent le plus souvent à la *gastro-entérite*, dont ils ne sont alors que la répétition sur les articulations.

36° *Les principes contagieux ou infectieux*, — connus sous les noms de virus, venins, poisons, miasmes délétères, etc., peuvent occasionner des maladies dans lesquelles il ne faut voir que de simples inflammations et le plus souvent des *gastro-entérites*, soit primitives, soit consécutives. Les prétendues *diathèses* qu'ils peuvent occasionner sont encore ici la répétition d'une phlegmasie d'abord locale, « une série de phénomènes d'irritation, et rien de plus. »

37° *Toutes les lésions dites organiques* — telles que : ramollissements, indurations, squirrhe, tissus cancéreux, lardacé, encéphaloïde, mélanique, ossifications, tubercules, kystes, noyaux cartilagineux, vers, etc., ne sont autre chose que des produits de l'inflammation.

38° *La gangrène* — est un des accidents de l'inflammation; « c'est seulement en étudiant l'histoire de l'irritation que l'on saura celle de la gangrène. »

39° *Les atonies réelles* — sont très-rares; elles sont produites par les modificateurs externes qui éteignent la vitalité.

40° *Les adynamies apparentes* — sont beaucoup plus communes. Elles sont le résultat de l'exaltation et de la concentration de la vitalité sur un point important de l'organisme, et le plus souvent sur la *muqueuse gastro-intestinale*. Leur admission comme *entité* présente le plus dangereux principe de la doctrine de Brown; et leur proscription, l'une des bases les plus utiles de la médecine physiologique, surtout en se plaçant au point de vue pratique.

41° *La paralysie* — se rattache ordinairement à l'irritation, et le plus souvent à celle de l'encéphale.

42° *L'ataxie* — est un groupe de symptômes qui se rattache à la gastro-entérite avec répétition vers l'encéphale. Elle n'est qu'un résultat de l'inflammation, et doit être proscrite comme altération essentielle et comme *entité*.

43° *Le délire* — est toujours le résultat d'une irritation directe ou sympathique du système nerveux cérébral, le plus souvent sous l'influence de la *gastro-entérite*.

44° *La folie* — « suppose toujours une irritation du cerveau, » soit directe, soit sympathique, le plus ordinairement d'une *gastro-entérite*. Le mot cerveau est pris ici dans le sens d'appareil encéphalique.

45° *Le traitement* — des maladies ne doit point être confié aux illusions de la médecine expectante. C'est une conséquence toute naturelle de la proscription de la nature médicatrice et de la doctrine des crises.

46° *Les médicaments* — doivent toujours être appropriés à l'état actuel des organes avec lesquels on les met en contact.

47° *L'état de l'estomac* — doit toujours être bien apprécié avant l'ingestion d'aucun médicament, et surtout de ceux qui peuvent y produire une irritation. Ce principe, trop négligé, forme dans la médecine physiologique le fondement essentiel de la thérapeutique générale.

48° *L'empirisme* — doit être proscrit de la médecine.

49° *Les véritables indications* — doivent être puisées : 1° dans la connaissance des modificateurs qui ont *exalté*, *diminué* ou *dénaturé* l'action de l'organe primitivement affecté ; 2° dans celle de l'influence de cet organe sur les autres ; 3° enfin dans celle des modificateurs qui peuvent rétablir l'équilibre. C'est dire que ces indications doivent émaner de la nature même des maladies.

50° *L'inflammation* — et toutes les maladies qui s'y rattachent doivent être arrêtées dans leur marche. « Il existe quatre sortes de moyens d'arriver à ce résultat : 1° les *débilitants*, les *révulsifs*, les *toniques fixes* et les *stimulants* plus ou moins *diffusibles*.

51° *Les moyens débilitants* — sont les émissions sanguines, l'abstinence, les boissons émollientes et acidules. Mais « les émissions sanguines sont le moyen le plus efficace de tous. »

52° *Les émissions sanguines* — doivent être employées largement chez les sujets vigoureux, d'une bonne constitution, au début d'une violente inflammation aiguë. Elles doivent être ménagées et peuvent même devenir nuisibles chez les sujets d'une frêle organisation, dans les phlegmasies chroniques et même dans les aiguës entées sur ces dernières avec des lésions organiques, dans la prostration des forces, etc.

53° *Les saignées veineuses ou artérielles* — sont préférables dans les inflammations parenchymateuses, lorsqu'il faut tirer beaucoup de sang, ou qu'il est essentiel de soustraire promptement un viscère important à la vie, le cerveau, par exemple, aux accidents d'une forte congestion.

54° *Les sangsues* — conviennent mieux dans les inflammations membraneuses, les phlegmasies chroniques, etc. On doit les appliquer le plus près possible du siége du mal, avec la plus grande attention que leur nombre soit toujours assez considérable pour effectuer un dégagement complet, autrement elles augmentent la congestion.

55° *Dans la gastro-entérite*, — il faut les placer à l'épigastre; c'est dire qu'il faut traiter par ce moyen lorsqu'il n'existe pas de contre-indication, toutes les fièvres dites essentielles, les typhus, le choléra épidémique, la fièvre jaune, la plupart des embarras gastriques, les exanthêmes cutanés, les névroses, la folie, etc., etc.

56° *Les prétendues diathèses*, — les scrofules, la phtisie, le rhumatisme, la goutte, le cancer, les dartres, la syphilis, les hémorrhagies, etc., les lésions organiques, etc., réclament également les émissions sanguines, et surtout l'application des sangsues.

57° *Les dérivatifs ou révulsifs*, — les vésicatoires, etc., sont plus nuisibles qu'avantageux, et ne peuvent convenir, dans les cas les plus favorables à leur emploi, qu'après la sédation des principaux accidents inflammatoires par les émissions sanguines.

58° *Les vomitifs et les purgatifs* — n'ont d'effets avantageux que par les révulsions qu'ils opèrent. Lorsque la dérivation ne s'effectue pas, ils sont beaucoup plus nuisibles qu'utiles.

59° *Le tartrate antimonié de potasse* — n'a pas d'autre manière d'agir, même à doses fractionnées, dans le rhumatisme et la pneumonie. Aussi doit-on le proscrire dans ces cas, les accidents primitifs ou consécutifs, qu'il produit presque toujours, en rendant l'emploi très-dangereux.

60° *Les toniques et le quinquina lui-même* — n'agissent avantageusement que par la dérivation qu'ils opèrent dans les fièvres intermittentes. On peut toutefois traiter les inflammations de cet ordre, soit par les émissions sanguines, soit par le quinquina et ses succédanés.

61° *Les caustiques*, *les astringents*, *etc.*, — ne guérissent, dans les inflammations couenneuses, qu'en substituant une inflammation médicamenteuse à une inflammation morbide.

62° *Les antispasmodiques* — sont de véritables révulsifs; ils ne produisent jamais une sédation directe. Aussi les accidents ataxiques guérissent-ils beaucoup mieux et plus sûrement par les antiphlogistiques portés sur l'organe où siége l'irritation qui les occasionne, que par l'emploi de ces moyens dérivatifs.

63° *La véritable débilité* — doit être combattue par les excitants diffusibles, mieux par les toniques, mieux encore par une bonne alimentation. Ce dernier moyen, joint aux bonnes qualités de l'air, est même le seul sur lequel on peut bien compter pour guérir l'épuisement ou pour soutenir les forces pendant le cours d'une longue maladie.

64° *La fausse adynamie* — ne doit jamais être combattue par les excitants. Ce n'est pas elle qu'il faut attaquer, elle n'est que le symptôme d'une violente inflammation dont les excitants augmenteraient encore l'intensité, les dangers; tandis que les antiphlogistiques non-seulement la guérissent, mais encore font disparaître en même temps la *fausse adynamie* qu'elle avait occasionnée.

Telle est la doctrine du réformateur français dans toute sa vérité, nous pourrions même dire avec tous ses avantages. En effet, si nous eussions voulu nous arrêter aux propositions exclusives sur lesquelles Broussais revient si souvent avec une sorte de complaisance, en négligeant les grandes et belles vérités disséminées dans ses écrits, et que l'on ne parvient à mettre en ordre qu'avec un travail long et difficile, nous serions arrivés, comme beaucoup d'autres, à ne voir que le *système* proprement dit; système qu'il a réduit, pour la théorie, à la *connaissance de la gastro-entérite;* et, pour la pratique, à *l'application des sangsues à l'épigastre, à la diète, à l'usage des boissons acidules et gommeuses.*

Mais voir de cette manière ne serait pas comprendre Broussais, surtout lorsqu'il s'agit de l'étudier au point de vue si élevé des avantages et des désavantages de sa doctrine pour la science et pour l'art.

Nous avons donc préféré, en prenant beaucoup plus de peine, agrandir la doctrine physiologique en lui donnant toute son extension et toute sa portée pour en mieux faire apprécier *les incontestables vérités*; que de la rétrécir à dessein pour nous ménager le facile avantage d'en reprendre et d'en blâmer *les erreurs.*

Nous avons la confiance que les bons esprits de toutes les opinions nous sauront gré de cette manière de procéder plus utile à la science, et plus digne de l'honorable académie dont la belle question nous a jeté dans cet immense travail.

Établir les vérités de la doctrine physiologique, en démontrer les erreurs; indiquer les moyens de combler toutes les importantes lacunes laissées par le réformateur : tels sont les résultats auxquels il faudrait actuellement arriver; ce serait avoir fait toute la pathologie générale.

La première question qui se présente à notre esprit est celle de savoir si Broussais est le premier inventeur et le seul fondateur de la doctrine physiologique ?

Nous n'accorderons pas à cette question de priorité plus d'importance qu'elle n'en mérite, nous ne l'eussions pas même abordée si Broussais n'avait voulu se persuader à lui-même : que dans sa tête seulement existaient les grandes vérités de la science médicale ; qu'avant lui tout se trouvait plongé dans les ténèbres de l'erreur, et qu'à sa voix, cette belle science était sortie du néant!.... Puisque le réformateur, à chaque page de ses écrits, s'efforce d'établir son monopole et son omnipotence, il est de notre devoir d'historien impartial de conserver à chacun la part de gloire qui doit lui revenir pour son concours à l'érection du monument de la médecine.

Nous l'avons démontré, dans la première partie de ce travail, le principe de la doctrine physiologique, à l'exemple des autres vérités fondamentales, s'est annoncé dans presque tous les siècles par des révélations plus ou moins positives. Ce principe a progressivement germé, grandi, porté ses fruits. Qu'un homme fermant ainsi les annales du passé, vienne, dans le présent, s'ériger en divinité créatrice de la science, et s'offre seul à la reconnaissance, à l'admiration de l'avenir, voilà ce qu'il est impossible de permettre ni même de tolérer.

Nous les avons donc ouvertes ces annales, voici ce qu'elles nous ont appris :

HIPPOCRATE — imagine son *énormon* ou principe intérieur d'action; admet un *consensus* entre les organes.

Galien — établit sa doctrine *des forces vitales*, animales et naturelles.

Fracastor — parle de *l'irritation* exercée par les humeurs sur les solides.

Robert Whytt — reconnaît trois espèces de mouvements musculaires : l'un naturel, l'autre produit par l'influence nerveuse et volontaire, le troisième involontaire et déterminé par *l'irritation immédiate*.

Vanhelmont — fonde la doctrine du spiritualisme en admettant *son archée*; localise, le premier, les forces de la vie dans le centre épigastrique, et fait remarquer les irradiations de ce dernier sur tout l'organisme.

Stahl — charge l'âme raisonnable du soin de veiller à la conservation de l'organisme.

Th. Bordeu — admet, dans chaque organe, un *sentiment particulier*, une vie qui lui est propre. Signale positivement la sensibilité spéciale de l'estomac ; son importance remarquable dans l'organisme. Place dans la région précordiale : « Le siége, l'aboutissant de presque tous les efforts corporels, de presque toutes les sensations, le jeu et les orages des passions, les effets des divers appétits, etc. » Il dit en propres termes : « *La chimie vivante* est la seule nécessaire aux médecins. » Il fait très-bien comprendre la nécessité d'étudier avec la plus grande attention *les maladies chroniques*, etc.

Morgagni — signale les caractères de la *gastrite latente* comme un phénomène cadavérique très-fréquent.

Réga — fixe l'attention des praticiens relativement à l'influence pathologique de l'estomac sur toutes les parties de l'organisme.

Place la sensibilité du centre épigastrique dans *la membrane muqueuse de ce viscère*. Porte l'atteinte la plus évidente à *l'essentialité* des fièvres en disant : « Le foyer de toutes les fièvres intermittentes est *dans l'estomac*. »

Barthez — attribue les actions organiques à l'influence d'une puissance particulière qu'il nomme *principe vital*.

J. Hunter — émet des idées très-lumineuses sur l'inflammation, et distingue les phlegmasies *d'après* les tissus qu'elles occupent.

Glisson — reconnaît, dans la fibre animale, une force particulière qu'il nomme *irritabilité*.

Haller, — s'appuyant sur des expériences très-nombreuses, place *l'irritabilité* dans la fibre musculaire seule.

P. A. Fabre — démontre l'irritabilité du système capillaire indépendamment de l'innervation cérébrale.

Cullen — signale surtout l'irritabilité nerveuse ; il attribue l'inflammation à *l'irritation des capillaires sanguins*.

Schœffer — rapporte toutes les maladies à l'irritation du système nerveux.

Brown — rejete les explications humorales, établit ce grand principe : « La vie de l'animal ne s'entretient que par les stimulants extérieurs. »

Pinel — ramène la médecine à l'observation des faits. Conçoit la grande pensée de fonder la distribution régulière des maladies : « *sur les rapports de structure ou les fonctions organiques des parties*. » Fait bien remarquer : « *Que l'état inflammatoire a des propriétés communes quelle que soit la partie qui est attaquée, et que ces points de contact sont d'autant plus marqués qu'il y a plus d'analogie dans les tissus et les fonctions organiques des parties.* » Il ouvre la voie qui devait conduire à l'étude des névroses, etc.

BICHAT — crée l'anatomie des tissus, *l'anatomie médicale*, et la porte presque en même temps à sa perfection. Pose largement les bases de *la véritable doctrine physiologique.*

BÉCLARD — corrige, complète l'œuvre de Bichat sous le rapport de *l'anatomie générale.*

PUJOL DE CASTRES — considère l'inflammation comme un *phénomène local* dont la fièvre n'est que l'extension. Admet des inflammations viscérales de nature lente et *chronique.* Décrit *celle de l'estomac*, en indique les résultats cadavériques, et reconnaît que, pendant son existence, les boissons adoucissantes peuvent seules être supportées. Signale des *sympathies* particulières entre les organes; et fait jouer *à l'estomac* un *rôle* très-important au milieu de ces rapports viscéraux, etc.

PROST — appelle toute l'attention des praticiens sur un certain nombre de phénomènes pathologiques dont le point de départ se rattache, d'après lui, à *l'altération morbifique du canal digestif.* Il place dans cette catégorie les fièvres gastrique, muqueuse, ataxique, etc., et dit: « *Les altérations des muqueuses digestives deviendront peut-être un jour la base de la médecine.* »

RASORI — signale plusieurs médicaments spécifiques; établit une grande prédominance des maladies sthéniques par opposition au système de Brown, et crée la doctrine du *contro-stimulisme.*

TOMMASINI — fait observer que la plupart des *fièvres nommées asthéniques* doivent être traitées par les antiphlogistiques. Jette le plus grand jour sur l'histoire de la fièvre lente *hectique*, sur la plupart des névroses, de plusieurs maladies des organes glanduleux, etc.

Marcus — comprend la nécessité de coordonner, d'après *un seul principe*, toutes les parties de l'art de guérir. Se propose de faire, de l'anatomie générale de Bichat, *la base* d'une doctrine médicale nouvelle; *l'inflammation* devient *le principe* auquel il croit pouvoir rattacher le développement *de toutes les maladies.*

Caffin — éveille l'attention des praticiens sur la nécessité d'étudier *l'irritation* d'une manière générale, pour en mieux comprendre les applications particulières.

Marandel — fait, sur l'irritatation, un travail spécial dans lequel se trouvent de nombreuses applications à la doctrine physiologique.

Edw. Miller — publie un ouvrage « sur l'importance de l'estomac comme centre d'association, siége de dérangements morbides et *médium* d'opération des remèdes dans les maladies malignes..... » fait observer que, *dans les fièvres*, *l'estomac* est presque toujours la partie *primitivement affectée.* Dit que « si l'on n'a pas encore compris ce rôle de l'estomac, c'est parce que l'on est dans l'ignorance des irritations qui s'y font. » Avance que, dans les fièvres, c'est l'estomac qui éprouve le premier cet excitement et qui le transmet aux autres viscères par la puissance de son action sympathique, etc. etc.

Nous trouvons encore des notions du même ordre dans *Buffalini*, *Géromini*, etc. Mais il nous semble suffisamment établi que les principes fondamentaux de la doctrine physiologique, savoir : les idées de *l'irritabilité*, de *l'irritation*, de *l'inflammation* étudiées d'une manière générale et dans les divers tissus organiques; des *phlegmasies chroniques ;* de *la localisation* des maladies ; *de leur généralisation* par les sympathies; de la *gastrite,* de la *gastro-entérite ;* de la *non essentialité des fièvres;* de la *fixation* de leur *siége* dans la muqueuse gastro-intestinale irritée ; *de la nécessité* de les combattre par *les antiphlogistiques* ; de la *fausse adynamie*, etc., etc., n'étaient plus en 1808 et surtout en 1816 des idées étrangères au domaine de la science, puisqu'elles se trouvaient consignées d'une manière incontestable dans un aussi grand nombre d'ouvrages.

Que Broussais nous dise actuellement qu'il ignorait l'établissement de ces vérités ; que d'ailleurs elles sont moins explicites, moins bien exposées que dans ses écrits, nous lui ferons à cet égard toutes les concessions qu'il pourra désirer ; mais il en est une que nous n'accorderons jamais, c'est d'admettre qu'à l'époque où Broussais écrivait, ces idées fondamentales de la doctrine physiologique n'étaient pas enregistrées dans les archives de la science, et que, par conséquent, il est LE SEUL inventeur de cette doctrine : les raisonnements les plus spécieux ne peuvent porter aucune atteinte à l'évidence des faits.

Pour terminer sur ce point et prévenir toute réclamation, nous accorderons encore que, sans Broussais, tous ces principes émis avec trop peu de retentissement, présentés séparément au lieu d'être rassemblés dans un faisceau, d'après une pensée systématique, auraient pu demeurer encore longtemps sans porter leurs fruits, et sans constituer une doctrine physiologique ; c'est un mérite que nous aimons à reconnaître ; c'est une justice que nous nous empressons de rendre au réformateur. Suivons-le maintenant dans l'exposition de sa doctrine d'après l'ordre indiqué.

§ II. PATHOLOGIE GÉNÉRALE.

Broussais admet dans l'organisme une puissance qui préside à la formation, au développement, à la conservation de l'individu. Cette puissance, qu'il nomme *force vitale*, et qu'il regarde comme une cause première, inconnue dans son essence, domine tout l'ensemble de l'organisme matériel, et de plus régit les propriétés de la matière organisée vivante. Si cette force vitale est immatérielle, et ce qui suit va nous prouver que c'est l'idée du réformateur, alors il n'a fait que changer un nom : c'est l'*énormon* d'Hippocrate, l'*archée* de Vanhelmont, l'*âme* de Stahl, le *principe vital* de Barthez. Mais poursuivons.

Il n'admet, dans les tissus vivants, qu'une seule propriété : la *contractilité ;* la *sensibilité* reconnues par Bichat lui paraissant rentrer dans la première ; et, d'après lui, la *contraction* supposant la *sensation.* Nous ne reviendrons pas sur ces interminables discussions relatives aux propriétés vitales, nous dirons seulement, et pour éviter *l'ontologisme* si vivement poursuivi par Broussais, que nous préférons le terme de *conditions vitales* à celui de *propriétés vitales*; et que voyant dans l'animal, comme faits incontestables, *sensation* et *contraction*, il nous semble tout naturel d'admettre *faculté de sentir*, *faculté de se contracter : sensibilité, contractilité ;* d'autant mieux qu'en pathologie on trouve quelquefois, d'une manière isolée dans le même organe, la paralysie du *sentiment* ou du *mouvement;* et que Broussais lui-même emploie souvent, dans ses explications, le terme *sensibilité* qu'il avait proscrit par l'abus du besoin de simplifier.

Le premier résultat de la mise en jeu de la *contractilité*, est le phénomène qu'il nomme *chimie vivante*, expression empruntée à Bordeu, et qui certes n'est pas heureuse lorsqu'il s'agit de caractériser un phénomène étranger aux lois générales de la matière. Mais voici quelque chose d'absolument inintelligible, du moins pour nous. Il dit, *Physiol., t. 2, p. 28 :* « *La chimie vivante* est le phénomène le plus reculé *qui frappe nos sens ;* elle n'est pas sans doute la force vitale proprement dite, mais elle en est le *premier instrument*, l'instrument *invisible*, *immatériel*, que nous ne connaissons que *par la voie du raisonnement.* » Si cette *chimie vivante tombe sous nos sens*, comment peut-elle être un instrument *immatériel;* ou si elle est un instrument *immatériel*, comment peut-elle tomber sous nos sens? *Fiat lux !...*

Toutefois, puisque Broussais regarde la *chimie vivante* comme l'instrument *immatériel* de la force vitale, il considère nécessairement, et à plus forte raison, cette *force vitale* comme également *immatérielle.* Voilà ce que nous désirions surtout prouver par cette discussion.

Pour Broussais, la vie s'entretient par les stimulants extérieurs ; elle est le résultat de l'exercice de certains phénomènes généraux qu'il nomme *lois vitales.* Si l'on voulait examiner avec beaucoup d'attention le mode d'existence des cataleptiques, des animaux hibernants, etc., cette proposition semblerait peut-être un peu exclusive.

Dans l'état physiologique, les modificateurs produisent deux résultats opposés sur la vitalité : 1° *la stimulation,* effet le plus ordinaire. La stimulation peut être directe, indirecte ou par réaction. 2° *La sédation* est *positive* par action des calmants ; *négative,* par absence des stimulants essentiels. *Les sympathies* sont les moyens physiologiques de généralisation des stimulations dont le but complexe est : 1° *la nutrition*, que Broussais explique par *la chimie vivante ;* et qui serait mieux rendue par le terme d'*élaboration physiologique.* 2° L'éloignement des causes destructives ; 3° la reproduction. Broussais fait observer avec raison que l'exercice des fonctions exige le concours des solides et des fluides, et que l'économie vivante, qui résulte de leur ensemble et de leur coordination, a ses lois distinctes des lois de l'économie générale ; mais qu'elle n'est pas entièrement affranchie de ces dernières.

1° APPLICATION DE LA PHYSIOLOGIE A LA MÉDECINE.

Le besoin d'étudier les altérations pathologiques se fit sentir avant le désir de connaître les phénomènes vitaux dans l'état normal ; et, par une fâcheuse conséquence, la médecine précéda la physiologie comme science et comme art ; ce fut seulement après des siècles que l'esprit humain fut conduit, de la seconde, à la première, en suivant ainsi le contre-pied de la nature, de la raison et de la vérité.

L'horloger étudie sa montre d'abord dans les conditions régulières qu'elle peut offrir pour bien fonctionner ; il apprécie les rapports qui doivent exister entre la force motrice du grand ressort et la résistance à vaincre pour mettre toute la machine en mouvement. Il se pénètre bien de la disposition particulière de tous les rouages, de leurs engrenages réciproques, du jeu de chacun d'eux et des résultats généraux du concours de leur action, dont le but est de marquer l'heure, la minute, la seconde, etc. Ce n'est qu'après avoir acquis ces notions positives qu'il étudie cette machine dans les altérations qu'elle peut offrir ; qu'il parvient à les bien reconnaître, à les réparer avec habileté. Cette marche est celle de la vérité de la raison de la nature. Le génie de l'homme la suit lorsqu'il s'agit d'une simple machine ; il en adopte une complétement opposée lorsqu'il s'agit de l'homme lui-même.

Nous en avons indiqué les motifs : la nécessité fit étudier les maladies avant que la curiosité condusît à l'examen des fonctions normales ; et, pour ne pas laisser le contre-sens incomplet, les phénomènes vitaux furent étudiés avant les organes qui les exécutent : la physiologie précéda l'anatomie. Faut-il s'étonner de cette longue enfance, de cette imperfection fondamentale dans lesquelles nous trouvons la médecine, la physiologie et l'anatomie, en partant de notre époque, en remontant la série des siècles.

Honneur au génie de Bichat, c'est lui qui le premier a changé la direction de cette marche si contraire : il a fait comme le bon sens de l'horloger, il a procédé de la connaissance du grand ressort, des rouages, des phénomènes dans l'état normal, à la connaissance de ce mécanisme dans l'état d'altération ; il s'est élevé, de l'anatomie des tissus, à la physiologie ; et, de la physiologie, à la médecine.

L'application de la science de l'homme sain à la science de l'homme malade est donc la première condition de toute bonne pathologie ; mais encore faut-il que cette application ne soit pas faussée.

« Je conçois, dit M. Bérard, *Eloge de Broussais*, deux manières d'appliquer la physiologie à la médecine. Tantôt, on a emprunté simplement, aux données expérimentales de cette science, l'interprétation de certains faits de détail, d'étiologie ou de diagnostic :

ici, le rôle de la physiologie est modeste ; mais ses conquêtes sont solides et acquises à tout jamais à la science de l'homme. Tantôt, sur un petit nombre des *faits-principes*, sur une ou deux des lois de la vie, on s'efforce d'asseoir une doctrine, un système médical complet, cohérent dans toutes ses parties. Cette manière est plus brillante, c'est celle des hommes de génie, des législateurs de la science; ainsi procédèrent, avant Broussais, les Stahl, les F. Hoffmann, les Cullen, les Brown, les Barthez. La chute successive de leurs doctrines nous fait craindre qu'ils n'aient demandé à la physiologie plus qu'elle ne pouvait leur accorder.

« Broussais fut-il sous ce rapport plus heureux que ses prédécesseurs? Oui, si nous avons égard à la solidité, à la pureté du dogme fondamental. »

Nous ne partageons pas, à cet égard, l'opinion de M. Bérard. Si la doctrine physiologique n'avait pas d'autre appui, nous l'eussions déjà vue crouler sans retour.

En effet, cette base fondamentale, cette première pierre posée par le réformateur français est la même que celle du novateur écossais : « La vie de l'animal ne s'entretient que par les stimulants extérieurs, » et cependant la doctrine de Brown a succombé.

Si la médecine physiologique survit, elle le devra donc bien plutôt aux grandes vérités qu'elle offre en dehors de ce principe, et surtout à l'immortelle *Histoire des phlegmasies chroniques*, sur laquelle son auteur n'aurait cependant pas dû l'appuyer exclusivement, comme nous le démontrerons bientôt.

Mais il est une troisième application à faire de la physiologie à la médecine; c'est même la seule qui puisse enfanter une doctrine solide, vraie, à l'épreuve de l'expérience et du temps; la seule qui puisse fonder la véritable médecine physiologique. Nous avons l'assurance que les hommes d'un sens droit, versés dans les études physiologiques, et M. Bérard, par conséquent, partageront notre avis. Cette application consiste à s'élever, comme l'avait fait Bichat, de l'étude approfondie des tissus, des organes, des appareils, de l'organisme tout entier, à celle des conditions vitales, des phénomènes, des fonctions, de l'économie vivante dans l'état normal; et, de ces notions fondamentales, à l'étude sérieuse et raisonnée de toutes les influences morbifiques, de tous les modes principaux d'altération que peuvent offrir les conditions vitales, les phénomènes, les fonctions, l'économie vivante, en ne les isolant jamais, dans cet examen, des tissus, des organes des appareils et de l'organisme.

C'est bien ainsi que le comprenait Broussais lui-même lorsqu'il disait, en 1821, *2e Examen, p. 707 :* « Notre doctrine n'est point intitulée la doctrine de *l'irritation,* mais la doctrine *physiologique;*
« *Ainsi*, elle repose nécessairement sur *toutes* les modifications que peut éprouver la vie, et non pas *exclusivement* sur son *exaltation*, quoique celle-ci soit incomparablement la plus fréquente.»

Si Broussais eût pris cette large base pour fondement de sa doctrine, il eût été dans le vrai sous ce premier rapport. Mais nous le verrons bientôt, égaré par l'esprit de système, abandonner la route qu'il s'était lui-même tracée en faussant les applications de la physiologie à la médecine.

Ainsi, nous l'avons avancé, les faits le prouveront jusqu'à l'évidence, le système de Broussais n'est point la *doctrine physiologique* telle que la comprenait Bichat, telle qu'elle doit être pour mériter les titres de vraie, d'immuable; caractères sans lesquels elle ne satisfera point les esprits sérieux, et ne présentera pas à la science, à l'humanité, tous les avantages qu'elles ont droit d'en attendre.

2° LOCALISATION DES MALADIES.

Ici Broussais aborde franchement la question. Il s'établit sur ce grand principe de Bichat : « Qu'est l'observation, si l'on ignore là où siège le mal? »

Ce principe, aussi vrai par lui-même que fécond dans ses résultats, nous paraît, en effet, le premier fondement de la médecine clinique. Ainsi, rattacher tous les symptômes des maladies, ou phénomènes pathologiques, à l'altération, à la souffrance des organes, *dans la grande majorité des cas*, sera désormais et pour toujours la *base immuable* de la doctrine physiologique.

En établissant cet axiome, nous avons fait nos réserves, nous avons dit : *dans la grande majorité des cas*; au lieu d'admettre ce principe, comme l'a fait Broussais, *d'une manière absolue*.

Nous pensons dès-lors que le réformateur a faussé l'application de cette loi, comme celle du plus grand nombre des vérités de sa doctrine, en les forçant à plier sous le poids de l'exclusion systématique.

Pour Broussais, en effet, toute maladie est locale avant de présenter aucun caractère de généralisation. Il n'admet point d'exception à cette règle. Pour lui, également, l'altération des solides organiques est tout, il ne tient aucun compte de celles que peuvent éprouver les fluides, surtout au point de vue de l'étiologie et de la thérapeutique. Toutes les prétendues diathèses ne sont que des répétitions de la maladie dans les tissus, dans les organes et dans les appareils. Nous verrons bientôt qu'il rattache à peu près toutes les maladies *à l'irritation*, et presque toutes les irritations *à la gastro-entérite*.

C'est une des erreurs capitales de la doctrine du réformateur. Elle a même, pour un grand nombre d'esprits superficiels, masqué complétement les grandes vérités que peut revendiquer cette même doctrine.

En attendant que nous examinions chacune des diathèses en particulier, que nous recherchions si plusieurs maladies ne commencent point par l'altération des humeurs, que nous signalions l'abus que l'on a fait de la gastrite et de la gastro-entérite comme base et comme principe du plus grand nombre des affections morbides, nous demanderons aux bons observateurs :

1° Si pour eux l'apparition d'un simple furoncle, dans un point où nulle irritation locale n'a pu lui faire choisir son lieu d'évolution; si la succession d'un plus ou moins grand nombre d'autres dans divers lieux, sans plus de raison d'élection de ce domicile particulier, peuvent être envisagés comme une maladie purement locale dans son principe : telle, par exemple, qu'une tumeur avec abcès, développée dans le lieu même d'une contusion? N'admettront-ils pas, au contraire, une disposition particulière de l'organisme, antérieure à la manifestation du furoncle ; ne combattront-ils pas dès lors celui-ci autrement qu'un simple phlegmon, en traitant en même temps la maladie locale et l'altération générale qui a produit le développement de ce premier furoncle, et ne manquera presque jamais d'en occasionner d'autres, si elle n'est pas attaquée par les moyens hygiéniques et pharmaceutiques appropriés.

Broussais dirait sans doute que ces furoncles plus ou moins nombreux ne sont que la répétition d'une gastro-entérite, et par conséquent encore une maladie locale dans son origine.

Pour toute réponse à cette pétition de principe, nous en appellerons à la saine observation, afin de savoir si c'est bien une *gastro-entérite* que l'on rencontre alors dans la grande majorité des cas, ou si l'on ne trouve pas plutôt une sorte *d'échauffement* général, avec embarras gastrique, intestinal, constipation, etc; et si l'on ne guérit pas bien mieux et plus sûrement par l'absence du régime âcre, irritant, qui avait surtout occasionné cette maladie, par les laxatifs et les boissons tempérantes longtemps continuées, que par les applications de sangsues à l'épigastre. Ce n'est pas l'avis du réformateur ; c'est le nôtre ; les praticiens expérimentés décideront la question.

2° Nous leur demanderons encore, pour ne pas sortir des cas les plus vulgaires et les plus évidents, si *l'anémie* qui se manifeste chez les mineurs, par exemple, est encore une maladie locale qui frappe exclusivement un solide organisé ; si elle ne dépend pas, au contraire, d'une profonde altération dans la composition du sang ; et si l'air pur, une alimentation nutritive et l'usage des ferrugineux appropriés, ne sont pas les moyens dont l'expérience la plus positive a bien constaté l'efficacité?

3° Enfin, nous en appellerons à leurs souvenirs cliniques pour savoir si, dans le plus grand nombre des fièvres intermittentes, ils ont reconnu la *gastro-entérite* comme altération fondamentale, et traité cette maladie par les antiphlogistiques, et surtout par les applications de sangsues ; ou s'ils n'ont pas plutôt regardé cette altération morbide comme une affection nerveuse à type intermittent; et, sauf les cas de complications et de contre-indications, presque toujours traité, avec un succès complet, ces mêmes altérations par les antipériodiques et surtout par les préparations de quinquina.

Ainsi Broussais, en plaçant le siége exclusif des maladies dans les solides organiques, et, parmi ces derniers, presque toujours dans l'estomac et les intestins; en circonscrivant le début de toutes les altérations pathologiques dans un tissu, dans un organe, a manifestement faussé le grand principe du rapport des symptômes aux lésions des organes et de la localisation des affections morbides.

Nous terminerons cette généralité par l'opinion de M. Bérard, *Eloge historique* : « Il faut avouer que ces idées sont trop exclusives. N'est-ce pas en agissant sur les humeurs que le fer guérit la chlorose ; les alcalins, la gravelle ; les végétaux frais, le scorbut ; et le quinquina, la fièvre pernicieuse contractée par l'absorption des émanations des marais ? »

3° ESSENTIALITÉ DES MALADIES; ENTITÉS MORBIDES.

Avant l'*Anatomie générale* de Bichat, les médecins ayant presque toujours étudié les maladies sans les rapporter immédiatement aux tissus, aux organes, aux appareils, avaient personnifié des groupes de symptômes en faisant ainsi des *entités* qui déterminaient souvent le nom de la maladie, et, résultat beaucoup plus fâcheux, dont la nature supposée devenait, le plus ordinairement, la base principale des indications à remplir.

Ainsi la fièvre *adynamique*, par cela seul qu'elle avait été désignée sous cette dénomination, était traitée par les toniques; la *fièvre ataxique*, par les antispasmodiques ; la *fièvre bilieuse*, par les vomitifs et les purgatifs, etc... Broussais attaqua, poursuivit à outrance les *entités* morbides, et parvint à renverser toutes celles qui n'étaient pas des chimères de son imagination, et dont l'existence, en pathologie, pouvait offrir de graves inconvéniens pour la thérapeutique.

C'est assurément le plus important service dont la médecine pratique surtout lui soit redevable; c'est aussi le titre de gloire qu'il revendiquait avec le plus d'empressement, lorsqu'il disait : « La découverte de cette ontologie médicale est ma propriété, je n'en ai trouvé le germe dans aucun ouvrage. »

Toutefois, il abusa bien étrangement de cette grande pensée dans les applications qu'il en fit à la médecine; et, dans sa monomanie de poursuivre, comme *ontologistes*, les auteurs dont la moindre expression pouvait, en l'interprétant à sa manière, conduire même indirectement à cette qualification. Ce fut un de ses grands moyens de proscription, pour cette réprobation générale dans laquelle il comprit tous les systématiques ses confrères, sans aucune exception; nous ajouterons même presque tous les médecins, tant se trouve réduit le nombre de ceux que nous avons pu compter en dehors de cet anathême universel.

Broussais, disons-nous, abusa bien souvent de cette vérité dans ses innombrables qualifications d'ontologisme; et si le plus grand nombre des auteurs qu'il a rangés dans cette catégorie pouvaient y figurer avec raison, d'après les allégations du réformateur, nous réclamerions pour lui-même, et sur des titres mieux établis, la première place au milieu d'eux. Nous citerons, à cette occasion, l'opinion de M. Bérard, qui ne sera pas suspecte. Il dit, *Eloge historique* : « Peut-être a-t-il grandi l'ennemi qu'il a terrassé, peut-être a-t-il parfois vu l'ontologie là où il n'y avait que des expressions métaphoriques..... Broussais fut aussi vitaliste qu'aucun de ceux qui le précédèrent; peut-être même n'a-t-il pas toujours montré, dans son langage au moins, cette réserve philosophique dont Barthez avait donné le précepte sans en donner l'exemple. Il a quelquefois *personnifié* le *principe vital*; il lui a supposé des *intentions*, une *volonté*; il le fait agir d'après un *plan déterminé*; et l'on serait véritablement tenté d'accuser l'auteur *d'ontologie*, si Broussais *pouvait être ontologiste*. »

Le réformateur abusa de même des applications qu'il fit à la médecine de la proscription de l'ontologie : ainsi, nous le voyons remplacer toutes les entités morbides par l'irritation, l'inflammation et la subinflammation. Nous établirons, en traitant de ces modes généraux des maladies, jusqu'à quel point cette autre prétention est fondée ; nous examinerons encore s'il est rationnel, et surtout sans danger dans le traitement, de rattacher ainsi les fièvres intermittentes, pernicieuses, typhoïdes, etc., etc., à la gastro-entérite.

M. Bérard, *loc. cit.*, exprime ainsi son opinion sous ce dernier rapport : « Le débat a été transporté, dans ces dernières années, sur un terrain où la médecine physiologique combat peut-être avec moins d'avantages. Si en effet la phlogose partielle du tube digestif ne suffisait pas, même en invoquant les sympathies, pour rendre compte des symptômes formidables des fièvres graves ; si cette phlogose avait un caractère spécial et un siége déterminé dans l'intestin, si elle était la conséquence d'une altération du sang qui aurait en même temps allumé la fièvre, il faut avouer que celle-ci ne pourrait être complétement assimilée à la fièvre symptomatique de la pneumonie et de la péritonite. C'est dans cette forte position que se sont retranchés les adversaires de la médecine physiologique, et il y a lieu de penser qu'ils y tiendront longtemps. »

4° CONSTITUTIONS MÉDICALES.

Broussais, en confondant, sous la dénomination commune de « *descripteurs des constitutions*, » Hippocrate, Baillou, Sydenham, Stoll, Baglivi, etc., ne paraît pas avoir bien compris les différents sens du mot constitution employé pour désigner les conditions atmosphériques et leurs effets dans la production des maladies, puisqu'il rejette ces constitutions comme des chimères, sans une distinction qui devient cependant indispensable.

Raige-Delorme dit, à cette occasion, *Dict. de méd., t. 8, p. 488* : « Les constitutions médicales sont un des points les plus obscurs de la science. Cette obscurité ne provient pas seulement de la difficulté du sujet, elle résulte plus encore peut-être du peu de précision avec lequel il a été délimité. »

Pour éviter toute confusion, pour ne pas admettre des influences morbifiques au moins très-douteuses, et n'en pas rejeter d'autres que l'évidence des faits ne permet pas de proscrire, lors même qu'il est impossible de s'élever à la théorie précise de leur action, il faut distinguer trois ordres de constitutions :

1° *Atmosphériques*, — se composant des états barométrique, thermométrique, hygrométrique, électrique de l'atmosphère et de leurs nombreuses combinaisons suivant les climats, les lieux, les saisons, etc. Hippocrate ne paraît pas avoir compris autrement ce grand modificateur dans la production des maladies sans caractère infectieux ou contagieux. Il est de toute évidence que l'on ne peut pas révoquer en doute l'influence de cette cause occasionnelle dans la fréquence de tel ou tel ordre de maladies. Tous les praticiens savent, en effet, que les inflammations des membranes muqueuses, inflammations catarrhales des auteurs, sont bien plus communes dans les automnes et les hivers froids et humides, que dans les printemps ou les étés secs et chauds; que les phlegmasies cutanées sont plus ordinaires dans la seconde constitution que dans la première; nous ajouterons que l'un et l'autre de ces deux ordres d'altérations pathologiques subissent des influences notables dans leur marche, leur durée, leur gravité, etc., par le fait même de ces différentes constitutions atmosphériques, dont il est dès lors impossible de rejeter l'existence et l'action, en les considérant surtout au point de vue de l'étiologie.

2° *Médicales*, — embrassant, dans la même pensée, les effets produits par cette constitution et l'influence atmosphérique permanente, et indépendante jusqu'à un certain point des états élémentaires de la *constitution atmosphérique;* donnant, pendant sa durée, aux maladies régnantes, un caractère particulier : inflammatoire, bilieux, nerveux, etc., etc. C'est ainsi que Baillou, Sydenham, Stoll, etc., comprenaient la *constitution médicale*, sorte de moyen-terme entre la *constitution atmosphérique* et la *constitution épidémique*. Telle est cette *constitution médicale* dont l'histoire n'a point encore été suffisamment éclairée pour qu'il soit permis aux esprits sages de prononcer en dernier ressort. Si Broussais était fondé à rejeter provisoirement cette influence morbifique, il ne l'était pas encore du moins à la proscrire d'une manière aussi tranchante, aussi absolue.

3° *Epidémiques*, — déterminées, indépendamment des climats, des saisons, des états de la température, de la sécheresse, de l'humidité, de l'électricité atmosphériques, par une *modification spéciale* de l'air, et produisant une maladie qui frappe en même temps un grand nombre de sujets, et dont la forme commune et caractéristique se retrouve partout, quels que soient l'âge, le sexe, le tempérament des individus affectés. Que l'on attribue cette *modification spéciale* à la présence d'un *agent infectieux*, d'un *miasme*, d'un *principe contagieux*, etc., comme le plus souvent cette *cause* échappe à l'investigation de nos moyens chimiques les plus puissants, et que sa présence est seulement révélée par ses effets sur l'organisme vivant, nous ne donnerons aucune importance à cette première partie de la question; mais il n'en sera pas de même pour la seconde ; à moins que l'on ne veuille admettre des effets palpables sans aucune cause positive, il est évident que l'on ne peut pas nier la réalité des *constitutions épidémiques*. Il est également prouvé par l'expérience que, dans le cours d'une épidémie, une maladie donnée offre des caractères qu'elle ne présente pas dans l'état sporadique ; exige le plus souvent des modifications essentielles dans son traitement, et que, par une conséquence nécessaire, les bons observateurs trouveront, sous ce point de vue d'une si haute portée, la doctrine médicale de Broussais bien fautive et bien incomplète.

5° DOCTRINE DES CRISES.

Dès la plus haute antiquité, les observateurs sages, profonds et consciencieux, qui faisaient, à l'exemple d'Hippocrate, une médecine à peu près expectante, avaient cru remarquer, dans la solution heureuse d'un assez grand nombre de maladies, une marche plus ou moins régulière vers cette solution, des efforts conservateurs de l'organisme traduits extérieurement par des mouvements fonctionnels auxquels ils donnèrent le nom de *crises* ou *jugements*; et sur la réunion de ces faits s'éleva par degrés la *doctrine des crises;* question médicale d'un haut intérêt, violemment controversée depuis son apparition, et que le réformateur français a tranchée d'un seul trait de plume, en déclarant que ces prétendues crises n'étaient, en dernière analyse, rien autre chose « que des déplacements accidentels de l'irritation, et nullement le résultat d'un travail de l'organisme tendant vers une solution avantageuse. »

C'était, d'un seul coup, ruiner toutes les croyances des siècles passés relativement à cet objet, et détruire cette espèce de principe conservateur que les plus célèbres médecins avaient admis sous le nom de *nature médicatrice.*

Broussais ne s'étant point arrêté à la proscription de l'abus de cette doctrine, mais en ayant voulu nier tous les faits, nous sommes forcé d'étudier cette question, et de prouver qu'ici, comme partout, le réformateur, en voulant établir des dogmes exclusifs, a dépassé la mesure de la vérité.

Le judicieux Landré-Beauvais, examinant le sujet qui nous occupe, s'exprime ainsi, *Dict. des scienc. méd., t. 7, p. 370 :* « ...,. L'on doit être étonné que les ouvrages publiés sur une matière aussi importante, qui pouvait être éclaircie par l'observation, aient présenté, jusqu'à ce jour, autant d'incertitude et d'obscurité. Il suffisait, en effet, de recueillir avec soin les histoires d'un grand nombre de maladies, et de présenter ensuite des conclusions générales déduites de ces faits particuliers, pour décider l'importante question des crises. Nous n'avons donc rien de mieux à faire que d'exposer le résultat des observations que nous avons faites depuis près de vingt ans, et d'établir ainsi la doctrine des crises sur les histoires des maladies. » Voici le résultat de cette consciencieuse observation, *loc. cit., p. 371* :

« On observe les crises dans presque toutes les maladies aiguës... Elles sont moins communes dans les maladies chroniques..... Si on ne les a pas reconnues dans ces dernières, c'est que pour les voir il fallait apporter une attention plus soutenue...,. Tout écoulement critique est déterminé par la nature..... Les crises surviennent lorsque les maladies ont atteint leur plus haut degré. » Landré-Beauvais n'admet pas, du reste, que cette nature soit un être intelligent, qui raisonne toujours bien ses actes, puisqu'il reconnaît que, parmi ces crises, les unes peuvent être salutaires et les autres funestes.

Il signale comme principales voies critiques les hémorrhagies, les sueurs, les vomissemens, les diarrhées, les évacuations urinaires, etc. Il admet les jours critiques, et termine ainsi, *loc. cit., p. 390* :

« Je puis assurer que depuis près de vingt ans que je me livre à l'exercice de la médecine, j'ai constamment observé les crises aux époques indiquées par Hippocrate, lorsqu'une médecine perturbatrice ne changeait pas la marche naturelle des maladies. Les élèves qui ont suivi mes cours de médecine clinique à l'hospice de la Salpêtrière ont souvent vu les crises s'opérer ainsi, même chez les vieillards. »

Il s'agit ici de l'*observation clinique* de l'un des plus sages et des plus judicieux praticiens de notre époque. Si elle ne suffit pas pour fonder notre conviction, du moins ne devons-nous pas la rejeter comme une simple théorie de l'imagination d'un médecin sans expérience.

Contanceau, *Dict. de méd., t. 9, p. 309*, dit relativement aux crises : « Si l'on nous demande notre opinion sur cette question tant débattue, nous nous bornerons à faire remarquer que les actes de la vie, soit qu'ils s'accomplissent ordinairement dans l'espace d'un jour, de quelques semaines ou de plusieurs années, soit qu'ils n'aient lieu qu'une seule fois dans le cours de la vie entière, sont réglés suivant certaines périodes de temps, et affectent tous une sorte de régularité. Mais aucune de ces périodes n'a une durée fixe, et cette régularité est rarement parfaite..... Il en est de même des maladies dont la marche est la plus régulière ; les changements qui marquent les différentes époques de leur cours se succèdent dans un ordre déterminé, mais dans un laps de temps d'une durée toujours incertaine. Peut-on mettre en doute qu'il n'en soit de même des phénomènes critiques, et serait-il raisonnable de leur accorder le privilége d'une *précision numérique* qui ne se rencontre nulle part ?...

« Il n'en est pas de même des crises considérées en elles-mêmes, les praticiens se sont assez généralement accordés sur leur existence..... La doctrine des crises mériterait d'autant plus aujourd'hui d'être éclairée et mise en rapport avec l'état actuel de la science, qu'elle occupe une plus grande place dans les théories médicales des temps passés. »

Sans doute il n'est plus possible aux médecins de notre époque de voir dans les crises le résultat du combat des deux entités : *nature et maladie;* sans doute la théorie des jours critiques, telle qu'elle nous fut donnée par Hippocrate, Galien et leurs imitateurs, n'est plus admissible aujourd'hui, même pour les maladies dont le cours offre le moins d'irrégularité; sous ce point de vue, Broussais a rendu un véritable service à la science en ne subissant pas le joug de ces croyances antiques; mais n'a-t-il pas encore dépassé les bornes du vrai, en réduisant les mouvements critiques « au simple déplacement de l'irritation, » sans aucune tendance naturelle, et sans aucun but conservateur de l'organisme? Nous pourrions opposer des raisonnements nombreux aux tranchantes assertions du réformateur, mais il convient mieux de rappeler quelques-uns des faits que l'observation nous offre chaque jour, pour faire apprécier ces assertions à leur juste valeur.

Le corps étant échauffé, nous restons dans l'immobilité sous l'influence d'un courant d'air frais; bientôt la peau, d'abord humide et chaude, paraît froide et sèche, un sentiment de chaleur et d'agacement se fait éprouver dans la muqueuse bronchique avec toux, anxiété générale, malaise, pesanteur de tête, frisson, etc. A peine sommes-nous placé dans un lit convenablement échauffé, que la peau redevient humide et que souvent même une transpiration abondante se manifeste en faisant disparaître tous les symptômes de la bronchite à son début. S'il n'existe dans l'organisme aucune tendance au rétablissement de l'état normal, et si les crises ne doivent avoir aucune influence prévue sur ce rétablissement, pourquoi se font-elles ici plutôt vers la peau que vers toute autre partie?

Une alimentation trop abondante produit un embarras gastro-intestinal. Si le malade écoute cet instinct naturel qui fait naître le dégoût, il observe la diète au lieu d'exciter un appétit factice par les stimulants; au lieu de prendre un vomitif par le conseil de Stoll, où, d'après celui de Broussais, d'appliquer des sangsues à l'épigastre, il se borne à l'usage de quelque boisson acidule et légère. Bientôt le malaise général se dissipe, l'appétit revient et quelques selles critiques achèvent cette guérison bien naturelle. Où donc se trouve ici la cause, la réalité, d'une irritation morbifique substituée à une autre irritation; et si ce mouvement favorable n'a rien qui se lie naturellement à la conservation de l'organisme, pourquoi se fait-il ici plutôt par les selles que par l'urine ou par les sueurs? Sur ces deux questions et sur toutes celles du même ordre, le système de Broussais reste sans réponse; tandis qu'elle se présente naturellement dans l'admission d'un effort conservateur.

Contanceau comprenait bien la même pensée lorsqu'il disait : *loc. cit.*, *p. 311* : « Cette question délicate étroitement liée aux plus grandes questions de pathologie générale et de pathologie spéciale, peut difficilement être traitée d'une manière isolée. Elle se reproduira toutes les fois qu'on aura à traiter d'une maladie aiguë, puisque chacune de ces maladies a son mode ordinaire de solution et des signes propres qui l'annoncent. »

En résumé, Broussais avait raison d'attaquer et de renverser l'échaffaudage compliqué de la théorie des jours critiques et l'ontologisme des crises telles que les comprenait l'antiquité, mais il est tombé dans une erreur grave en repoussant systématiquement les vérités consacrées par les faits et reconnues par les meilleurs praticiens de son époque sur la réalité de ces crises déterminées par l'impulsion d'un principe conservateur de l'organisme. Les considérations relatives à *la nature médicatrice* achèveront la démonstration de cette importante vérité pathologique.

6° NATURE MÉDICATRICE.

Depuis l'origine de la médecine jusqu'à notre époque, l'importante et belle question *de la nature médicatrice* a vivement agité les esprits, et cependant, nous ne voyons pas que l'on soit encore arrivé à la solution définitive de ce grand problème.

Nous croyons en trouver la raison principale dans la manière dont on a traité cette question essentiellement pratique. Des systèmes brillants ont été péniblement improvisés, là où la sévère expérience devait seule être consultée ; espérant éblouir par le clinquant des théories, on s'est abandonné aux raisonnements de la physiologie transcendante, au lieu d'observer et de commenter les faits les plus simples, les plus rapprochés de l'existence individuelle, et qui devaient seuls fonder le solide jugement à porter.

Ainsi l'antiquité voulut voir, dans cette *nature médicatrice*, un être intelligent, existant par lui-même et réglant les divers actes physiologiques et pathologiques avec toute la mesure et toute la portée d'un génie bienfaisant qui voit, raisonne, juge et calcule par avance les résultats nombreux de ses déterminations.

Broussais, avec tous les observateurs sérieux, comprit le peu de fondement d'une semblable doctrine ; mais il passa de cet extrême dans un autre, en dépouillant l'organisme de tout principe conservateur et tendant à le rétablir dans l'état normal dont les maladies l'avaient plus ou moins éloigné. Le réformateur dans la nécessité d'admettre un grand nombre de faits pathologiques dont la manifestation semble traduire l'existence réelle de ce principe n'hésita point, dans son système exclusif, à rapporter tous ces faits à la réaction des sympathies morbides. C'est encore un des abus de son inflexible théorie, une des erreurs fondamentales de sa doctrine. Prouvons-le par des faits en établissant la réalité, le caractère, l'influence de la nature médicatrice, et le degré de considération qu'elle doit mériter dans le traitement des maladies.

Nous rejetons, avec Broussais, la réalité d'une *nature médicatrice* existant, comme *entité*, dans l'organisme, et fonctionnant, pour en effectuer la conservation, à la manière d'un être indépendant qui défend son domaine contre les agressions étrangères, en règle, avec intelligence, et l'administration et les rapports. Déjà notre époque avait relégué cette explication parmi les théories imaginaires; Broussais est venu confirmer le jugement qu'elle avait porté. Mais vouloir nier la réalité d'un fait évident, par cela seul que son explication se trouvait faussée, nous semble peu logique; dans cette partie, la plus importante de la question, et dans les conséquences que doit entraîner la manière de la résoudre, nous admettrons donc des idées opposées à celles du réformateur.

Nous pensons en effet qu'il existe un principe conservateur dans l'organisme; que ce principe détermine, pour les actions de l'économie vivante, une tendance vers la conservation, dans l'état physiologique; vers la réparation, dans l'état de maladie; que le véritable médecin doit étudier ces tendances médicatrices, les favoriser dans le plus grand nombre des cas, et ne les contrarier, par des moyens essentiellement perturbateurs, que dans un petit nombre de circonstances exceptionnelles.

Ces principes sont tellement en harmonie avec les résultats de l'expérience dégagée de tout esprit de système, qu'il suffira de rappeler quelques lois de l'organisme, quelques faits résultants de l'application de ces lois pour en démontrer toute la réalité.

1° *Il existe un principe conservateur dans l'organisme.* — Si nous voulions descendre des principes généraux aux faits particuliers, il nous serait aisé de prouver que la suprême intelligence n'a pas dû former des organismes imparfaits comparativement aux simples machines inventées par le génie de l'homme. Or, si ces dernières ont leurs moyens d'action et de protection; si la machine à vapeur, par exemple, a son régulateur qui active ou modère ses mouvements, n'est-il pas rationnel de penser que le génie universel, d'où émanent tous les génies individuels, n'a pas dû constituer la machine vivante dans une condition inférieure à celle de la machine physique.

Si l'on pouvait former à cet égard même un doute injurieux pour la divinité, nous renverrions l'esprit, ainsi faussé par ces illusions systématiques, au simple examen des organismes vivants, depuis le végétal rudimentaire jusqu'à l'homme; et nous lui demanderions ensuite s'il n'a pas observé dans tous ces organismes, sans exception, une tendance manifeste à l'accroissement, à la conservation, à la reproduction, à l'élection de tout ce qui peut être avantageux, à la répulsion de ce qui peut devenir nuisible; et, circonstance qui doit surtout fixer l'attention, si cette tendance n'est pas d'autant plus vraie, d'autant plus apparente, d'autant plus impérieuse dans ses impulssions, que l'être lui-même est plus près de la nature, plus loin de la civilisation?

Mais cherchons encore plus à notre portée ces preuves que nous voyons surgir de toutes parts; élevons-nous des faits particuliers aux faits généraux; voyons après une lésion physique dans l'organisme de l'homme lui-même, ce qui va se passer dans cet organisme indépendamment de tout concours artificiel.

Un os est fracturé : que pourra l'art dans cette occasion? mettre les fragments en contact et les maintenir dans l'immobilité. Mais qui donc réglera cet admirable travail dans lequel nous voyons successivement les bouts fracturés se ramollir d'abord par la soustraction du phosphate calcaire, pour se constituer dans un tissu mou susceptible de cicatrisation; se réunir par le résultat d'une irritation adhésive; se durcir par la formation du cal, par le retour du phosphate calcaire, pour établir, dans le lieu même de la fracture, un nouvel os plus fort et moins fragile que le premier?

Une luxation de la tête du fémur, par exemple, s'effectue en haut et en dehors; elle n'est pas réduite. Que va-t-il arriver? un travail d'un autre genre, mais plus étonnant encore que le premier. Une cavité articulaire se trouve insensiblement creusée sous la tête du fémur, elle devient lisse, polie, d'apparence cartilagineuse; une membrane, au moins analogue aux synoviales, s'organise par degrés sur les nouvelles surfaces articulaires, une capsule fibreuse les embrasse et maintient les rapports qu'elles doivent présenter. Une fausse articulation s'est ainsi constituée; elle peut assez avantageusement remplacer l'articulation normale détruite par l'accident indiqué, puisqu'en même temps qu'une cavité articulaire se forme, la cavité naturelle s'efface et disparaît.

Nous avons, avec Dupuytren, rencontré ce fait sur les deux articulations coxo-fémorales chez le trop malheureux et trop célèbre d'Autun. Au moyen de ces deux fausses articulations, il pouvait encore parcourir à pied, avec une certaine vitesse, un assez long trajet. Qui donc a dirigé, conduit à sa fin l'exécution d'une réparation aussi parfaite?

Une balle pénètre dans l'épaisser de nos parties, l'extraction n'en est pas opérée. Qui protégera les tissus vivants contre l'action de ce corps étranger? Il existe une loi relative aux rapports naturels de notre organisme avec les corps environnants : tous ces rapports sont établis à l'extérieur par le moyen de la peau ; à l'intérieur, par l'intermédiaire d'une membrane muqueuse. Que l'on admire ici la tendance du principe conservateur à maintenir l'exécution des lois physiologiques : une fausse membrane muqueuse va s'organiser autour de ce corps étranger, et lui fournir une enveloppe qui garantira les autres tissus contre l'action offensive de son contact. C'est un fait que Dupuytren a bien établi par les expériences les plus positives.

Ces faits, et tous ceux que nous pourrions citer encore, qui donc les a si favorablement accomplis dans l'intérêt de la conservation et de la réparation de l'organisme? Broussais nous répondra : *l'irritation* et *la chimie vivante !* N'est-ce pas évidemment reculer ici la difficulté sans la résoudre, puisque nous ferons tout naturellement cette autre question au réformateur : Qui donc alors a dirigé la chimie vivante et l'irritation de manière à leur faire produire, précisément en raison des besoins du moment, dans le premier cas, un cal osseux ; dans le second, les différents tissus d'une fausse articulation ; dans le troisième, une fausse membrane muqueuse?

N'est-il pas de toute évidence que si l'on n'admet pas ici le concours d'un être intelligent qui pense, raisonne et juge, il est impossible de ne pas voir, dans la constitution des êtres organisés vivants, une *tendance* manifeste à l'accroissement, à la conservation, à la réparation de l'organisme. Que l'on donne actuellement à cette *tendance* imprimée par le Créateur à tout être qui jouit d'une existence active, le nom que l'on voudra, peu nous importe ; ce qui devient essentiel, c'est d'en établir la réalité qui nous paraît au dessus de toute contestation, si l'on prend pour arbitre l'expérience et les faits. Sans personnifier cette *tendance* de manière à la convertir en *entité*, ce qui, selon nous, deviendrait une erreur, ne pouvons-nous pas, après avoir bien précisé la valeur des termes, traduire cette *tendance innée* par ceux de *nature médicatrice.*

Ainsi, la *nature médicatrice*, telle que nous la comprenons, existe réellement dans l'organisme, et c'est en consacrant une erreur fondamentale que Broussais en a prononcé la proscription absolue.

2° *Le médecin doit étudier les efforts de la nature médicatrice et les favoriser dans le traitement du plus grand nombre des affections pathologiques.* — Puisqu'il est évident que cette tendance naturelle vers l'accroissement et la conservation pendant l'état physiologique, vers la réparation dans l'état de maladie, exerce son action d'une manière incessante, bien souvent sans les secours de l'art, et quelquefois malgré les oppositions de l'art lui-même, pourrait-on négliger complétement ces favorables efforts sans affronter imprudemment tous les dangers d'une médecine essentiellement empirique et perturbatrice?

Broussais a faussé l'un des principes fondamentaux de la médecine physiologie en donnant ce pernicieux conseil. En effet, pour ne citer que l'un de ces cas dont l'observation fournit chaque jour des exemples, quel est donc le médecin expérimenté qui, près d'un malade affecté d'une transpiration abondante, au début d'une bronchite occasionnée par un coup d'air humide et frais, sans accorder aucune attention à cette crise naturelle, négligera les moyens qui peuvent la favoriser, pour appliquer des sangsues ou faire une saignée du bras? Aucun sans doute, s'il raisonne en véritable physiologiste, et surtout s'il a pu constater par l'expérience les fâcheux effets d'une médication systématique aussi intempestive.

Si donc nous ne pouvons pas avancer avec Platon : « La nature ou l'art de Dieu est cette puissance qui se meut d'elle seule, qui est le principe de la formation, de la génération, de la perfection de toutes les créatures; c'est comme *un feu artisan* des reproductions, et qui aspire à engendrer toutes choses par sa propre *tendance*; » avec Hippocrate : « La nature du corps humain est l'objet premier de la médecine; quand cette nature indique la route de la santé, la doctrine de l'art médical est toute trouvée. Si elle répugne à quelque chose, tout ce que vous ferez sera inutile.

« Le nature, c'est le champ que nous cultivons..... Quoique inapprise, elle est essentiellement savante pour tous ses actes nécessaires; interrogez-la, et elle indiquera aux habiles ce qu'il convient de faire ; car la nature est le vrai médecin des maladies..... Cette puissance merveilleuse, cette sage ordonnatrice de nos corps, lorsqu'elle éprouve de la douleur, aspire à la guérir, non par des voies violentes ou téméraires ; mais plutôt par celles de douceur et de facilité. Ainsi, la nature est juste, salutaire et sacrée.»

Avec Galien : « La nature attire ce qui lui est nécessaire, repousse ou rejette ce qui lui est contraire. Conservatrice des animaux, terminant les maladies et les jugeant, elle décide les périodes des actions vitales, engendre et prépare de nouvelles existences. Il faut suivre entièrement ses indications quand elle agit pleinement, et la suppléer quand elle est défaillante. »

Avec Stahl : « Tout le secret de l'art médical consiste, non dans l'art, mais dans la nature, à connaître ses actes, son but, et lui obéir avec prudence. » Avec Démocrite : « Une nature incorporelle travaille dans l'intérieur de nos entrailles à l'organisation de toutes nos parties avec une prévoyance sublime et inexplicable. Ainsi, elle opère spontanément des cures merveilleuses ; de sorte que la médecine existe par elle-même et bien avant les médecins. »

Si nous ne pouvons pas, disons-nous, adopter la forme des explications, avec ces génies de l'antiquité, au moins devons-nous, avec tous les bons observateurs des temps modernes, reconnaître la réalité d'une *nature médicatrice*, tendant vers un but conservateur, et devant être secondée par l'art toutes les fois qu'elle marche vers ce but avec avantage et sans déviation. Si l'on veut que nous précisions plus encore ces conditions respectives de la nature et de l'art, nous dirons que l'art doit être l'interprète et le protecteur, mais non pas l'admirateur inactif et surtout l'esclave de la nature.

Si l'on pouvait douter plus longtemps de cette prévoyance instinctive du principe conservateur de l'économie vivante, nous rappellerions le sinistre tableau de ces maladies funestes où l'organisme tout entier paraît frappé de saisissement et de stupeur, comme si la nature médicatrice prévoyait l'insuffisance et même la nullité de ses efforts de réaction contre une cause inévitable de destruction et de mort. « Quand elle ne peut, dit Galien, atteindre, dans sa faiblesse, la fin qu'elle s'est proposée, alors elle implore le secours de l'art; lorsqu'elle est trop accablée par l'effort de la maladie, elle ne songe pas même à la combattre. »

Enfin, si l'on voulait méconnaître sa puissance, nous invoquerions le témoignage de cette vérité que le même auteur avait encore bien appréciée : « Souvent la nature vient à bout peu à peu de choses qui paraissaient impossibles ; il ne faut donc désespérer de rien, si elle aspire constamment à un but. »

Nous le demandons aux praticiens consciencieux et de bonne foi, n'ont-ils jamais rencontré des maladies que le temps et la nature sont parvenus à guérir, tandis que ces maladies avaient épuisé, sans aucun résultat fructueux, les plus savantes combinaisons de l'art. Nous le dirons même avec une entière conviction, les cures merveilleuses revendiquées aujourd'hui par l'homéopathie, n'ont pas d'autre cause et d'autre principe que la puissance incontestable *de la nature médicatrice.*

En rejetant la réalité de cette tendance naturelle et de ces efforts critiques de l'organisme, Broussais avait commis une erreur d'autant plus grave, qu'elle devait le conduire à tous les inconvénients d'une thérapeutique essentiellement perturbatrice. Nous verrons par quelles contradictions il s'efforce d'échapper à cette inévitable et fâcheuse conséquence.

7° MÉDECINE EXPECTANTE ; PERTURBATRICE.

Dès l'instant où le réformateur avait dit : « Les crises sont des efforts *violents* et souvent *dangereux* que la nature déploie pour soustraire l'économie à un grand danger, » il devait tout naturellement proscrire la médecine expectante. Aussi s'empresse-t-il d'ajouter en parlant de ces mouvements critiques : « Il est donc *utile* de les prévenir et *imprudent* de les attendre. »

Il semblerait, d'après cette sentence absolue, que le réformateur devrait conseiller l'emploi des moyens perturbateurs les plus actifs ; mais au contraire le systématique est bientôt condamné par l'observateur, il ajoute en effet : « Le médecin prudent fera mieux de s'en tenir à la médecine sédative et de travailler à retablir l'équilibre, *sans exciter des perturbations* dont il serait incapable de calculer les effets. » Si nous étions obligé d'opter entre ces deux opinions à peu près opposées, nous accepterions la seconde, bien qu'elle ne soit pas admissible dans tous les cas.

Nous reconnaissons en effet en médecine, sous le rapport de la thérapeutique, trois méthodes principales :

La méthode expectante, qui consiste surtout dans l'éloignement des causes, le repos et l'emploi raisonné des moyens hygiéniques appropriés. Elle convient surtout dans le début des maladies légères et dans toutes celles qui ne sont point encore assez caractérisées pour fournir des indications positives. Broussais ne comprenait donc pas bien les applications et la portée de cette méthode lorsqu'il disait avec moins de raison que d'ironie : « Mais que fait donc le médecin durant ces scènes de douleurs ? Il s'occupe à compter les jours, à observer les urines et les selles pour y trouver quelques indices d'une crise prochaine ! »

La méthode active rationnelle, qui ne se borne point à la sédation, comme Broussais l'indique à peu près à l'exclusion définitive de toute autre modification thérapeutique, mais qui fait concourir tous les moyens pharmaceutiques ou chirurgicaux appropriés au rétablissement de l'état normal, en mettant en usage, suivant les altérations, leurs propriétés *sédatives*, *excitantes* ou *modificatives* : Elle convient dans la majorité des cas.

La méthode perturbatrice, qui consiste à brusquer les maladies, soit en étouffant, dès le début de leur invasion, la violence de leurs premiers accidents par la diminution instantanée des forces vitales, soit en provoquant des crises factices qui changent la direction des efforts morbifiques et très souvent déplacent la maladie pour la porter d'un organe très-important à la vie sur une partie qui n'offre pas ce caractère, etc., etc. Cette méthode ne convient que dans les cas exceptionnels et lorsqu'il existerait un grand danger à laisser marcher l'altération pathologique dans la direction qu'elle semble vouloir tenir. Broussais a bien compris cette méthode pour tout ce qui est relatif aux émissions sanguines. Sa doctrine est à peu près nulle pour toutes les autres médications de la médecine perturbatrice.

Nous ne parlerons pas de *la médecine empirique*, Broussais l'a proscrite avec raison à titre de méthode; nous dirons seulement que dans un très-petit nombre de maladies, les meilleurs praticiens font de l'empirisme en employant tel ou tel médicament parce que l'expérience a constaté son efficacité dans telle ou telle affection morbide, mais sans qu'il soit possible de donner une bonne théorie de son action.

8° ÉTIOLOGIE; TYPES GÉNÉRAUX DES ALTÉRATIONS PATHOLOGIQUES.

Broussais établit en principe que, « la santé ne s'altère jamais spontanément. » Ce dogme fondamental de l'étiologie du réformateur nous paraît bien tranchant, bien prétentieux et bien absolu.

Fonder, *à priori*, une loi semblable, n'est-ce pas en effet déclarer qu'il est impossible qu'un rouage de la machine vivante s'altère et périclite, qu'un défaut d'harmonie fonctionnelle se manifeste au sein de l'organisme, sans qu'un agent appréciable à nos moyens d'investigation ait déterminé ces lésions morbides assez ostensiblement pour que nous puissions toujours saisir les rapports entre la cause et l'effet; n'est-ce pas avancer, contrairement à l'expérience, à l'observation de chaque jour, qu'il n'existe aucune influence pathologique dont nous ne connaissions bien la nature et la manière d'agir. N'est-il pas au contraire évident pour le médecin qui voit sans prévention, qui juge sans idée préconçue, que, dans un nombre de cas, malheureusement trop considérables, il nous est absolument impossible de remonter à la véritable cause de la maladie que nous avons à combattre, et dont les difficultés du traitement rationnel se trouvent dès-lors augmentées de toute l'obscurité de son étiologie. Il nous paraîtrait oiseux de citer des exemples à l'appui de cette vérité, tant ces faits sont positifs et fréquents.

Il semblerait qu'après avoir établi ce principe exclusif contre lequel nous venons de réclamer, Broussais va faire une complète exposition des agents morbifiques et des rapports qui, naturellement doivent exister entre ces agents et les maladies qu'ils occasionnent; entre l'activité de leur influence et les prédispositions de l'organisme à la recevoir. Il se borne tout simplement à dire :

« La santé ne s'altère jamais spontanément, mais toujours parce que les stimulants extérieurs destinés à entretenir les fonctions ont cumulé l'excitation dans quelque partie, ou parce qu'ils ont manqué à l'économie, ou parce que l'économie a été stimulée *d'une manière qui répugne à l'exercice des lois vitales.* »

Nous n'insisterons pas pour savoir ce que signifie, médicalement parlant, « une stimulation *qui répugne* à l'exercice des lois vitales. » Mais nous demanderons où se trouvent, dans cette étiologie dont le moindre défaut est d'offrir un tableau si essentiellement incomplet, même une simple indication des prédispositions locales et générales aux altérations pathologiques, des influences morales, de l'action des agents de répercussion, des modificateurs spéciaux, tels que les miasmes épidémiques, les gaz délétères, les poisons, les virus, les venins, etc., etc. ? Mais poursuivons, et voyons, par une conséquence naturelle de l'insuffisance radicale de cette étiologie, tout ce qui va manquer à la doctrine du réformateur sous le point de vue capital des types généraux auxquels vont se rapporter les maladies.

Pour Broussais, toutes les affections morbifiques se rattachent à deux modes principaux d'altérations de l'action vitale : *augmentation* très-commune et qu'il désigne par le terme *d'irritation; diminution* très-rare qu'il exprime par ceux d'*atonie*, de *débilité*, d'*adynamie*.

Broussais avait dit : 3e *Exam. t. 4, p. 145:* « La doctrine physiologique repose nécessairement *sur toutes les modifications que peut éprouver la vie*, et non pas uniquement sur son *exaltation*, quoique celle-ci soit incomparablement la plus fréquente. » Arrivé à la détermination de *toutes les modifications que peut éprouver la vie*, il les réduit à deux : *augmentation* et *diminution*; *loc. cit. propos.* LXVII : « La maladie résulte de *l'irrégularité* des fonctions. *Propos.* LXVIII : Les fonctions sont *irrégulières* lorsqu'une ou plusieurs d'entre elles s'exercent avec *trop* ou *trop peu* d'énergie. »

Ou le réformateur ignore les lois de la vie, ou l'application qu'il en fait dans ces propositions est en contradiction évidente avec le grand principe qu'il avait posé dans l'Examen. En effet, *les modifications que peut éprouver la vie dans un tissu, dans un organe* sont loin de se borner à deux, il en existe cinq bien positives et bien distinctes : 1° *augmentation*; 2° *diminution*; 3° *perversion*; 4° *suspension*; 5° *extinction partielle*.

I. Augmentation. — C'est à cette première modification que le réformateur s'est arrêté d'une manière à peu près exclusive.

Loin de nous la pensée d'entreprendre une guerre de mots avec un homme de la taille de Broussais; cependant il est indispensable avant tout de bien s'entendre, et nous le voyons tomber dans les contradictions les plus fréquentes pour n'avoir pas distingué les nuances principales de l'augmentation des conditions de la vitalité, en les confondant sous un même terme : *l'irritation*. N'était-il pas naturel au contraire de reconnaître et de bien déterminer, d'après les faits, sinon trois *modes*, au moins trois *degrés* dans cette augmentation;

1° *Excitation* : augmentation plus ou moins localisée des conditions vitales dans un organe, dans un appareil, accroissement consécutif et proportionnel dans les phénomènes vitaux de ces parties; mais toujours alors d'une manière peu durable, sans altération pénible et maladive, lorsque la cause a cessé d'agir, et tant que *l'excitation* ne franchit pas les bornes de ce premier état. Ainsi, après une course rapide, la vitalité du cœur augmente; ses mouvements deviennent plus forts, plus répétés, le pouls plus développé, plus fréquent, la respiration plus précipitée, la calorification plus active. Le médecin qui connaît bien les lois de la vie ne confondra point ces conditions avec celles de *l'état fébrile* et ne verra jusqu'ici qu'une exagération de *l'état physiologique*.

2° *Irritation*. — Dans ce second degré, nous voyons, non-seulement une simple augmentation des conditions vitales et des phénomènes relatifs aux parties affectées, mais encore un état pénible, impatiemment supporté par les organes intéressés, avec réaction morbide ; un état pathologique *transitoire* mais jusqu'ici sans altération matérielle appréciable des tissus, autre que celle qu'aurait pu produire physiquement ou chimiquement la cause directe *d'irritation*. Lorsque ces altérations immédiates n'existent pas, *l'irritation* peut être superficielle, passagère et peu durable. C'est précisément ce qui distingue une simple *douleur* rhumatismale de la *phlegmasie* musculaire, et la *névralgie de la neurite*.

3° *Inflammation*. — Dans ce troisième degré, il existe non-seulement une exaltation morbide pénible des conditions vitales dans la partie affectée, mais encore un changement plus ou moins appréciable dans l'état anatomique des tissus intéressés. Ce changement, très-variable sans doute suivant l'intensité de l'inflammation et la nature du tissu qu'elle vient d'envahir, se trouve caractérisé, lorsqu'il réunit tous ses éléments, par les symptômes : *rougeur*, *chaleur*, *tumeur*, *douleur*.

Dans certaines inflammations, dans quelques systèmes organiques, un ou plusieurs de ces symptômes peuvent être à peine sensibles ou manquer même entièrement. Dans ce troisième degré l'augmentation des conditions vitales est essentiellement pathologique, plus profondément établie, plus durable ; elle survit à la disparition de sa cause, et ne se dissipe ordinairement qu'après avoir parcouru les phases plus ou moins régulières de son développement et de sa révolution, surtout lorsque sa marche n'est pas contrariée par des accidents ou par les efforts de l'art. Voilà ce qui établit particulièrement la distinction entre *l'arachnitis* et la *céphalalgie nerveuse*, entre *la gastrite* et la *gastralgie*.

Tels sont les trois *degrés* que peut offrir *l'augmentation* des conditions vitales; nous devrions presque dire les trois *modes*. En effet, si le premier peut conduire au second, celui-ci au troisième, chacun d'eux aussi peut se développer et persister indépendamment des autres.

L'irritation prise d'une manière absolue, comme fait unique est dès-lors incapable de représenter les divers résultats de l'action des stimulants sur l'organisme; et nous verrons bientôt dans quelles erreurs capitales et dans quelles étranges contradictions est tombé le réformateur, sous le point de vue de la théorie, et sous le rap-rapport bien plus sérieux de la pratique, pour n'avoir pas bien établi la valeur des termes, et pour avoir voulu confondre des états différents sous une dénomination absolue.

II. Diminution. — Broussais n'accorde qu'une bien faible attention à cette altération des conditions vitales. Et l'on peut dire, avec raison, que si Brown a tout sacrifié, dans son système, à *l'asthénie*; le réformateur français a, dans le sien, tout fait plier sous le joug exclusif de *l'irritation*. Du reste, ces deux systèmes sont essentiellement erronés sur ce point, car, même en les réunissant on serait encore bien loin d'atteindre la vérité.

La *diminution* de la vitalité moins fréquente sans doute que *l'augmentation* pendant l'état florissant de l'organisme, est plus ordinaire dans la caducité sénile et même dans certains états que l'on pourrait nommer *caducité anticipée* ; elle offre du reste beaucoup trop d'importance, même dans toutes les phases de la vie, et dans toutes les constitutions, pour qu'il soit logique de n'y voir qu'un fait exceptionnel, surtout lorsqu'il s'agit d'établir les modes généraux d'altération auxquels on peut rattacher les différentes maladies particulières.

Sans doute, il ne faut pas confondre, avec *la faiblesse réelle*, cette *adynamie apparente* que plusieurs bons observateurs et notamment Pierre Frank, ont si bien distinguée sous les noms, de concentration, d'oppression des forces; *oppressio virium* ; et sur laquelle Broussais, plus particulièrement encore, a si bien fixé l'attention des médecins, en démontrant, sous ce rapport, les funestes conséquences pratiques de la doctrine de Brown.

Mais entre l'avantage de bien distinguer la faiblesse apparente de la faiblesse réelle, et l'inconvénient de n'accorder à peu près aucune attention à cette dernière, il existe un moyen terme que le réformateur n'a pas su garder.

III. PERVERSION. — Broussais n'a fait qu'entrevoir cette altération comme principe des maladies. Il a même fini par la rejeter entièrement comme s'identifiant avec celles que nous venons d'examiner et surtout avec l'irritation. Il dit en effet : *3ᵉ Exam. t. 1, propos.* CDLXII : « La nature de la maladie résulte de la connaissance des modificateurs qui ont exalté, diminué ou *dénaturé* d'une manière quelconque l'action de l'organe primitivement affecté. » Puis il ajoute : *loc. cit. t. 4, p. 598 :*

« Andral admet trois modes d'altération de la force vitale, c'est-à-dire de l'innervation, ou action du système nerveux : *excitation*, *abaissement* au-dessous du type normal, *perversion*. Ce dernier mode dans lequel *rentrent* naturellement les deux autres, nous semble mal défini, et nous n'y attachons aucune idée, quoique l'auteur le traduise par le mot *ataxie* : Voile d'ignorance sur lequel nous avons disserté en tant de passages de nos écrits, qu'il serait inutile ici d'y revenir. »

Assurément, il ne faut pas voir une *entité* dans *l'ataxie*, confondre celle qui est *réelle* avec celle qui n'est *qu'apparente* et purement symptômatique d'une irritation de l'appareil encéphalo-rachidien.

Sous ce rapport, Broussais; en fixant l'attention des observateurs sur la nécessité de cette distinction importante a fait faire un grand pas à la médecine pratique, en prouvant que, dans les fièvres ataxiques des auteurs, il s'agissait d'une irritation directe ou sympathique de l'encéphale, irritation dont la thérapeutique était faussée par une théorie sans réalité.

Mais à côté de cette grande vérité, le réformateur français a voulu ériger une erreur plus grande encore, en rattachant, à des principes qui ne leur convenaient pas, toutes les maladies qui dérivent immédiatement d'une *perversion* des conditions vitales ; en réduisant à l'augmentation, à peu près exclusivement, le mode producteur des altérations pathologiques ; par conséquent en voyant partout des lésions de *quantité*, nulle part des lésions de *qualité*.

Les physiologistes et les médecins observateurs seront presque tous d'accord pour affirmer que ce chapitre est l'un des plus défectueux du système de Broussais. M. Bérard, *Éloge historique*, s'exprime ainsi relativement à ce point de la question :

« Il faut reconnaître que certaines formes pathologiques se montrent complètement irréductibles aux principes de la doctrine physiologique. Ne voir dans toutes les maladies que de l'irritation en plus ou en moins, des lésions purement *quantitatives*, rapporter tout à un seul mode qui a des degrés différents d'intensité, c'est nier tout d'abord ce qu'il peut y avoir de spécifique dans les agents qui nous modifient. »

C'est surtout lorsque nous aurons à juger le réformateur sur sa théorie des maladies organiques et des diathèses, que nous sentirons combien il a rétréci, faussé les bases de sa doctrine en supprimant *la perversion* des conditions vitales du nombre des modes producteurs des altérations pathologiques.

IV. SUSPENSION. — Le réformateur ne parle point de ce mode d'altération de la vitalité dans lequel nous trouvons les actes physiologiques, non pas détruits sans retour, mais dans un état de *suspension* révocable soit par les seuls efforts de la nature, soit par les secours de l'art. Aussi laisse-t-il voir toute l'insuffisance de sa doctrine lorsqu'il aborde la classe des maladies relatives à ce mode général, telles que la catalepsie, l'asphyxie, la syncope, la léthargie, etc., etc., en voulant rattacher les unes à l'irritation, en négligeant complètement l'examen des autres.

V. EXTINCTION PARTIELLE. — Broussais n'a pas non plus signalé ce dernier mode auquel répondent les abolitions du sentiment et du mouvement dans un tissu, dans un organe et même dans un appareil dont les fonctions ne sont pas indispensables à la vie. Aussi trouverons-nous le même silence de sa théorie, la même insuffisance de sa doctrine, lorsqu'il s'agira d'étudier la paralysie, la gangrène, l'atrophie conduisant à la disparition d'un organe par extinction de la reproduction nutritive lorsque l'absorption interstitielle existe encore, etc. etc.

Ainsi, la doctrine du réformateur français est insuffisante, incomplète même dans ses principes fondamentaux. Sur cinq modes généraux d'altération elle en reconnaît deux seulement, et réduit même la *diminution* à des conditions si minimes qu'elle semble donner *l'irritation* comme premier élément a peu près exclusif de toutes les maladies. C'est ce qui a fait dire à Strombio : « La médecine physiologique est *boiteuse ;* elle n'offre que des vues incomplètes et laisse à désirer une foule de détails et d'appropriations de moyens pour la thérapeutique. »

Elle n'est pas moins imparfaite sous le rapport de l'étiologie, puisque toutes les causes relatives à l'hérédité, aux constitutions atmosphériques, aux miasmes, aux principes épidémiques, aux agents chimiques stupéfiants, perturbateurs, escarrotiques, aux venins, aux virus, etc. etc., ou n'y sont pas même signalées, ou s'y trouvent confondues en un seul et même agent pathologique, celui de *l'irritation.*

Puisque cette expression est actuellement consacrée, puisqu'elle va désormais, dans la doctrine physiologique, dominer toute la pathologie, en désignant le principe fondamental à peu près exclusif de toutes les altérations morbides, nous devons étudier ce grand principe au point de vue systématique du réformateur.

9° IRRITATION, PRINCIPE GÉNÉRAL DES MALADIES.

Pour Broussais, *l'irritation* est le mode général auquel doivent se rattacher, à très-peu de chose près, toutes les altérations pathologiques. C'est le *pivot* central sur lequel doit rouler toute sa doctrine ; c'est *l'unité médicale* qui va désormais servir à mesurer toutes les maladies, puisque « les faits démontrent, d'après lui, que le principe de toute excitation soit *nerveuse*, soit *inflammatoire* est toujours *le même*. » L'irritation est évidemment la source d'un grand nombre d'affections morbides, et si le réformateur eût gardé quelque mesure dans l'importance qu'il a voulu donner à ce grand fait pathologique, la science et l'art auraient été enrichis des belles considérations qu'il a développées sur cet objet important, au lieu d'être faussée dans leurs dogmes et dans leurs applications par les idées paradoxales qu'il importa dans leur domaine. Du reste, ces reflexions sont d'autant mieux fondées que nous voyons encore ici le sens profond de l'observateur lutter contre les hallucinations du systématique. Il ajoute en effet :

« Dire que ce fait, *l'irritabilité*, soit le seul qui serve de fondement à la pathologie, c'est peut-être aller trop loin; mais à coup sûr, l'irritabilité, dans l'état où se trouve encore la science, est le fait le plus important et *la clef* de tous les autres. »

Nous pensons même que si Broussais eût vécu plus longtemps, avec le génie d'observation qui le caractérisait, il aurait abjuré plusieurs de ses erreurs fondamentales. C'est du moins ce que nous trouvons avec satisfaction relativement aux irritations nerveuses qu'il avait d'abord à peu près entièrement rejetées, en les confondant avec les irritations inflammatoires.

Ainsi, nous lisons ce passage, très-remarquable pour quiconque a bien apprécié le caractère absolu du réformateur, *Traité de l'irritation et de la folie*, 2e édit., *préf.*, *page*. LXXXII : « Comme des quatre formes de l'irritation la nerveuse est celle qui a reçu dans ce traité le développement le plus considérable, développement que réclamait son importance, et que nous avions refusé de lui donner jusqu'à ce que *le temps* nous eût un peu *mûri* ; » et *loc. cit.*, *p. 56* : « L'excitation s'exerce sur la matière nerveuse des surfaces de rapport tant internes qu'externes; » et *p. 61* : « L'innervation serait donc une électricité vitale dont les lois ne sont pas encore connues et doivent être étudiées; et *p. 75* : « C'est par l'albumine, constituant la fibre nerveuse, que nous sommes en rapport avec l'oxygène, le calorique, l'électricité, peut-être avec cette source éternelle de la vie qui nous est inconnue dans son essence, et dont l'excès ou le déficit d'un moment suffisent pour nous anéantir. »

Nous le voyons accorder ici beaucoup d'importance aux phénomènes physiologiques et pathologiques d'innervation, et dans ceux de ses ouvrages où se trouve exposé le fond de sa doctrine, il rayera, d'un trait de plume, toutes les névroses du cadre nosologique. Il va même jusqu'à sanctionner, dans son dernier écrit, tout ce que nous avons émis sur la nécessité de distinguer *l'excitation* de *l'irritation*. Il dit, *loc. cit., p. 5 :*

« Lorsque *l'excitation* ou *la stimulation* sortent des limites de l'état normal, elles rentrent dans ce que nous avons appelé *irritation.....* » Ainsi, pour Broussais lui-même, dans la seconde édition de cet ouvrage, *excitation* et *irritation* ne sont plus synonimes; l'une appartient à la physiologie, l'autre à la pathologie. Eût-il rectifié la confusion et les erreurs de sa théorie sur ce point? Nous ne pouvons pas l'affirmer; il est du moins certain qu'il ne l'a pas fait, et surtout qu'il est resté dans son grand principe exclusif, puisqu'il ajoute : « C'est cette *irritation* qui fait aujourd'hui *la base* de la doctrine physiologique. »

Ainsi, au milieu de ses hésitations et même de ses contradictions, le réformateur n'en arrive pas moins à considérer *l'irritation* comme le principe de toutes les maladies, à quelques exceptions près, à vouloir tout expliquer par ce mode pathologique exclusif, et même à réduire encore la base de sa doctrine, en concentrant cette irritation dans la membrane muqueuse gastro-intestinale, dont l'inflammation deviendra pour lui l'origine directe du plus grand nombre des maladies qu'il n'admettra bientôt plus qu'à titre de complications, d'alterations sympathiques et symptomatiques.

Il est déjà facile de comprendre tout ce que des prétentions semblables doivent avoir de faux ou d'exagéré; tout ce qu'une doctrine ainsi fondée présentera d'insuffisant, d'inexact et même de dangereux pour la théorie, et plus spécialement encore pour la pratique. Nous espérons le démontrer en suivant Broussais dans les applications de son système aux différents groupes de maladies.

10° SYMPATHIES MORBIDES.

Le réformateur nous paraît bien plus heureux dans l'emploi qu'il fait des sympathies pour expliquer la généralisation des affections morbifiques. Il dit, *Traité de l'irritation et de la folie*, 2e édit., *préf.*, *p.* LXV : « Après beaucoup de vacillations dans sa marche, la médecine suit enfin la seule route qui puisse la conduire à la vérité : *l'observation des rapports de l'homme avec les modificateurs externes, et des organes de l'homme les uns sur les autres.* »

Assurément cette marche est en même temps la plus simple, la plus naturelle et la plus philosophique ; et Broussais, en l'établissant comme règle, a bien mérité de la science. Mais il ne fallait pas abuser de ce principe, en réduisant toute l'étiologie à l'action de ces agens extérieurs ; et toutes les généralisations des maladies à la répétition de l'irritation, que l'on croyait toujours locale dans son principe, sur d'autres tissus et d'autres organes par l'entremise des rapports sympathiques ; il ne fallait pas surtout établir cet axiome essentiellement erroné : que l'irritation, en se déplaçant ainsi, ne changeait pas de nature ; puisque l'expérience de chaque jour démontre, au contraire, jusqu'à l'évidence, que l'inflammation d'une partie peut occasionner sympathiquement sur des points plus ou moins éloignés des irritations purement hémorrhagiques ou simplement nerveuses, et *vice versa*.

Rien n'est, au contraire, moins commun que de voir une inflammation réelle se généraliser de manière à présenter ce caractère dans son foyer central, primitif, et dans les organes secondairement et sympathiquement affectés. Ainsi, pour citer un exemple entre cent, la céphalalgie, qui souvent accompagne la véritable gastrite, est bien plus souvent nerveuse qu'inflammatoire.

Si le génie observateur de Broussais n'avait pas été faussé par l'esprit de système, il n'aurait pas méconnu ces vérités pratiques, et compromis sa doctrine par d'aussi palpables erreurs.

11° MARCHE DES MALADIES.

D'après le réformateur, « les irritations n'ont point une *durée*, une *marche fixes*; l'une et l'autre sont déterminées par l'idiosyncrasie, et par l'influence des modificateurs qui agissent sur les malades. »

Si Broussais entend par *durée*, *marche fixes*, une marche, une durée *identiquement* semblables, *mathématiquement* régulières, son principe est vrai, tellement vrai même, tellement admis par les bons esprits de tous les siècles, qu'il était inutile de le poser. En effet, dès l'instant où les physiologistes, et Bichat surtout, avaient établi de la manière la plus incontestable que les lois vitales diffèrent essentiellement des lois physiques; puisque l'irrégularité, l'instabilité présentent le caractère général des premières, comme la constance et la régularité offrent celui des secondes, il restait prouvé que les phénomènes physiques sont rigoureusement calculables; tandis que les phénomènes physiologiques ne peuvent jamais rentrer dans cette loi.

Mais si les phénomènes physiologiques et pathologiques ne sont pas rigoureusement calculables, ne le sont-ils pas non plus approximativement?

C'est évidemment à ce point de vue de la question que s'est placé Broussais en soutenant que les maladies n'avaient point de marche régulière, de périodes successives qui permissent d'en calculer d'une manière approximative la durée probable, et d'en prévoir les diverses phases depuis l'origine jusqu'à la terminaison. Or, cette manière de voir est essentiellement erronée : nous en trouvons la preuve dans les faits.

Sans doute une pleurésie, un catarrhe, une pneumonie, une gastrite, une péritonite, etc., n'ont pas de *marche* bien régulière, de *durée* à peu près toujours la même; et si toutes les inflammations étaient, comme le veut Broussais, identiques dans leur nature, son principe, à la rigueur, pourrait être admis avec quelques exceptions; et l'espoir d'arrêter ces inflammations à leur début ne serait pas toujours sans fondement. Mais lorsqu'il s'agit d'une rougeole, d'une scarlatine, d'une variole, etc., le même principe serait-il applicable, et le traitement qui tendrait à brusquer la marche de ces inflammations aurait-il ce pouvoir, serait-il même sans danger? Nous ne le pensons pas.

En effet, un praticien expérimenté reconnaîtra dans la grande majorité des cas, pour une variole par exemple, approximativement la période actuelle de la maladie qu'il a sous les yeux, celles qu'elle a parcourues, celles qui lui restent à fournir encore; il pourra préciser à peu près la durée de chacune de ces périodes, et celle du cours entier de la maladie; un médecin prudent ne cherchera jamais, par un traitement énergique, à prévenir le développement, à troubler la marche de cette affection, comme il le ferait, par exemple, pour une pneumonie.

Ces vérités sont tellement incontestables, que, dans le même genre de phlegmasies, les différences que nous venons de signaler pourront se rencontrer, si la nature de l'inflammation n'est pas identique. Ainsi, dans l'érysipèle produit par cause externe, la marche et la durée sont très-variables, et peuvent être abrégées, le plus souvent sans danger; dans l'érysipèle par cause interne, au contraire, la marche et la durée sont approximativement calculables, et la médecine perturbatrice pourrait ici produire les plus graves accidens.

Nous livrons ces faits et tous ceux du même ordre à la méditation des observateurs profonds, et nous avons l'assurance que tous admettront avec nous l'erreur et les dangers de la doctrine du réformateur sous le point de vue de l'importante question que nous venons d'examiner seulement d'une manière générale, toutes les explications particulières devant rentrer dans les faits de la pathologie spéciale qui va maintenant fixer notre attention.

§ III. PATHOLOGIE SPÉCIALE.

C'est plus particulièrement encore en entrant, avec le réformateur, dans le domaine de la pathologie spéciale que nous trouverons un mélange de graves erreurs et d'importantes vérités, et que nous pourrons utiliser les unes et les autres pour l'avancement de la science et de l'art.

1° INFLAMMATIONS.

Le réformateur ne nous paraît pas bien comprendre l'inflammation lorsqu'il la définit: « Toute exaltation locale du mouvement organique assez considérable pour troubler l'harmonie des fonctions et pour *désorganiser* le tissu où elle est fixée.....

« Lorsque l'irritation accumule le sang dans un tissu avec tumeur, rougeur et chaleur extraordinaires, et capables de *désorganiser* la partie irritée, on lui donne le nom d'inflammation. »

Il existe sans doute quelquefois des phlegmasies assez violentes pour *désorganiser*, même promptement, les tissus qu'elles frappent; mais faire de la *désorganisation* un caractère fondamental, ordinaire de l'inflammation nous paraît contraire à l'expérience, puisque nous voyons très-fréquemment cette altération morbide s'accuser avec intensité, persister pendant plusieurs jours et disparaître sans laisser aucune trace bien appréciable.

Nous ne comprenons pas d'avantage le passage suivant surtout de la part de Broussais qui faisait à l'humorisme une guerre si constante : « L'inflammation altère toujours les fluides de la partie enflammée et quelquefois la masse entière des humeurs. » S'il s'agissait de la phlébite par exemple, cette opinion pourrait être admise, encore avec quelques restrictions ; mais appliquée à l'inflammation en général, elle nous semble au moins trop absolue.

Le passage des phlegmasies de l'état aigu à l'état chronique est un des points importants de la pathologie que le réformateur a le premier signalé d'une manière bien claire, bien précise et surtout avec des considérations essentiellement pratiques. Il a décrit cette nuance de l'inflammation avec un talent remarquable, en démontrant que la persistance du type chronique « tient toujours à l'action continuée d'un stimulus qui empêche l'inflammation de se calmer. »

Nous dirons cependant qu'il n'est pas heureux dans son explication du développement des lésions organiques par l'irritation, lorsqu'il ajoute : *2e Exam. p. 696 :*

« Quand l'irritation est vive et subite chez un sujet vigoureux, presque toujours elle y développe l'inflammation ; mais lorsqu'elle devient chronique, et que le malade s'affaiblit, la partie irritée devient *anémique* et son irritation ne produit plus que des dégénérations. » Une partie *irritée* qui devient *anémique*, par opposition à cette loi générale : *Ubi stimulus ibi fluxus ;* voilà de ces contradictions que l'on voudrait ne pas rencontrer dans l'auteur des Phlegmasies chroniques.

C'est ici particulièrement que Broussais va se montrer systématique exclusif. En vain cherche-t-il à repousser une semblable qualification en disant que sa doctrine « n'est point intitulée la doctrine de l'irritation, mais la doctrine physiologique. » Les paroles ne détruisent pas les faits ; et les faits prouveront, contrairement aux paroles, que la première dénomination convient beaucoup mieux que la seconde au système du réformateur.

L'inflammation devient en effet pour lui non-seulement une altération très-commune et très-importante, mais encore une sorte de *criterium* pathologique, un véritable *noso-mètre*, sous l'empire duquel doivent se ranger et se niveler à peu près toutes les maladies.

Ainsi : les fièvres, les hémorragies, les maladies éruptives, les hypercrinies, les hypertrophies, les cachexies, les diathèses, les altérations produites par les virus, les venins, les poisons ; les affections organiques, les névroses, etc. etc., sont rattachées par le réformateur soit directement, soit indirectement à l'irritation et à l'inflammation.

Mais, comme si *l'exclusion* et *l'absolutisme* devaient présenter les caractères fondamentaux de sa doctrine, Broussais ne s'arrête pas dans la réduction de son principe au fait général de l'inflammation, il resserre, amoindrit encore ce principe, en faisant dériver à peu près toutes les phlegmasies de celle de la muqueuse gastro-intestinale; à tel point que l'on pourrait, sans beaucoup d'exagération, nommer la théorie médicale du novateur: *la théorie de la gastro-entérite;* puisque nous le voyons, pour légitimer l'adoption d'une base aussi étroite qu'insuffisante, proclamer l'estomac: « *Le siége du sens interne régulateur de l'économie.* »

Arrêtons-nous un instant sur cette phlegmasie procréatrice du plus grand nombre des autres; et démontrons, d'une manière générale, avant de passer aux faits particuliers, l'abus qu'a fait le réformateur de cette idée fixe, de cette localisation imaginaire.

Gastrite, *gastro-entérite.* — De tous les auteurs, Broussais nous paraît celui qui a le mieux décrit les phlegmasies gastro-intestinales, surtout à l'état chronique. Mais comme la plupart de ceux qui ont introduit une découverte, ou même un perfectionnement dans la science, il a fait de *la gastro-entérite* son idée fixe, et n'a bientôt plus vu que cette altération dans la pathologie, en s'efforçant d'y rattacher presque toutes les autres affections morbides. C'est le plus grand travers, c'est l'erreur capitale de sa doctrine, c'est la monomanie qui dès-lors a faussé toutes les conceptions médicales de ce puissant génie.

Nous le voyons en effet toujours chancelant sur la base étroite et précaire de sa théorie, marchant péniblement dans la voie resserrée de sa doctrine, s'agitant avec anxiété au milieu des entraves qu'il s'est lui-même imposées par son inflexible système, cherchant à dissimuler à sa propre conscience *l'exclusion* et *l'absolutisme* dans lesquels il se trouve comme entraîné malgré lui. Si l'on veut des faits à l'appui de ces assertions nous n'aurons que l'embarras du choix pour les fournir. Ainsi, dans son *Cath. de la méd. phy.*, *p. 464*, en parlant de lui-même il fait dire au jeune médecin:

« Il publie depuis deux ans accomplis un journal mensuel dans lequel il fait passer successivement sous les yeux de ses lecteurs toutes les maladies connues extraites de sa pratique et de celle de ses nombreux correspondants. »

Désirant savoir quelles sont *toutes les maladies connues* dans la pratique de Broussais et dans celle de ses nombreux correspondants, nous ouvrons *les deux années accomplies* de ce journal mensuel intitulé : « *Annales de la médecine physiologique*, » et voici textuellement ce que nous y rencontrons :

Au milieu de quelques observations et mémoires sur les inflammations intermittentes, sur l'éléphantiasis, le cancer, etc., maladies rapportées à l'irritation; des faits, des discussions sur le typhus, la fièvre jaune, les fièvres dites essentielles, intermittentes, etc., maladies toutes rattachées à la gastro-entérite ; une foule de gastrites, de gastro-entérites, gastro-colites, à l'état aigu et chronique. Un petit nombre de pneumonies, de pleurésies, de phlegmasies de l'encéphale, d'arachnoïdites, etc., mais toutes, *sans exception*, étroitement liées à la gastro-entérite à titre de conséquence, de principe ou de complication.

Nous n'insisterons pas davantage pour établir la réalité du reproche *de systématique exclusif* auquel voudrait échapper le réformateur, l'évidence des faits n'a besoin que de leur exposition pour être incontestable, et nous allons partout la rencontrer dans l'application que Broussais va chercher à faire de sa théorie à la pathologie spéciale.

2° FIÈVRES.

C'est à l'occasion des fièvres particulièrement que le réformateur attaque *l'ontologisme* avec un avantage qu'il aurait bien dû ne pas compromettre par une mauvaise définition, par des applications forcées, abusives de son principe, et par des déclamations du goût de celle que nous trouvons dans le *Traité de l'irritation et de la folie*, préf. *p*. LXXVII :

« Voilà le fanatisme d'opinions..... Tous les auteurs de ce

genre..... ont beau protester de leur tolérance, ils n'en sont pas capables..... ils pardonnent à un confrère, romancier comme eux..... mais ils ne font jamais grâce à l'homme austère qui ne veut célébrer aucune idole, et qui passe devant le panthéon de l'ontologie sans fléchir le genou. »

Était-ce bien à Broussais qu'il convenait de réclamer ainsi contre l'intolérance et le fanatisme des opinions?

Pour lui : « la fièvre n'est jamais que le résultat d'une irritation du cœur primitive ou sympathique. » Ou bien encore : « la fièvre n'est autre chose qu'une accélération du cours du sang produite par celle des contractions du cœur avec augmentation de la calorification et une lésion des fonctions principales. »

En voulant trop simplifier, le réformateur s'est mis en contradiction évidente avec les faits. D'après ses définitions, l'accélération du mouvement circulatoire qui s'accompagne d'une augmentation de la calorification, et qui suit une course rapide, l'usage d'un spiritueux, un emportement de colère, etc., serait donc un accès de fièvre? Quant à cette expression : « et une lésion des fonctions principales » elle n'offre aucun sens déterminé; c'est une espèce de voile jeté, par l'auteur, sur le point de la question que l'expérience ne lui permettait pas de proscrire entièrement, et dont sa théorie systématique ne pouvait pas embrasser la réalité.

Nous en appelons en effet aux bons observateurs qui ont fait une étude approfondie de l'état fébrile, et surtout aux médecins, aux malades intelligents qui ont éprouvé la fièvre : dans cet état n'existe-t-il donc rien autre chose que cette excitation directe ou sympathique du cœur, avec réaction dans les mouvements de cet organe, augmentation de la calorification? Broussais le croyait dans l'une de ses définitions; il ne l'admet pas dans l'autre puisqu'il ajoute : « et une lésion des fonctions principales. » N'est-il pas bien positif qu'il existe en même temps un malaise indicible, un sentiment de lassitude et de brisement, une tendance au repos, une chaleur âcre, pénible et maladive, comme si la calorification était non-seulement augmentée dans son activité mais en même temps altérée dans sa nature ; de manière à faire sentir qu'il existe autre chose qu'une simple exagération de l'état physiologique? Et que dès-lors, sans faire de la fièvre une entité pathologique, on doit cependant la considérer comme un état particulier de l'organisme malade. Ces réflexions seront trop bien comprises par les praticiens pour qu'il nous soit nécessaire de commenter plus longuement les faits sur lesquels nous avons cru pouvoir les établir.

Si nous abordons actuellement la théorie des fièvres, nous verrons que le réformateur, en combattant leur essentialité, a rendu le service le plus important à la science; mais qu'il a, comme toujours, traité cette importante question d'une manière trop exclusive et trop absolue.

La doctrine des fièvres, telle qu'elle était encore admise en 1816, même dans le *Dictionnaire des sciences médicales*, par Fournier et Vaidy, auteurs d'un article qui n'a pas moins de 269 pages., était un assemblage informe d'idées et de principes incohérents, un dédale, un véritable cahos. Nous ne chercherons pas même à rappeler la nomenclature des fièvres admises par ces auteurs, elle nous entraînerait trop loin; nous dirons simplement qu'ils décrivent une fièvre pour chaque maladie. Ainsi, dans cet article se trouvent non-seulement les six ordres de Pinel, la fièvre hectique de Broussais, mais des fièvres : puerpérale, de lait, larvée, jaune, lente nerveuse, lipyrique, pernicieuse, rhumatismale, traumatique, typhoïde, varioleuse, continue, rémittente, intermittente, etc., etc.

Il est évident que, dans le plus grand nombre de cas, c'est prendre ici l'effet pour la cause, le symptôme pour la maladie; avec le grave inconvénient de ne jamais alors établir le traitement sur les véritables indications à remplir. Ainsi, la fièvre étant la conséquence et non le principe de la variole, de la scarlatine, du rhumatisme, de l'érysipèle, etc., au lieu de nommer ces maladies fièvres variolique, scarlatineuse, rhumatismale, érysipélateuse, il faut les désigner par les termes de variole, scarlatine, rhumatisme, érysipèle avec fièvre. Au lieu de voir dans ces fièvres des entités à combattre, il faut s'attacher seulement à traiter les maladies qui les occasionnent, l'effet devant céder aux moyens curatifs de la cause.

Telle est cette grande vérité, ce grand principe théorique et pratique dont Broussais a bien établi la réalité. Mais, dans son application exclusive, il a commis deux erreurs capitales, et surtout éminemment dangereuses par leurs conséquences relatives au traitement.

La première de ces erreurs est la localisation des fièvres dans la muqueuse *gastro-intestinale*, et la prétention du réformateur de ne voir, dans toutes ces fièvres, que les différents degrés d'une *gastro-entérite*.

Que la fièvre *gastrique*, *intestinale* des auteurs soit une *gastro-entérite*, nous le croyons avec Broussais; mais que la fièvre *bilieuse* ne puisse pas être une *hépatite;* la fièvre *maligne*, un *encéphalite*, un *arachnitis;* la fièvre *adynamique*, une *péritonite*, etc., au moins, dans quelques circonstances, voilà de ces exclusions que la pratique vient souvent condamner.

Que la fièvre typhoïde ne soit autre chose qu'une simple *gastro-entérite*, par sa nature, sa gravité, sa marche, ses indications; voilà de ces paradoxes qui, dans l'état actuel de la science, n'ont plus besoin de réfutation.

Que les fièvres dites *pernicieuses* ne soient que des *gastro-entérites*, ou même des phlegmasies ordinaires des organes spécialement affectés, avec réaction fébrile, mais sans un danger spécial de congestion vers ces organes lors du retour de l'accès ; que l'on doive les traiter, comme les autres inflammations, par les antiphlogistiques proprement dits : voilà de ces hérésies pathologiques, et thérapeutiques surtout, dont l'adoption suffirait pour légitimer l'interdiction d'un médecin qui négligerait ainsi l'emploi des antipériodiques, et spécialement du quinquina, dans le traitement de ces maladies essentiellement dangereuses, lorsqu'on le réduit à l'emploi des antiphlogistiques proprement dits.

La seconde erreur de Broussais consiste à voir toujours une *inflammation* même dans les fièvres *intermittentes* sans complication, et de placer encore le siége de cette phlegmasie dans la muqueuse gastro-intestinale. Il existait ici une difficulté que l'on n'avait pas d'abord prévue. Si la fièvre périodique est seulement l'effet sympathique d'une *gastro-entérite*, comment se fait-il que l'inflammation étant continue, son résultat ne se manifeste qu'avec des retours assez réguliers pour être calculés d'avance? Rien de plus simple, nous répond d'abord avec hésitation le réformateur : c'est parce qu'il existe des *gastro-entérites intermittentes*.

Insensiblement il s'affermit dans cette idée, qu'il n'ose pas encore avancer avec son assurance ordinaire. Enfin, l'un de ses élèves, M. Mongellaz, prend sur lui la pesante responsabilité des phlegmasies périodiques; et, dépassant les prétentions de son maître, qui s'était particulièrement attaché à la *gastro-entérite*, ne craint pas d'avancer dans son *Traitement des irritations intermittentes* :

« Toutes les irritations continues, inflammatoires, hémorragiques, subinflammatoires et nerveuses qu'il est possible d'observer dans les divers tissus du corps humain se présentent également dans les mêmes tissus sous la forme intermittente. »

On trouvera dans les *Ann. de la doctr. phys., t. 1, p. 103*, l'exposition, ou, mieux peut-être, la réfutation de ce principe, vrai si son application est bornée aux irritations nerveuses, erroné si on le rapporte aux autres irritations d'une manière aussi absolue. Du reste, Broussais avait dit lui-même : « L'irritation morbide peut être intermittente dans tous les appareils et dans tous les systèmes organiques. »

Ainsi, d'après le réformateur, les fièvres périodiques, sans aucune exception, ne sont rien autre chose que des gastro-entérites intermittentes, et doivent être combattues comme telles!

Nous le demandons, est-il possible de compromettre plus sérieusement une doctrine en la mettant en opposition manifeste avec les faits les mieux observés, avec l'expérience de chaque jour?

Nous en appelons encore à l'observation des praticiens les plus éclairés, pour savoir :

1° Si, dans la fièvre éphémère simple, on trouve ordinairement une gastro-entérite, ou même un autre foyer inflammatoire déterminé?

2° Si, dans la fièvre dite inflammatoire, la muqueuse gastro-intestinale est toujours le siége d'une phlegmasie appréciable; si même il existe toujours un organe plus spécialement enflammé ; si ces deux fièvres, lorsqu'elles offrent peu d'intensité, ne se guérissent pas ordinairement par le repos, la diète et les boissons tempérantes, sans aucun moyen local ?

3° Si, dans la fièvre intermittente pure, avec apyrexie bien franche, il existe la plus légère apparence de *gastro-entérite*, et même d'aucune autre inflammation. Si cette fièvre ne marche pas, au contraire, à l'instar des maladies nerveuses, caractère que démontre encore le succès à peu près constant des opiacés, comme nous l'avons expérimenté un grand nombre de fois ; enfin, si le traitement le plus efficace de ces fièvres ne consiste pas dans l'emploi du sulfate de quinine associé à l'extrait aqueux d'opium?

Nous parvenons presque toujours de cette manière à prévenir l'irritation de l'estomac par l'action directe du fébrifuge ; à détruire la périodicité par des doses beaucoup moins élevées de cette préparation de quinquina ou de toute autre.

Broussais a bien senti la puissance de cette objection, et dans l'impossibilité de ne pas accepter des faits aussi évidents, il a imaginé, pour en éluder les atteintes, un moyen qui certes n'est pas heureux.

Après avoir avancé que « les inflammations intermittentes cèdent aux saignées et au froid appliqués durant la période de chaleur, » il ajoute : « que les inflammations intermittentes cèdent sans danger au quinquina et aux autres toniques administrés durant l'apyrexie, lorsqu'il n'y a pas de pléthore, et lorsque les organes de la digestion ne conservent aucune trace d'inflammation après la période de chaleur. » Broussais a-t-il donc oublié qu'il s'agit ici, d'après lui, d'une *gastro-entérite*, et que, même en la supposant intermittente, le meilleur moyen, d'après son système, de la rappeler, de l'entretenir et de la laisser passer à l'état chronique, en même temps que la fièvre dont elle est le principe, consiste précisément à mettre en usage les toniques dont il conseille lui-même l'emploi, lorsqu'il aurait pu se borner à le tolérer simplement.

Combien cette concession a dû lui coûter ! et cependant elle ne sera pas la dernière qui mettra sa thérapeutique en opposition directe avec sa théorie. Il fait observer « que les toniques ne réussissent pas ici lorsqu'on les administre au moment du frisson ou durant la période de chaleur. »

Mais quel est donc le praticien, même le moins expérimenté, qui procède ainsi dans le traitement des fièvres intermittentes par le quinquina ou ses succédanés ? On nous saura gré, j'en suis certain, de ne pas insister davantage, et de ne pas abuser de la supériorité que prend ici la vérité de l'expérience et de l'observation sur les illusions et les erreurs de la théorie.

Nous le dirons même avec satisfaction, en terminant cet article, Broussais a proclamé les préceptes les plus sages pour l'administration du quinquina dans les fièvres intermittentes avec complication de gastro-entérite, ou même prédisposition à cette dernière inflammation.

Il fait observer avec raison que, dans ce cas, si l'on donne le fébrifuge par la bouche, il en résulte bien souvent une augmentation notable et dangereuse de la *gastro-entérite* avec développement d'une fièvre continue ; que dans cette complication il faut attaquer d'abord la phlegmasie par les antiphlogistiques appropriés, et combattre ensuite l'intermittence par les fébrifuges, en choisissant une autre voie pour leur application.

Cette importante modification n'a point du reste été suffisamment appréciée, et chaque jour le sulfate de quinine est encore employé, même à dose élevée, sans que l'on ait préalablement bien jugé la question de savoir si la partie du tube digestif, sur laquelle on se propose de le porter est en mesure d'en soutenir l'action directe sans danger d'inflammation. Chaque jour aussi des accidents graves sont la conséquence de cette pratique, et cette médication si puissante et si fructueuse lorsqu'elle est bien raisonnée, devient une médication meurtrière sous la direction d'un empirisme irréfléchi.

La complication a plus fâcheuse de ce genre est la rencontre d'une fièvre intermittente pernicieuse encéphalique avec une gastro-entérite grave.

Appelé en 1820 à Pont-Cher, près Tours, pour M. Petigars qui offrait un cas de ce genre, nous y trouvâmes six confrères venus de la ville. Trois voulaient administrer le quinquina par la bouche en raison de la fièvre pernicieuse dont le malade avait déjà supporté un accès auquel il avait été sur le point de succomber; les trois autres s'opposaient fortement à cette médication, objectant la gravité de la gastro-entérite qui en effet offrait beaucoup d'intensité.

Nous trouvâmes le moyen de concilier les intérêts du malade et les opinions opposées de nos confrères en prescrivant des bains de quinquina, de deux livres, dont le succès fut complet.

Nous rappelons ce fait qui, à cette époque, eut un certain retentissement, pour donner la mesure de ce que l'art peut encore faire dans des cas aussi graves.

Du reste Broussais considère l'action du quinquina, dans la guérison des fièvres intermittentes, comme une médication purement révulsive, ce qui nous empêche entièrement de comprendre comment il a pu se décider à la prescrire dans ce qu'il nomme *les gastro-entérites périodiques.*

3° HÉMORRAGIES.

Le réformateur attribue « les hémorragies spontanées à l'irritation des capillaires sanguins » et les fait dépendre « des mêmes causes éloignées que les inflammations. »

Ces principes sont généralement vrais, leurs applications à la thérapeutique sont fécondes en résultats favorables; cependant il ne faut pas les adopter d'une manière aussi exclusive que l'a fait Broussais.

Un observateur attentif peut-il en effet confondre la simple épistaxis, les flux menstruel, hémorroïdal, etc., avec l'inflammation de la pituitaire, de la muqueuse du vagin, de l'utérus, du rectum, etc. N'est-il pas évident au contraire que le mouvement hémorragique et le mouvement inflammatoire, qui peuvent se compliquer sans doute, offrent chacun leurs caractères particuliers et distinctifs qui ne permettront jamais de les identifier, ou de les regarder seulement comme les degrés successifs d'une même altération.

Ne voyons-nous pas au contraire, à chaque instant, des inflammations légères s'accompagner d'hémorragies, d'autres violentes ne pas offrir cette complication, bien qu'il s'agisse du même tissu, du même organe : d'un autre côté, les hémorragies elles-mêmes se manifester, avec la plus grande intensité, sans aucun des caractères essentiels de la véritable phlegmasie, autre que l'afflux du sang vers la partie affectée. Ces faits, qui nous semblent établir les caractères différents et l'indépendance des irritations : hémorragique, inflammatoire, sont tellement fréquents et palpables, qu'il suffit de les indiquer pour démontrer que l'on peut rapprocher, mais qu'il ne faut jamais confondre les inflammations et les hémorragies.

Toutefois, si Broussais est encore ici tombé dans l'application abusive de son invariable théorie, c'est avec un avantage incontestable qu'il a fixé l'attention des praticiens sur la nécessité de ne pas prendre le change dans les inflammations compliquées d'hémorragies ; et, sauf les cas de contre-indication, de traiter ces inflammations comme les phlegmasies ordinaires par les moyens franchement antiphlogistiques.

Ainsi, dans les encéphalites avec apoplexie, dans les pneumonies avec hémoptisie, dans les colites avec diarrhée sanguine, etc., les saignées veineuses et capillaires doivent être placées en première ligne.

C'est plus particulièrement encore pour la dernière de ces altérations décrite, par les auteurs, sous le nom de dyssenterie qu'il a montré toute la supériorité de sa thérapeutique dans ces cas particuliers en prouvant, ce que l'expérience confirme à chaque instant, depuis la théorie du réformateur, que l'on enlève, dans quelques jours, par les applications de sangsues au siége, les boissons adoucissantes et la diète, des dyssenteries que les méthodes : évacuante, astringente et tonique, basées sur un principe essentiellement faux, prolongeaient souvent, pendant des semaines et même des mois, au milieu des plus vives douleurs, de l'épuisement et des dangers les plus pressants pour la vie.

Broussais n'est pas aussi heureux, aussi vrai lorsqu'il proscrit entièrement la distinction des hémorragies en *actives* et *passives*; et lorsqu'il assure que : « les hémorragies spontanées dites *passives* se font *par les mêmes lois* que celles auxquelles on a donné le nom *d'actives.* » Lorsqu'il ajoute : « que la faiblesse générale et la faiblesse locale ne sauraient fournir la raison suffisante des premières; que pour lui le succès des toniques et des astringents, dans le traitement de ces mêmes altérations, ne prouve point la nature asthénique des hémorragies, etc. »

Nous le demandons aux praticiens éclairés, en prenant pour exemple, entre mille, une hémorragie très-commune et très-facile à bien apprécier, traiteront-ils par des moyens semblables, en ne faisant que les modifier, c'est-à-dire par les saignées plus ou moins abondantes ou par les applications de sangsues l'épistaxis du sujet robuste, donnant un sang trop riche et surabondant; et l'épistaxis du malade faible, anémique, fournissant un sang pauvre, séreux et presque décoloré. N'emploieront-ils pas au contraire, dans le premier cas, les émissions sanguines, les tempérants; dans le second, les astringents, les dérivatifs, les toniques et surtout les ferrugineux ?

Ce point de la pathologie est un de ceux où l'on sent le mieux l'insuffisance, disons même les dangers des conséquences thérapeutiques de la doctrine exclusive du réformateur.

4° MALADIES ÉRUPTIVES.

Broussais ne se borne pas ici à regarder les maladies éruptives telles que la rougeole, la scarlatine, la variole, l'érysipèle par cause interne, la zona, les dartres, la miliaire, etc., comme des inflammations ordinaires, ce qui déjà nous paraîtrait une faute grave, mais il veut les rattacher à la même phlegmasie, à celle de la muqueuse gastro-intestinale, dont elles ne seraient, d'après lui, que le déplacement, une sorte de métastase, de répétition vers la peau.

Sans doute les maladies éruptives peuvent, à leur invasion, ou pendant leur cours, se compliquer d'une phlegmasie intérieure, de *la gastro-entérite* par exemple ; mais ne voir dans toutes ces maladies si différentes par leur forme, par leur marche, par leur gravité que des altérations secondaires, identiques et dérivant d'une affection morbide principale et commune : l'inflammation de l'estomac et des intestins ; c'est assurément se mettre en opposition directe avec les résultats les plus positifs de l'observation.

Une variole, par exemple, dont la contagion est évidente, la marche plus ou moins régulière, dont le résultat est l'élaboration d'une matière virulente capable de transmettre la maladie chez un sujet sain, dont tous les boutons ont une forme si bien caractérisée qu'on la reconnaît aisément au milieu de toutes les autres formes éruptives, ne serait que la crise d'une gastro-entérite ; voilà nous devons le dire, l'une des excentricités les plus bizarres de la médecine dite physiologique.

S'il ne s'agissait que de la théorie, nous condamnerions ce dogme comme erroné ; mais au point de vue de la pratique, il doit être proscrit comme essentiellement dangereux. En effet, trop conséquent à son principe, le novateur conseille, pour toutes les affections éruptives, le traitement de *la gastro-entérite*, et surtout les saignées, les applications de sangsues, etc.

Nous le demanderons encore aux observateurs les plus habiles et les plus expérimentés ; n'ont-ils pas reconnu, lorsque la variole, la scarlatine, la rougeole, la miliaire, la zona, l'érysipèle par cause interne, marchent sans accidents et sans complications graves, que le traitement le plus sage, le plus favorable, celui qui réussit toujours le mieux, consiste dans une hygiène bien entendue, dans une médecine expectante ou bornée à l'emploi de quelques infusions chaudes susceptibles de favoriser l'éruption sans exciter aucune irritation intérieure ; tandis qu'une médecine perturbatrice qui tendrait à combattre énergiquement l'inflammation cutanée, inséparable de ces éruptions, mettrait tout en question, chargerait l'art et le médecin d'une sérieuse responsabilité.

Tout praticien instruit et prudent réservera donc ce dernier genre de médication pour les complications graves qui s'opposeraient au cours de l'éruption, et dirigera toujours alors ces moyens actifs de manière à combattre la cause qui fait obstacle au développement régulier de l'éruption cutanée, en même temps qu'il rappellera celle-ci par des applications variables suivant les cas, mais toujours modifiées de manière à la favoriser loin de chercher à la détruire.

Quant aux dartres, dont la gastro-entérite, non-seulement n'est point la cause ordinaire, mais n'offre pas même la complication habituelle, il est bien rare que les émissions sanguines leur conviennent; les moyens intérieurs appropriés à l'état constitutionnel, et bien souvent les amers; les topiques émollients, tant que l'inflammation offre de l'acuité; susceptibles de modifier l'état phlogistique, lorsqu'il devient chronique, et souvent alors les préparations de chlore, de soufre, de mercure, etc.

Telles sont les médications éprouvées par le temps et l'expérience que le novateur cherche à remplacer par le traitement de la gastro-entérite en se fondant sur les données d'une théorie purement imaginaire.

5° HYPERCRINIES.

Les maladies de cette classe consistent dans l'augmentation extra-normale plus ou moins considérable du mouvement sécrétoire avec accumulation du fluide sécrété dans les cavités sans issue, telles que les synoviales, les séreuses, etc.; d'où résultent les hydropisies. Broussais rattache toutes ces maladies à l'inflammation.

Il parle à peine des hypercrinies glanduleuses, cutanées, etc.; les hydropisies seules ont fixé son attention. Nous reconnaissons avec lui que ces dernières sont le plus souvent un effet des phlegmasies aiguës ou chroniques du tissu séreux. Mais il nous paraît erroné d'admettre cette opinion d'une manière exclusive. Nous pensons, au contraire, que dans certains cas il peut exister augmentation sécrétoire sans inflammation réelle, et que dès lors Broussais a fait disparaître encore ici une classe tout entière de maladies du cadre nosologique, pour la confondre avec l'inflammation.

Sa thérapeutique a dès lors gagné, d'un côté, en opposant les émissions sanguines et les autres antiphlogistiques aux hydropisies produites par une phlegmasie séreuse, et que beaucoup de pathologistes combattaient par des moyens appropriés; mais, de l'autre, elle a perdu par les indications fautives d'une théorie trop absolue.

Nous avons, en effet, expérimenté bien des fois que les purgatifs répétés, les diurétiques, les sudorifiques, les médicaments dits *altérants*, et notamment les préparations mercurielles, ont été suivis de guérison dans plusieurs cas où les émissions sanguines étaient contre-indiquées, et dans quelques-uns où leur usage avait aggravé la maladie.

Ainsi, dans toute la classe des lésions sécrétoires, le réformateur n'a vu qu'un point de la question. Il a le mérite d'avoir bien rattaché à l'inflammation des synoviales et des séreuses un grand nombre d'hydropisies que beaucoup d'auteurs en avaient mal à à propos séparées; mais il a, comme toujours, appliqué son principe d'une manière trop absolue, et, conséquemment à cette exclusion systématique, méconnu les trois quarts des maladies de cette classe; bien qu'il en ait rapporté quelques-unes « aux obstacles de la circulation séreuse et sanguine, à la cessation d'action des capillaires dépurateurs, etc. »

6° HYPERTROPHIES, ATROPHIES.

Dans la doctrine du réformateur, la classe à peu près tout entière des hypertrophies est passée sous silence; les maladies qui s'y rattachent, et dont Broussais a dit quelques mots, sont rapportées à l'irritation et à l'inflammation, au lieu d'être positivement attribuées à l'augmentation de l'activité nutritive.

L'hypertrophie bien comprise n'est, en effet, qu'un développement trop considérable de l'organe affecté, mais sans altération dans la structure intime de cet organe; de telle sorte qu'isolément envisagé, ce viscère est plus vigoureux, plus énergique et plus fortement constitué qu'avant son hypertrophie. Dès lors, en le considérant ainsi, l'organe hypertrophié n'est pas malade. Mais, en l'examinant dans l'ensemble, ses proportions exagérées détruisent l'harmonie fonctionnelle, en constituant ainsi une affection pathologique proportionnée à l'importance de ce viscère. Tous les organes pouvant éprouver cet excès de nutrition, il doit nécessairement en résulter un très-grand nombre d'altérations morbides qui n'ont aucun rapport essentiel avec l'inflammation, et que le novateur a complétement ignorées dans leur véritable théorie.

Si l'on veut une preuve de cette assertion, nous la trouverons dans tous les endroits de ses ouvrages où ces questions sont abordées seulement. Nous citerons ce qu'il dit à propos des hypertrophies du cœur, *Cath. de la méd. phys., p. 298 :*

« Tourmenté par toutes ces causes d'irritation, le tissu musculaire du cœur acquiert d'abord plus de force et d'énergie qu'à l'ordinaire; il est ce qu'on appelle *hypertrophié;* ensuite il se ramollit, perd son énergie et se dilate : il ne peut plus se contracter avec assez d'efficacité pour entretenir la progression régulière du sang. »

Broussais conduit ici la maladie comme par un enchainement ordinaire, inévitable de périodes successives, de l'hypertrophie à l'anévrisme. Rien n'est plus erroné, plus contraire à l'observation que cette manière de voir; puisque l'hypertrophie devient, au contraire, lorsqu'elle est réelle, un des obstacles organiques les plus prononcés au développement de l'anévrisme proprement dit.

Sous ce rapport encore, la médecine physiologique est donc essentiellement incomplète et fautive.

Quant aux *atrophies*, le réformateur n'en comprend nullement la véritable nature qui tient directement à la diminution de l'activité nutritive, qu'il ne faut point confondre, comme nous le verrons, avec la perversion; aussi ne prend-il pas même la peine de les signaler.

7° VICES, DIATHÈSES, CACHEXIES, ETC.

Le réformateur, n'admettant que deux modes généraux d'altération dans l'organisme, et regardant l'irritation comme principe générateur de toutes les maladies, ne pouvait se former aucune idée juste des altérations constitutionnelles désignées par les termes de vices, de diathèses, de cachexies. L'observation seule, mais l'observation dégagée des illusions systématiques, aurait pu le conduire à la vérité. Nous en trouvons la preuve évidente dans le scorbut qu'il avait eu l'occasion de bien étudier dans ses voyages, et dont il attribue le développement, contrairement à ses principes, à une altération de la *chimie vivante*, expression vicieuse qu'il emploie comme synonime d'*élaboration nutritive*.

Sans doute il ne faut pas voir dans les termes vices, diathèses, cachexies, etc., l'expression d'une entité morbide agissant dans l'organisme à la manière d'un principe malfaisant pour y déterminer des altérations plus ou moins graves; mais seulement un état substantiel des solides ou des humeurs plus ou moins éloigné de la constitution normale et saine, état produit, en dernier analyse, tantôt par des principes morbifiques introduits dans les fluides circulatoires, tantôt par une perversion soutenue de la nutrition.

Ainsi, Broussais a proclamé l'une des plus importantes vérités pathologiques, en disant qu'il n'existait jamais, dans l'économie vivante, d'entités maladives, sous les noms de vices, de diathèses, etc., existant indépendamment des organes; mais il a placé à côté de cette vérité la plus matérielle des erreurs en ajoutant que : « ces vices, ces diathèses, ces cachexies ne sont rien autre chose, à leur début que le résultat d'une irritation locale....; et, dans leur extension à l'organisme, que le produit de la répétition de l'inflammation à d'autres tissus par la voie des sympathies. » Il est impossible d'imaginer une théorie en même temps plus fausse dans ses principes et plus déplorable dans ses applications. Nous le démontrerons par les faits, et de plus en opposant Broussais à Broussais lui-même.

Comme l'ont très-bien dit MM. Pariset et Villeneuve, *Dict. des scienc. méd., t. 9, p. 249* : « L'étude des diathèses est une chose utile sous le rapport de la nosologie, et fort importante sous celui de la médecine préservatrice et de la thérapeutique. » Aussi trouverons-nous celle du réformateur, tantôt nulle, tantôt essentiellement nuisible; aussi toutes ses vues prophylactiques seront-elles courtes et sans aucune portée. Sous ce rapport, sa doctrine est tout ce que l'on pouvait inventer de plus défectueux.

Nous n'accorderons pas d'importance aux diathèses laiteuses, bilieuses, pituiteuses, vermineuses, séreuses, nerveuses, etc., des auteurs; nous ne confondrons pas avec les prédispositions à l'inflammation, à la gangrène, etc., les diathèses inflammatoires, gangréneuses, etc., de quelques nosologistes; ce serait abuser des choses et des mots; mais nous maintiendrons dans la classe des diathèses, en prenant ce terme dans l'acception que nous avons précisée : le scorbut, les scrofules, le rhumatisme, la goutte, les dartres, la teigne, le cancer, la syphilis, etc.; et nous verrons qu'en rattachant ces maladies à son agent pathologique exclusif, l'irritation, Broussais n'a compris ni l'étiologie, ni la nature, ni le traitement de ces altérations.

1° Scorbut. — Il est impossible d'opposer plus manifestement le réformateur à sa doctrine que dans les considérations relatives au scorbut, et de voir le systématique plus positivement condamné par l'observateur.

En effet, après avoir posé en principe que les vices, les diathèses, les cachexies, etc., sont des entités chimériques, et que ces maladies ne sont autre chose qu'un produit, une répétition sympathique de l'irritation, Broussais ajoute relativement au scorbut :

« Il faut un *vice* particulier des capillaires sanguins qui les dispose à laisser couler le sang. Or, ce vice n'étant ni dans la faiblesse, ni dans l'engorgement, je ne vois plus en quoi le faire consister, si ce n'est dans le *vice de l'assimilation*. J'attribuerais donc le scorbut au vice de la nutrition, à la mauvaise composition du sang. Je suis porté à penser que ce *vice* réside particulièrement dans la fibrine et dans la gélatine..... Les tissus d'un scorbutique sont fragiles et peu tenaces dans les affinités de leur chimie vivante... Toutefois, ces tissus n'ont point perdu l'aptitude à contracter l'inflammation.»

Ainsi, pour le scorbut, le novateur admet un vice, il en précise le siége ; il reconnaît une altération nutritive dont il caractérise la nature lorsqu'il dit :

« Le scorbut est *un état particulier* des solides et des fluides produit par une *assimilation imparfaite.* »

Il reconnaît la diathèse scorbutique indépendamment de l'inflammation, puisqu'il ajoute : « Les tissus vivants, dont la force d'adhésion et les affinités chimiques sont diminuées, n'ont point perdu l'aptitude à contracter l'inflammation. »

Est-il possible, dans cette histoire particulière de l'une des diathèses, de se mettre en opposition plus formelle avec le principe absolu qu'il avait posé relativement à la théorie générale de ces maladies, avec ceux qu'il va soutenir pour les autres altérations du même ordre. Où trouver la cause de cette étrange contradiction, si ce n'est dans la connaissance profonde qu'il avait prise du scorbut par une observation sévère et judicieuse; tandis que les scrofules, la goutte, le rhumatisme, le cancer, la syphilis, etc., ne lui avaient apparu qu'à travers le prisme de ses illusions systématiques?

Si le réformateur avait adopté, pour la théorie des autres diathèses, les principes qu'il venait de consacrer pour celle du scorbut, et cette marche était la seule admissible et conséquente, il n'aurait pas été très-éloigné de la vérité. Mais bientôt au contraire le systématique reprend tout son ascendant sur l'observateur, il semble regretter, et craindre, pour sa doctrine, les concessions qu'il a faites à l'évidence des résultats cliniques, et s'empresse d'ajouter :

« J'admets la possibilité de la complication des phlegmasies avec la débilité scorbutique, et la nécessité des antiphlogistiques, malgré cette espèce de débilité, je ne saurais dès-lors être confondu avec les sectateurs du Brownisme. » Il n'en conseille pas moins les toniques et « les stimulants actifs qui peuvent accélérer la guérison, » en nous donnant ainsi la preuve des contradictions incessantes produites par le combat inégal de sa vaine théorie, et de son génie d'observation.

2° Scrofules. — Broussais ne voit dans les scrofules « que des irritations des tissus extérieurs où prédomine la partie albumineuse du sang. » Il désigne ces irritations par le terme de *subinflammations*. Il n'admet aucune diathèse scrofuleuse antérieure à la phlegmasie locale, et lorsque la maladie se généralise, il regarde cet état comme un effet de la répétition de cette subinflammation dans les tissus lymphatiques.

Ailleurs il modifie sa pensée et se met en contradiction avec lui-même en admettant une diathèse antérieure à l'inflammation locale. Il dit en effet, *Catéch. de la méd. phys., p. 177 :*

« On rencontre les scrofules particulièrement chez les enfants les plus faibles et les moins sanguins ; » et, même page : « Les médecins de l'école physiologique appellent l'affection écrouelleuse *subinflammation scrofuleuse*, pour la *distinguer* en même temps de l'inflammation proprement dite, des dartres et de la lèpre ; » et *p. 180 :*

« C'est donc toujours *l'irritabilité* ou *l'inflammabilité* des tissus lymphatiques qui constitue la *disposition* ou *diathèse scrofuleuse*, et ce n'est point une humeur particulière âcre ou corrompue. » Et *p. 186 :* « La disposition scrofuleuse une fois établie est susceptible, comme toutes les autres, de se transmettre par voie de génération ; et, malgré les précautions hygiéniques les mieux entendues, elle persiste quelquefois pendant un certain temps..... Mais si l'on s'opiniâtrait à soustraire tous les enfants de ces familles aux causes qui la produisent, elle finirait par disparaître entièrement..... Il est presque toujours possible de la détruire dans le cours d'une ou de deux générations, surtout si, après avoir soigné l'éducation physique des enfants des scrofuleux, on a soin de les allier avec des familles saines. » Et *p. 187 :* « Il est fort peu de familles nombreuses, surtout dans les grandes villes, où il ne se trouve quelque scrofuleux. Il suffit qu'un enfant ait été engendré par une femme qui concevrait trop tôt dans une convalescence ou à la suite d'une perte, pour que cet enfant naisse avec la *diathèse scrofuleuse*. Et *p. 188* : « Vous remarquerez d'abord que le traitement préservatif se déduit tout naturellement de la connaissance des causes. Élevez un enfant, pour qui vous redoutez cette maladie, à la campagne, dans un lieu sec, bien ventilé, bien éclairé, donnez-lui une nourrice vigoureuse, etc., etc. »

Voilà donc l'auteur du *Cathéchisme de la médecine physiologique* en opposition manifeste avec l'auteur des *Trois Examens*. *Le premier* reconnaît une diathèse écrouelleuse antérieure à toute inflammation, et la fait consister dans *l'inflammabilité* des tissus lymphatiques. Il en admet la transmission héréditaire, la ténacité, la persistance ; il prescrit les moyens hygiéniques destinés à la combattre avec avantage, et conseille, lorsque des subinflammations se manifestent dans les tissus affectés de cette diathèse, de les traiter par les antiphlogistiques. *Le second* n'admet aucune diathèse antérieure à l'inflammation locale, et cette diathèse, lorsqu'elle s'établit, n'est autre chose que la répétition de la phlegmasie. Il ne conseille dès lors aucun traitement étranger à celui de la phlogose, et dit à cette occasion :

« Les scrofules commençantes à l'extérieur du corps, sous quelque forme que ce soit, peuvent être enlevées par les sangsues appliquées avec hardiesse : alors l'habitude organique scrofuleuse, qui n'est que la répétition de l'irritation par similitude de tissu, ne s'établit pas. »

Comme nous voulons être impartial et juste avant tout, nous dirons que, dans sa *propos.* CCCXCVIII, rejetée à l'article THÉRAPEUTIQUE, le réformateur dit contradictoirement à celles qui précèdent : « *La disposition* ou diathèse scrofuleuse, c'est-à-dire l'irritabilité supernormale des tissus à base gélatineuse non invétérée est détruite par l'air sec, chaud et lumineux, par l'exercice en plein air. » Dans le 2e *Examen*, la même *propos.* portait seulement : « La disposition scrofuleuse. » Dans le 3e, Broussais se décide à prononcer le mot diathèse, et fait consister celle-ci dans *l'excitabilité supernormale des tissus à base gélatineuse.* »

Au milieu de telles contradictions dans ses ouvrages différents, et dans les diverses éditions du même ouvrage, lequel des *deux Broussais* devrons-nous préférer? Assurément le premier, bien qu'il soit encore loin de la vérité.

Tous les observateurs sont aujourd'hui d'accord sur la véritable nature des scrofules, et les principes que nous avons émis en 1818 n'ont pas éprouvé le plus léger changement dans la partie de la science qui repose sur les faits. Nous renverrons donc, pour les détails, au traité que nous avons publié à cette époque sur la maladie scrofuleuse, et nous en citerons seulement quelques axiomes généraux en opposition à ceux du réformateur; laissant aux praticiens le soin de prononcer entre nous. *Traité de la maladie scrofuleuse*, *p. 29* :

« Les scrofules, considérées dans leur état de simplicité, dégagées de toutes les complications qui peuvent en modifier la nature, ne sont autre chose qu'une disposition particulière de tous les solides organiques; disposition que nous désignons par les termes de diathèse, de constitution scrofuleuse, n'attachant à ces expressions aucune autre signification. Cette constitution dépend d'une altération notable dans la nutrition; d'où résulte nécessairement *un défaut d'élaboration* vitale, d'animalisation, un véritable étiolement dans tous les tissus organiques; et *p. 51* : « On peut définir la constitution strumeuse simple et sans maladie locale : un état d'imperfection dans l'élaboration et l'animalisation des tissus organiques, une sorte de *crudité*, d'étiolement dans leur substance, et spécialement dans les tissus blancs où se manifestent ordinairement les premiers et les principaux symptômes; » et *p. 74* :

« Il est indispensable de bien distinguer chez un sujet scrofuleux la constitution strumeuse et les irritations ou inflammations locales du même nom. Sans cette distinction, il sera toujours impossible d'avoir des idées exactes sur le véritable caractère des scrofules et sur le traitement qui leur convient..... Il ne faut voir dans les maladies scrofuleuses locales qu'une irritation ou inflammation affectant une ou plusieurs parties des tissus lymphatiques chez un sujet écrouelleux, et prenant un caractère particulier que détermine l'état actuel des organes sous l'influence de la constitution strumeuse. »

Nous distinguons ensuite dans le traitement des scrofules celui qui peut les prévenir, celui de la diathèse simple, celui des inflammations locales, enfin celui des complications.

Nous regrettons que ces généralités ne nous permettent pas de plus grands développements sur une maladie mal comprise par le réformateur, et dont les principes qu'il a voulu fonder prouvent toute l'erreur, toute l'insuffisance, tous les graves inconvéniens de sa doctrine au point de vue de la théorie, et surtout à celui de la pratique.

3° Rachitisme. — Broussais tombe encore ici dans les mêmes erreurs pour cette maladie qui nous semble naturellement rentrer dans les affections scrofuleuses, du moins dans le plus grand nombre des cas. Il dit, en effet : « Lorsque le rachitisme succède au scorbut, à la syphilis, il est souvent le produit de l'irritation. Il l'est également quand il est primitif. »

Peu conséquent à son principe dans le *Cathéchisme de la médecine physiologique*, *p. 197*, il dit : « Les toniques ne réussissent à ranimer la force assimilatrice, et à concourir au raffermissement des os, qu'autant que les viscères les supportent sans en être surirrités. Mais nous avons pour le rachitisme quelques pratiques particulières qui nous sont communes avec les médecins de tous les temps, comme de faire coucher les malades sur des plantes aromatiques, d'exercer sur la peau des frictions avec un liniment fortifiant, etc., etc. »

Si nous remontons à la nature inflammatoire du rachitisme établie dans l'examen et les axiomes fondamentaux de la doctrine physiologique, nous trouverons la morale du *Catéchisme* de cette doctrine un peu relâchée.

4° Dartres, teigne, etc. — Le novateur les regarde comme de simples inflammations du tissu cutané, sans aucun caractère particulier, et surtout sans diathèse antérieure à l'irritation locale. Pour établir ce principe, en désaccord avec les faits, il admet la plus étrange des étiologies, *Cath. de la méd. phys., p. 168 :*

« Un homme apprend la nouvelle de la mort de son ami, il ressent une vive douleur à la joue : il y porte la main, une dartre déjà suppurante s'y est déclarée. »

A part la singularité de l'hypothèse, il est difficile de mieux prouver l'existence d'une diathèse, ou, si Broussais le préfère, d'une bien remarquable prédisposition dartreuse; et *p. 169 :*

« Un autre, en prenant un bain dans la rivière, expose son dos aux rayons du soleil; il y sent de l'ardeur. On lui déclare qu'il a contracté cette espèce d'érysipèle qu'on appelle *coup de soleil.* Au bout de quelques jours, l'inflammation a diminué, il lui reste une dartre bien caractérisée. Un troisième éprouve une perte abondante de sang par le nez ou par les hémorroïdes ; on supprime cet écoulement, le lendemain il est couvert de dartres. »

Dans tout cela, le réformateur ne voit « qu'une déviation du sang occasionnée par l'irritation ; » et, pour lui, le traitement doit consister « dans les saignées locales, les émollients à l'extérieur, les rafraîchissants à l'intérieur. » Il admet cependant les stimulants, surtout les sulfureux et les révulsifs, lorsqu'il n'existe plus qu'une irritation subinflammatoire.

Lorsque les dartres sont à l'état inflammatoire, les topiques émollients sont provisoirement avantageux, et, sous ce rapport, le conseil donné par Broussais trouve son application; mais, sous le point de vue de la théorie des dartres, de la teigne, et du traitement radicalement curatif de ces maladies, la doctrine physiologique est encore insuffisante et presque toujours erronée.

5° Rhumatisme. — Le réformateur considère le rhumatisme « comme une inflammation des systèmes fibreux et synovial produite par les vicissitudes du chaud et du froid, » et conseille pour traitement les émollients et les émissions sanguines. Assurément nous n'admettrons pas, avec certains auteurs, une entité, une humeur rhumatismale se portant d'une partie sur une autre ; mais, rejeter complétement la diathèse rhumatismale comme disposition individuelle, ne voir dans les inflammations de cet ordre qu'une simple phlegmasie absolument identique à celle que produirait, chez tous les sujets, une contusion, une entorse dans les synoviales et les ligamens, nous paraît un autre extrême également éloigné de la vérité, repoussé par l'expérience, et peu favorable à la thérapeutique rationnelle de ces altérations.

6° Goutte. — La théorie que Broussais adopte pour cette maladie nous semble encore plus fautive que celle qu'il veut établir pour le rhumatisme. Il commence par trouver entre l'arthritis ordinaire et la goutte une différence, mais qui tient seulement « à l'âge ou à l'idiosyncrasie des sujets. Cette forme de phlegmasie est souvent compliquée de gastro-entérite chronique..... Passant à l'état de subinflammation, elle produit les nodus. »

Il tranche la question, *Cath. de la méd. phys.*, lorsqu'il dit : « Les inflammations articulaires que l'on appelle goutte peuvent se déclarer *chez tous les tempéraments* par la seule influence du froid. » D'après lui, « les diathèse et cacochymie goutteuses sont des sympathies de l'estomac, de l'encéphale, etc., qui se sont accrues et transformées en phlegmasies; » et *Cath., p. 153 :*

« Les accidents de la goutte sont des irritations des viscères tout à fait semblables à celles qui ne dépendent pas de la goutte. » Et lorsque le pauvre savant, tout étourdi de ce qu'il vient d'entendre, demande au jeune médecin, *loc. cit., p. 154 :* « Voulez-vous donc que l'on poursuive la goutte par les sangsues dans tous les lieux où elle se réfugie? Celui-ci lui répond avec une suffisance peu commune : « Oui, monsieur, nous voulons cela; et nous le faisons avec succès tous les jours de notre vie. »

Après avoir décrit toutes les calamités attachées à la goutte, le jeune médecin continue, *loc. cit., p. 158 :* « Voilà sans doute bien des maux; mais que supposent-ils? Qu'on n'a point arrêté les progrès d'une inflammation qui a commencé par les plus petites extrémités du corps. » Et, comme si Broussais eût voulu, dans un sujet qui devait être sérieux, rassembler un certain nombre de facéties, il termine par cette pointe qu'il a peut-être crue très-ingénieuse :

« Dire que la goutte s'est portée dans le cerveau, quand la manie survient à la suite d'une phlegmasie articulaire, c'est comme si l'on disait que la manie s'est portée dans le gros orteil lorsque la goutte remplace un accès de délire. »

Nous ne possédons pas encore dans la science des notions bien exactes sur l'étiologie, sur la théorie, sur le traitement de la goutte; mais assurément la doctrine du réformateur n'est pas celle que l'expérience pourrait faire adopter. Il est, au contraire, prouvé par les faits que les accès de goutte ne peuvent point être assimilés à des phlegmasies ordinaires; que la production des tophus ne pourra jamais s'expliquer par une simple irritation, enfin qu'il existe une diathèse goutteuse, et que le traitement de cette maladie ne doit point rentrer exclusivement dans celui de l'inflammation.

7° Cancer. — Broussais pense que le cancer est une maladie toujours locale dans son principe, et que l'irritation des tissus affectés en est la cause essentielle. Pour lui, la diathèse cancéreuse n'existe pas, à moins que l'on ne considère ainsi la répétition de l'inflammation dans les autres systèmes organiques. Il dit positivement :

« Toutes les inflammations et subinflammations peuvent produire le cancer..... Les tissus squirrheux et encéphaloïde sont toujours le résultat des engorgements déterminés par les irritations chroniques..... L'inflammation du cancer extérieur se répète par sympathie dans les principaux viscères. » Il dit plus explicitement encore, *Cath. de la méd. phys., p. 345 :*

« Le cancer est toujours le produit d'une phlegmasie ou d'une subinflammation chronique occasionnée par les causes ordinaires de ces maladies : telles sont les violences extérieures, coups, chutes, etc. Puis il ajoute, *p. 346 :* « Il résulte de cette théorie, entièrement fondée sur les faits les mieux observés, que si les médecins savent enlever par les saignées locales, la diète et les révulsifs, les inflammations du sein, de l'utérus, de la face, des organes sexuels, etc., avant qu'elles aient produit des engorgements lymphatiques très-endurcis, le cancer sera prévenu. »

Voulant bien apprécier la nature des faits sur lesquels reposent les garanties d'une thérapeutique aussi consolante, aussi merveilleuse, nous avons consulté le premier volume des *Annales de la médecine physiologique*, où se trouvent consignés les principaux de ces faits dans un mémoire sur le cancer, par M. Treille.

Les six observations rapportées ont toutes pour sujets des femmes; les maladies guéries par l'application des sangsues, les cataplasmes émollients et narcotiques, le régime antiphlogistique, étaient des tumeurs dures produites par des contusions du sein, par la répercussion d'une dartre pendant l'allaitement, sans cause connue, chez l'un des sujets qui était épileptique; et dès lors, comme le remarque judicieusement M. Treille, exposé à des chutes pendant ses accès. Or, nous avons aussi guéri un grand nombre d'indurations de ce genre par les petites saignées capillaires locales souvent répétées, par les cataplasmes narcotiques employés pendant longtemps; moyens trop négligés, même de nos jours, et dont la médecine physiologique a bien fait sentir et bien établi la nécessité, les avantages et les succès; mais nous le dirons avec conscience et la plus profonde conviction, nous n'avons pas la prétention d'avoir guéri un seul cancer.

Les chirurgiens le savent, d'un autre côté, nous l'avons également appris par expérience : les tumeurs cancéreuses que l'on enlève avec succès par une opération sont précisément celles qui ont apparu comme les indurations dont parle M. Treille; tandis que les cancers développés sans cause locale, avec les caractères de la diathèse générale, chez le sujet affecté, récidivent presque toujours après l'opération la mieux faite, soit dans le même lieu, soit dans une autre partie; à tel point que les praticiens expérimentés et prudents refusent de compromettre l'art en pareille occasion, et se bornent au traitement palliatif.

D'après la théorie de Broussais, il suffirait d'excorier souvent et pendant longtemps un bouton de la face pour produire un ulcère cancroïde. Or, nous avons vu des sujets se livrer à cette habitude, pendant des années, sans amener ce fâcheux résultat, alors que chez d'autres il est survenu, dans un temps assez court, et sans d'aussi vives et d'aussi fréquentes provocations.

Si donc nous considérons la nature des tissus véritablement *squirrheux* ou *encéphaloïde*; leur développement, souvent sans cause appréciable; les caractères particuliers et distinctifs de la diathèse cancéreuse; l'impuissance de l'art à guérir cette altération ainsi bien caractérisée; la récidive à peu près certaine de la maladie locale après son ablation dans ces fâcheuses dispositions, il nous paraîtra bien difficile de ne pas admettre la diathèse cancéreuse comme disposition vicieuse de l'organisme; de ne pas l'attribuer, ainsi que la formation des tissus anormaux qui l'accompagnent, à l'un des modes particuliers de la perversion nutritive; de ne pas en tirer cette conclusion : dans une altération pathologique si grave, la doctrine du réformateur est encore insuffisante, erronée sous le point de vue de la théorie comme sous celui de la pratique. Voyez, pour preuves, les ouvrages de MM. Maréchal, Bégin, Goupil, etc., sur le cancer.

8° Syphilis. — Bien que dans la syphilis il y ait plus qu'un vice, et que l'on y trouve un principe capable de transmettre la maladie par inoculation, nous rapportons cependant cette altération à la classe dont nous traitons actuellement, parce qu'elle est susceptible de se présenter à l'état de diathèse.

Broussais ne voit dans la syphilis « qu'une série de phénomènes d'irritation; » et, d'après lui, « le médecin physiologiste doit se borner à étudier les formes, les degrés de ce phénomène, et à noter les modificateurs qu'il peut leur opposer. » Il dit encore : « La syphilis est une irritation qui affecte l'extérieur du corps; on prévient sa répétition, qui forme la diathèse, en l'attaquant par des sangsues abondantes. » Il ajoute « que les mercuriaux appliqués localement aux irritations syphilitiques intenses les exaspèrent toujours. » Ce principe exclusif est contraire à l'expérience, puisqu'elle a fait regarder le mercure comme la pierre de touche des maladies syphilitiques extérieures.

Enfin la puissance de l'observation arrache encore à la théorie systématique un de ces aveux qui prouvent toute l'insuffisance de sa doctrine, lorsqu'il fait ce pénible aveu : « L'irritation syphilitique invétérée cède aux antiphlogistiques ; mais, comme cette cure est *pénible*, on préfère le *mercure* et les *sudorifiques.* » Du reste, il ne voit dans l'action de ces derniers moyens « qu'une influence révulsive sur les capillaires dépurateurs. »

Est-il possible d'émettre des idées plus contraires à l'observation, de compromettre plus sérieusement une doctrine, et de la défendre avec moins d'avantages. Ne suffit-il pas d'étudier les caractères de l'inflammation syphilitique, la nature, l'aspect des ulcères et des autres formes d'altération locale qu'elle produit, la couleur, la nature du pus qu'elle donne, la vertu contagieuse de ce dernier, etc., pour acquérir la conviction que cette phlegmasie diffère de l'inflammation ordinaire.

Ne suffit-il pas d'examiner la manière dont s'établit la généralisation de cette maladie, les caractères fondamentaux qu'elle présente, les nombreuses modifications qu'elle peut offrir, le succès des mercuriaux dans le traitement de cette affection morbide, pour sentir aussitôt qu'il existe une diathèse vénérienne, qu'elle n'est pas la simple répétition d'une irritation commune, et qu'il se trouve dans cet état constitutionnel quelque chose de spécial, une disposition particulière que le mercure guérit autrement que « par une simple dérivation sur les capillaires dépurateurs. »

Si nous ajoutions à ces considérations les faits nombreux qui prouvent les conséquences funestes du traitement de la syphilis invétérée par les simples antiphlogistiques, et les désordres organiques, alors entraînés par une guérison apparente et seulement palliative, on sentirait non-seulement l'insuffisance de la médecine dite physiologique dans la théorie, dans le traitement des affections vénériennes constitutionnelles, mais encore les effets meurtriers de son application par la fausse confiance qu'elle inspire.

Ceux qui veulent observer et réfléchir, trouveront que les faits et l'expérience parlent ici trop clairement pour avoir besoin d'un plus ample commentaire.

8° VIRUS, VENINS, POISONS, MIASMES DÉLÉTÈRES, ETC.

Dans toutes les maladies produites par les virus, les venins, les poisons et les miasmes délétères, Broussais ne tient aucun compte de l'agent particulier qui les détermine. Pour lui, point de cause spéciale; tout se réduit aux phénomènes de l'irritation, pour la théorie comme pour la pratique, et le plus souvent aux conditions d'une phlegmasie de la muqueuse digestive, qu'il faut traiter à peu près comme une gastro-entérite ordinaire.

Il est déjà facile de comprendre l'erreur capitale d'un semblable principe, et de prévoir tout ce qu'une doctrine aussi exclusive, aussi incomplète, va laisser à désirer sous le rapport de l'étiologie, du diagnostic et de la thérapeutique. Nous trouvons, du reste, dans le *Catéch. de la méd. phys., p. 385*, un passage dont la simple citation suffira pour faire apprécier le système de Broussais à sa juste valeur sous le point de vue de toutes les maladies produites par des agents particuliers :

« Ce sont les transports ou propagations de l'irritation qui ont fait croire à des virus, à des humeurs mobiles, qui se promènent dans le corps et se jettent, comme on s'exprime vulgairement, d'une partie sur une autre. Mais les humeurs ne sont pas des êtres vivants, elles n'ont aucun principe d'action, aucune volonté ; elles ne sont par conséquent susceptibles d'aucun caprice, et ne sont portées que là où l'irritation les appelle. »

« D'ailleurs ces humeurs sont engendrées par les tissus irrités ou enflammés ; elles ne *conservent* point, quand elles sont rentrées dans le sang, *les caractères* qu'elles avaient dans la partie qui les produisait; aussitôt résorbées, elles sont décomposées et éliminées ; il est dès lors bien chimérique de se les figurer voyageant à travers les tissus, nageant au milieu du sang qui est renfermé dans une foule de tuyaux étroits, sans éprouver d'altération, comme une bande d'insectes ou de poissons qui traversent l'air ou les eaux pour s'aller précipiter de concert sur un lieu de prédilection. Abandonnez toutes ces fausses théories, enfantées par l'imagination dans les siècles d'ignorance et de barbarie, et ne voyez autre chose, dans le transport ou l'extension d'une affection quelconque, que le transport ou l'extension de l'irritation morbide. »

Nous ferons volontiers grâce à la vulgarité de la forme de cette citation, à la prétention qu'elle accuse de vouloir combattre des erreurs qui depuis longtemps ont été bannies du domaine de la science; mais il nous est impossible d'avoir la même indulgence pour les hérésies pathologiques dont elle est remplie.

Telle est aussi l'opinion des physiologistes et des médecins les plus distingués. M. Bérard s'exprime ainsi à cette occasion, *Eloge historique :*

« Quoi ! l'insertion de quelques atomes de virus-vaccin sous mon épiderme va me garantir à tout jamais de la variole, ce fléau des siècles précédents, et je ne verrai là qu'une modification quantitative! L'animal hydrophobe qui a transmis à un autre animal ou à l'homme la maladie mortelle dont il est atteint, n'a-t-il rien mis de spécifique dans la blessure que ses mâchoires ont produite? Niera-t-on la spécificité dans la contagion de la syphilis, de la rougeole, de la scarlatine, de la pustule maligne? Certaines affections de nature évidemment inflammatoire semblent elles-mêmes revêtir un caractère spécial; ce n'est pas l'excès d'inflammation qui cause l'exsudation pseudo-membraneuse dans la diphthérite et le croup; et, pour un grand nombre de médecins, les caractères du rhumatisme articulaire et de la goutte ne se tirent pas seulement du tissu que la phlogose a envahi. »

Ce n'est pas sans étonnement que nous voyons un médecin aussi éminent que Broussais rester complétement étranger aux travaux si remarquables de J. Hunter, de Travers, de Hodgson, d'Abernethy, de Meckel, de Longuet, de Récamier, de Breschet, de Villermé, de Ribes, de Dance, de Velpeau, etc., sur la phlébite, sur la véritable théorie des résorptions, des infections purulentes, ouvrages qui jetèrent le plus grand jour sur cette importante question de médecine humorale mal jugée par les anciens, absolument ignorée par le réformateur lorsqu'il dit :

« Que ces humeurs ne *conservent* point, lorsqu'elles sont

rentrées dans le sang, *les caractères* qu'elles avaient dans la partie qui les produisait, et qu'aussitôt résorbées, elles sont *décomposées* et *éliminées.*» Nous renvoyons aux écrits des auteurs que nous avons cités, aux expériences des physiologistes modernes sur les résorptions, à l'observation journalière des maladies produites par l'infection des humeurs, pour démontrer ici, d'une manière générale, toute l'erreur et toute la nullité de la doctrine dite physiologique. Passons aux applications particulières.

1° VIRUS. — Nous n'admettrons pas, avec les anciens, des virus pour la lèpre, la teigne, l'éléphantiasis, les dartres, la plique, les scrofules, le rachitisme, la rougeole, la scarlatine, la goutte, le rhumatisme, le typhus, la fièvre jaune, etc. Nous ne chercherons pas même à savoir si, comme l'assure Le Cat, les virus, et même le syphilitique, peuvent naître spontanément; ou si, au contraire, comme le soutient M. Nacquart, aucun d'eux ne présente jamais cette origine. Des considérations de cette nature ne doivent pas rentrer dans notre sujet; nous nous arrêterons aux faits évidents.

Or, pour nous, un principe morbide ne mérite le nom de virus qu'autant qu'il se communique par contact, par inoculation, et qu'il produit dans l'organisme qui le reçoit la maladie présentée par l'organisme qui le fournit. La syphilis, la variole, la vaccine, etc., sont évidemment transmissibles par cette voie; dès lors, pour nous, l'existence des virus *vénérien, variolique, vaccin,* etc., est mise hors de toute contestation. Lorsqu'ils auront été portés sous l'épiderme du bras, par exemple, et qu'ils iront produire au loin leurs effets dans tout l'organisme, que Broussais vienne dire que ces virus « n'ont pas infecté les humeurs, qu'ils ont été *décomposés*, *éliminés* immédiatement après leur absorption, que les phlegmasies qu'ils produisent ne sont que de simples inflammations sans diathèse antérieure à leur apparition, etc., etc.

Nous lui retournerons alors cette application qu'il a si souvent faite aux médecins moins exclusifs que lui : « *Oculos habet et non videt.* »

2° VENINS. — En suivant son idée fixe, le réformateur attribue la gangrène qui survient « après les piqûres et les morsures des animaux venimeux seulement à *la vivacité de l'irritation*, et d'après la théorie générale de cette fâcheuse terminaison. » N'est-ce pas encore méconnaître ici l'influence particulière de la cause morbifique sur la partie qu'elle affecte directement, et sur tout l'organisme qu'elle envahit par voie d'infection générale.

3° POISONS. — Broussais ne voit dans leurs effets que « le développement pur et simple d'une gastro-entérite, lors toutefois qu'ils ne sont pas assez puissants pour occasionner subitement la mort. » Il admet encore cette opinion exclusive « lors même que ces poisons se trouvent injectés dans les vaisseaux. » Il est difficile de ramener à des conditions plus exiguës l'histoire de ces nombreux agents, et de leurs effets sur l'homme ; de méconnaître plus ostensiblement les premiers principes de toxicologie, et de frapper la médecine physiologique d'une plus déplorable insuffisance.

4° MIASMES DÉLÉTÈRES. — Le réformateur met encore ici dans toute leur évidence la faiblesse et les contradictions de sa doctrine. En effet, après avoir dit que « les typhus sont des gastro-entérites par empoisonnement miasmatique, » il ajoute, *Catéch. de la méd. phys., p. 45*, en parlant de ces maladies, de la peste, de la fièvre jaune et même du choléra : « Nous y voyons la gastro-entérite pour phénomène fondamental ; le reste n'est qu'accessoire. » Il prétend que les miasmes délétères ne sont point la cause qui compromet la vie, et que l'économie ne fait aucun effort conservateur pour leur élimination ; et continue, *p. 67 :* « Ce qui dérange l'ordre des fonctions, c'est l'inflammation que produisent les miasmes chez ceux qui ne sont point habitués à les supporter. Ce qui compromet la vie de ces malades, c'est donc aussi l'inflammation. »

Ainsi, Broussais admet d'abord un empoisonnement miasmatique dans les typhus, la fièvre jaune, la peste, le choléra etc. Ce qui paraît jusqu'à présent conforme aux données de l'observation, mais retombant aussitôt dans son exclusion systématique, les dangers positifs de cet empoisonnement disparaissent à ses yeux, il ne voit plus dès-lors que ceux de l'inflammation et surtout de la gastro-entérite; et, ce qui devient beaucoup plus grave, son traitement se trouve en conséquence basé sur cette hallucination théorique.

Aussi malgré toute son admiration le savant du catéchisme ne peut-il retenir cet aveu que lui arrache l'indiscrète impulsion du bon sens: *loc. cit.*, *p. 65* : « J'aime à vous voir traiter les grandes questions d'hygiène, de statistique médicale, et y porter une discussion vraiment philosophique; mais je trouve que vous retombez dans l'exclusisme, et que vos vues se rapetissent prodigieusement, lorsque je vous entends dire que vous n'avez que *des sangsues et de l'eau claire* à opposer à la fièvre jaune et à la peste.... Des saignées et de l'eau, toujours de l'eau!.... Votre médecine est bien pauvre! convenez-en: elle est presque toujours négative. »

Broussais était au moins imprudent en écrivant ce passage; il croyait plaisanter, faire de l'ironie; nous craignons beaucoup, au contraire, qu'un grand nombre de lecteurs n'aient pris au sérieux ce jugement bien remarquable sous la plume du novateur. Il est même tellement étrange que l'on pourrait y supposer un moment d'aberration, si le passage suivant ne mettait dans tout son jour et la théorie et la pratique de Broussais relativement aux altérations qui nous occupent. Il dit en effet: *loc. cit.*, *p. 69* :

« Nos conclusions sont faciles: puisque la présence des miasmes dans l'économie ne fournit aucune indication particulière le traitement des fièvres produites par les foyers d'infection est celui de l'inflammation en général; et puisque la phlegmasie a son siége dans les organes digestifs ce traitement est analogue à celui des gastrites et des gastro-entérites provoquées par toute autre cause que par les miasmes putrides. » De tels principes n'ont pas besoin d'une sérieuse réfutation.

Le réformateur se faisait donc une bien grande illusion, ou croyait ses lecteurs pour le moins aussi crédules que son savant du catéchisme lorsqu'il écrivait : *loc. cit.*, *p. 64*, en parlant des ravages du choléra indien dans la ville de Calcutta : « Les malades que l'on a traités par les irritants ont *presque tous* péri. La saignée et les boissons émollientes, ont *sauvé*, *en quelques heures*, *tous* ceux qui ont été assez heureux pour recevoir ces secours au moment du début. »

Nous ne ferons qu'une simple réflexion relativement à cette *miraculeuse* influence des *boissons émollientes* et de *la saignée* dans le traitement du *choléra indien*, *entre les mains de M. Gravier* à Calcutta : c'est qu'il est bien étonnant alors, et surtout bien regrettable que cette panacée universelle, *la saignée et les boissons émollientes*, n'aient pas produit d'aussi *merveilleux* résultats *entre les mains de son inventeur*, *de Broussais lui-même*, à Paris, sous nos yeux, dans les deux invasions successives de ce terrible fléau : c'est alors que la médecine physiologique et son auteur eussent remplacé la fable par l'histoire, les vaines suppositions par la réalité des faits, en méritant la gratitude et la confiance du monde entier.

Broussais et sa doctrine ont-ils rien fait de semblable ? Nous en appelons à la conscience, à la véracité de leurs plus zélés partisants.

Nous n'aborderons pas ici les discussions interminables de la *contagion* et de *l'infection* d'après l'expression de Devèze ; et surtout la grande, l'importante question d'hygiène publique relative au degré d'utilité des quarantaines et des cordons sanitaires, nous serions obligé de recourir encore en partie au raisonnement et le temps n'est pas éloigné, nous l'espérons du moins, où cette question se trouvera définitivement jugée par les faits.

Déjà, M. Nacquart, *Dict. des Scien. Méd. t. 33*, *p. 353*, a sagement posé les bases de cette solution lorsqu'il dit :

« Cherchant à assigner à chacune des expressions *contagion*, *infection*, *épidémie* un sens positif et rigoureux, j'ai dit que la *contagion* due au contact immédiat ou médiat avait pour agent de transmission un virus ; que dans *l'infection*, la communication se faisait par l'atmosphère qui transportait les *miasmes*, les *émanations putrides* ou les *effluves*, et enfin que les *épidémies* reconnaissaient pour agents seulement la rapidité et l'étendue des changements que l'atmosphère éprouve dans ses qualités ou modes..... *Les miasmes* sont les exhalaisons qui s'élèvent du corps de l'homme malade..... cette émanation est abondante surtout dans les maladies nommées *putrides*..... dans l'entassement des hommes, le local étant étroit, mal aéré..... la chaleur et surtout l'humidité sont favorables à la transmission de ces miasmes..... ils peuvent adhérer pendant quelques temps aux corps solides..... inappréciables par nos moyens physiques et chimiques, ils peuvent souvent être reconnus par l'odorat.... les maladies qu'ils produisent ont toutes une tendance à la prostration des forces..... La désinfection par les courants d'air ou l'action des agents chimiques appropriés est le meilleur moyen d'en prévenir les effets..... il ne faut pas les confondre avec les *émanations putrides* que fournissent les matières animales en décomposition; avec les effluves qui naissent des marais, avec les virus qui ont des caractères spécifiques. »

Comme l'a très-bien fait observer M. Nacquart, les miasmes ont une action débilitante qui semble porter directement sur le principe de la vie, en donnant aux maladies qu'ils produisent, un caractère *d'ébriété, de découragement et de prostration* remarquable dès son début, et par conséquent étranger à la violence de l'inflammation qui peut ultérieurement se développer.

C'est cette espèce d'empoisonnement qui vient compliquer toutes les autres altérations morbifiques et rend beaucoup plus graves et plus dangereuses les suites des opérations majeures dans les grands hôpitaux, dans les prisons, etc., et ne doit pas faire adopter les mesures sanitaires des cordons et des quarantaines, sans que l'on ait préalablement bien apprécié les dangers relatifs de la propagation des miasmes et de l'entassement des individus au milieu même du foyer de leur production ou du lieu de leur conservation prolongée. C'est une des plus grandes questions d'hygiène publique dont on obtiendra difficilement la solution absolue.

Ainsi, Broussais en rapportant les effets et les dangers des influences miasmatiques à la seule inflammation qu'ils peuvent occasionner, en attribuant l'adynamie qui se manifeste alors, exclusivement à la concentration de cette phlegmasie sur les viscères intérieurs, en regardant les typhus, la fièvre jaune, la peste, le choléra épidémique, et toutes les maladies de cet ordre comme des gastro-entérites ordinaires, en prescrivant, comme il le dit lui-même, pour tout traitement, dans ces graves altérations, « *des sangsues et de l'eau claire* » a rendu sa doctrine étroite, mesquine, fausse, incapable de s'élever à ces grandes et profondes considérations d'hygiène publique; à ces applications préservatrices bien entendues et si impérieusement réclamées par les ravages de ces fléaux destructeurs.

9° LÉSIONS ET PRODUCTIONS ORGANIQUES.

L'anatomie pathologique est une des branches de la médecine dont la doctrine de Broussais a surtout favorisé le développement. Et, par une de ces contradictions assez ordinaires chez les systématiques, les observateurs qui, dans leurs écrits ont le plus approfondi cette spécialité, sont précisément ceux que le réformateur a le plus vivement attaqués et poursuivis sous le titre de *fatalistes*.

Sans doute, il est difficile d'admettre avec plusieurs de ces derniers que la plupart des lésions organiques soient des maladies innées, héréditaires avec leurs conditions déterminées, inhérentes à la constitution, et n'attendant qu'une circonstance occasionnelle pour éclater. Mais n'est-il pas bien plus inadmissible encore de regarder, avec Broussais, toutes les lésions et toutes les productions organiques si différentes par leur nature et par les accidents qui les accompagnent, comme le résultat d'une cause unique, d'un principe invariable et commun : de l'inflammation?

N'est-il pas évident au contraire que là où se trouvent des altérations dans la nature même du tissu, que là où se manifestent des tissus complètement étrangers à l'état physiologique, là, par une conséquence nécessaire, doit se trouver une lésion fonctionnelle autre qu'une simple altération *quantitative*, une *irritation ou une inflammation;* que là au contraire doit exister une altération *de qualité*, une véritable *perversion* dans l'élaboration nutritive? C'est l'opinion de M. Andral et de tous les anatomo-pathologistes qui sont profondément initiés à la connaissance des lois de l'organisme vivant.

Le réformateur, comme nous l'avons prouvé, n'a point admis la *perversion* dans le nombre des principes générateurs des altérations pathologiques; sa théorie sur toute la classe des maladies qui nous occupe, devait être fausse et complètement illusoire au point de vue de la science et de l'art.

Si les principes de sa doctrine sont erronés relativement à l'origine des lésions organiques lorsqu'il dit : « La connaissance qui constitue l'étiologie de ces altérations de texture nous les fait voir tellement dépendantes des divers modes d'irritation organique qu'elles font partie intégrante de l'histoire de l'inflammation; » les prétentions de la médecine physiologique ne deviennent-elles pas entièrement illusoires lorsqu'il ajoute :

« Depuis que j'ai contracté l'habitude d'éteindre complètement l'irritation dès son début, je n'observe plus ces dégénérescences que chez les personnes qui ont négligé les moyens de guérison dans le principe, ou qui se sont procuré des rechutes fréquentes et multipliées. »

Ainsi Broussais a l'assurance de pouvoir prévenir les tubercules, le cancer, les ossifications, etc.!... Nous le croyons trop bon observateur et trop véridique pour penser qu'il prétend établir ce principe sur des faits, nous ne voulons trouver ici qu'un axiome admis *a priori*. Voyons comment il va justifier cette admission.

1° TUBERCULES, PHTHISIE. — Pour le réformateur, « les tubercules sont toujours le résultat d'une irritation organique produite par des causes communes à toutes les inflammations..... ils sont identiques partout..... ceux du mésentère et des poumons sont provoqués par l'inflammation chronique de la muqueuse intestinale et bronchique.... La phthisie n'est point une maladie spéciale, mais un simple résultat de l'inflammation. »

Il confond évidemment avec cette maladie la pleurésie, la pneumonie et le catarrhe chronique, puisqu'il ajoute : « Le mot *phthisie pulmonaire* n'exprimant que la désorganisation qui est le produit de la phlegmasie du parenchyme pulmonaire, ne saurait être appliqué à cette phlegmasie; il vaut mieux la nommer pneumonie chronique, en spécifiant par lequel des tissus du viscère elle a commencé. »

On comprend dès lors cette prétention dont il se glorifie de prévenir et même de guérir la phthisie. Lorsque le savant du *Catéchisme* dit au jeune médecin, *p. 84* :

« Vous attribuez donc la formation des tubercules à l'inflammation? celui-ci lui répond sans hésiter : « Oui, monsieur, et nous en fournissons la preuve en prévenant leur formation chez les personnes qui y sont le plus disposées, par la guérison complète de leurs péripneumonies, de leurs pleurésies, de leurs rhumes. »

Ici la justesse de la logique du réformateur est à peu près au niveau de la réalité de ses prétentions. Il ajoute, *loc. cit.*, *p. 86*, toujours à propos de la phthisie pulmonaire :

« Sa guérison est très-difficile, cependant on l'obtient quelquefois. » Nous partageons l'opinion de M. Bérard lorsqu'il dit à cette occasion, *Éloge historique* : « On serait heureux de croire à cette étiologie des tubercules pulmonaires. »

Mais rien n'est plus fâcheux que les illusions en médecine, et celle du novateur est complète relativement à la nature des tubercules, de la phthisie pulmonaire, à la prétention de les prévenir toujours, et surtout de les guérir lorsque leur développement est complet.

Il suffit en effet d'observer sans prévention, pour se convaincre qu'il existe une diathèse qui prédispose à la phthisie, que cette diathèse offre la plus grande analogie avec la constitution scrofuleuse, si même elles ne sont pas identiques dans un grand nombre de circonstances; que les sujets ainsi disposés n'ont besoin que d'une cause déterminante, même légère, pour éprouver toute la série des accidents nommés *carreau*, *phthisie pulmonaire*, etc.; enfin que, dans les grandes villes surtout, il est bien difficile de garantir les sujets ainsi affectés de l'invasion de ces funestes maladies, et, disons-le franchement, plus difficile encore, pour ne pas dire impossible, de guérir ces altérations lorsqu'elles sont bien caractérisées.

N'est-il pas encore démontré que la formation des tubercules, provoquée sans doute par l'inflammation, est le résultat d'une perversion nutritive? Un aveu échappé au novateur semble démontrer qu'intérieurement, et comme observateur, il n'était pas éloigné de cette opinion lorsqu'il dit :

« Gendrin avance que les tubercules peuvent être le produit de l'inflammation soit du parenchyme, soit des bronches; mais qu'ils peuvent aussi être sécrétés *sans que l'aiguillon inflammatoire en soit la cause déterminante*. On sait que nous avons admis cette dernière possibilité, mais en établissant que toujours l'irritation des tissus, où il se forme de la matière tuberculeuse, préside à leur sécrétion. »

La vérité de l'expérience ne fait ici qu'apparaître dans un demi-jour, et se trouve bientôt éclipsée par les hallucinations systématiques.

2° Fausses membranes, croup, diphthérite. — Broussais admet la même loi pour la formation des fausses membranes; c'est encore l'inflammation qui les produit. « Cette inflammation n'offre rien de particulier dans sa nature et dans le traitement qu'elle exige. » Il ajoute en effet: « Les angines laryngo-trachéales, telles que le croup, cèdent mieux aux saignées locales qu'à l'émétique, qui les exaspère fréquemment. »

Si Broussais avait eu l'occasion de traiter un grand nombre d'enfants affectés du croup, et qu'il eût mis en usage les deux méthodes comparativement, il eût, comme nous, comme tous les praticiens, reconnu la grande supériorité de l'émétique employé avec hardiesse, immédiatement après les émissions sanguines indiquées par l'état pléthorique du sujet, sur les applications de sangsues prolongées, comme moyen essentiel, jusqu'à la destruction des principaux symptômes, et compris toute l'insuffisance et même tous les dangers de sa doctrine dans le traitement de ces graves altérations.

Nous n'avons jamais oublié la recommandation que fit, dans un examen sur le croup, le professeur Desormeaux, à l'un des élèves de Broussais qui soutenait les principes de son maître :

« Si vous avez quelque jour des enfants, et qu'ils soient affectés du croup, portez-leur assez d'intérêt et d'affection pour ne pas les traiter vous-même, et pour les confier aux soins d'un médecin qui sache employer l'émétique à temps, et avec assez de confiance dans ce moyen le plus puissant de tous contre cette redoutable maladie. »

Toutefois, après avoir établi ses principes absolus comme systématique, Broussais, sans trop s'inquiéter des contradictions dans lesquelles il va tomber, et des atteintes qu'il doit porter à sa doctrine, s'exprime ainsi comme observateur : « Certains stimulants, tels que le sulfate d'alumine ou l'acide muriatique avec le miel sont utiles localement dans les angines membraneuses, pour *contre-irriter* et *dénaturer* l'inflammation. » Nous admettons ce traitement, mais nous ne le comprenons pas dans la doctrine du réformateur.

3° Productions organiques diverses. — Réunissant dans une même catégorie toutes les lésions et productions organiques, les tumeurs osseuses, les squirrhes, les cancers, les kystes, les tumeurs fongueuses, les ramollissements cérébraux, les acéphalocystes, les vers, etc., etc., le réformateur n'y voit que les résultats différents d'une seule et même cause, *l'irritation;* et ne trouve rien de mieux et rien de plus à leur opposer que le traitement de celle-ci ; en d'autres termes, les applications de sangsues et les antiphlogistiques; tandis qu'il est de toute évidence, comme nous l'avons déjà dit, que des altérations dans la nature même des solides organiques ne peuvent être produites sans une *perversion* dans leurs conditions vitales, et, par une conséquence naturelle, dans l'élaboration nutritive dont ils sont incessamment le siége.

Si nous avions besoin de la confirmation de ces principes essentiellement physiologiques, nous la trouverions dans Broussais lui-même. En effet, son dernier ouvrage, publié en 1839 par son fils Casimir, *De l'irritation et de la folie*, 2e édition, contient un passage remarquable, et qui prouve, de la part du novateur, un retour à des idées moins exclusives. Il dit en effet, *p.* 77 :

« Tous les actes dont le concours assure l'exécution des différentes fonctions ne sont que des effets de l'excitation. Remarquez qu'en affirmant cela, nous ne disons pas que tous ces actes se réduisent à l'excitation; nous nous bornons à avancer qu'ils ne se manifestent à nous que par suite de l'excitation.

« Certes les combinaisons moléculaires qui changent les propriétés chimiques des aliments dans le canal digestif; celles qui font paraître dans la bile, dans le lait, dans l'urine, des formes de matière animale que l'on ne trouve pas dans le sang; celles qui attachent la matière mobile et circulante à la matière fixe organisée; celles qui détachent de cette matière les molécules qui doivent être éliminées; celles qui font germer et croître un embryon, etc.; ces combinaisons *ne sauraient se réduire à l'excitation*, quoiqu'elles se manifestent *à la suite* de l'excitation produite par le contact des corps étrangers..... Le phénomène de *composition* est donc, dans le développement de chaque animal, antérieur au phénomène d'excitation. »

Ainsi voilà *l'irritation* dépossédée par Broussais lui-même, dans toutes la classe des maladies organiques, du privilége exclusif de *produire* ces maladies ; la voilà réduite au simple rôle de cause occasionnelle : « Ces combinaisons ne sauraient *se réduire* à l'excitation, quoiqu'elles se manifestent *à la suite* de l'excitation. »

Si Broussais eût vêcu d'avantage, il est évident qu'il s'était placé dans la nécessité, ou de rectifier les fondements de sa doctrine, ou de révoquer ce dernier aveu, ou de laisser subsister dans ses écrits la plus palpable de toutes les contradictions.

10° NÉVROSES, NEVRALGIES; GASTRALGIES, ENTÉRALGIES.

Ces maladies ont été le principal écueil sur lequel est venue complétement échouer la doctrine du réformateur. Comme l'a très-bien dit Georget, *Dict. de méd.*, *t. 21*, *p. 27* : « La doctrine de Broussais sur les névroses n'est pas toujours très-clairement exprimée dans son *Examen des doctrines médicales*. Les propositions qu'il émet à ce sujet ont besoin d'être développées par l'exposition des faits pour devenir intelligibles à tous les lecteurs. »

Au milieu de cette confusion, de cette incertitude et de ces contradictions, il existe un fait positif et dominant : c'est que le réformateur, sans avoir une idée bien précise de la nature des névroses, en admet cependant quelques-unes dans les appareils de relation, et place à peu près toutes les autres, sinon dans la classe au moins sous la dépendance absolue des phlegmasies.

Aussi, lorsque le savant du *Catéchisme* demande au jeune médecin, *p. 217* : « Quelles sont les causes des névralgies? celui-ci répond : « Toutes celles des phlegmasies sans aucune exception. »

On comprendra cette étiologie du novateur si l'on considère à quelle étrange théorie le conduit sa doctrine relativement aux névroses. Il dit, *loc. cit.*, *p. 203*, à propos des inflammations aiguës, violentes du cerveau, avec fièvre :

« ..... Dans ces cas où il y a du délire, des convulsions, des grincements de dents, des tressaillements dans les membres ; les yeux sont très-sensibles à la lumière, les oreilles au bruit, etc. Eh bien! tout cela ce sont des phénomènes nerveux, *de vraies névroses* dépendant de l'inflammation aiguë du cerveau ou de ses membranes. »

Justement effrayé par les conséquences de cette sentence absolue, ce pauvre savant s'écrie, *loc. cit.*, *p. 205* : « Vous me faites trembler. Quoi ! tous ceux qui se plaignent des affections nerveuses dont vous venez de parler on le cerveau enflammé? »

Pour toute réponse le jeune médecin termine par ce commentaire plus remarquable encore que le principe dont il est le développement :

« Ils ne l'ont d'abord qu'irrité; mais si cette irritation continue pendant longtemps, elle passe à l'état inflammatoire, et, à la suite de ces névroses d'excitation qu'on peut appeler *actives*, surviennent d'autres névroses d'abirritation qui peuvent être dites passives, et dont l'apparition indique l'engorgement excessif du cerveau, l'épanchement du sang dans ce viscère, sa suppuration ou sa désorganisation ; ce sont les *paralysies ;* et *p. 210 :* « Vous voyez donc, monsieur, que les principales névroses, celles des fonctions de relation, se rattachent d'une manière très-étroite au grand phénomène de l'inflammation. Bientôt vous allez être convaincu qu'il en est exactement ainsi des névroses des fonctions intérieures ; et *p. 221 :* « En effet, l'histoire des névroses intérieures est préparée par celles des névroses de relation : et vous allez les voir partir, comme elles, de l'inflammation, ou pour le moins de l'irritation des organes. »

Ici l'étonnement du bénévole savant augmente ; il se permet une objection dont la réponse est curieuse, et dit, *loc. cit., p. 247 :*

« Je suis tout étonné de voir tant de rapports entre les inflammations et les névroses. Toutefois, la manière dont vous avez enchaîné les faits relatifs à ces deux ordres de maladies me paraît fort naturelle, du moins je ne me sens pas assez instruit en médecine pour l'attaquer ; mais parlez-moi franchement, suppléez à mon ignorance, et faites-vous à vous-même les objections qu'un médecin pourrait vous faire. »

« La seule qui pourrait être faite avec quelque apparence de fondement, répond le jeune médecin, quoiqu'elle ne soit que spécieuse, c'est que plusieurs névroses étant mobiles, on ne saurait les attribuer à un point d'inflammation. Mais remettons à demain la solution de cette objection. »

La nuit porta conseil ; aussi, le jeune médecin, sentant bien qu'il s'était fourvoyé, s'empresse d'ajouter, lorsqu'il est en présence de son crédule interlocuteur, *p. 250 :*

« Eh bien ! ces irritations mobiles, ambulantes, ou affectant toujours le même siége, ne diffèrent que fort peu des irritations fixes; elles sont produites par les mêmes causes, elles cèdent aux mêmes moyens curatifs. »

Le réformateur dit encore, *loc. cit., p. 203* : « Lorsque l'inflammation, qui n'est qu'une espèce d'irritation, existe dans un organe quelconque, les nerfs qui appartiennent à cet organe s'en ressentent, et il y a névrose. »

Si les principes de Broussais ne sont pas très-nettement établis dans les *Examens des doctrines*, il est évident qu'ils ne laissent rien à désirer, sous ce rapport, dans le *Cathéchisme de la méd. phys.*, et que le novateur confond absolument les névroses proprement dites avec les inflammations étudiées d'une manière générale. Nous trouverons la même erreur capitale dans sa théorie de chacune de ces maladies considérées en particulier.

Broussais connaissait très-bien le mouvement circulatoire sanguin ; il a décrit avec talent ses modes principaux à l'état physiologique, ses modifications anormales dans les types fondamentaux des phlegmasies ; mais il ignorait complétement l'influx ou mouvement nerveux qui, dans les conditions de la santé, devient le principe d'action et de vie de chacun de nos organes ; et qui, dans les affections dont nous parlons, peut accumuler un surcroit de vitalité dans certaines parties, y développer des accidents instantanés, mobiles, souvent intermittents, avec une exaltation de la sensibilité quelquefois portée jusqu'au degré le plus intolérable de la douleur, sans aucune fluxion inflammatoire, et sans laisser aucune trace matérielle appréciable dans le siége de cette exaltation lorsque ce *raptus* nerveux a cessé.

Ces phénomènes sont faciles à comprendre aussi bien dans l'état normal que dans l'état pathologique, si l'on admet l'existence d'un fluide nerveux, d'une électricité animale offrant l'encéphale pour point de départ, pour centre de retour, et les nerfs pour conducteurs.

Mais, en supposant que l'on ne voulût point admettre cette hypothèse que nous avons appuyée par des faits dans le *Traité de physiologie*, les phénomènes dont nous venons de parler n'en seraient pas moins incontestables, puisqu'ils sont garantis par l'observation. C'est pour ne les avoir pas bien interprétés que le réformateur a si complétement ignoré la véritable nature des névroses, et si gravement compromis sa doctrine en les confondant avec les inflammations, comme il avait identifié les mouvements circulatoire et nerveux.

Plusieurs de ses disciples les plus distingués l'ont abandonné dans cette voie si fausse et si contraire à l'expérience. Ainsi, M. Roche, par exemple, rapporte bien les névroses à l'irritation; mais il les distingue des inflammations en les désignant sous le titre *d'irritations nerveuses;* il admet que les névroses peuvent exister dans le système nerveux *sans changement appréciable d'organisation;* et qu'elles consistent *dans l'accumulation du fluide nerveux* dans un tissu. »

Georget dit aussi, *Dict. de méd.*, *t. 21*, *p. 36 :* « Les névroses sont distinctes des phlegmasies; » *p. 37 :* « La plupart des névroses ont leur siége dans le cerveau ou dans les cordons nerveux; *p. 33 :* Presque toutes les névroses sont des maladies intermittentes..... presque toutes sans fièvre..... Le peu de danger des névroses est d'autant plus remarquable que les symptômes de ces maladies sont ordinairement très-graves en apparence. Les autopsies n'ont jusqu'ici rien offert de satisfaisant; les malades qui meurent succombent pour la plupart à des affections accidentelles, souvent étrangères à l'affection primitive, quelquefois cependant consécutives à celle-ci. »

M. Barras, dans son *Traité des gastralgies*, dont les premiers rudiments parurent en 1825 et 1826 dans la *Revue médicale*, a particulièrement appelé l'attention des observateurs sur les affections nerveuses, en démontrant jusqu'à l'évidence que Broussais avait commis une erreur capitale et dangereuse en les confondant avec l'inflammation; et, comme nous le verrons bientôt, si le réformateur fit une révolution en pathologie par ses travaux sur la gastrite, Barras, par les siens sur la gastralgie, fit en médecine une contre-révolution non moins remarquable au point de vue de la théorie et de la pratique. Il dit, *Traité des gastr. et entéral.*, 3e édit., *introd.*, *p.* v :

« La doctrine physiologique a rendu de grands services à la médecine, je suis loin de les contester; mais, en détruisant d'anciennes erreurs, elle en a créé de nouvelles, dont quelques-unes sont peut-être aussi dangereuses que celles qui existaient auparavant. Parmi ces nouvelles erreurs, il en est une surtout contre laquelle on ne saurait protester avec trop d'énergie, parce qu'elle tend à faire et fait en effet de nombreuses victimes : c'est celle qui consiste à regarder les névroses comme des inflammations, et à les traiter constamment par les antiphlogistiques. Je n'hésite point à le dire, cette innovation fait rétrograder la science, et devient souvent funeste aux malades..... *P. 6 :*

« Il appartenait au réformateur de nos jours de porter atteinte à cette branche de l'édifice médical, consolidé par plus de vingt siècles d'expérience. D'abord démolie pièce à pièce, et sapée ensuite jusque dans ses fondements, elle serait déjà renversée de fond en comble si un reste de pudeur n'eût pas retenu la main qui l'a frappée. »

« Ce n'est pas que ce réformateur nie l'irritation nerveuse ; il en parle, au contraire, beaucoup en théorie ; mais c'est pour l'assimiler à l'état phlegmasique, et soutenir qu'elle entraîne nécessairement cet état. Ainsi, selon lui, l'irritation du système nerveux ne serait autre chose que le premier degré de l'inflammation ; et, quand il en vient à la pratique, il ne voit aucune différence entre ces maladies..... Certes il faut avoir du courage pour rayer ainsi d'un trait de plume presque toutes les maladies nerveuses, et pour les introduire de vive force dans la classe des inflammations.»

M. Barras ajoute que le réformateur a fait une fausse application de l'anatomie des tissus à la doctrine physiologique, en méconnaissant les bases principales sur lesquelles il devait la fonder; et dit, *loc. cit.*, *p. 8 :*

« En proie à la manie des unités, ces médecins ignorent ou feignent d'ignorer, qu'en raison de son tissu, de ses propriétés vitales et de ses fonctions, chaque système organique est sujet à éprouver des affections spéciales indépendamment de celles qui lui sont communes avec les autres systèmes, et auxquelles il imprime même une physionomie particulière. Et ils se disent médecins physiologistes !...

« Un pathologiste qui retranche la classe des névroses, et confond ces maladies avec les inflammations, ressemble à un anatomiste qui retrancherait la névrologie, et confondrait les nerfs avec les vaisseaux sanguins ; » et *p. 15* : « Il ne s'agit donc pas de savoir s'il y a des névroses essentielles, on ne peut raisonnablement en nier l'existence : toute la question consiste à les distinguer des phlegmasies surtout à l'état chronique. »

Toutefois, M. Barras n'est pas exclusif dans sa doctrine, et nous le voyons, avec plaisir, accorder lui-même des éloges au réformateur. Il ajoute, *loc. cit.*, *p. 11* :

« Tâchons de tenir un juste milieu entre les médecins qui proscrivent toutes les névroses et ceux qui auparavant en admettaient un trop grand nombre. On sait aujourd'hui que la plupart des symptômes qui caractérisent les maladies nerveuses peuvent dépendre d'une phlegmasie aiguë ou chronique, d'une lésion organique, d'un corps étranger;..... d'où il faut conclure que les névroses essentielles sont moins fréquentes qu'on ne le pensait autrefois ; que des maladies regardées comme telles, il y a quarante ans, sont de véritables inflammations latentes, alors peu connues, et que Broussais, précédé en cela par Pujol, a bien mérité de la science pour avoir décrit ces inflammations, principalement celles de la muqueuse digestive, beaucoup mieux qu'on ne l'avait fait avant son *Histoire des phlegmasies chroniques.* »

Si nous consultons actuellement les ouvrages d'un grand nombre de médecins distingués, qui ont fait une étude particulière des affections nerveuses, tels que Willis, Cheyne, Whytt, Boerhaave, Viridet, Lorry, Tissot, Raulin, Pomme, Reveillon, Pinel, Louyer-Villermay, Esquirol, Georget, Amédée Duparc, etc. ; si nous consultons surtout l'expérience clinique, nous sentirons de plus en plus combien, sous ce rapport, la doctrine du réformateur est fausse, insuffisante et dangereuse. On comprendra toute l'inutilité des efforts faits par Broussais et par quelques-uns de ses élèves pour expliquer la périodicité si naturelle des névroses, par la vaine théorie des inflammations intermittentes.

Autant il est physiologique de voir une phlegmasie marcher sous le type continu, autant il est ordinaire de voir les névroses, les névralgies plus particulièrement encore, se manifester avec les conditions d'une périodicité plus ou moins régulière. Si nous groupons autour de ce caractère fondamental des maladies nerveuses l'absence de la fièvre secondaire; la disproportion du développement des symptômes et du danger de l'altération; l'apparition brusque, instantanée des accidents qui marchent par crises; leur disposition subite et souvent sans aucune transition appréciable de l'état pathologique à l'état physiologique; la nature déchirante, électrique, brûlante, pulsative, des douleurs dans leurs grands développements; le peu de succès, souvent même les graves inconvénients des émissions sanguines dans le traitement de ces maladies; les avantages marqués des narcotiques pour faire cesser les principaux accidents de ces altérations; l'efficacité des préparations de quinquina pour en prévenir les retours périodiques; l'absence d'une altération matérielle appréciable dans les nerfs affectés, lorsque le malade succombe à d'autres lésions pendant le cours de celles-ci qui ne sont presque jamais mortelles par elles-mêmes, nous aurons mis dans toute son évidence l'erreur fondamentale du réformateur lorsqu'il confond les névroses avec les inflammations dont les caractères essentiels sont diamétralement opposés à ceux que nous venons d'énumérer.

C'est en conséquence du symptôme principal des affections nerveuses que nous avions dès l'année 1817 émis la pensée, qui même à cette époque n'était peut-être pas nouvelle, que les fièvres intermittentes pures et sans complication inflammatoire, pourraient bien appartenir à ces affections; et les fièvres pernicieuses proprement dites, n'être rien autre chose qu'une fièvre intermittente avec imminence de congestion, pendant l'accès, vers l'un des organes centraux; le cerveau, les poumons, l'estomac, etc., par exemple;

d'où résulteraient des fièvres pernicieuses encéphaliques, pulmonaires, gastriques, etc.

Sans accorder à cette théorie plus de valeur qu'elle n'en mérite, nous ferons observer qu'elle est avec les faits en assez parfaite harmonie; tandis que celle du réformateur, qui les rattache à la gastro-entérite intermittente, ne pourra jamais soutenir l'épreuve de l'observation.

MM. Rayer et Brachet de Lyon, considèrent aussi les fièvres intermittentes comme des affections nerveuses le premier les rapporte au système cérébro-spinal; le second, au système ganglionaire. Georget partage l'opinion de ces deux médecins distingués.

Pour mieux apprécier encore les erreurs de la médecine physiologique relativement à cet ordre d'affections morbides, nous la suivrons dans ses applications aux névralgies, aux principales névroses des appareils digestif, respiratoire, etc.

1° Névralgies. — Les travaux d'habiles anatomistes et notamment de Gall, Magendie, Ch. Bell, Flourens, Laurencet, Foville, etc., sur le système nerveux, ont nécessairement appelé l'attention des médecins sur les maladies de cet important système et fait rectifier plusieurs graves erreurs pathologiques. Les névralgies proprement dites se rapportent plus particulièrement aux affections du système cérébro-spinal; celles du système ganglionaire sont plus spécialement relatives aux névroses des organes dans lesquels ce dernier vient surtout se ramifier,

Les nerfs peuvent éprouver à peu près toutes les altérations des autres tissus, deux principales doivent ici fixer notre attention: 1° l'inflammation; 2° la névralgie.

L'inflammation comparativement à la névralgie est excessivement rare. M. Barras dit à cette occasion: *loc. cit., p. 8*:

« L'appareil nerveux est susceptible, comme les autres tissus de contracter l'état inflammatoire et d'éprouver des dégénérescences organiques..... Nous ferons observer, toutefois, que la *neurite* est beaucoup plus rare qu'on ne pourrait le penser; je suis convaincu que de simples névralgies, et des phlegmasies du système lymphatique ont souvent été prises pour des inflammations des nerfs..... Je suis également persuadé que, dans la plupart des cas où la neurite ne paraît point douteuse, l'inflammation est bornée au névrilème, et que le tissu nerveux en est tout-à-fait exempt. »

Boerhaave avait déjà exprimé la même opinion, précisément dans les mêmes termes. Nous avons, de notre côté, dès l'année 1819, rattaché le tétanos traumatique à l'inflammation du névrilème; établi sur des observations et des autopsies cadavériques cette vérité qui semble admise aujourd'hui par les observateurs. C'est à cette première altération que s'est arrêté Broussais, il n'a point compris la théorie de la seconde.

La névralgie consiste en effet seulement dans l'augmentation extra-normale de l'influx nerveux avec douleur intolérable, mais sans fluxion réellement inflammatoire; si la partie s'injecte et rougit momentanément c'est en vertu de ce principe : *ubi stimulus ibi fluxus*; mais c'est une simple injection passagère qui disparaît avec la crise nerveuse, et dès-lors ne saurait être confondue avec l'inflammation, sous peine de regarder, comme une phlegmasie, le gonflement instantané d'une organe érectile sous l'influence d'une légère excitation.

L'inflammation peut être la conséquence de ces crises nerveuses très-répétées. C'est alors seulement que la maladie prend un caractère beaucoup plus dangereux et qu'elle peut devenir mortelle. Tant que l'altération est à l'état de névralgie, les crises sont intermittentes; nous en trouvons la raison physiologique dans la nécessité des intervalles de calme pour permettre la réparation du principe nerveux conservateur de la vie, et dont l'épuisement entraînerait la mort, comme on le voit dans les douleurs très-violentes et prolongées jusqu'à ce funeste résultat.

Lorsque la maladie prend le caractère d'une véritable neurite, elle est alors ou continue, ou seulement rémittente; mais jamais franchement intermittente, de là sa gravité, ses dangers lorsque la maladie siége dans un nerf principal et que les crises sont développées avec beaucoup d'intensité.

Nous avons vu un cas de ce genre à l'hôpital du Mans en 1825.

La maladie débuta par une sciatique névralgique et devint ensuite une sciatique inflammatoire en signalant son passage par les changements que nous venons d'indiquer. Le malade succomba au sixième jour de l'inflammation.

A l'autopsie le nerf présenta une augmentation d'un quart dans son volume, son névrilème était plus injecté, la pulpe nerveuse plus jaune et plus molle que du côté sain.

C'est dans les cas de ce genre, comme nous l'avons prouvé pour le tétanos traumatique surtout, qu'il faut saigner largement, et ne pas se borner, comme l'indique Broussais, à quelques applications de sangsues. Mais dans les simples névralgies, ce moyen serait plus nuisible qu'utile. C'est aux opicacés, surtout par la méthode endermique, aux dérivatifs, dans quelques occasions, même à la section du nerf qu'il faut avoir confiance.

Ainsi dans ce genre de maladie, sous le rapport de la théorie comme sous celui de la pratique, la médecine dite physiologique est entièrement erronée. Nous demanderons actuellement si les cas dans lesquels Cotugno a trouvé le nerf sciatique infiltré ; Cirillo un autre nerf tuméfié, sa substance aussi consistante qu'un tendon; Chaussier, le nerf femoro-poplité plus volumineux, ses vaisseaux variqueux, etc., étaient des neurites ou des névralgies ?

2° Gastralgies, Entéralgies. — C'est ici plus particulièrement encore que la doctrine du réformateur est essentiellement fautive dans ses principes, dangereuse dans ses applications. Les succès réels de ses travaux sur *la gastro-entérite* lui donnèrent de tels vertiges qu'il ne vit bientôt plus que cette altération en pathologie, et que, sans comprendre qu'il pouvait exister dans l'estomac et les intestins autre chose qu'une inflammation aiguë ou chronique, il voulut rattacher à cette lésion à peu près toutes les autres maladies.

Il était impossible aux observateurs d'admettre des idées aussi contraires à l'expérience, aussi dangereusement exclusives, et, comme nons l'avons dit, cette prétendue réforme fit bientôt naître une contre-révolution. Les praticiens attaquèrent cette prétention du réformateur de vouloir confondre la gastro-entéralgie avec la gastro-entérite, et surtout de soumettre ces deux maladies au même traitement.

Avant que Broussais eût appelé l'attention des médecins sur les maladies gastro-intestinales, la gastralgie, aussi nommée cardialgie, gastro-dynie, n'était pas encore très-bien appréciée dans sa véritable nature. Les uns la regardaient comme une faiblesse d'estomac, d'autres au contraires comme un spasme de cet organe. Cullen la confondit avec plusieurs altérations du même viscère sous le titre commun de *dyspepsie*.

M. Pariset en 1813, *Dict. des Scien. Méd. t. 4, p. 59*, la décrit moins à titre de maladie principale, qu'à titre de complication d'autres altérations dont elle deviendrait le symptôme dominant; il distingue en effet des cardialgies saburrale, flatulente, spasmodique, hémorrhoïdale, etc. Broussais a donc, même sous ce point de vue, rendu indirectement un service à la science, tout en y consignant de graves erreurs.

En 1816, M. Chamberet, *loc. cit., t. 17, p. 410*, dit en parlant de la gastro-dynie : « Les nosologistes désignent sous ce nom une névrose de la digestion. »

Enfin Georget après avoir établi les caractères les plus propres à différencier la gastrite et la gastralgie, continue *Dict. de méd. t. 14, p. 8* : « Des considérations qui précèdent nous croyons que l'on peut conclure que l'opinion de M. Broussais, sur la nature des gastralgies dites nerveuses est loin d'être démontrée; que dans l'état actuel de la science on doit admettre des douleurs d'estomac indépendantes d'une gastrite, dont la cause est inconnue et que l'on peut appeler *nerveuses*. »

C'est surtout à M. Barras que nous devons d'avoir bien éclairé la question dans son traité des gastralgies et des entéralgies dont la première édition parut en avril 1827; la seconde, en octobre de la même année; la troisième, en 1829; et le supplément, en 1838. Dans cet ouvrage remarquable, basé sur l'observation raisonnée, la doctrine dite physiologique a reçu la plus sérieuse de toutes les atteintes qu'on pouvait lui porter; elle a été frappée au cœur.

M. Barras dit: *loc. cit., p. 17* : « Avant la doctrine physiologique, les auteurs admettaient généralement des affections nerveuses de cet organe elles étaient connues sous les noms de *gastralgies*, *gastrodynie*, *cardialgie*, *hypocondrie*, etc..... Remettant tout en question, Broussais et ses partisants exclusifs ne veulent point admettre de névroses gastriques ; à leurs yeux toutes les maladies regardées comme telles jusqu'à ce jour sont des gastro-entérites chroniques qu'il faut traiter par les sangsues à l'épigastre, l'eau de gomme et le régime atonique..... Je ferai voir par des faits que le principal organe de la digestion est souvent atteint d'affections purement nerveuses..... qui s'aggravent par ce traitement antiphlogistique. »

Toutefois, l'auteur rend justice à Broussais et dit: *loc. cit., p. 270 :* « La vérité est que les médecins ne savaient pas, avant la nouvelle doctrine, que l'inflammation de la muqueuse digestive fût aussi fréquente qu'elle l'est réellement ; qu'on la connaît infiniment mieux aujourd'hui qu'autrefois, et qu'on ne lui donnait pas alors le nom de *gastro-entérite :* le plus beau titre de gloire de Broussais sera toujours d'avoir étendu et perfectionné l'histoire de cette maladie, »

Malheureusement à côté de cet éloge se trouve une critique bien amère et, qu'à notre sens, ne justifient pas même les manières un peu brusques du réformateur : M. Barras dit en en effet, *loc. cit., p, 44 :*

« Nous ne descendrons point dans l'arène avec des hommes qui, immolant à leur système tout ce qu'il y a de plus sacré en médecine, semblent se faire un jeu de la bonne foi et de la probité médicale. » Il ajoute : *p. 461 :* « C'est vraiment une chose inconcevable et en même temps bien affligeante, que la légèreté avec laquelle les médecins physiologistes admettent l'existence de l'inflammation gastrique. A les entendre, l'estomac serait un foyer combustible toujours prêt à s'enflammer. Et *p. 458 :* La gastro-entérite latente ne paraît être si commune que parce qu'on regarde les névroses gastriques comme des inflammations. Quand on sera revenu de cette opinion erronée, on verra que les affections nerveuses du système digestif se rencontrent bien plus fréquemment que la phlegmasie chronique. Et *p. 462:* Si je disais que cette gastro-manie fait peut-être autant de victimes que la gastro-entérite elle-même, on crierait au paradoxe, et il n'y a cependant rien de plus vrai. »

C'est en observant sur lui-même que M. Barras a compris d'abord toute la différence qui existait entre une *gastrite* et une *gastralgie*, c'est en s'élevant par degrés des faits à la théorie qu'il a su fonder positivement celle de cette dernière altération, et bien faire comprendre les inconvénients et les dangers qui résultaient nécessairement de sa confusion avec la première, d'après les principes de la doctrine physiologique.

M. Barras fait observer que, dans ces derniers temps, l'une des causes les plus ordinaires de la gastralgie fut l'abus des débilitants employés pour guérir des gastrites chroniques réelles ou supposées. Il rapporte ainsi les principaux faits observés sur lui-même: *loc. cit., p. 21 :*

« Après avoir éprouvé quelques accidents névralgiques dans différentes parties, en mars 1815, ayant alors 36 ans, de vifs chagrins me causèrent.... une espèce de fièvre intermittente irrégulière.... il n'y avait point de frisson, l'appétit se conservait en bon état. Emétique, purgatif, vin de Séguin; maigreur, faiblesse; cessation des médicaments, habitation à la campagne; huit jours après retour de la santé. Il ne me restait qu'une légère toux, pour laquelle on me conseilla l'eau de gruau coupée avec du lait. Je continuai ensuite à en prendre par habitude, je ne crois pas cet abus étranger à la gastralgie que j'éprouvai plus tard. »

Ayant ensuite ressenti des douleurs d'estomac, M. Barras consulte un célèbre médecin auquel dit-il la doctrine physiologique est très familière, on le juge atteint d'une gastro-entérite chronique; il est soumis au traitement de rigueur. Il ajoute, *p. 28 :*

« Les sangsues m'affaiblirent sans diminuer les souffrances de l'estomac, l'eau de gomme occasionna des souffrances extrêmement violentes qui me forcèrent de suspendre l'emploi de cette boisson. »

En théorie, cette assertion pourrait sembler exagérée, Il suffit d'avoir bien observé pour être persuadé que les gommeux et les mucilagineux, utiles et bien supportés dans la gastrite, sont nuisibles et souvent même vomis dans la gastralgie. Nous n'avons jamais oublié ce que nous dit M. Orfila dans une conversion relative à Broussais et à sa doctrine :

« Je souffrais de l'estomac, ce médecin *m'a estropié* par l'usage exclusif de l'eau de gomme et du lait. Je me suis guéri par un régime plus substantiel et par l'eau vineuse. » Il existait chez notre savant toxicologiste : *gastralgie* et non *gastrite*.

M. Barras continue : *p. 29.* « Tout ce qui se passait dans le principal organe de la digestion je le sentais comme s'il se fut passé sur l'organe du tact ; la présence des aliments y était perçue comme elle l'aurait été sur la main..... Mais une chose digne de remarque, c'est que les liquides me faisaient plus souffrir que les solides, et les aliments mucilagineux bien plus que ceux d'une autre nature..... Autant la susceptibilité était en excès dans l'appareil gastrique, autant elle était en défaut dans les autres parties..... Si vivre c'est sentir, comme on l'a dit, je ne vivais plus alors que par l'estomac, tout mon être sensitif était réduit à cet organe. »

Après avoir éprouvé tous les inconvénients du traitement de la gastrite chronique, M. Barras abandonne la doctrine du réformateur, et dit *p. 37 :*

« Mon premier soin fut d'appeler M. le professeur Fouquier..... Vous n'avez point d'inflammation, me dit-il, vous n'en avez jamais eu ; c'est une *gastralgie*, un excès de sensibilité des nerfs de l'estomac, rien de plus. Aliments substantiels et légers, vin de Bordeaux étendu d'eau, etc., guérison. »

M. Barras rapporte un grand nombre de faits du même ordre et qui tous prouvent, jusqu'à l'évidence, combien la *gastralgie* diffère de la *gastrite*, combien le traitement de l'une est contraire à l'autre, et combien il est par conséquent erroné, dangereux de les confondre comme l'a fait Broussais. Il ajoute : *loc. cit.*, *p. 44 :*

« S'il y a quelque chose de vrai en médecine c'est que les antiphlogistiques guérissent les inflammations, et que les fortifiants les aggravent. Or, le contraire ayant lieu dans la gastralgie, on doit en conclure que cette affection n'est pas phlegmasique.... L'observation m'a appris que l'abus des délayants occasionne la gastralgie, comme l'abus des irritants produit la gastrite. »

Le réformateur demande qu'on lui distingue la gastrite de la gastralgie. Voici d'après l'expérience notre réponse à cet appel :

Il est toujours facile d'éviter l'erreur capitale dans laquelle Broussais est tombé. Dans la gastralgie les causes sont plutôt morales que physiques, la langue est molle, blanche, large, muqueuse rarement très-sèche, la douleur épigastrique vive, le météorisme fréquent, la soif souvent nulle, souvent même il existe dégoût pour les boissons, *fatigues* d'estomac ou faim *canine* ; du reste apyrexie, conservation de la force musculaire, de l'embonpoint, de l'activité d'esprit, de l'énergie morale, sympathies nombreuses vers l'encéphale, depuis la simple céphalalgie, jusqu'à la plus vive douleur de la migraine ou de la névralgie, depuis les plus faibles et les plus passagères bizarreries du caractère, jusqu'aux plus fortes aberrations de l'hypocondrie et de la monomanie. Bons effets des boissons légèrement excitantes et toniques, des aliments secs, substantiels, surtout des viandes rôties et grillées, des opiacés, etc. Mauvais résultats des boissons mucilagineuses, gommeuses, du lait, des farineux, des aliments aqueux, des crudités, de la diète, des émissions sanguines, etc., etc.

Dans les gastrites au contraire, les causes sont plutôt matérielles que morales, la langue est sèche, rugueuse, étroite, acérée, rouge au moins sur les bords, à la pointe, avec érection des papilles, la douleur épigastrique plus obtuse mais bien plus développée par la pression. Le météorisme moins fréquent, la soif vive avec appétence des boissons fraîches, gommeuses, mucilagineuses, dégoût, anorexie, fièvre plus ou moins intense, brisement de la force musculaire, amaigrissement assez rapide, paresse de l'esprit, diminution de l'énergie morale, plutôt céphalalgie gravative que sympathies bien développées sur l'innervation encéphalique et sur les dispositions affectives. Bons effets des boissons tempérantes, des aliments très-peu nutritifs, et même de la diète absolue, des émissions sanguines locales, mauvais résultats des boissons excitantes et toniques, des aliments substantiels, presque toujours même répugnance, dégoût pour les aliments tirés du règne animal, le plus souvent augmentation des accidents par les opiacés, les antispasmodiques, etc.

Il nous eût été facile d'étendre d'avantage ce parallèle indispensable dans la question; nous avons préféré le réduire à ses traits les plus saillants afin de prouver que, *sous tous le rapports*, la gastrite et la gastralgie sont deux maladies essentiellement opposées, et qu'il ne fallait rien moins que l'aveuglement systématique du réformateur pour les confondre ainsi au grand préjudice de la science et de l'humanité. Si l'on trouvait cette conclusion exagérée, que l'on veuille bien méditer le traité des gastralgies de M. Barras, celui de James Johnson; les écrits de Frédéric Hoffmann, de Schmidtmann, que remontant même vers une époque antérieure on lise ceux de Sydenham, de Dehaën, de Stoll, de Lorry, de Tissot, de Whytt, de Comparetti. etc. L'on sentira dès-lors qu'elle est encore au-dessous de la vérité. Les mêmes considérations s'appliquant aux autres névroses de l'appareil digestif, comparées aux phlegmasies de cet appareil, avec la seule différence du siége, il nous semble pour le moins inutile de les étudier en particulier dans une question de simples généralités.

3° Migraine. — Cette maladie très-commune, encore nommée hémicranie, et si diversement classée par les auteurs offre tous les caractères d'une névrose et paraît le plus souvent liée, tantôt à l'embarras de l'estomac, quelquefois à la gastrite mais bien plus souvent encore à la gastralgie. Broussais ne l'a pas d'avantage comprise dans sa théorie ni dans le traitement qu'elle exige, et qui consiste surtout à faire disparaître l'état nerveux de l'estomac lorsqu'elle est symptomatique, ce qui s'observe dans la grande majorité des cas.

4° Hypocondrie, Monomanie, Folie. — Nous rapprochons ces trois variétés d'une même altération, parce qu'elles peuvent se développer progressivement, de la première à la troisième, sous l'influence des mêmes causes, par le fait seul de la même altération primitive.

Le réformateur ne voit encore dans ces maladies qu'un résultat de l'irritation ; il dit : « l'hypocondrie ne devient complète que par le développement d'une gastro-entérite chronique qui agit avec énergie sur un cerveau fort irritable et organisé d'une certaine manière. »

S'adressant au crédule professeur dont la femme avait été folle, le jeune médecin lui dit, *Cath. de la Méd. phy. p, 226* :

« Dans les gastrites et les gastro-entérites l'influence des voies digestives sur le cerveau n'est pas moins remarquable ; lorsqu'une personne fort irritable est attaquée de ces inflammations, leur effet sur le moral se manifeste par l'inquiétude, la tristesse, les pressentiments funestes, comme on l'observe chez tous les hypocondriaques. Elle va même jusqu'à faire perdre entièrement la raison, ainsi qu'il est arrivé à Mme votre épouse. »

Broussais ajoute, *Traité de l'irrit. et de la fol.*, 2e édit., *p. 333 :* «..... La folie ne peut provenir que de l'irritation de l'encéphale ; » et 3e *Examen*, *propos.* CXXIII : « La manie suppose toujours une irritation du cerveau. » Enfin, il est entièrement exclusif *propos.* CXXIV : « Aucune inflammation extra-cérébrale ne peut produire la manie sans le concours de celle de *l'estomac et des intestins grêles;* et *propos.* CCCXLIII : « On guérit l'hypocondrie..... par les moyens qui guérissent les gastrites chroniques; et *propos.* CCCLIX : « La folie, et la gastrite chronique, dont elle dépend, doivent être traitées par les saignées locales, par les antiphlogistiques et par la révulsion. »

Il est évident que la doctrine de Broussais est encore ici fautive, incomplète et même dangereuse. En effet, rien de plus rare que de voir la gastrite vraie compliquée d'hypocondrie, de monomanie et de folie. Rien de plus ordinaire que de rencontrer ces altérations mentales avec la gastralgie.

Boerhaave, Barras et beaucoup d'autres bons observateurs ont constaté la réalité de ces faits. Barras dit, *loc. cit., p. 604 :*

« Il est d'observation que les hypocondriaques sont peu sujets aux phlegmasies. Hoffmann assure que les fièvres continues, épidémiques ou contagieuses les attaquent difficilement. »

Ce sont en effet des sujets beaucoup moins sanguins que nerveux, nous le voyons surtout pour les hypocondriaques les plus célèbres, tels que Pascal, J.-J. Rousseau, Bernardin de Saint-Pierre, Gilbert, Millevoye, Zimmermann, etc. Cette réunion de génies monomaniaques légitime bien, du reste, la sentence de Sénèque : «*Nullum est ingenium sine mixturâ dementiæ.*»

Enfin, les autopsies des sujets morts d'hypocondrie sont également contraires à la théorie inflammatoire du réformateur.

Ainsi, Comparetti a trouvé, sur un hypocondriaque mort à quarante ans, les ganglions splanchniques, et notamment le sémilunaire, très-petits, couverts de graisse, avec une enveloppe ferme, rugueuse, à peine rougeâtre. Les ganglions abdominaux de ce mélancolique étaient desséchés, racornis, plus durs, plus petits, plus pâles que dans l'état normal. Pomme admet aussi ce racornissement des nerfs dans les névralgies.

M. Rostan, partisan très-zélé de l'anatomie pathologique, dit que, chez les hypocondriaques, les altérations trouvées après la mort ne peuvent être considérées comme la cause des phénomènes morbides qu'ils ont éprouvés pendant la vie.

Toutefois, M. Barras ne tombe-t-il pas ici dans l'exclusion du réformateur, lorsqu'il veut localiser dans l'estomac le siége constant de l'hypocondrie, et qu'il dit, *loc. cit., p. 202 :*

« M. Barbier ne me paraît pas fondé lorsqu'il attribue l'hypocondrie à l'irritation du plexus solaire; c'est placer dans un endroit obscur ce que l'on a pour ainsi dire sous les yeux; c'est expliquer le connu par l'inconnu, car on connaît mieux les maladies de l'estomac que celle de ce plexus. »

Cette raison nous semble bien peu concluante. Nous ne trouvons, au contraire, rien de plus physiologique et de plus naturel que de placer dans le centre nerveux ganglionaire le siége des névroses caractérisées par la perturbation des facultés affectives.

Ainsi, la doctrine dite physiologique est encore ici, dans la grande majorité des cas, en opposition directe avec l'expérience; et plus d'une fois nous avons vu, dans la pratique des partisants exclusifs de cette doctrine, des hypocondriaques, des fous, des monomaniaques immolés par le traitement de la gastro-entérite, de l'encéphalite, etc., alors qu'ils auraient pu guérir par le traitement rationnel de la gastralgie et de l'entéralgie.

5° ÉPILEPSIE, CATALEPSIE, CHORÉE, etc. — Le novateur place encore ces maladies dans la classe des irritations, et ne voit rien de mieux à leur opposer que le traitement antiphlogistique.

Georget dit à cette occasion, *Dict. de méd., t. 12, p. 184 :* « Quelle est la nature de l'épilepsie? Suivant les uns, l'épilepsie est une maladie nerveuse;..... suivant Broussais, l'épilepsie est une variété de l'irritation cérébrale. » Georget ajoute, *Dict. de méd., t. 21, p. 35 :* « Ce serait une singulière encéphalite que celle dont la durée ne serait que de quelques minutes, et qui reviendrait périodiquement seulement une fois chaque jour, chaque semaine ou chaque année. »

Esquirol reconnaît deux variétés de l'épilepsie : 1° *idiopathique*, pouvant dépendre d'une lésion organique de l'encéphale, mais le plus souvent d'une simple altération nerveuse de cet appareil; 2° *sympathique*, offrant son point de départ dans un autre viscère, par exemple : l'estomac, les intestins, le foie, l'utérus, etc. »

Il n'est pas rare, en effet, d'observer le vertige épileptique dans la gastralgie hypocondriaque, et si le malade succombe, de ne trouver alors aucune trace de lésion matérielle, soit dans l'estomac, soit dans le cerveau et ses annexes.

C'est ainsi que les altérations rencontrées dans l'encéphale des épileptiques par Bonnet, Morgagni, Baillie, Greding, Meckel, Wenzel, Esquirol et beaucoup d'autres anatomo-pathologistes ne prouvent absolument rien relativement à la nature de cette maladie, puisque les mêmes altérations ont été signalées chez des sujets qui n'avaient jamais éprouvé aucune attaque d'épilepsie, ni symptomatique, ni réellement idiopathique.

Georget ajoute à cette occasion, *loc. cit., t. 12, p. 183 :* « On peut dire que les ouvertures de corps n'ont rien appris de satisfaisant sur la cause prochaine de l'épilepsie. Cette cause consiste bien dans une disposition particulière du cerveau; mais jusqu'ici les recherches d'anatomie pathologique n'ont pu faire découvrir cette disposition de la structure cérébrale. Il dit, *p. 173* : « L'épilepsie est quelquefois manifestement héréditaire..... Un père épileptique a engendré huit enfants tous épileptiques. »

Ainsi, le réformateur, en niant l'existence des maladies héréditaires, en regardant l'épilepsie comme une inflammation encéphalique, a manifestement commis deux graves erreurs théoriques et pratiques.

La catalepsie, la chorée, l'éclampsie, le vertige, les convulsions, etc., qui, d'après les meilleurs observateurs, sont essentiellement des maladies nerveuses, présentent les mêmes erreurs de principe et d'application dans la doctrine dite physiologique.

6° Palpitations. — Rien n'est plus ordinaire que d'observer, chez les sujets nerveux, des anomalies dans les mouvements du centre circulatoire, sous l'influence d'une simple névrose; et de voir, d'après les principes exclusifs du novateur, ces névroses confondues avec l'inflammation du cœur ou de ses enveloppes, avec les maladies organiques de ce viscère, et, par une fâcheuse conséquence, de rencontrer des sujets dont la santé, la vie même ont été compromises par des saignées intempestives et des débilitants qui ont eu pour effet d'augmenter ces lésions fonctionnelles, en développant encore les conditions nerveuses dont elles émanent, et que l'on aurait aisément guéries par le régime tonique, les ferrugineux et les calmants appropriés. Chaque jour nous avons l'occasion de déplorer les abus de la doctrine de Broussais relativement à ce genre d'altérations.

7° Angine de poitrine, asthme, dyspnées, coqueluche, etc. — Toutes ces maladies sont encore placées, par le réformateur, dans la classe des irritations inflammatoires. Il veut même que l'on supprime entièrement la sterno-cardialgie ou angine de poitrine du nombre des maladies, et dit, 3e *Examen. t. 2, p. 214* : « Ce fut Guillaume Héberden qui, le premier, s'avisa d'ériger en maladie essentielle ce symptôme des maladies du cœur, qui n'est autre chose *qu'un étranglement subit* du cercle circulatoire au point qu'occupe le cœur, avec *certaines sensations.* »

Cette définition est peu propre à démontrer l'erreur des nombreux observateurs qui placent aujourd'hui l'angine de poitrine parmi les névroses, mais sans nier que certaines altérations organiques du cœur puissent produire des symptômes analogues à ceux qui servent à la caractériser. L'exclusion est encore ici du côté du réformateur.

Nous dirons la même chose pour l'asthme et pour la plupart des dyspnées nerveuses. Admettra-t-on d'avantage ses idées sur la coqueluche lorsqu'il ajoute, 2e *Examen*, *p. 559* : « Cette espèce de catarrhe franchit fort aisément les limites de l'irritation qui ne produit que la toux, pour se changer en une inflammation fort intense de l'appareil pulmonaire, et pour se compliquer avec la gastro-entérite. » Il conseille, en conséquence, les émissions sanguines locales et les antiphlogistiques.

Ici la médecine physiologique est encore en défaut; les praticiens savent, en effet, que dans ces altérations, en les supposant même compliquées, c'est l'élément nerveux qui prédomine dans la grande majorité des cas, et que si les sangsues deviennent quelquefois utiles, c'est plutôt contre les complications que contre la maladie principale, dont le traitement essentiel consiste dans les calmants, les antispasmodiques, et les dérivatifs sagement administrés.

8° HYSTÉRIE, NYMPHOMANIE, PRIAPISME, etc. — Le réformateur ne trouve également dans ces maladies qu'un résultat de l'irritation, et, comme Pujol, semble rapporter l'hystérie, par exemple, à la métrite chronique. Le plus grand nombre des observateurs, au contraire, voient dans ces altérations de véritables névroses qu'il faut combattre par les calmants, les antispasmodiques, les aphrodisiaques, au lieu de se renfermer dans les émissions sanguines et les moyens purement antiphlogistiques, utiles seulement dans les complications, mais nuisibles contre la maladie principale.

11° ADYNAMIE, DÉBILITÉ.

Les maladies par diminution de la puissance vitale, bien qu'assez fréquentes, assez nombreuses, particulièrement chez les vieillards et chez les sujets de tout âge dont la constitution est épuisée, n'ont fixé l'attention du réformateur que d'une manière bien imparfaite. Il les regarde à peu près toutes comme symptomatiques d'une autre altération, et dès lors est bien loin d'avoir compris la véritable thérapeutique de ces maladies lorsqu'elles sont essentielles ; sa doctrine, sous ce nouveau rapport, est encore bien insuffisante, bien incomplète.

Il présente, c'est une concession déjà faite, le mérite réel d'avoir bien signalé la fausse adynamie, et d'avoir prouvé que, dans celle-ci, les toniques sont essentiellement dangereux en augmentant l'inflammation dont cette faiblesse apparente est l'effet, et par conséquent cette faiblesse elle-même ; tandis que très-souvent les émissions sanguines, et toujours les antiphlogistiques sont les véritables moyens de guérir cette adynamie symptomatique ; mais l'abus de ce principe l'a, comme dans beaucoup d'autres cas, directement conduit à l'erreur.

12° PARALYSIE, GANGRÈNE.

Le novateur n'ayant point admis au nombre des principes morbifiques la *suspension* et *l'extinction partielles* de la vitalité, n'a pas bien compris la théorie ni le traitement de la gangrène et de la paralysie. Pour lui, ces lésions sont toujours le résultat d'une irritation ou d'une inflammation ; comme si la paralysie ne pouvait pas survenir sans aucune cause appréciable, sans aucune phlegmasie antérieure ; comme si la gangrène d'un tissu n'était pas quelquefois le résultat d'un étranglement vasculaire et nerveux par exemple, et dès-lors primitive, isolée de toute inflammation.

Il reconnaît bien cependant : « qu'il est des modificateurs parmi les agents externes qui éteignent la vitalité sans produire de réaction appréciable, qu'alors la débilité constitue seule la maladie, mais que ces cas sont beaucoup plus rares qu'on ne l'a cru pendant longtemps..... » Il abandonne bientôt cette pensée; et ce principe, qui semblait devoir agrandir le champ de la médecine physiologique, reste complètement stérile et sans aucun fruit pour la thérapeutique de ces altérations.

Il est dès-lors évident que, sous ce dernier point de vue, la médecine physiologique n'a pas encore mérité son titre et qu'elle ne peut satisfaire les esprits sérieux au point de vue de la science et de l'art.

IV. THÉRAPEUTIQUE.

Il est aisé de prévoir, d'après les principes du réformateur, l'uniformité de sa thérapeutique dans les affections inflammatoires; les dangers, l'insuffisance, ou la nullité de ses médications dans toutes les maladies étrangères à cette première division de sa *dichotomie* pathologique, dans laquelle il a fait rentrer si péniblement, et si contrairement à l'expérience, à peu près toutes les infirmités humaines.

Brown avait aussi fait une *dichotomie* pathologique, mais opposée à celle de Broussais. Les deux réformateurs ont proscrit la médecine expectante si souvent utile, toujours prudente et sage lorsqu'elle ne s'abandonne pas sans mesure à la stérile contemplation des maladies. Qu'ont-ils mis à la place de cette consciencieuse réserve de la médecine hippocratique?

Le novateur écossais voyant presque toujours *la débilité* bien rarement *l'excès de force*, conseilla, dans la très-grande majorité des cas, *les excitants* et *les toniques;* dans un très-petit nombre d'occasions, les *calmants et les débilitants.*

Le réformateur français au contraire, croyant observer partout *l'excès de force*, et presque jamais *la débilité*, prescrivit, dans le plus grand nombre des occasions, *les débilitants et les calmants;*

et, dans un petit nombre de cas exceptionnels, seulement *les excitants et les toniques.*

Sans doute, la thérapeutique de Brown est plus souvent en défaut, plus meurtrière que celle de *Broussais ;* mais on n'en comprend pas moins toute l'insuffisance disons même tous les dangers de cette dernière puisqu'elle ne s'adresse qu'aux lésions de *quantité*, abandonnant sans aucun secours toutes les altérations de *qualité ;* puisque, même dans le mode pathologique exclusif auquel nous la voyons s'opposer, elle combat à peu près exclusivement l'irritation et l'inflammation, et cela par un seul ordre de moyens : les *débilitants*, savoir les *émissions sanguines* et les *émollients.* Ainsi, la thérapeutique de Broussais est insuffisante parce qu'elle n'attaque pas toutes les maladies et que dans les maladies qu'elle attaque elle ne le fait que par une classe d'agents à l'exclusion des autres. Elle est dangereuse parce qu'elle prend à contre-sens toutes les maladies qui ne rentrent pas dans l'inflammation et quelle néglige absolument toutes celles qui se rattachent à des lésions de *qualité.*

Au milieu de ces graves défauts, la thérapeutique du réformateur nous offre des avantages que nous voulons également signaler : il conseille, dans l'application des médicaments, de ne pas seulement avoir en perspective l'influence curative que l'on se propose, mais d'approprier toujours ces agents à l'état des organes avec lesquels ils vont se trouver en contact; de bien apprécier les dispositions actuelles de l'estomac et des intestins avant l'administration intérieure des remèdes actifs.

Il veut que l'on raisonne autant qu'il est possible toutes ses applications thérapeutiques en proscrivant toujours les données de l'empirisme comme essentiellement contraires aux progrès de la science et de l'art. Ce principe serait plus sage et plus vrai s'il était moins exclusif.

Arrivé à la détermination des agents thérapeutiques, il en est un qu'il met en première ligne, et qui domine toute sa médication : c'est *l'émission sanguine.* Ici, nous devons le dire, Broussais est beaucoup plus vrai, beaucoup plus sage qu'on ne le pense généralement. Il distingue très-bien les cas dans lesquels on doit préférer la saignée des gros vaisseaux à la saignée capillaire; ceux pour lesquels ce dernier genre d'émission convient mieux.

Toutefois on reconnaît sa grande prédilection pour les applications de sangsues ; mais il est rare qu'il en abuse dans le traitement des véritables inflammations soit à l'état aigu, soit à l'état chronique ; il précise même avec soin, surtout pour ce dernier état, les circonstances dans lesquelles ce moyen non-seulement n'est plus indiqué mais pourrait même devenir essentiellement dangereux : sous ce point de vue, les reproches que l'on a faits au réformateur devaient bien plutôt s'adresser à ceux des adeptes qui ont outré sa théorie déjà trop exclusive, et qui n'ont pas été en position de voir que Broussais pratiquait la médecine beaucoup moins systématiquement qu'il ne l'enseignait.

Où le novateur a fait des émissions sanguines un abus déplorable, funeste et que l'on ne peut condamner avec trop de sévérité, c'est dans toutes les maladies que son hallucination systématique lui faisait prendre pour des phlegmasies, et notamment dans la syphilis, les scrofules, toute la classe des affections nerveuses et plus spécialement dans les gastralgies, les entéralgies, etc., etc.

Il a bien fait apprécier la nécessité de la diète, des aliments très-doux, des boissons tempérantes et de l'éloignement des excitants pour les inflammations avec réaction fébrile et notamment pour celles de l'appareil digestif. Mais il est tombé dans un bien étrange abus de tous ces moyens pour les gastro-entéralgies, et pour un grand nombre d'altérations dont la perversion des conditions vitales formait le caractère fondamental, etc.

Il a mal compris le système de la dérivation médicale dont il parle sous le titre de révulsion. Aussi la médecine physiologique ne retire-t-elle qu'un bien faible avantage de cette méthode si puissante lorsqu'elle est bien appliquée.

Il a beaucoup trop négligé l'emploi des vomitifs et surtout des purgatifs dans sa terreur panique de l'irritation gastro-intestinale, et dans son idée fixe de confondre toujours les embarras gastriques intestinaux avec la gastrite et l'entérite. Il n'a pas apprécié l'influence modificative de l'émétique employé d'après les principes du contro-stimulisme ; a-t-il mieux entendu la doctrine du contro-stimulisme elle-même ?

Il ne s'est formé aucune idée juste et pratique de l'action : 1° *altérante*, de certains médicaments, du mercure par exemple ; 2° *reconstituante* de plusieurs autres, du fer surtout, etc.

Il a réduit aux conditions les plus minimes l'utilité des excitants diffusibles, des toniques et des astringents, et n'a vu, dans l'action anti-périodique de plusieurs d'entre eux, du quinquina lui-même, qu'un simple phénomène de révulsion :

Nous insisterions davantage sur ces considérations si nous ne devions actuellement les développer dans l'exposition des avantages et des désavantages de la doctrine dite physiologique envisagée au double point de vue de la théorie et de la pratique. Toutefois, il résulte des considérations précédentes que si le système du réformateur n'est à proprement parler que la doctrine *de l'irritation*, sa thérapeutique se réduit à celle des *phlegmasies* et particulièrement de la *gastro-entérite* par les émissions sanguines et les émollients.

II

AVANTAGES, INCONVÉNIENTS DE LA DOCTRINE PHYSIOLOGIQUE.

Nous croyons avoir fait consciencieusement l'exposé critique de la révolution médicale qui vient de s'opérer au milieu de nous, sous la dénomination de médecine physiologique, en la considérant dans ses diverses phases depuis son origine jusqu'à ce jour.

Nous devons actuellement résumer toutes les considérations que nous avons présentées en citant textuellement les auteurs à l'appui de leurs opinions, pour arriver sûrement au principal résultat de ce travail, dont l'objet essentiel est de préciser *l'influence*, les *avantages* et les *désavantages* de la doctrine dite physiologique envisagée au double point de vue de la théorie et de la pratique.

C'est par leurs fruits surtout qu'il faut juger tous les systèmes en politique, en philosophie comme en médecine; c'est sur des faits positifs qu'il faut asseoir ce jugement, en procédant de la vérité de la théorie, au succès, à la réalité de l'application.

Ainsi, au lieu de nous abandonner à des raisonnements plus ou moins spécieux pour ou contre la médecine physiologique, au lieu de la blâmer avec passion, ou de la préconiser avec enthousiasme, nous examinerons, sans partialité, les faits accomplis, et nous chercherons à bien apprécier, 1° l'influence qu'elle a positivement exercée depuis son origine jusqu'à ce jour, sur l'enseignement et sur la pratique de la médecine; 2° ses avantages; 3° ses inconvénients.

I. INFLUENCE DE LA DOCTRINE PHYSIOLOGIQUE.

Une doctrine sans aucune valeur traverse ordinairement son époque sans effet et sans retentissement; une doctrine large, vraie, éminemment pratique, réunit l'assentiment de tous les bons esprits, et se trouve ensuite importée dans la science et dans l'art avec toute la force d'une loi. La médecine physiologique s'est évidemment placée entre ces deux extrêmes. La prétention de vouloir nier son influence favorable serait aussi contraire à la vérité, que celle de la présenter comme un modèle à suivre exclusivement dans la théorie comme dans l'application. C'est donc à mesurer nettement les proportions relatives de ces deux conditions opposées que se réduit ici toute la question.

M. Bérard s'exprime ainsi relativement à ce point important, *Eloge historique :* « Si Broussais agita vivement les esprits par son *Examen des doctrines*, il exerça sur la thérapeutique une influence que ses adversaires eux-mêmes ont subie. Oui, la méthode salutaire qui domine aujourd'hui en France dans le traitement des maladies aiguës est son ouvrage, et chaque jour, en formulant leurs prescriptions au lit du malade, ses détracteurs rendent un hommage forcé à l'auteur de la doctrine physiologique. »

Un peu plus loin, M. Bérard expose d'une manière bien persuasive les premières impressions que lui fit éprouver la lecture de l'*Examen* : « Comment de jeunes imaginations n'auraient-elles pas été émues par un semblable tableau! Les impressions que j'en ai reçues autrefois sont encore vivantes comme au premier jour. C'était au début de mes études, et dans un hôpital de province, où j'écrivais les prescriptions d'un vénérable professeur qui cherchait à nous inculquer les principes de Gaubius et de Boerhaave, et aux yeux de qui Pinel était un hardi novateur. Plus d'une fois, au souvenir des pages entraînantes de ce livre, que je venais de lire en cachette, j'ai senti ma main se raidir au moment de tracer sur le cahier la prescription irritante que mon vieux maître opposait depuis quarante ans aux plus redoutables accidents des fièvres continues. »

Toute la jeunesse de l'époque fut, en effet, entraînée dans cet impétueux mouvement que le réformateur vint imprimer à la science médicale; et ce premier succès d'enthousiasme nous explique le retentissement du bruit de cette doctrine dans tout le monde civilisé, avant que les esprits sérieux eussent eu même le temps de la méditer, et d'en soumettre les principes fondamentaux au creuset de l'observation.

Si Broussais eût alors été professeur à l'école, si le système qu'il voulait établir avait été présenté sous les formes académiques et jugé dans le silence et le recueillement avant sa publication, au lieu d'être jeté, sans examen, dans un virulent pamphlet, dans un manifeste de guerre, comme l'ont dit ses plus zélés partisans, il est certain que cet étrange système, dans lequel on voit l'erreur et la vérité se combattre incessamment, n'aurait offert ni l'étonnant et prodigieux résultat de ses débuts, ni le délaissement aussi peu mérité de ses derniers instants.

L'isolement où se trouvait le réformateur n'ayant pour appui que son génie, l'irritation presque générale qu'il souleva contre lui, le petit vernis de persécution dont il aimait à s'entourer, le ton d'inspiration qu'il prenait dans ses discours et dans ses écrits, la violence et l'excentricité de ses attaques, la simplicité, disons-le même le caractère paradoxal de ses principes, l'environnèrent, pendant quelques années, de prestiges et d'illusions, en attendant que le temps et l'expérience vinssent le mettre en face de la réalité.

La jeunesse, qui lui avait improvisé cette ovation par une impulsion généreuse, et bien probablement sans le comprendre, ne put le soutenir, à l'heure du jugement, contre les décrets d'un aréopage qu'il avait si cruellement blessé, si profondément indisposé contre lui.

Ce jugement, nous aurons le courage et la justice de le dire, fut aussi loin du vrai, aussi contraire à l'équité, que cette ovation avait été gratuite et peu fondée. C'est entre ces deux extrêmes que nous avons le désir et l'espérance de fixer la doctrine du réformateur, en nous appuyant sur une base impérissable, sur les faits, l'expérience et l'observation.

Si M. Barras eût mieux interprété le système de Broussais et les conditions de son développement, il aurait compris ses brillants débuts sans le frapper d'une réprobation aussi absolue, lorsqu'il dit, *loc. cit.*, *p. 509* :

« En lisant l'histoire de la médecine de notre époque, nos successeurs auront de la peine à croire que des médecins, d'ailleurs très-instruits, se soient laissé dominer par des idées systématiques capables de faire commettre les fautes les plus grossières. »

Ce jugement de M. Barras nous étonne d'autant plus que, dans quelques endroits de son ouvrage, il rend pleine justice au talent du réformateur. La cause dont nous venons de parler : *une lésion d'amour-propre*, dont Broussais n'était que trop prodigue, peut seule nous expliquer la sévérité de cette première sentence. Une citation prouvera la réalité de notre manière de voir pour M. Barras, comme pour tous ceux qui l'ont imité dans ces polémiques où nous ne voulons, du reste, ni justifier ni condamner personne.

M. Barras ajoute, *loc. cit.*, *p. 509* : « On trouvera peut-être ce langage *un peu dur*,..... mais dire des injures n'est pas raisonner, et celles que les médecins physiologistes m'adressent ne m'empêcheront pas de combattre les erreurs de leur théorie avec la puissance des faits. Ces médecins se sont arrogé le droit de critiquer amèrement, d'invectiver même ceux qui n'adoptent pas tous leurs principes..... Ni l'estime que vous manifestez d'ailleurs pour le talent des hommes qui la professent, ni l'aveu des services qu'ils ont rendus ne peuvent vous garantir des personnalités acerbes dont ils font habituellement usage. »

Il faut bien le dire ici, personne assurément n'a porté plus de préjudice à la doctrine de Broussais que Broussais lui-même, par la manière peu convenante et peu mesurée dont il a traité ses adversaires, même les plus honorables, en donnant, de cette déplorable, conduite les prétextes les plus frivoles. Aussi, bien résolu de le défendre, pour le fond, dans un certain nombre de points de la médecine physiologique, nous ne le sommes pas moins de l'abandonner partout sous le rapport de la forme. Nous en dirons autant pour ceux de ses antagonistes dont les virulentes sorties ne sont point, à notre sens, légitimées par celles du réformateur.

Nous le redirons, toutefois, avec d'autres formes, avec des principes moins exclusifs et moins tranchants, Broussais eût produit sans doute moins de commotion, d'étourdissement et d'enthousiasme, peut-être fût-il arrivé moins vite; mais il eût en même temps occasionné moins de scandale, et porté dans les esprits une conviction plus facile, plus vraie, plus profonde et plus durable.

Le novateur eût excité des sympathies bien plus nombreuses, bien plus favorables à l'établissement de sa doctrine s'il eût mis à la place de tant de propositions, que leur suffisance, leur prétention et leur intolérance ont fait généralement repousser, des propositions sages et bien établies, telles que celles-ci, par exemple, *De l'irritation et de la folie*, 2e édit., *t. 1*, *préf. p.* LXV :

« Après beaucoup de vacillations dans sa marche, la médecine suit enfin la seule route qui puisse la conduire à la vérité : *L'observation des rapports de l'homme avec les modificateurs externes, et des organes de l'homme les uns avec les autres*. De toutes parts cette méthode prévaut dans les ouvrages et dans la pratique, soit qu'on l'avoue, soit qu'on refuse d'en convenir : c'est la *méthode physiologique*, parce qu'elle ne peut être suivie sans que l'on étudie la vie, qui seule rend les organes ainsi modifiables. Toutefois, il ne faut pas s'y méprendre, ce n'est pas l'abstraction *vie* qu'il s'agit d'étudier, mais les *organes vivants*.

« Si l'observateur s'épuise en méditations sur des *propriétés*, sur des forces considérées indépendamment des organes ou des corps de la nature qui ont sur eux de l'action, il manquera son but après beaucoup de travail, il ne connaîtra ni les organes, ni les agents; il ne connaîtra que les rêves de son imagination, il aura la tête remplie d'illusions. C'est ainsi que s'égarèrent les anciens; les modernes n'ont point échappé à ce piége, et l'on se prépare encore aujourd'hui à le tendre sous les pas de nos contemporains. »

Il est dans la nature de l'homme sérieux et sage de repousser les moyens violents, de se laisser convaincre par des raisons solides; mais de se soulever contre le sarcasme et l'ironie, et d'abandonner les discussions scientifiques aussitôt qu'elles deviennent des disputes d'amour-propre, toujours nuisibles à la science et même à la considération de ceux qui la cultivent. Or, ces *hommes sages et sérieux*, que Broussais aurait dû préférer à la *multitude*, qu'il aurait dû chercher avant tout à convaincre de la réalité de ses principes, auraient admis et propagé les réflexions que nous venons de citer, où tout est vrai, judicieux, bien exprimé, sans outrecuidance et sans injure pour personne. Mais, de bonne foi, qu'ont-ils dû penser des citations qui vont suivre, et que nous prenons entre mille du même ordre? 3e *Examen, t. 1, p. 1 :*

« Certes la doctrine physiologique a vaincu, mais la *mauvaise foi* ose le nier et cherche à chaque instant à détourner l'attention des médecins de la source d'où elle émane, en *faisant mentir* l'histoire. Pour mettre les choses à leur véritable place, et n'être pas le jouet des *coteries*, il n'y a, pour l'homme impartial, d'autre moyen que de porter ses regards sur les systèmes de tous les siècles, afin de découvrir les sources des idées *qui gouvernent* aujourd'hui *le monde médical.* »

Ils ont trouvé ces prétentions exorbitantes, pour ne rien dire de plus, et leur premier mouvement a tout naturellement été de les réduire à leur juste valeur, avec une disposition assez conséquente à les placer au-dessous; d'autant mieux que toute cette préface est une déclamation rien moins que séante. *Traité de l'irritation et de la folie*, 2e édit., *t. 1*, *préf.*, *p.* LXXIII : Broussais parle des hommes qui ne partagent pas ses idées médicales et philosophiques :

« Prenant le ton et le langage des fanatiques en religion, auxquels ils ont la prétention de se substituer, ils insinuent, que dis-je, ils proclament à haute voix qu'on ne peut être homme de bien à moins d'être de leur parti. Peu s'en faut qu'ils ne déclarent dignes du gibet ceux qu'ils nomment les sensualistes! Qui pourrait être dupe du soin officieux qu'ils prennent de distinguer en eux, pour excuser leur vertu, l'homme privé du philosophe, et d'en tirer la prétendue preuve d'une conviction non avouée en faveur de principes opposés, ou d'une inconséquence *digne de pitié?* » Ils ont trouvé cette sortie sans dignité, sans convenance et surtout d'une bien remarquable obscurité.

Cath. de la méd. phy. p. 448: lorsque le savant dit avec complaisance au jeune médecin: « Vous avez je le sais de nombreux partisants dans la capitale; mais en comptez-vous autant dans les provinces et chez l'étranger? » Celui-ci lui répond, en élevant la tête et la voix:

« Beaucoup, monsieur, je vous l'assure, plusieurs de nos grandes villes ont reconnu les bienfaits de notre doctrine: elle prédomine manifestement à Lyon; Bordeaux commence à la voir fleurir dans son enceinte; malgré les *déclamations furibondes et grossières* d'un ignorant la presque totalité des médecins de Versailles ont déjà su lui rendre justice; Toulouse à la vérité la connaît à peine, mais l'école de Montpellier possède un professeur qui l'a déjà fait goûter à la plupart des élèves; celle de Strasbourg se voit forcée à la recevoir de quelques-uns des siens, et l'hôpital militaire d'instruction de cette ville la fait briller du plus vif éclat:

« Elle triomphe à Nancy et dans les murs de Metz; Brest, Toulon, et tous nos ports de mer ont donné les premiers, en France, l'exemple de cette salutaire adoption. Marseille, Nantes, Rennes ont longtemps résisté, mais désormais nous y comptons un certain nombre de nos condisciples les plus distingués, dont les succès ont déjà fixé l'attention publique; une foule de petites villes se sont rendues depuis longtemps à l'évidence qui caratérise notre précieuse doctrine, et les campagnes commencent à ressentir ses bienfaits.

« La Belgique s'est distinguée, d'une manière toute particulière;.... il n'est aucune de nos propositions qui ne soit incessamment méditée et commentée par les professeurs les plus renommés des universités de ce royaume :

« Un jeune professeur a transplanté cette doctrine dans l'université de Gottingue;.... les autres écoles d'Allemagne et celles d'Angleterre n'en ont encore qu'une idée confuse ; mais l'Espagne en jouit, déjà depuis plusieurs années, par les soins du docteur Hurtado qui l'a rendue *triomphante* dans la ville même de Madrid :

« L'Italie est sur le point de changer son Brownisme pour la médecine physiologique..... plusieurs élèves très-remarquables de notre professeur ont éclairé quelques points des États-Unis d'Amérique ; et les médecins formés dans nos écoles de marine ont répandu notre doctrine dans la plupart des Antilles, au Sénégal, à Pondichéri, à Calcutta et dans presque tous les établissements de l'Inde :

« Partout, on se félicite de cette heureuse acquisition ; partout les jeunes apôtres de nos principes l'emportent sur les partisants des routines surannées!....

« Jugez par là, monsieur, si vos craintes sur les obstacles qu'on nous oppose sont bien fondées. Croyez que les plus puissants se trouvent à Paris même, à cause de la résistance des corps savants.... Mais qu'importe l'opposition des noms célèbres : ils n'empêcheront pas la vérité d'être connue.... et ceux qui la rejettent avec tant d'opiniâtreté se trouveront bientôt seuls au milieu d'une nouvelle génération de médecins plus éclairés, plus fermes et surtout plus ardents qu'eux. »

Ils n'ont vu dans cette longue énumération que des déclarations remplies de jactance et de prétention, bien déplacées, surtout dans la bouche du réformateur, et loin de craindre l'accomplissement de sa terrible prophétie, ils ont trouvé dans le ton même et dans les manières du prophète l'assurance qu'elle ne se réaliserait jamais.

Ce n'est pas tout encore, le trop crédule savant ajoute : *loc. cit.*, *p. 452:* « Si ce que vous me dites est vrai, comme je suis porté à le croire, *votre triomphe* sera moins éloigné que je ne l'avais d'abord pensé. »

Et lorsqu'il s'étonne que les adversaires de la doctrine

physiologique ne l'aient point « réfutée en forme par la voie de l'impression, » le jeune médecin lui répond :

« Établissons ici une distinction importante : les professeurs de l'école, les membres de l'académie des sciences, ceux de l'académie de médecine, n'ont point publié d'ouvrages contre la doctrine physiologique; ils auraient craint de se compromettre. Seulement on a vu paraître à plusieurs reprises des livres contre l'auteur de cette doctrine, composés par des jeunes gens qui pensaient faire leur cour à la Faculté.... ils se livraient à des personnalités injurieuses, où débitaient des mensonges grossiers : aussi n'ont-ils inspiré *que le mépris.* »

Ils n'ont vu dans une attaque aussi peu convenante qu'une provocation à laquelle aucun d'eux n'a trouvé sage de répondre, précisément par la raison que donne le réformateur : « *pour ne pas se compromettre.* » Ils auraient volontiers abordé une discussion polie, académique ; mais une dispute acerbe, ironique et mordante ne leur paraissait ni d'un bon goût, ni fructueuse pour la science ; ils ont dû s'abstenir surtout d'après cette remarque ajoutée par le jeune médecin :

« Les attaques dirigées contre notre doctrine ont toujours *porté malheur* à ceux qui les ont tentées. » C'était en faire en effet un *noli me tangere.*

Mais voici quelque chose de plus curieux encore. L'officieux savant fait cette remarquable question : *loc. cit.*, *p. 454 :*

« Ses ouvrages ont-ils été bien accueillis du public? « Le jeune médecin répond, sans même se donner le temps de réfléchir : « à tel point que les éditions ne cessent de s'en multiplier, et que *pour obtenir la faveur du public*, les auteurs des ouvrages nouveaux ont été obligés de les commenter ou de *les copier.* Ainsi les rédacteurs du grand *Dictionnaire des sciences médicales,* qui était commencé avant notre doctrine , se sont vus forcés d'en prendre *la couleur* pour éviter une *chute complète*, etc., etc. »

Ils ont trouvé que le jeune médecin *fait un peu trop l'article* dans cette citation, et que l'auteur n'y donne pas la preuve d'un tact bien délicat, et d'une bien grande modestie.

Le savant, toujours si plein de bienveillance pour la doctrine et pour son auteur, dit au jeune médecin, à propos de la phthisie pulmonaire qu'il prétendait guérir quelquefois et prévenir toujours, *loc. cit.*, *p. 90 :*

« Je vous souhaite des succès qui justifient pleinement votre manière de voir. » Celui-ci répond, avec la plus grande assurance : « nous les avons obtenus, nous les obtenons tous les jours, ces succès ; et *les familles dirigées par les médecins physiologistes, ont aussi peu de phthisie que de fièvres putrides, malignes ;* etc. nous prévenons tout cela quand on nous appelle de bonne heure, et quand on suit nos conseils. »

Alors le savant Béat au comble du ravissement et de l'enthousiasme laisse échapper malgré lui cette exclamation bien naturelle :

« Vous êtes vraiment admirables, messieurs les physiologistes !.... »

Ils ont pensé que rien ne pouvait égaler ici la suffisance et la présomption du jeune médecin, si ce n'est la prévoyance du réformateur, et son savoir faire pour s'attirer des clients ainsi qu'à ses adeptes, car il ne faut pas perdre de vue que le catéchisme de la médecine physiologique est un *factum* destiné au public.

Mais voici une dernière citation qui dépasse toute mesure : le savant, dans les élans de sa reconnaissance pour les éminents services que la doctrine physiologique dit avoir rendus même à la chirurgie, épanche ainsi naïvement le sentiment qui l'inspire : *loc. cit.*, *p. 460 :*

« Je fais des vœux ardents pour que votre doctrine, dit-il au jeune médecin, répande bientôt son heureuse influence sur la chirurgie ; car malgré toutes les précautions hygiéniques que je puis prendre pour conserver ma santé, je ne saurais répondre que ma tête ne sera pas fracassée *par une tuile* détachée du toit, ou ma jambe rompue par une voiture *qu'un ivrogne de cocher* aura fait verser en chemin. »

Celui-ci répond avec un grand sérieux : « la révolution que vous désirez, monsieur, est déjà opérée dans l'enseignement chirurgical de Paris : les professeurs qui attirent aujourd'hui la foule des élèves ne doivent *ces succès* qu'à *l'adoption* qu'ils ont faite de notre doctrine. »

Le jeune médecin fait ensuite invasion dans la médecine vétérinaire, et le savant, qui marche d'ébahissement en ébahissement, lui formule cette question : « quoi ! la médecine vétérinaire aussi.... vous vous connaissez donc dans les maladies des animaux ? »

Le jeune médecin lui répond comme on le comprend bien par une triple affirmation, puis il ajoute, *p. 462* :

« Nous verrons si les savants que cette médecine compte au rang de nos académiciens se montreront aussi entêtés que nos anciens docteurs. S'ils résistent, tant pis pour eux ; leurs élèves, qui sont aussi les nôtres, auront toute la gloire de cette utile révolution. »

Alors le savant au comble de l'admiration ne peut plus retenir l'explosion de ses vœux et de son enthousiasme et dit : « puisque la doctrine physiologique est devenue si nécessaire *au bonheur de la société*, d'où vient que son auteur n'a pas encore publié un traité complet de médecine ? »

Les hommes sages et sérieux, enfin, en lisant ces passages qu'ils se sont abstenus de qualifier et surtout de commenter, ont été dominés par un sentiment pénible, qui momentanément a fait taire tous les autres : le regret profond de voir l'auteur des phlegmasies chroniques descendre jusqu'au déplorable niveau du catéchisme de la médecine physiologique !....

Toutefois, il existait, dans la révolution médicale dont Broussais était le chef, un principe de fécondation et de vie, qui, malgré les obstacles apportés par les fautes et les excentricités du réformateur, la faisait marcher invinciblement vers la destruction des préjugés et des erreurs qu'elle avait pour mission de combattre et d'anéantir.

Les hommes graves et consciencieux adoptèrent dans l'enseignement et dans la pratique un certain nombre des principes de la nouvelle doctrine, tout en déplorant les formes exclusives et violentes sous lesquelles on la présentait ; et nous devons le dire, à l'honneur de la médecine physiologique : dans les écoles, dans les hôpitaux, dans l'exercice civil et militaire, la science et l'art prirent une face nouvelle et semblèrent s'harmoniser de plus en plus avec les progrès de l'intelligence et de la raison.

Comme le dit encore M. Bérard, *Élog. hist.* : « Ce n'est pas seulement une jeunesse inexpérimentée qui se laissait captiver par l'éloquence de Broussais ; il y avait des séductions pour tous dans la simplicité du dogme physiologique, la facilité merveilleuse avec laquelle il se prêtait cependant à l'explication des modes pathologiques les plus variés, l'espoir d'arriver à l'unité, cette utopie de tous les temps, que poursuivent, sans jamais l'atteindre, médecins, naturalistes et philosophes, et surtout dans le ton de conviction d'un réformateur, affirmant que sa doctrine reposait sur des bases inébranlables, et aurait prochainement, sur la population, une influence plus marquée que la découverte de la vaccine. »

M. Bérard parle ensuite des combats que la doctrine physiologique eut à soutenir. Ce point a besoin d'un commentaire, peut-être même d'une rectification. L'auteur ajoute en effet :

« Les hommes que Broussais avait attaqués avaient pu affecter des formes dédaigneuses, et se taire tant que leur adversaire n'avait parlé qu'à la foule assemblée dans un amphithéâtre ; mais, après l'apparition de ce *terrible Examen*, que tout le monde voulut lire, il fallait répondre, il fallait combattre ou se déclarer vaincu. Hélas ! j'ai regret de le dire, le combat eut lieu, quelquefois avec des armes *peu loyales*. On essaya de se défendre sur certains points que la réforme avait attaqués, et lorsqu'on fut enfin contraint de les abandonner, on prétendit qu'ils avaient été conquis par d'autres que Broussais ; on lui nia ses découvertes. Il a eu le sort des hommes de génie. »

Nous avons eu besoin de trouver le nom de M. Bérard à la fin de cet article pour ne pas adopter la pensée qu'il avait été rédigé par Broussais lui-même ; c'est, en effet, une fidèle copie de plusieurs passages de l'*Examen des doctrines*.

Comment M. Bérard a-t-il pu croire et surtout écrire que refuser de répondre à l'inconvenant pamphlet du réformateur était *s'avouer vaincu*, lorsque c'était prouver tout simplement que l'on conservait l'estime de soi-même, et que l'on tenait à ne pas perdre celle des autres? Nous félicitons, au contraire, les médecins recommandables qui n'ont pas daigné comprendre un aussi scandaleux appel.

Où M. Bérard a-t-il donc vu qu'un combat sérieux avait eu lieu entre Broussais et ses plus redoutables adversaires, avec humiliation pour ces derniers et victoire éclatante pour le réformateur?

Pour démontrer l'illusion que s'est faite notre honorable confrère, nous pourrions invoquer l'histoire médicale de cette époque; nous préférons le témoignage de Broussais lui-même, il ne sera pas suspect. Il dit, comme nous l'avons déjà vu, *Cath. de la méd. phys.*, *p. 453 :*

« Les *professeurs* de l'école, les *membres* de l'académie des sciences, *ceux* de l'académie de médecine n'ont point publié d'ouvrages contre la doctrine physiologique; ils auraient *craint de se compromettre :* seulement on a vu paraître à plusieurs reprises des livres contre l'auteur de cette doctrine, composés presque tous *par des jeunes gens* qui pensaient faire leur cour à la faculté. »

Lorsque le savant demande au jeune médecin, *p. 454 :* « Est-ce que votre chef n'a point réfuté ces ouvrages? celui-ci répond : « Non, monsieur, il a laissé ce soin à ses élèves..... Il s'est contenté de résoudre dans ses cours les objections assez spécieuses pour imposer aux personnes peu instruites. »

Nous devons noter que ce passage s'imprimait en 1824, et que le 1er *Examen* est de 1816. Ainsi, entre Broussais, qui désirait ce combat, qui se plaint dans le 2e *Examen* de ne l'avoir pas obtenu, qui déclare dans l'ouvrage que nous venons de citer que le combat décisif n'a pas eu lieu, et M. Bérard qui en donne les détails et les résultats, le lecteur pourra choisir et prononcer.

Comment M. Bérard a-t-il cru voir une attaque déloyale de la part des adversaires du réformateur, lorsqu'ils ont avancé que, parmi les découvertes que Broussais annonçait avec tant de présomption comme sa propriété, plusieurs n'étaient pas nouvelles? Surtout lorsque M. Bérard dit lui-même quelques lignes plus bas :

« Ce n'est pas qu'on ne puisse trouver dans certains écrits antérieurs à ceux de Broussais l'idée de rapporter les fièvres essentielles à quelque lésion locale, ou le conseil d'opposer aux maladies aiguës une thérapeutique moins funeste que celle de Brown. Mais, je le demande, quel retentissement avaient eu parmi nous des propositions mortes en naissant? Se souvenait-on en France des assertions de Baglivi sur la nature des fièvres malignes? Y avait-on tenu compte des vues de Reil sur la cause prochaine des maladies et la nécessité de les localiser? Et, pour en finir avec des prétentions plus modernes, Caffin ou Prost avaient-ils porté la plus légère atteinte à la domination de Pinel? avaient-ils commencé la réforme, ou dissipé le moins du monde les ténèbres qui nous entouraient? »

Si les découvertes dont parle M. Bérard, si beaucoup d'autres qu'il n'indique pas, et que nous avons signalées en faisant l'exposition de la doctrine physiologique, avaient été verbalement émises par leurs auteurs, puis oubliées ensuite, nous comprendrions un semblable raisonnement; mais ces vérités étaient *écrites* dans les annales de la science, et dans un *si grand nombre de pages*, qu'il est au moins permis d'accuser le défaut d'érudition de Broussais, lorsqu'il vient les publier comme sa propriété; et que non-seulement il n'est pas déloyal, mais qu'il est même du devoir d'un homme probe et consciencieux de signaler des erreurs de ce genre lorsqu'elles se glissent dans la science.

Pour les avantages de l'application d'une découverte, il existe en effet deux mérites, celui de l'*invention* et celui de la *propagation*. Nous avons, sous ce dernier rapport, largement accordé au réformateur la part de gloire qui doit naturellement lui revenir; mais nous eussions cru manquer essentiellement à l'équité en dépossédant les auteurs de ces innovations du mérite réel de les avoir trouvées; par cela seul qu'ils avaient manqué d'occasion, de pouvoir ou de savoir faire, pour les livrer au grand jour de la publicité.

Ce défaut de justice nous eût même semblé s'aggraver de toute la portée de l'inculpation que M. Bérard lui-même adresse à l'auteur de la doctrine physiologique, lorsqu'il dit, *loc. cit.* : « Peut-être la postérité reprochera-t-elle à Broussais de n'avoir fait comparaître, dans l'examen des doctrines, ses devanciers et ses contemporains que pour les *immoler* à ses principes. »

Nous eussions désiré ne pas revenir sur cette question de priorité, mais il nous était impossible de laisser passer sans examen les réflexions fautives d'un confrère dont l'opinion doit avoir beaucoup de poids. Nous nous empressons, du reste, de reconnaître tellement la véracité de M. Bérard, que nous avons l'assurance de le voir immédiatement revenir d'un moment d'illusion, et de déclarer que nous n'avons eu, dans cette réclamation, qu'une seule pensée, celle de faire juger Broussais sans passion et sans partialité.

Nous croyons, du reste, avoir démontré que le réformateur a créé les principaux obstacles à l'établissement de sa doctrine; si nous avions besoin d'une dernière preuve, l'un de ses élèves les plus distingués viendrait lui-même nous la fournir. M. Monfalcon dit en effet, *Dict. des scienc. méd., t. 26, p. 141* :

« L'auteur de la nouvelle doctrine se fût peut-être concilié plus promptement de nombreux suffrages s'il eût voulu s'abstenir des sorties violentes qu'il s'est permises contre des savants justement célèbres; plus de modération aurait sans doute ajouté à la bonté de sa cause et décidé plusieurs de ses partisans secrets. La conviction intime d'avoir trouvé la vérité, cette ardeur, cet enthousiasme qui anime et entraîne les hommes à grandes vues, ont fait méconnaître quelquefois à Broussais cette réserve, cette politesse, cette franchise décente que mettent dans leurs discussions les médecins qui se respectent. »

Broussais lui-même avait senti le grave inconvénient que vient de signaler M. Monfalcon, puisqu'il fait dire à son jeune médecin du *Catéchisme*, en parlant de lui-même, *p. 464* :

« Il accueille toutes les objections qu'on lui fait, et y répond en écartant *toute aigreur* et *toute personnalité.* »

Il suffit de lire les ouvrages que le réformateur a publiés *depuis* pour se convaincre qu'il n'a pas tenu à la bonne résolution qu'il semblait avoir prise en écrivant ce passage.

Toutefois, nous le redirons encore ici, la doctrine du

réformateur a manifestement exercé l'influence la plus profonde sur la médecine au point de vue de la théorie comme à celui de la pratique, non-seulement en France, mais dans le plus grand nombre des pays civilisés, depuis son établissement jusqu'à ce jour. Voyons actuellement quels ont été, quels sont encore aujourd'hui les avantages et les désavantages de cette influence incontestable.

II. AVANTAGES DE LA DOCTRINE PHYSIOLOGIQUE.

Si nous n'avions à considérer que le *système* de Broussais, nous dirions alors avec M. Barras, *Traité des gastr.*, *p. 47* : « Triste héritage du Brownisme, la dirotomie pathologique est loin d'embrasser la totalité des maladies. Entre la faiblesse pure et l'inflammation vraie, il se trouve plusieurs états morbides qui refusent de se prêter aux divisions arbitraires des systématiques. »

Nous serions de plus fondé à le condamner entièrement comme insuffisant, erroné; comme plus étroit encore que celui de Géromini, élevé sur une base analogue, d'après l'aveu de M. Bérard lui-même, *loc. cit.* : « Quant à Géromini, s'il fonda sur l'irritation un système pathologique *plus complet* peut-être que celui de Broussais, il est juste de dire qu'il avait été devancé par la publication des Phlegmasies chroniques. »

Enfin, nous pourrions même nous dispenser de l'examiner d'avantage d'après la manière dont le novateur l'a rendu plus exclusif encore et plus borné dans le *Catéch. de la méd. phys.*, *p. 387*. Il parle de l'irritation et des sympathies, qu'il regarde comme la répétition de la première dans les différents tissus :

« Il ne peut y avoir que cela dans les maladies qui manifestent de l'activité ; et, sans la théorie de l'irritation, je défie tout médecin, quelque érudit qu'il puisse être, de se comprendre lui-même, et de diriger le traitement de l'affection la plus simple. Ils l'ont assez prouvé par la manière aussi ridicule que funeste dont ils traitaient nos infirmités jusqu'à l'époque de la doctrine physiologique; par leur patience ridicule à attendre des crises qui ne se font bien souvent qu'aux dépens du malade ; par leurs spécifiques divers appliqués aux nuances d'une même affection, etc. »

Mais nous voulons étudier Broussais dans ce qu'il renferme de grand, de vrai, d'utile; c'est dire que nous allons examiner *la doctrine* du réformateur d'abord dans ce qu'elle peut offrir d'avantageux au point de vue de l'enseignement et de la pratique.

Broussais avait bien compris le génie scientifique de son siècle, et la noble émulation dont il était animé semblait avoir puisé son principe de vie dans l'exemple des hommes éminents dont il avait été précédé. Il exposa ainsi lui-même les circonstances favorables à ses progrès, *Traité de l'irrit. et de la fol.*, 2e édit., *préf., p.* LXIX :

« Introduits dans le sentier de l'observation par les idées de Descartes sur la méthode, et par les conseils de Bacon, éclairés sur la nature de l'instrument qui sert pour cet objet, par les travaux de Locke et de Condillac, les Français procédaient avec zèle et avec concert à l'agrandissement de toutes les connaissances utiles : c'est à cette unanimité d'efforts que la physique, la chimie, l'histoire naturelle doivent les progrès qui les distinguent parmi nous, et qui ont donné tant d'essor à l'industrie.

« Le tour de la médecine était arrivé, les études de cette science, de vagues qu'elles avaient toujours été, commençaient à devenir précises, depuis qu'à la méthode expérimentale du grand Haller elle ajoutait la comparaison des organes malades avec les symptômes, et l'étude des propriétés et des forces vitales dans les lésions pathologiques. Chaussier avait bien tracé la route de l'observation physiologique,..... Pinel avait tenté l'analyse philosophique des maladies,..... il avait émis quelques idées que le génie de Bichat avait fécondées, en donnant des bases solides à la pathologie..... Nous profitions des avis de Condillac pour perfectionner notre langage scientifique. »

Le novateur, d'après ses propres aveux, n'a donc pas, comme l'ont avancé quelques enthousiastes, *donné* la première impulsion à son siècle ; mais il a puissamment secondé cette impulsion. Il n'a donc pas *inventé* toutes les vérités de sa doctrine, mais il a pris dans le domaine de la science le plus grand nombre de ces germes précieux, et les a fait fructifier par la fécondante chaleur de son génie.

Telles sont, sur ce point important, les opinions de ceux qui ont bien étudié cette révolution médicale, et qui la jugent sans préoccupation. Telle est le pensée de M. Bérard, *Elog. hist.* :

« Les réformateurs, et parmi eux les plus radicaux, ont subi, et quelquefois à leur insu, la double influence que nous venons de signaler : Broussais n'y a pas échappé. S'il fut vitaliste pur, s'il professa plutôt le solidisme que l'humorisme, s'il s'appliqua à rattacher les maladies aux organes, à les localiser, s'il essaya enfin d'asseoir tout à la fois la physiologie et la pathologie sur cette vérité désormais impérissable : que la vie s'entretient par l'action des stimulants, c'est que, *avant lui* et *autour de lui* la science avait commencé à se mouvoir dans cette direction. A la vérité, l'impulsion qu'il lui communiqua fut si vigoureuse et si soudaine, que *plusieurs purent penser* que c'était *seulement de ce moment qu'on avait commencé à marcher.* »

Nous admettons d'autant mieux la réalité de ces observations aussi judicieusement conçues qu'elles sont nettement exprimées, que nous y trouvons le résumé précis des vérités que nous avons démontrées sur ce sujet dans l'examen critique de la doctrine du réformateur.

Ainsi, le premier mérite que nous reconnaissons dans Broussais et dans la médecine physiologique, c'est d'avoir réuni, coordonné, mis en lumière des vérités qui se trouvaient déjà dans la science, mais sans y porter leurs fruits par défaut de chaleur et de culture ; c'est d'avoir signalé plusieurs autres vérités fondamentales et jusqu'alors inconnues ; enfin, c'est d'avoir affermi la science médicale dans sa marche plus physiologique, plus expérimentale et plus positive, en la dégageant des vieilles erreurs et des préjugés sans fondement, consacrés par l'ignorance ou la crédulité des siècles passés. Et, comme l'a dit encore M. Bérard, *loc. cit.* :

« A sa voix, toute une génération médicale s'est émue, l'esprit de libre examen s'est introduit chez ceux-là même qui avaient accepté sans discussion les principes empruntés par l'école à l'autorité d'un illustre nosographe. »

Après avoir ainsi bien fixé les termes de la question, en indiquant les avantages de la médecine physiologique, nous n'y distinguerons plus ce qui appartient à Broussais, à ses prédécesseurs, à ses contemporains. Nous examinerons cette doctrine hors du cercle étroit dans lequel le système du réformateur semblait vouloir la renfermer, et telle qu'elle est sortie de la révolution médicale qui vient de s'opérer au milieu de nous. Cette manière de voir est d'autant plus indispensable que nous devons étudier cette même doctrine surtout au point de vue de l'application, et que Broussais observateur ne pratiquait pas la médecine comme l'enseignait Broussais systématique.

La médecine physiologique offre, sur le plus grand nombre des autres doctrines, même en la considérant au point de vue théorique, l'avantage incontestable de reposer sur une base fixe, que l'on pourrait même déclarer la seule vraie, la seule admissible, en lui donnant tout le développement qu'elle devrait naturellement présenter. Ainsi, sous ce rapport essentiel, celui qui doit d'abord fixer l'attention, le réformateur a jeté, comme pierre fondamentale de sa doctrine, un fait positif, mais un fait insuffisant; il fallait cinq colonnes à cette base de l'édifice, Broussais en a placé deux seulement. L'inconvénient se fait donc immédiatement sentir ici à côté de l'avantage; mais n'examinons d'abord que ce dernier.

Le novateur a sagement dit, *Traité de l'irrit. et de la fol.*, 2e édit., *t. 1*, *préf.*, *p.* LXXVI : « L'homme chez qui le jugement l'emporte sur l'imagination se contient et gémit d'être forcé de demeurer dans l'ignorance des causes premières. Pour celui-là, le mot *force* n'est qu'une formule, le signe d'une perception qu'il a reçue à l'occasion d'un phénomène, et il ne s'en sert que pour en chercher d'autres que ses sens puissent également saisir. »

Là se trouve l'idée première qui devait amener la proscription de l'ontologisme et la localisation des maladies. L'occasion de cette réforme ne tarde pas à se montrer dans la remarque faite par Broussais relativement au caractère principal que présentait la médecine avant l'établissement de sa doctrine, *loc. cit., texte, p. 51.*

« Chaque maladie était considérée, non pas comme l'affection de tel ou tel organe, mais comme un groupe de symptômes portant telle ou telle dénomination, et exigeant nécessairement les débilitants et les fortifiants. Lors donc que l'on rencontrait un malade, on comptait les symptômes sans s'informer de quel organe ils dépendaient. Cela fait, on donnait à l'ensemble de ces symptômes le nom de la maladie avec laquelle on trouvait qu'il avait le plus de rapports. La dénomination était tirée des anciens auteurs; mais, quant au traitement, on en puisait les bases dans le système du médecin écossais. Si la maladie appartenait aux affections sthéniques de Brown, on la traitait par les débilitants ; si elle se rapportait aux asthéniques du même auteur, les stimulants étaient préférés ; et notez que ces derniers cas étaient incomparablement les plus nombreux. »

Tels étaient bien, en effet, l'enseignement et la pratique de la médecine, lorsque la doctrine physiologique vint proposer les principes suivants, alors contestés par l'ignorance ou la superstition, aujourd'hui solidement établis par l'expérience :

1° Il ne peut exister aucune entité morbide étrangère à l'économie vivante, indépendante des organes.

2° L'état pathologique doit être avant tout placé, recherché dans l'affection des tissus vivants.

3° La maladie locale n'est que le résultat de cette altération organique.

4° La maladie générale est ordinairement l'extension de la souffrance organique, par l'intermédiaire des rapports qui unissent entre eux les divers instruments de la vie.

5° Cette vie n'est elle-même que la conséquence du jeu physiologique de ces instruments; elle s'entretient par l'influence des agents extérieurs.

6° L'influence de ces agents peut être normale, d'où résulte la santé; elle peut être anormale, d'où résulte la maladie.

7° Maintenir l'influence normale des agents extérieurs, prévenir leur influence anormale : tel est l'objet de l'hygiène.

8° Combattre l'influence anormale de ces agents, prévenir ou réparer les désordres organiques : tel est celui de la thérapeutique raisonnée.

Que l'on ait abusé de ces principes fondamentaux auxquels nous avons cru pouvoir ainsi ramener les bases générales de la médecine physiologique, nous aurons malheureusement occasion de le reconnaître et de le déplorer ; mais l'abus d'une loi n'en détruit ni la réalité, ni la portée ; or, celles que nous venons de poser comme axiomes de la doctrine physiologique ne périront jamais, puisqu'il est impossible de ne pas reconnaître qu'elles sont l'expression de l'immuable vérité.

Les résultats avantageux que ces principes ont déjà produits dans l'enseignement et la pratique de la médecine sont immenses ; ceux qu'ils sont appelés à réaliser, lorsqu'ils auront été plus largement interprétés que ne l'a fait le réformateur, nous paraissent incalculables.

En partant de ces grands principes physiologiques, pour s'élever à la connaissance de la pathologie, Broussais n'a pas toujours suivi la voie directe qui s'ouvrait si naturellement devant lui. Plus d'une fois il a compromis sa marche par de graves aberrations ; nous ne reculerons pas dans cette partie pénible de notre mission, lorsqu'il s'agira de les signaler ; mais d'abord qu'il nous soit permis de réparer ici, relativement aux jugements portés sur le mérite essentiel du réformateur et de sa doctrine, les erreurs, disons plus, les injustices de quelques opinions contemporaines, en attendant que la postérité prononce.

En considérant *l'irritation* comme le fait capital de la pathologie, Broussais n'en comprenait-il pas bien les principales déterminations lorsqu'il disait : *Traité de l'irritation et de la folie, p. 59* :

« Voilà donc trois ordres de puissances stimulantes et excitantes : 1° les corps extérieurs : excitation convergente qui aboutit au cerveau ; 2° l'innervation du cerveau sur tous les tissus : excitation divergente ; 3° les stimulations résultant du mouvement des fluides assimilés ou non assimilés, au milieu des solides : excitation générale qui s'exerce dans toutes les directions et qui se propage dans le système nerveux. Ajoutez-y les influences des organes les uns sur les autres, soit par l'intermédiaire du cerveau, soit immédiatement par les cordons nerveux, sorte de stimulation qui se fait dans des sens déterminés, et vous aurez l'idée des principales stimulations de l'économie. »

Broussais ne savait-il donc point appliquer cette grande loi de l'irritation à la description des maladies, lorsqu'il écrivait au milieu de tous les obstacles réunis, son remarquable traité des phlegmasies chroniques ? N'avait-il aucun mérite particulier, lorsqu'il précisait, avec autant de génie que de sagacité, les caractères de l'inflammation, ses différents modes et surtout le passage de cette maladie de l'état aigu à l'état chronique ; en faisant voir que des organes où l'on soupçonnait une atonie, une faiblesse réelle, que l'on fatiguait par l'action, alors si dangereuse, des toniques et des excitants, étaient le siége d'une phlegmasie qu'il fallait traiter par les émissions sanguines et les émollients ; en démontrant que des sujets repoussés durement par l'ignorance ou l'irréflexion, avec le titre de *malades imaginaires*, étaient souvent affectés de lésions intérieures qui devenaient apparentes, pour le commun des médecins, seulement alors qu'elles étaient incurables et le plus souvent mortelles ?

Sa thérapeutique, dans cet ordre d'altérations surtout, était-elle sans avantage pour les malades, sans influence marquée sur la pratique de la médecine, lorsqu'il traçait, avec toute l'assurance et toute la mesure d'un observateur profond, les cas dans lesquels on devait recourir aux émissions sanguines, et ceux dans lesquels il était plus sage de s'en abstenir ?

Enfin n'avait-il pas le mérite positif d'une grande utilité pratique et même de la nouveauté lorsqu'il traçait, avec tant de supériorité, l'histoire des phlegmasies gastro-intestinales et notamment de la gastrite, qui jusqu'alors n'avaient pas été considérées sous leur véritable aspect? lorsqu'il conseillait de saigner à fond dans les phlegmasies violentes, et de soumettre les hémorrhagies actives au traitement des inflammations ?

Il suffit, pour obtenir la solution réelle de ces diverses questions, d'examiner, sans prévention et sans partialité, les changements avantageux et fondamentaux survenus dans l'enseignement et la pratique de l'art médical, dans la doctrine des ouvrages publiés sur cet art, depuis la propagation des travaux du réformateur; il suffit de consulter l'opinion des hommes indépendants et qui préfèrent, à leurs sympathies ou à leurs antipathies particulières, les intérêts de la science et de la vérité. M. Bérard s'exprime ainsi *Élog. hist.* :

« Qu'un médecin des armées nous transmette le tableau fidèle de quelques-unes de ces maladies aiguës qui frappent épidémiquement de grandes réunions d'hommes ; qu'il nous montre les ravages produits par les typhus, la dyssenterie, la peste.... nous ne sommes pas surpris..... Mais que, dans la vie agitée des camps, dans le désordre des ambulances, un homme ait conçu le projet de saisir jusqu'aux nuances fugitives et presque imperceptibles de ces affections lentes qui minent sourdement l'existence..... que cet homme ait laissé loin derrière lui tous ceux qui avaient abordé cette partie de la pathologie, ou plutôt qu'il l'ait créée par la manière neuve et hardie dont il l'a envisagée, je le confesse, mes paroles sont impuissantes à peindre l'admiration dont je me sens pénétré en présence de pareils travaux !....

« Le traité des phlegmasies chroniques était un chef-d'œuvre si l'on tient compte de l'état de la médecine en France à l'époque où il parut.... Les contemporains de Broussais ont peut-être méconnu quelques-uns des titres qui le recommandent à la postérité. L'éclat dont il eût brillé comme observateur a disparu dans l'auréole éblouissante dont il a entouré le réformateur. Adversaires et sectateurs, tous ont oublié le médecin pour ne voir que le systématique objet de leurs attaques ou de leur culte.

« Quelle application soutenue, quelle admirable sagacité ne fallait-il pas déployer pour distinguer toutes les nuances de la phthisie, avant la brillante découverte de l'auscultation médiate ! Et cependant Broussais va s'élever encore en composant l'histoire *des inflammations chroniques du tube digestif.* Ici, presque tout était à faire, et tout a été fait. »

Montfalcon partage cette opinion, *Dict. des scien. méd. t. 26*, *p. 147* : « Broussais a décrit avec un talent supérieur les terminaisons des irritations, le passage à l'état chronique, etc.

M. Goupil, *Expos. des prin. de la nouv. doct.*, *p. 2*, juge ainsi les résultats que nous examinons : « Après avoir étudié l'irritation sous toutes ses formes et dans tous les tissus, Broussais en a créé pour ainsi dire l'histoire, et, aujourd'hui, la science en possède une théorie complète. Les nouvelles connaissances acquises sur cet élément du plus grand nombre des maladies ont changé presque entièrement la face de la pathologie. »

M. Barras, après avoir rendu pleine justice à Broussais relativement aux importantes vérités qu'il a déposées dans la science, le défend même contre l'accusation d'abuser des émissions sanguines dans le traitement des phlegmasies gastro-intestinales. Il parle des sujets affectés de gastralgies qui sont venus réclamer ses soins après l'exaspération de leur maladie par le traitement antiphlogistique, et dit : *loc. cit.*, *p. 315* :

« Presque toujours les sangsues avaient été multipliées à l'infini. Moins cependant pour les malades traités par le chef de la médecine physiologique, que chez ceux traités par ses élèves. Il faut rendre justice à qui elle appartient, dans les maladies chroniques de l'estomac ce chef *n'abuse pas des saignées locales.* »

Assurément, cette assertion remarquable n'est pas suspecte lorsqu'elle est avancée par l'auteur du traité des gastralgies.

Si nous comparons l'enseignement médical d'aujourd'hui à celui qui existait dans les écoles avant la propagation de la doctrine physiologique, il nous est impossible de ne pas reconnaître aussitôt son heureuse influence.

A ce jargon à peine intelligible pour les initiés, à ces théories imaginaires, sans aucune portée pour le diagnostic et pour l'établissement des indications à remplir ; à ces histoires fabuleuses de groupes symptomatiques et d'entités médicales ; à ces applications thérapeutiques incendiaires, mal calculées dans leurs effets immédiats, plus mal combinées encore dans leurs influences positivement curatives; ont succédé un langage clair, précis, à la portée même des gens du monde ; une interprétation physiologique et vraie des phénomènes pathologiques, servant de point fixe et positif à la connaissance de l'état morbide, à la détermination des moyens les mieux appropriés pour le combattre; l'exposé réel des conditions anormales de l'économie vivante, sans isoler un seul instant ces conditions de l'organe même qui les présente.

Des médications toujours en rapport avec l'état actuel des parties sur lesquelles on les fait agir, et tellement raisonnées dans le but essentiel qu'elles doivent remplir, que le médecin qui les met en usage peut toujours en faire comprendre l'objet et les résultats même aux personnes les plus étrangères à l'art de guérir. Et pour le dire en un seul mot la médecine, de conjecturale et d'inintelligible qu'elle était avant la doctrine physiologique, est devenue claire, positive et rationnelle depuis l'établissement de cette même doctrine.

Si de l'enseignement nous passons à la pratique dans les hôpitaux, dans les villes et déjà même dans les campagnes, nous voyons aujourd'hui la thérapeutique s'adresser toujours à des organes souffrants, et l'action des médicaments se proportionner à l'état actuel et réel de ces mêmes organes ; tandis qu'autrefois on les adressait à l'être maladie, sans même s'occuper des conditions de la surface de rapport sur laquelle on les faisait directement agir.

C'est ainsi, par exemple, que l'on introduisait, dans l'estomac, des fébrifuges, des antispasmodiques, des vermifuges, des vomitifs, des purgatifs, des sudorifiques, des diurétiques, des carminatifs, des antiputrides, etc., etc., sans rechercher préalablement si la muqueuse gastrique ne se trouvait pas dans une prédisposition ou même dans un état inflammatoire que ces agents, tous pris dans la classe des excitants immédiats, devaient alors manifestement blesser avec des conséquences désastreuses même pour la maladie à laquelle on se proposait de les adresser. C'est ainsi que l'on traitait naguère encore les dyssenteries, par les toniques, les vomitifs et même les purgatifs.

Déjà quelques observateurs d'élite avaient remarqué que les

fébrifuges administrés dès le début de certaines fièvres intermittentes réussissaient mal, faisaient même quelquefois passer la fièvre à l'état continu. Ils avaient dès-lors donné le conseil d'attendre le troisième ou quatrième accès pour employer les antipériodiques. Mais ce conseil n'était pas raisonné, disons même qu'il pouvait devenir très-dangereux, lorsqu'il s'agissait d'une fièvre pernicieuse par exemple.

Broussais est remonté aux principes de ces résultats et les a trouvés dans le grave inconvénient de déposer un médicament excitant sur une surface enflammée; dès-lors en prescrivant de voir toujours, dans les indications thérapeutiques à remplir, l'état maladif idiopathique ou sympathique des organes affectés, il a très-positivement recommandé, dans les applications médicamenteuses, d'avoir toujours présent à la pensée l'état actuel de la partie sur laquelle on les fait agir.

C'est un pas immense en pathologie, c'est une loi de la médecine physiologique dont l'expérience des siècles à venir consacrera de plus en plus les bienfaits et la vérité.

Dans l'ancienne médecine, qui le plus souvent était symptômatique, on s'arrêtait presque toujours à l'apparence, et comme la faiblesse est en général ce qui frappe le plus dans les maladies, la première indication qui se présentait à remplir était *de fortifier*, et les premiers médicaments qui s'offraient sous la main du praticien étaient les excitants et les toniques. « J'en appelle à tous ceux qui avaient quelques notions de médecine, dit M. Bérard, *loc. cit.*, avant l'apparition *de l'examen des doctrines*, n'étaient-ils pas sans cesse dominés par la crainte de la faiblesse, aussitôt qu'ils voyaient diminuer les signes de réaction dans les maladies aiguës. »

Nous ajouterons qu'il n'est pas un médecin de cette époque, s'il veut être de bonne foi, qui ne se rappelle très-positivement aujourd'hui avoir plus d'une fois aggravé, peut-être même rendues mortelles, des inflammations profondes, masquées par cette faiblesse apparente, en administrant des toniques et des excitants qui semblaient réclamés par cette insidieuse et perfide indication.

Le réformateur a saisi cette grande question en maître ; il a découvert, signalé, combattu, proscrit cette fausse adynamie en démontrant que les médicaments employés pour détruire l'effet, augmentaient manifestement la cause, et que le seul moyen de faire disparaître ici la faiblesse, résultat d'une inflammation intérieure plus ou moins grave, était d'attaquer franchement cette inflammation par les agents appropriés. Cette découverte nous offre encore l'un des plus beaux titres de gloire du novateur, et l'une des vérités les plus utiles et les plus impérissables de la médecine physiologique.

L'ataxie, dans les anciens systèmes, était envisagée comme une entité morbide, et combattue par le camphre, l'éther, le musc et tous les médicaments préconisés sous le vain titre *d'anti-spasmodiques*, sans que l'on prit en aucune considération et la cause de cette *ataxie*, et l'action directe, souvent très-nuisible, des agents particuliers que l'on adressait à cet être supposé.

Broussais fit voir que cette *ataxie* dépend le plus souvent d'une inflammation des centres nerveux ou des viscères dans lesquels vont se ramifier leurs principales divisions, il substitua dès-lors le traitement efficace de la cause, à la médication intempestive et dangereuse des effets.

A ces mêmes époques, *la putridité*, autre entité pathologique, était regardée comme un principe désorganisateur, inhérent à certaines maladies caractérisées surtout par l'anéantissement des forces ; et dès-lors on appliquait aux tissus vivants, les moyens que l'on eût mis *chimiquement* en usage pour prévenir la décomposition de ces mêmes tissus privés de la vie ; sans se douter que l'on épuisait le plus souvent ainsi les derniers efforts de l'existence active.

Le réformateur, en suivant encore ici les enseignements de la saine physiologie, démontra que le meilleur moyen d'éviter la putréfaction des tissus était d'y conserver la vie, au lieu de l'anéantir par la surexcitation ; à l'exemple de l'imprudent qui détruit dans son foyer, en voulant exciter une combustion trop active, le feu qu'il désirait y conserver. C'est encore au principe organique de la décomposition putride que le novateur prescrit d'appliquer les efforts d'une thérapeutique raisonnée.

L'état pathologique nommé *fièvre* avait jusqu'alors été regardé comme une lésion distincte, comme une altération essentielle ; telles étaient les fièvres inflammatoire, bilieuse, muqueuse, putride, maligne, pestilentielle, etc., imposant même son nom à des maladies bien caractérisées d'ailleurs et qui semblaient s'effacer aux yeux des médecins dans leur préoccupation de l'état fébrile : telles se présentaient les fièvres, scarlatine, miliaire, varioleuse, gastrique, angineuse, cérébrale, érysipèlateuse, etc., etc.

Cette manière de voir avait le double inconvénient de fausser la théorie d'un grand nombre d'affections morbides et de conduire presque toujours à l'adoption d'une thérapeutique d'autant plus insuffisante, ou même dangereuse qu'elle s'attachait à combattre les effets en négligeant, plus souvent encore en augmentant les causes de ces mêmes effets.

Le réformateur a sapé dans ses fondements ce peristyle vénéré de l'antique édifice médical. Et si nous mettons ici de côté l'abus qu'il a fait de son principe, abus que nous signalerons bientôt, il est impossible de ne pas reconnaître que Broussais et ceux qui l'ont précédé ou secondé dans cette œuvre, ont importé dans la science médicale, au point de vue de la théorie et de la pratique, la plus grande et la plus utile de toutes les vérités qu'elle renferme.

En effet, dans les maladies indiquées et dans toutes leurs analogues, ce n'est plus la fièvre que la doctrine physiologique reconnaît et traite comme lésion essentielle et principale; c'est la cause de cette fièvre qui n'est pour elle qu'un résultat sympathique, un véritable symptôme : ce n'est plus une *fièvre* gastrique dont elle cherche à triompher par les *anti-fébriles*, c'est une *gastrite* avec fièvre qu'elle attaque par les *antiphlogistiques* appropriés.

Il n'est plus nécessaire aujourd'hui d'insister sur la sagesse, la raison, la vérité, les bienfaits présents et futurs d'une semblable révolution, et sur toutes les conséquences particulières qui dérivent naturellement des principes généraux que nous venons d'exposer; la médecine physiologique est jugée par tous les observateurs consciencieux, sous le rapport des grands avantages que nous croyons avoir suffisamment précisés, dont le temps et l'expérience viendront nécessairement établir l'incontestable valeur.

Malheureusement à côté de ces vérités, que nous avons exposées avec empressement et satisfaction, il existe des erreurs ; des erreurs même très-graves, très-nombreuses ; nous devons actuellement les signaler avec la même impartialité.

III. INCONVÉNIENTS DE LA DOCTRINE PHYSIOLOGIQUE.

Il était dans le génie de Broussais de saisir, en maître, la vérité qui se présentait à sa pensée, de la montrer vive et lumineuse, mais en même temps de la pousser au dernier terme de ses applications, en les faussant presque toujours par l'établissement de principes trop exclusifs et trop absolus.

Ne cherchons pas ailleurs la cause première, pour sa doctrine, des vérités fondamentales et des erreurs essentielles dont elle est remplie ; et pour ceux qui ne l'ont pas bien appréciée dans son ensemble, des éloges sans réserve, et des critiques sans mesure dont le réformateur et la médecine physiologique ont été l'objet.

Nous désirons nous tenir à distance égale de semblables extrêmes : ces vérités, nous les avons signalées avec soin ; ces erreurs, nous les indiquerons avec la même attention.

La doctrine du réformateur pèche évidemment par sa base. Ce qui existe est vrai, mais insuffisant, incomplet. Ainsi, les altérations des conditions vitales peuvent offrir cinq modes principaux : 1° *augmentation;* 2° *diminution*; 3° *perversion*; 4° *suspension*; 5° *extinction partielle.*

Broussais a bien reconnu qu'il fallait rattacher les maladies aux altérations des conditions vitales ; ce principe est vrai. Mais arrivé à l'application de ce même principe, il a cru simplifier en reconnaissant deux modes seulement dans ces altérations, *l'augmentation* et la *diminution*, il n'a fait que fausser la base de sa doctrine en négligeant les trois autres modes qui devaient tout naturellement aussi la constituer ; il a dès-lors élevé l'édifice de son système sur un *porte-à-faux* continuel, et s'est gratuitement privé de l'avantage de pouvoir ultérieurement exposer la théorie vraiment rationnelle et même le traitement approprié des lésions organiques, des paralysies, des asphyxies, de la gangrène, etc., etc., maladies qui trouvent leur source dans les trois modes principaux d'altération qu'il a supprimés sans en donner aucune raison plausible.

Il a fait plus encore, des deux modes admis, il a tellement réduit le second, *la diminution*, que le premier seul est resté visible dans sa doctrine ; et que dès-lors toutes les maladies par débilité ont été plutôt supposées que signalées comme réelles et comme devant figurer dans le cadre nosologique du réformateur.

Mais ce n'est pas tout, et le système qu'il voulait établir ne lui paraissait point encore assez exclusif, même en le fondant sur une seule altération des conditions de la vitalité, *l'augmentation* qu'il traduit par le terme *d'irritation*.

Bichat, et Marandel surtout, avaient reconnu quatre modes principaux *d'irritation*: 1° *nutritive ; 2° sécrétoire ;* 3° *hémorragique ; 4° inflammatoire.* Il fallait en ajouter un cinquième : l'irritation *nerveuse.*

Broussais n'en admet qu'un seul : *l'irritation inflammatoire.* Aussi, comme nous le verrons, il ne peut plus comprendre ni traiter avec succès, les hypertrophies et les atrophies, les maladies sécrétoires, les hydropisies, les hémorragies qui ne sont pas symptômatiques d'une inflammation, toutes les névroses, etc.

Le réformateur si sévère pour le langage des autres dès qu'il croyait y voir une apparence *d'ontologie*, avait-il donc, même sous ce rapport, assez châtié le sien pour éviter tout reproche lorsqu'il écrivait : *Catéch. de la méd. phy. p. 259* : « L'irritation *saute* tout à coup sur les reins.... L'irritation *va se fixer* dans la vessie.... L'irritation *se jette* sur l'utérus, etc.

Cette irritation qui *saute*, *se jette*, *va se fixer* et pourtant qui n'est pas un être distinct, *une entité ;* cette irritation inflammatoire, disons le mot, cette *inflammation* va désormais remplir toute la pathologie du réformateur à très peu de chose près, et presque toutes les maladies vont se trouver tellement serrées, pliées, torturées, modifiées, dénaturées entre ses mains qu'elles vont passer tant bien que mal à travers la *filière* de ce *nosomètre général*: Broussais matérialise ainsi la médecine, comme il a matérialisé la physiologie et la philosophie.

Aussi le pauvre savant du catéchisme dit, à propos de l'irritation : *p. 388* : « Vous m'avez bouleversé la tête à tel point que je ne vois bientôt plus autre chose que *ce protée* dans la prodigieuse diversité des maux physiques qui nous accablent. » Le jeune médecin lui répond : « vous êtes excusable ne m'ayant encore entendu parler que *d'irritation.* Mais prenez *patience* ; il est des maladies auxquelles l'irritation est tout-à-fait étrangère, vous les connaîtrez bientôt. »

Il est important de noter que nous sommes à la page 388 du volume qui n'en contient, en tout, que 468, et que le savant, ayant attendu en *patience*, a pu répéter aussi, avec tristesse et découragement : « je ne vois rien venir ! »

Lorsque le novateur dit : « Tout est dans l'inflammation, » pense-t-il donc réellement qu'une ulcération produite par le cancer, la dartre rongeante, les scrofules, etc., que le charbon, la pustule maligne, etc., qu'un bouton de vaccine, de variole, que la carie d'un cartilage, d'un os, etc., ne sont que les résultats de la simple inflammation ?

Lorsqu'il conseille toujours de traiter la phlegmasie, sauf les contre-indications, par les émissions sanguines et les émollients, n'a-t-il pas réduit sa thérapeutique à la condition exiguë de la plus pauvre uniformité. M. Barras dit à cette occasion, *Trait. des gastr., p. 27* : « On sait que le traitement de la gastrite, d'après la doctrine de Broussais, est invariable, comme si les maladies chroniques de l'estomac étaient toutes identiques ; et, en supposant cette identité aussi vraie qu'elle est fausse, comme si tous les individus avaient tous la même idiosyncrasie. »

En appliquant la doctrine de l'inflammation à la théorie des fièvres, en rapportant toutes celles que l'on a désignées sous le titre *d'essentielles* à la gastro-entérite, Broussais nous paraît avoir commis deux erreurs capitales :

La première consiste à voir toujours dans la fièvre une véritable irritation sympathique du cœur, dont la cause principale se trouverait, d'après lui, dans une inflammation d'abord locale. N'est-il pas évident, au contraire, que dans la plupart des fièvres dites *éphémères*, il est impossible de reconnaître aucune phlegmasie locale, et que, dans le malaise, l'anxiété, la chaleur fébrile toute particulière, etc., on doit supposer autre chose que le résultat d'une simple excitation cardiaque.

La seconde existe dans cette prétention de rattacher les fièvres intermittentes à l'inflammation, et surtout à la gastro-entérite, en créant tout exprès, pour concilier le système et l'opposition des faits, ces phlegmasies, ces gastro-entérites intermittentes dont rien ne constate bien positivement la réalité.

M. Barras dit à cette occasion, *loc. cit.*, *p. 352* : « L'existence de quelques mouvements fébriles dans la gastralgie ne surprendra pas si l'on fait attention qu'il est des pyrexies purement nerveuses. En effet, les fièvres intermittentes sont fondamentalement de cette nature, comme beaucoup d'autres l'ont soutenu, et comme le docteur Rayer l'a très-bien démontré dans le XIIe volume du *Dictionnaire de médecine.* »

Il suffit, du reste, d'étudier avec soin la fièvre intermittente pure, sans complication, pour se convaincre qu'il n'existe alors aucune inflammation appréciable, et que la maladie se conduit, marche et se termine comme une maladie nerveuse ; enfin, que le traitement qui réussit le mieux pour la détruire n'est pas celui des phlegmasies. Or, admettre comme l'a fait Broussais, les toniques et les excitants pour moyens curatifs des *inflammations intermittentes,* c'est évidemment démontrer par les faits que l'on a confondu les phlegmasies avec les névroses.

Si l'on avait besoin d'autres preuves pour admettre la réalité de cette assertion, nous pourrions rapprocher les aveux pleins de naïveté des partisans de la théorie du réformateur, de ces données positives de l'expérience dégagée de tout esprit de système.

M. Goupil, *Exposit. de la nouv. doctr. méd.*, *p. 168*, croit prouver ainsi la réalité des phlegmasies intermittentes comme théorie des fièvres essentielles : « Ayant démontré que les fièvres *essentielles* étaient les symptômes d'une inflammation locale, l'auteur de l'*Examen proclama* que l'irritation *pouvait être intermittente* dans tous les appareils et dans tous les tissus. »

C'est, du reste, une opinion que M. Mongellaz a soutenue dans son *Essai sur les irritations intermittentes*, Paris, 1820. Ces auteurs expliquent l'intermittence des accès fébriles par l'action intermittente des causes. Voici un exemple de ces explications emprunté à l'ouvrage de M. Roche.

« Tous les médecins savent qu'il est beaucoup plus dangereux de se promener auprès d'un marais, à la chute du serein, qu'à toute autre heure du jour. Tous savent que l'on peut traverser impunément les Marais-Pontins dans le courant de la journée, tandis que l'on ne s'y arrête jamais sans danger après six heures du soir. »

Nous n'avons pas aussi bien compris l'explication de l'action du soleil sur la formation des miasmes. Nous ne comprenons même pas très-positivement celle de l'intermittence des accès, lorsque nous voyons ces derniers, même sur le bord des marais, arriver aussi bien le matin, à midi, qu'après *six heures* du soir ; de plus, tantôt devancer le moment de leur première invasion, tantôt retarder comparativement à l'accès qui précède, etc. Pourquoi chercher si loin des explications fautives lorsqu'on les trouve dans la nature même de la maladie, en la regardant comme une affection nerveuse ?

Aimerait-on mieux, par exemple, cette autre explication de M. Roche, dans laquelle se trouve une bien singulière prérogative de l'habitude :

« Aucun médecin ne nie la puissance de l'habitude dans la reproduction des accès de fièvre intermittente, mais tous la restreignent aux cas où la maladie est déjà ancienne. Cependant il est évident, d'après tout ce qui précède, que *l'habitude existe souvent déjà lorsque le premier accès se manifeste.* »

Enfin, M. Goupil nous semble se mettre en opposition directe avec les faits, lorsqu'il dit, *loc. cit., p. 171* :

« De toutes les irritations, la *forme inflammatoire* est celle qui se présente *le plus souvent* avec le type *intermittent*; et il suffit, pour le prouver, de rappeler que, parmi les affections périodiques, les *fièvres*, c'est-à-dire les *symptômes* d'une phlegmasie quelconque, sont les plus fréquents. » Voilà comment une première faute ne manque presque jamais de faire tomber dans une seconde plus grave encore. C'est bien le cas de dire avec M. Bérard, *Eloge historique* : « Voilà les sectaires! Ils s'attachent aux points les plus compromettants des doctrines, et ils les exagèrent..... L'auteur d'un *Traité de pyrétologie physiologique* ne craignit pas de faire imprimer que le quinquina guérissait la gastro-entérite intermittente, comme le nitrate d'argent certaines ophthalmies..... Si le maître signale dans la syphilis une série de phénomènes d'irritation, d'imprudents disciples nieront le génie spécifique de ce mal, et jusqu'à la nécessité de la contagion pour le contracter. »

Ce qui nous paraît ici plus déplorable encore, c'est de voir Broussais lui-même abuser de la crédulité de ses lecteurs, et prendre les suppositions pour des faits, lorsqu'il s'agit d'immoler jusqu'à la vérité la plus évidente à l'absolutisme irréfléchi de sa doctrine.

Le jeune médecin du *Catéchisme* dit, en effet, au savant qui, dans le principe, se montrait un peu récalcitrant, *p. 23* : « Je vois que vous n'êtes pas convaincu par l'explication que je vous ai donnée sur le mode de développement des fièvres. Vous voulez des *masses de faits*, je vais vous en *fournir* à l'appui de ma théorie :

« *Supposez*, dans un canton, dans une ville, dans un hôpital, etc., cent maladies débutant comme celle de mon père. Si elles sont toutes accueillies, les premiers jours, par les saignées faites au creux de l'estomac, elles s'arrêteront. Si elles sont traitées comme j'avais commencé à traiter celle de mon père, elles persisteront. Une moitié au moins d'entre elles deviendront mortelles, etc. »

Voilà ce que le novateur appelle des *masses de faits* : de *vaines et puériles suppositions!...* Et c'est sur une telle base qu'il prétend établir sa doctrine des fièvres ! Quelle fâcheuse distance entre Broussais observateur et Broussais systématique, entre l'auteur des *Phlegmasies chroniques* et celui du *Catéchisme*, disons-le même, des *Trois Examens !...*

Si le premier de ces ouvrages n'avait reposé que sur l'échaffaudage du second, assurément il n'eût pas fixé l'attention de Pinel, de Chaussier, et mérité une mention honorable au concours des prix décennaux !...

M. Barras l'a dit avec raison, *loc. cit., p. 522* : « On ne peut pas improviser la médecine, elle est fille du temps, et toute doctrine qui voudra s'élever au mépris des travaux de nos prédécesseurs n'aura qu'une existence éphémère. »

Tout système, pour offrir de l'empire et de la durée, doit en effet reposer sur l'observation ; et celui de Broussais n'existerait déjà plus s'il n'avait pris son *véritable point d'appui* sur l'*Histoire des phlegmasies chroniques.*

En soutenant que toute maladie était locale avant d'être générale, que les diathèses des auteurs n'étaient que la répétition de l'irritation sur d'autres tissus, que les maladies affectaient toujours primitivement et même exclusivement les solides, le réformateur attaqua de front les faits les mieux établis et les résultats les plus positifs de l'expérience. Aussi, dans les aberrations de son étrange doctrine, le voyons-nous souvent en contradiction avec lui-même.

Quelle ignorance ne trouvons-nous pas des travaux si vrais, si précieux sur la phlébite, les résorptions, les diathèses purulentes, dans ce passage du *Catéch. de la méd. phys., p. 459 ?*

« L'inflammation qui s'est formée dans la plaie résultant d'une opération ne saurait s'élever à un certain degré d'intensité sans aller se répéter dans les principaux viscères. Il se formera donc des inflammations dans la tête, la poitrine, l'estomac et le bas-ventre. Ces inflammations *ne diffèrent en rien* de celles qui sont produites par d'autres causes. »

Nous le demandons à tout observateur judicieux, quelles indications thérapeutiques rationnelles peuvent émaner d'une semblable théorie? Quel sera le traitement fructueux que les sujets affectés de syphilis, de dartres, de scrofules, d'érysipèle par cause interne, de furoncles, d'anémie, de chlorose, etc., devront attendre d'un pareil système? Nous le disons avec une entière conviction : s'il est positivement *défectueux* sous le rapport de la science, il devient essentiellement *nuisible* relativement à l'art.

Toutefois, après avoir proscrit d'une manière absolue les maladies des humeurs et les diathèses, le réformateur admet les unes et les autres à l'occasion du scorbut. Il dit en effet, *prop.* CCXIII :

« Le scorbut est un état particulier des solides et des fluides produit par une assimilation imparfaite. Ses causes sont donc multipliées; mais le froid, le défaut de lumière, la tristesse et les mauvais aliments sont les principales. »

Ces considérations sont également applicables aux scrofules, de telle sorte que si l'on admet la première de ces diathèses, nous ne comprenons pas qu'il soit possible de rejeter la seconde. Ici nous voyons encore l'observateur en guerre avec le systématique. M. Bérard le pensait, comme nous, lorsqu'il disait, *loc. cit.* :

« On ne peut douter que Broussais n'ait puisé dans sa pratique de la médecine navale les vues remarquables qu'il a publiées plus tard sur une affection funeste aux navigateurs, le scorbut, qu'il n'a point essayé de ranger dans le cadre des maladies irritatives, et dont il a franchement recherché la cause dans une altération des humeurs. »

Broussais tombe dans la même contradiction relativement aux hémorragies passives qu'il rejette d'abord et qu'il admet ensuite *prop.* CCXIII : « L'extravasation des fluides est un des principaux effets de l'état scorbutique, et 3e *Exam. t. 4, p. 17.* « Les affinités vitales qui retiennent le sang dans le système capillaire étant diminuées, dans le scorbut, il en résulte que le sang s'écoule aisément avec la sérosité par les porosités qui s'ouvrent sur les surfaces muqueuses, etc. »

Après avoir attribué toutes les lésions organiques à l'irritation, il fait une sorte d'amende honorable aux perversions nutritives qu'il avait dépossédées du pouvoir qu'elles offrent cependant seules de produire ces mêmes lésions, lorsqu'il dit : *De l'irritation et de la folie*, *p.* 77 :

« Certes les combinaisons moléculaires qui changent les propriétés chimiques des aliments dans le canal digestif ;.... celles qui attachent la matière mobile et circulante à la matière fixe organisée ; celles qui détachent de cette matière les molécules qui doivent être éliminées, etc. Ces combinaisons *ne sauraient se réduire à l'excitation* produite par le contact des corps étrangers.... Si la fibre existe *sous la forme qui lui est propre*, c'est parce que *les lois de l'affinité vitale* ont rapproché et maintenu les molécules qui la composent. »

Nous trouvons la même contradiction relativement aux hydropisies, même actives, qu'il avait d'abord fait rentrer dans le domaine de l'inflammation et qu'il en isole ensuite. Il dit en effet : *Catéch. p. 389* :

« L'hydropisie est quelquefois produite sans inflammation, par la suppression subite de l'exhalation transpiratoire.... Il est de toute évidence que ces hydropisies quoique bien indépendantes de l'inflammation sont très-actives, et ne doivent leur existence qu'au transport de l'irritation de la peau dans les membranes et les tissus où se fait la collection. » Ainsi voilà *les irritations sécrétoires* d'abord méconnues, rejetées par le novateur, substituées, dans certains cas du moins, aux irritations inflammatoires : car il continue, *loc. cit.* :

Il faut mettre sur la même ligne l'hydropisie qui dépend de ce que l'on a bu, en fort peu de temps, une plus grande quantité de liquide que la transpiration, les urines et l'exhalation pulmonaire ne peuvent en éliminer. »

Au milieu de cette confusion dans les principes, de cette versalité dans la théorie, du rejet des virus, par conséquent, des médicaments spécifiques, de la défaveur jetée sur les révulsifs, les toniques, les vomitifs, les purgatifs, de cette ignorance presque absolue des maladies constitutionnelles qui frappent isolément ou simultanément les solides et les humeurs ; de l'action des médicaments altérants, reconstituants de tout l'organisme, etc., quels secours peut espérer la pathologie des médications de la doctrine physiologique, pratiquée d'après le système du réformateur ?

Oserons-nous le dire : la diète, les émissions sanguines, surtout locales, surtout par les sangsues ; les boissons gommeuses, quelques révulsifs, quelques altérants, quelques reconstituants, quelques toniques, mais administrés comme exception, et dans la pensée qu'ils n'ont pas d'autre effet qu'une action dérivative!....

Voilà donc à peu près tout ce que la médecine physiologique aura le pouvoir d'opposer aux affections vermineuses dans toutes leurs variétés, à la rage, à la morsure des animaux venimeux, à l'action des poisons, à la syphilis, au scorbut, à la gale, aux scrofules, aux dartres, à la teigne, à l'anémie, au charbon, à la pustule maligne, à l'hypertrophie, à l'atrophie, à la paralysie, à la peste, à la fièvre typhoïde, aux hydropisies, au choléra indigène, épidémique, aux fièvres intermittentes simples, pernicieuses, aux névralgies, aux névroses, etc., etc.?...

N'est-il pas affligeant de penser qu'en présence de maladies aussi graves, et de toutes celles que nous pourrions énumérer encore, le médecin, dit physiologiste, va se trouver réduit non-seulement à l'impuissance, mais encore à la déplorable nécessité, en suivant les principes de sa doctrine absolue, d'employer des moyens souvent plus dangereux que l'altération morbifique elle-même.

Ainsi, pour ne citer qu'un exemple : qu'il prenne, comme il ne manquera pas de le faire, une *fièvre intermittente pernicieuse cérébrale*, pour une *gastro-entéro-encéphalite*, et qu'au lieu d'administrer immédiatement, et avec énergie les préparations de quinquina ; en suivant bien entendu les règles convenables, il pratique des émissions sanguines et donne des boissons gommeuses, comme il ne manquera pas encore de le faire, l'expérience la plus positive a, déjà depuis longtemps, appris ce que deviendra le malheureux malade au deuxième, troisième ou quatrième accès!....

Mais c'est dans l'ignorance des névroses, dans la confusion de la gastrite et de la gastralgie, que se révèlent plus particulièrement encore les désavantages et les dangers de la médecine physiologique, nous terminerons cet exposé par leur examen.

Le réformateur, placé sous l'influence progressive du système absolu qui dominait son génie d'observation, commença par l'examen sérieux des faits relatifs à l'inflammation qu'il décrivit, avec tant de supériorité, dans les principaux modes qu'elle peut offrir, et dans les divers tissus qu'elle est susceptible d'affecter.

Il se passionna pour son œuvre, et ce grand fait pathologique devint bientôt son idée fixe, la condition anormale dans laquelle il voulut renfermer, progressivement, à peu près toutes les maladies. Au milieu des phlegmasies, celles de l'appareil digestif appelèrent plus particulièrement encore son attention; il fit l'histoire de *la gastro-entérite*, d'une manière si neuve et si lumineuse, que plusieurs médecins, d'une érudition assez bornée toutefois, le regardèrent comme *l'inventeur* de cette altération.

Nous avons prouvé que plusieurs observateurs l'avaient déjà signalée d'une manière assez précise, et comme l'a dit M. Barras : *Supplément au trait. des gastral. p. 159* :

« Loin de négliger l'ouverture du canal digestif on l'ouvrait déjà du temps de Willis qui vivait au milieu du XVIe siècle, et on examinait même la muqueuse de ce canal avec l'attention la plus scrupuleuse, comme on peut le voir dans un fait rapporté par ce médecin..... Nous pouvons donc répéter ce que nous avons dit dans le traité sur les gastralgies, c'est que si nos prédécesseurs n'ont point parlé de l'inflammation de la muqueuse digestive dans la cardialgie, la gastrodynie, l'hypocondrie, c'est parce que cette inflammation *n'y existe pas*, et non parce qu'ils l'auraient *méconnue*. »

L'histoire de la gastrite, par le réformateur, produisit toutefois une sensation si vive et si générale qu'on ne rêva bientôt plus qu'irritations digestives, et que chacun se crut affecté, pour le moins, d'une phlegmasie chronique de l'estomac. On vit ainsi se reproduire le grave inconvénient d'occuper le public des idées médicales, et de fixer toute l'attention sur une maladie sérieuse ; on se rappela qu'à l'époque de Corvisart, lorsqu'il faisait des leçons sur les maladies du cœur, tous les élèves s'en croyaient affectés, et que les étudiants de Montpellier se regardaient comme atteints de phthisie, lorsque Baumes publiait ses recherches sur cette redoutable altération.

La gastrite chronique étant devenue la maladie *à la mode*, on vit le régime alimentaire modifié si profondément que le thé, le café, les liqueurs, le vin, le gibier, les viandes noires, les ragouts épicés, etc., disparurent à peu près entièrement des tables les mieux servies, et se trouvèrent bientôt remplacés par l'eau pure, les viandes blanches, le lait et les légumes herbacés. Le régime de Pythagore avait été substitué au régime d'Épicure.

La réforme ne se borna point à l'art culinaire, elle fut également remarquable dans l'art pharmaceutique : et dans les officines, la thériaque, le quinquina, la casse, l'émétique, le séné, les éthers, les élixirs, etc., naguère encore en si grande vénération, furent contraints de céder la place à la gomme, aux sangsues, à la racine de guimauve, aux émulsions, aux sirops, etc. La lancette fut à peine tirée de son étui ; mais cependant le sang coula partout en si grande abondance, par les piqures multipliées des sangsues, que, dans l'espace de quelques années, l'espèce *hirudienne* fut presque entièrement détruite, à tel point que ces vers aquatiques sont aujourd'hui très-rares; heureusement que leur vertu curative est sensiblement diminuée, et que l'on a retrouvé les cas où la lancette peut avantageusement les remplacer.

Si nous rapprochons actuellement des effets bien connus aujourd'hui de ce régime et de ce traitement, ceux des commotions politiques auxquelles fut exposée la génération actuelle dans notre patrie, nous comprendrons aisément la grande, l'énorme proportion des maladies nerveuses qui vinrent alors se manifester, et les funestes inconvénients de l'erreur étrange dans laquelle tomba le réformateur en confondant ces maladies avec les inflammations.

Cette confusion est d'autant plus dangereuse, dans ses conséquences pratiques de chaque jour, que le traitement des phlegmasies, même à l'état chronique, est à peu près opposé à celui des névroses; *et vice versa.*

C'est l'idée que voulait rendre Boërhaave lorsqu'il disait : « Il est à regretter que les maladies nerveuses conservent le même nom, bien qu'elles naissent de causes opposées. Si l'on n'établit aucune différence dans leur traitement soit qu'elles résultent de la pléthore soit qu'elles dépendent de l'inanition, il est facile de voir que les meilleurs médicaments peuvent devenir pernicieux. »

Broussais a reconnu lui-même les fâcheux effets de la saignée dans les maladies avec exaltation ; il dit en effet: 2e *Exam. t. 1, p. 168 :* « Les lois de l'économie sont telles que la soustraction du sang suffit en un grand nombre de cas, aussi bien que celle du calorique, pour exalter l'action organique des viscères et produire une superstimulation qui se manifeste par l'exaspération des phlegmasies, ou par des phénomènes convulsifs de la plus haute intensité. » Comment le réformateur ne s'aperçoit-il pas qu'il prend ici des névroses pour des inflammations ; et comment peut-il persister dans la prescription des émissions sanguines contre les premières de ces maladies?

La crainte exagérée des stimulants conduit également le novateur à la plus fausse des théories sur l'action de ces moyens. Il dit en effet: *Traité de l'irritation et la folie*, 2e édit., *t. 1, p. 48 :*

« Si Brown avait étudié l'irritation dans les organes au lieu de la considérer d'une manière abstraite,.... il aurait reconnu que les personnes dont le régime est trop excitant, au lieu de devenir moins irritables, comme il le prétend, le deviennent d'avantage, et finissent par ne pouvoir plus supporter aucune excitation. »

Ce principe serait vrai si les stimulants produisaient toujours des inflammations comme le pensait Broussais ; il est faux dans tous les cas où ces moyens ne déterminent pas de phlegmasie, d'après cette loi physiologique établie par Bichat, et qui trouve surtout ici son application : « l'habitude émousse le sentiment, » d'après l'expérience de chaque jour pour les grands buveurs, et pour ce pharmacien Buquet dont l'estomac avait pu supporter progressivement, comme boisson, le vin, l'eau-de-vie, l'alcool, enfin l'éther.

C'est particulièrement à l'occasion de la *gastrite chronique*, dont il produisit une si bonne description, que le réformateur a sérieusement compromis sa doctrine et fait un grand nombre de victimes en confondant cette altération avec *la gastralgie.*

Voir partout des inflammations de l'estomac, ne jamais reconnaître franchement une seule névrose dans cet organe, traiter toutes ces maladies par la diète, l'eau de gomme et les sangsues ; et leur convalescence, par le régime débilitant, le lait, les légumes, les fécules et les viandes blanches ; persister dans l'emploi de ces moyens sans vouloir se laisser éclairer par les plus fâcheux résultats, est un travers de sens et de raison que l'on ne comprendrait jamais dans un aussi grand observateur que Broussais, si l'on n'avait pas eu l'occasion de voir jusqu'où l'esprit de système est susceptible de porter l'aveuglement des plus profonds génies.

La gastro-manie, d'après l'expression de M. Barras, était alors tellement impérieuse que du novateur elle gagna les médecins et les gens du monde. Broussais ne voyait plus autre chose comme il est aisé de s'en convaincre en parcourant ses recueils périodiques et ses ouvrages ; il rattachait à la gastro-entérite la plupart des maladies, et ne décrivait presque aucune altération morbide sans y joindre sa phlegmasie privilégiée, au moins à titre de complication, lorsqu'il n'osait pas la présenter comme l'affection principale. Aussi quand le savant du catéchisme dit au jeune médecin : *p. 93* :

« Vous croyez donc qu'une irritation habituelle de l'estomac dispose à l'apoplexie? Celui-ci lui répond : oui monsieur je le crois, parce que l'expérience l'a démontré. »

Nous admirons surtout à la page 103 le moyen ingénieux que Broussais met en usage pour se ménager le monopole de la gastrite et pour se procurer des lecteurs.

« Vous me parlez toujours, dit le savant, de ces inflammations chroniques du canal digestif ; il me semble qu'il n'est nullement question de ces maladies dans les auteurs que j'ai lus. » Le jeune médecin lui répond : « Je le crois bien, monsieur, on ne les avait jamais connues avant notre époque, mais si vous aviez pris lecture de *l'histoire des phlegmasies chroniques*, vous en auriez une idée, et ce serait, pour vous, pour votre famille et pour vos amis, un très-grand avantage. »

Les médecins même les plus distingués ne furent pas tous à l'abri de l'influence que nous signalons. Ainsi, M. Guercent père, dont nous reconnaissons tout le mérite comme praticien, dans son article Gastrite, *Dict. des scienc. méd.*, *t. 17*, *p. 365*, admet des gastrites : 1° par empoisonnement ; 2° par métastase ; 3° essentielles ; 4° avec catarrhe pulmonaire ; 5° avec typhus ; 6° latente ; 7° symptomatique ; 8° aiguë ; 9° chronique. » L'auteur confond, sous l'inspiration du réformateur, la gastrite avec la gastralgie, la fièvre intermittente, etc. En effet, il ajoute, *p. 403* : « Broussais a fait voir que des inflammations de l'estomac, souvent très-graves et même mortelles, se présentent tantôt sous l'apparence d'une affection catarrhale pulmonaire, tantôt sous l'aspect d'une fièvre intermittente ataxique, quelquefois même sans aucun symptôme fébrile. »

Plusieurs observateurs ayant reconnu les graves erreurs de la médecine physiologique, ont avoué publiquement, dans une sorte d'amende honorable, la faute qu'ils avaient commise en adoptant sa théorie d'une manière trop exclusive. M. Alexandre Laborderie s'exprime ainsi sur ce sujet :

« La médecine physiologique a dirigé seule mes premiers pas dans la pratique médicale. Telle était ma prévention, que les maladies les moins identiques me semblaient appartenir à la même classe. En vain je me disais : « L'identité ne peut exister dans des affections différentes par leurs causes, leurs symptômes, leur traitement et leurs altérations de tissus. Tout raisonnement, selon mon opinion, se taisait devant l'idée de la *gastro-entérite*. L'occasion de réparer deux années d'erreurs n'était pas encore arrivée pour moi. »

Un des amis de M. Laborderie, médecin comme lui, devient victime du traitement antiphlogistique employé contre une gastralgie. Ce fait « *ouvre les yeux* » du premier ; il en tire ces conclusions : « 1° La thérapeutique ne repose pas tout entière sur les sangsues et l'eau de gomme, comme l'ont prétendu les adeptes de la doctrine physiologique ; 2° il faut repousser la théorie mensongère qui proclame que toutes les maladies résident dans l'excès du sang ; 3° enfin, il faut tenir compte de l'influence nerveuse dont les modifications sont infinies. »

Un autre médecin, M. D..., écrivait le 30 avril 1828, du département des Deux-Sèvres, à M. Barras : « Imbu de la médecine physiologique, je crus dernièrement que j'étais atteint de gastro-entérite chronique; mais les avis contenus dans votre ouvrage sur les *gastralgies* et les *entéralgies* m'ont presque radicalement guéri..... Je compte d'autant plus sur vos conseils, qu'ayant été, comme moi, victime de la nouvelle théorie médicale, vous sentirez mieux que personne le bien que cette réponse pourra me faire.»

Si nous pouvions rapporter ici les faits multipliés que nous avons recueillis depuis plus de vingt ans sur les funestes effets de la confusion des *gastro-entérites* et des *gastro-entéralgies*, nous indiquerions un grand nombre de sujets qui sont venus nous consulter, dans un état voisin du marasme et de l'épuisement complet, après avoir été soumis, depuis plusieurs mois, à la diète, au régime débilitant, aux applications de sangsues, aux boissons gommeuses, etc., et que nous avons presque tous assez promptement guéris par un régime en même temps doux et réparateur, par quelques opiacés et quelques boissons légèrement aromatiques; ces malades étant affectés d'altérations nerveuses des voies digestives, que l'on avait prises pour des phlegmasies, et sensiblement aggravées par le traitement antiphlogistique.

Nous ne voulons pas, du reste, nous faire un grand mérite de ces guérisons qu'ont obtenues comme nous tous les praticiens qui n'ont pas adopté les principes exclusifs de la médecine physiologique.

Aujourd'hui les esprits sont assez généralement éclairés sur ces graves inconvénients d'une théorie trop absolue, et les faits de cette nature se présentent beaucoup moins fréquemment à notre observation.

M. Barras dit sur le même sujet, *Traité des gastral., p. 49* : « Je ne crains pas d'affirmer que les victimes de la nouvelle théorie des affections gastro-intestinales chroniques se multiplient d'une manière effrayante. Le professeur Boyer m'a dit et m'a autorisé à écrire qu'il avait guéri, à l'aide de la nourriture et des médicaments toniques, plus de trente personnes qu'on avait réduites auparavant à l'état le plus déplorable par les sangsues, l'eau de gomme, le régime lacté, etc.; et feu le docteur Georget rencontra trois exemples de gastralgie hypocondriaque dans lesquels le traitement antiphlogistique eut pour résultat l'exténuation physique la plus complète, jointe à une sorte d'imbécillité. »

Appuyé sur les faits nombreux et postifs de son excellent ouvrage, M. Barras arrive à cette induction générale, *p. 618* : « D'après l'expérience de tous les siécles et des meilleurs observateurs modernes, d'après le raisonnement et même le simple bon sens, on doit admettre, comme on l'a toujours fait avant la doctrine physiologique des affections essentiellement nerveuses..... En confondant les névroses avec les inflammations, les médecins physiologistes enseignent donc une fausse théorie qui expose les praticiens à des méprises toujours très-fâcheuses pour les malades, et quelquefois mortelles. »

Ainsi, les principaux faits de la question sont déjà bien démontrés :

1° Broussais a confondu les *gastralgies*, les *hypocondries*, etc., avec la *gastrite chronique*, les *gastro-entéralgies* avec les *gastro-entérites*; comme nous l'avons prouvé par le texte même des ouvrages du réformateur, et notamment des *propositions* CCCII, CCCIII, CCCIV, CCCXXXVI, CCCXLIII, CCCXLVI, etc.; et comme il le dit de la manière la plus positive, *Catéch. de la méd. phys.*, *p. 226* : « Dans les gastrites et les gastro-entérites chroniques, l'influence des voies digestives sur le cerveau n'est pas moins remarquable : lorsqu'une personne fort irritable est attaquée de ces inflammations, leur effet sur le moral se manifeste par l'inquiétude, la tristesse, les pressentiments funestes, comme on l'observe *chez tous* les hypocondriaques. »

2° De cette confusion dans la théorie sont résultés, pour la pratique, des désavantages tellement graves, tellement prononcés, que cette révolution, très-fâcheuse sous ce point de vue capital, devait amener, comme nous l'avons déjà dit, une contre-révolution Broussais avait surtout effectué la première, M. Barras devait particulièrement opérer la seconde. Il dit à cette occasion, *Suppl. au Traité des gastral.*, *p. 226* : « En établissant une différence tranchée entre les névroses et les inflammations gastro-intestinales, nous avons été assez heureux pour faire changer le traitement de ces névroses qui ne consistait alors que dans l'usage exclusif des sangsues, de l'eau de gomme et du régime maigre; cet usage est aujourd'hui, 1838, généralement abandonné, du moins dans la capitale ; car les mémoires à consulter que nous recevons des provinces prouvent que l'on y abuse encore des antiphlogistiques..... La contre-révolution de cette partie de la thérapeutique est à peu près complète. Les médecins physiologistes eux-mêmes, qui ont fait commettre tant de fautes graves en assimilant les gastro-entéralgies aux gastro-entérites, en les traitant toutes par les mêmes moyens, reviennent de leurs erreurs. »

Il ajoute, *Traité des gastrites*, *p. 619 :* « C'est ainsi que le docteur Boisseau, qui, dans le *Dictionnaire abregé des sciences médicales*, avait confondu toutes les névroses de l'estomac et des intestins avec la gastro-entérite chronique, sépare actuellement les névroses de l'inflammation du canal alimentaire, comme on le voit dans sa *Nosographie organique.* » Georget dit également, *Dict. de méd.*, *t. 21*, *p. 29 :* « Un disciple judicieux de la nouvelle école, M. Roche, tout en rattachant les névroses à l'irritation, les a cependant distinguées des autres maladies, en les désignant sous le nom d'irritations nerveuses. »

La *Gazette médicale* du 13 février 1830 assure que le réformateur a positivement éprouvé sur lui-même le danger des débilitants, le grand avantage du vin, des consommés, etc., dans les gastralgies prises et traitées pour des gastrites ; qu'il a été soustrait à l'influence d'une faiblesse mortelle, dans un cas de ce genre, par les moyens réparateurs.

On ne comprendrait pas bien, par la simple théorie, les funestes effets des émissions sanguines, des boissons gommeuses, de la diète, du lait, des aliments végétaux, herbacés, etc., dans les névroses en général, et dans les gastro-entéralgies en particulier, si les faits les mieux constatés ne démontraient la réalité de ce principe.

Ainsi Baglivi avait déjà fait observer que « les délayants et les mucilagineux développent l'irritabilité nerveuse et prolongent les maux des nerfs. » Whytt attribue la fréquence de l'hypocondrie, dans le bas-peuple du nord de l'Angleterre, à l'abus du lait, de l'orge, des pois, du gruau, des choux, des pommes de terre, etc. M. Barras lui-même, *loc. cit.*, *p. 322*, pense que « les ramollissements de la muqueuse digestive sont peut-être plutôt le résultat des relachants employés contre la gastrite prétendue, que de la gastrite elle-même. Il croit que l'endosmose de M. Dutrochet pourrait bien jouer un certain rôle dans cette altération. »

Du reste, M. Barras n'est pas plus, comme il le reconnaît lui-même, l'auteur exclusif de cette contre-révolution, que Broussais ne l'avait été de la révolution précédente. En effet, d'après M. Barras, Hippocrate et Galien ont décrit les gastralgies; Sydenham, Tissot, Whytt, Schmidtmann, etc., les ont même bien observées.

Il ajoute, *Traité des gastral.*, *p. 310* : « La plupart de ces médecins, entre autres Sydenham, l'un des plus grands observateurs du XVIIe siècle, s'accordent à dire que les pertes immodérées ou intempestives du fluide sanguin entraînent la délicatesse, l'atonie et la mobilité de ce système; que des névroses variées en sont fréquemment la suite; ils le prouvent en rapportant une multitude de faits particuliers. Tissot, Viridet, Van-Swiéten, Whytt, etc., en citent plusieurs de ce genre. »

Le dernier de ces auteurs distingue même avec sagacité la gastralgie de la gastrite, et dit, *Traité des malad. nerv.* : « La délicatesse extrême des nerfs de l'estomac et des intestins ne doit pas être confondue avec ce sentiment vif ou cette augmentation de sensibilité qui est une suite de l'état inflammatoire. En effet, quand il y a inflammation, tout ce qui est irritant cause de la douleur à l'estomac et aux intestins; tandis que, dans le cas de névrose, ce sont les substances insipides, etc. »

M. Barras ajoute, *Traité des gastral.*, *p. 457* : « Il importe d'autant plus de ne pas confondre les gastrites et les gastralgies, que ce qui guérit les phlegmasies de l'estomac peut exaspérer et même créer ses maladies nerveuses, et que les moyens curatifs de celles-ci sont contraires dans celles-là. » Il dit aussi, *loc. cit.*, *p. 310* : « Voulez-vous une différence encore plus tranchée, vous la trouverez dans la production des névroses par les évacuations sanguines. Il me semble du moins que c'est là une preuve décisive de la non-identité des inflammations et des maux de nerfs. En effet, les saignées et les hémorragies copieuses étant les principaux moyens curatifs des phlegmasies, guériraient aussi les névroses, si l'état morbide qui les constitue ne différait pas essentiellement de l'état inflammatoire. Or, loin de guérir les maladies nerveuses, ces évacuations les créent très-souvent et les entretiennent presque toujours. »

D'un autre côté, l'efficacité des excitants et des toniques dans les gastralgies est aujourd'hui constatée par l'expérience, comme le prouvent les faits rapportés par Fred. Hoffmann, Schmitdmann, Barras, etc., et ceux que nous pourrions fournir en assez grand nombre. Il en est de même des préparations d'opium. M. Barras, *loc. cit., p. 211*, parle d'un homme de trente-six ans qui s'exprime ainsi relativement à l'heureuse influence de ce médicament :

« L'opium est enfin venu à mon secours. L'usage de cette substance m'a procuré une nouvelle vie. Sans elle je ne pourrais plus exister. Un quart de grain de ce précieux suc calme mes douleurs, chasse la tristesse et me rend la gaîté. » Or, tous les praticiens savent, aujourd'hui surtout, que ces moyens seraient loin de réussir dans une véritable gastrite.

Les prétentions de M. Barras, et nous devons le dire à sa louange, ne sont pas plus exclusives relativement à la contre-révolution qu'il a produite lorsqu'il parle du traitement des gastralgies. Il dit en effet que ce traitement n'est pas nouveau ; que de Haën, par exemple, en employait un semblable au sien pour le fond. Il ajoute que cela est d'autant plus remarquable qu'on ne pourra pas accuser cet auteur d'avoir méconnu les phlegmasies, et dit, *loc. cit., p. 548* :

« On sait en effet que de Haën professait déjà, du moins en grande partie, les principes de la médecine physiologique, et qu'il voyait aussi très-souvent des phlegmasies là où ses confrères n'en voyaient pas ; qu'en succédant à Stoll dans la chaire de clinique de la faculté de Vienne, il regarda comme inflammatoires toutes les maladies que son prédécesseur regardait comme bilieuses, et qu'il prodigua la saignée comme Stoll avait prodigué l'émétique.»

M. Barras offre encore, à notre sens, sur Broussais le grand avantage d'être aussi peu exclusif, aussi judicieux dans la conception de sa doctrine, qu'il est modeste dans son exposition. Il dit en effet, *loc. cit.*, *p. 600* :

« L'amour de la vérité m'oblige à faire une concession aux médecins physiologistes : il est très-vrai que les douleurs névralgiques peuvent s'accompagner de phlegmasie..... Mais tel est le grand inconvénient, le danger même des systèmes de médecine, on veut les adapter à tous les faits ; tandis qu'ils ne conviennent qu'à quelques-uns. » Lorsque Schmidtmann, qui s'est occupé avec beaucoup de succès des névroses digestives, dit que la gastralgie peut se compliquer de gastrite, et qu'alors il faut traiter d'abord par les adoucissants, ensuite par les toniques, M. Barras s'empresse de reconnaître la vérité de cette observation, et conclut ainsi, *p. 354* : « Je *n'attaque pas* la médecine physiologique, je ne voudrais en détruire que les abus. »

Cette manière de voir et d'agir est très-sage, elle précise avec une grande vérité le point de vue où devraient toujours se placer ceux qui prétendent juger la doctrine du réformateur. M. Barras va même jusqu'à condamner Johnson qui vient se poser en adversaire de Broussais avec des idées aussi absolues que celles du novateur. Il dit en effet, *Suppl. au Traité des gastral.*, *p. 246* :

« Johnson faisant jouer à la sensibilité morbide de l'estomac le rôle que les médecins physiologistes ont fait jouer à la gastrite, soutient que cette sensibilité est le point de départ de toutes les affections hypocondriaques, et qu'elle peut les occasionner sans se montrer elle-même par le moindre trouble des fonctions digestives. Cette opinion a le défaut d'être trop exclusive. »

La confusion des *gastro-entérites* et des *gastro-entéralgies*, disons même des *névroses* proprement dites et des *inflammations*, est donc l'une des erreurs les plus graves et surtout les plus dangereuses de la médecine physiologique. Les faits observés par Willis, Cheyne, Whytt, Boerhaave, Viridet, Lorry, de Haën, Fred.

Hoffmann, Tissot, Raulin, Pomme, Réveillon, Comparetti, Pinel, Louyer-Villermay, Esquirol, Georget, plus récemment et plus spécialement encore par MM. Amédée Dupau, Schmidtmann, Johnson et Barras, le démontrent jusqu'à l'évidence, en faisant comprendre tout l'avantage et toute l'utilité de la contre-révolution qui vient de s'opérer.

Une circonstance de cette réaction doit surtout fixer l'attention des observateurs, c'est sa presque simultanéité en Italie, en Allemagne, en Angleterre, en France, par les travaux de Comparetti, de Schmidtmann, de Johnson et de M. Barras. Ce dernier dit en parlant des trois médecins étrangers, *Suppl. au Traité des gastral., p. 3 :*

« Nous invoquerons leurs témoignages avec d'autant plus de plaisir que leurs doctrines sont conformes à la nôtre, sauf de légères dissidences qui ne portent que sur des points accessoires, et ne viennent peut-être que de la différence de climat, de mœurs, de constitutions individuelles, etc. Ces autorités doivent, ce nous semble, exciter l'intéret des lecteurs. Nous espérons du moins que les plus difficiles à convaincre, s'il y en a encore, ne pourront s'empêcher de nous accorder quelque confiance quand ils verront que nos principes, qui ne sont que le résultat de l'expérience de tous les siècles, se trouvent confirmés par l'observation de trois célèbres praticiens modernes, et en harmonie avec les idées répandues en Italie, en Allemagne et en Angleterre, sur les maladies qui font le sujet de notre étude.

« On doit être frappé, en effet, de voir que quatre médecins, qui ont étudié les gastro-entéralgies d'une manière spéciale et dans des pays différents, en aient conçu à peu de chose près la même opinion. Cette conformité de vues et de sentiments est d'autant plus digne d'être remarquée que trois de ces médecins ont souffert eux-mêmes les maux qu'ils ont décrits, et que le quatrième était dans les circonstances les plus favorables pour les bien observer. » Nous savons que M. Barras avait éprouvé une gastralgie très-grave; Schidtmann était sujet à la colique nerveuse, et Johnson à la susceptibilité gastrique de la même nature.

Tels sont les principaux désavantages que nous paraît offrir la médecine physiologique en l'étudiant au double point de vue de la théorie et de la pratique; il nous reste maintenant, pour compléter nos considérations sur cette même doctrine, à préciser ce qui en restera de vraiment utile pour la science et pour l'art; enfin, à présenter le résumé du jugement que nous avons cru devoir porter sur la révolution médicale qui vient de s'effectuer sous le titre d'*établissement de la doctrine physiologique*.

III

UTILITÉ POSITIVE DE LA RÉVOLUTION MÉDICALE.

Il existe, comme nous l'avons déjà dit, plus de rapports qu'on ne le pense généralement entre les révolutions des sciences et les révolutions politiques. Le progrès des idées les prépare, la nécessité les détermine, l'enthousiasme les accomplit, l'expérience les juge, le calme et la raison épurent les résultats qu'elles ont effectués.

Lorsque ces révolutions n'ont pour principe que le vertige et l'erreur, pour moyen d'exécution que la turbulence des passions, l'effroi les accompagne, le désastre les suit; elles passent, à la manière d'un sinistre, sur une époque tout entière !...

Lorsqu'elles sont fondées sur la raison et la vérité, le temps les amène irrésistiblement; la force morale des choses les accomplit sans violence et sans commotion ; l'expérience consacre tous leurs principes à la satisfaction, à l'avantage de la génération présente et des générations à venir.

Enfin, lorsque leur première impulsion reconnaît pour mobile un mélange d'erreurs et de vérités, souvent une circonstance imprévue les détermine, une lutte, un combat les accompagnent, un succès de vogue les décide, une grande irrésolution les suit!... Mais bientôt la réflexion vient prendre la place de l'enthousiasme qui s'évanouit; la raison, la vérité, qui sont inaltérables dans leur force et dans leur puissance, parce que leur puissance et leur force reposent dans leur essence propre, et non dans l'exaltation de leurs moyens, reprennent tout l'empire; l'erreur se dissipe, et les germes fructueux de la révolution qui vient de s'effectuer, du système qui va s'établir sont désormais fécondés et développés pour le perfectionnement de l'intelligence et le bien-être de l'humanité!...

La première de ces révolutions appartient aux pays barbares, la seconde se voit chez les nations calmes et sages qui s'inspirent au foyer toujours pur de la raison suprême, la troisième se manifeste chez les peuples dont la civilisation est très-avancée.

Hâtons-nous de le dire, c'est à ce dernier mode qu'appartient la révolution médicale dont Broussais fut le principal acteur. Enfant hybride, et cependant bien remarquable, de l'erreur et de la vérité, sa doctrine a remué profondément tout le domaine de la science, comme l'a bien reconnu M. Droz lorsqu'il dit, *Eloge funèbre :*

« Je laisse aux pairs de M. Broussais le soin d'apprécier et de faire valoir ses travaux qui donnèrent aux idées *un si prodigieux mouvement*. Or, si l'on veut savoir quel prix attachaient à ces travaux les pairs du réformateur, écoutons les accents de leur dernier adieu sur la tombe même de cet homme célèbre :

« Dans les armées, dit M. le baron Larrey, au milieu du fracas de la guerre, dans les hôpitaux, en France et dans les pays étrangers, il a partout observé avec le discernement du génie..... Parvenu à l'apogée de sa gloire, ce professeur remarquable développa ses principes avec l'éloquence de la conviction. »

« Repose en paix, cher collègue, ajoute M. Orfila, tu as le rare bonheur de quitter cette terre certain d'avoir imprimé à la science un immense mouvement dont la postérité te tiendra compte. Admirateurs sincères de la réforme médicale que tu as provoquée sur tant de points, et au succès de laquelle tu as si puissamment contribué, nous méditerons religieusement les œuvres que tu nous légues ; nous nous efforcerons de les féconder, et, n'en doute pas, nous transmettrons à nos neveux les belles maximes d'un dépôt précieux qui a rendu ton nom immortel, et qui excitera à jamais les sentiments de la plus vive reconnaissance. »

« Oui, messieurs, disait également M. Bouillaud dans la même occasion, un astre des plus lumineux vient de s'éteindre dans le monde médical !... Broussais est du petit nombre de ces hommes qu'on honore bien plus en disant *ce qu'ils ont fait* qu'en disant *ce qu'ils ont été*. »

M. Gasc, remontant aux plus belles années du réformateur, s'exprimait ainsi : « Qui ne se rappelle cette époque d'enthousiasme ? Broussais était alors dans la force de l'âge, et poursuivait son œuvre avec l'inspiration d'un réformateur et la logique d'un talent supérieur. Il bouleversa le sol médical, et se trouva tout à coup à la tête d'une immense révolution..... Personne n'avait un coup d'œil plus juste, un diagnostic plus rapide et plus sûr, et ne traçait d'une manière plus lucide l'histoire d'une maladie. C'est ainsi que le grand praticien ne le cédait en rien au grand écrivain. »

D'après ces éclatants et graves témoignages, la question d'avenir, envisagée d'une manière absolue, se trouve donc jugée relativement à la révolution médicale qui vient de s'effectuer, à la doctrine physiologique dont l'établissement présente le plus important résultat de cette révolution.

Oui sans doute il restera de cette même révolution et de cette doctrine quelque chose de vraiment utile pour la science et pour l'art ; mais il s'agit actuellement de préciser quelle sera la nature et l'étendue de cet impérissable héritage légué par le réformateur et par notre siècle à la reconnaissance de la postérité.

Pour éviter toute confusion dans l'exposé de ce troisième chapitre, nous le diviserons en deux paragraphes principaux :

1° *Fixation des résultats utiles de la révolution médicale ;*

2° *Résumé du jugement porté sur cette révolution.*

§ I. FIXATION DES RÉSULTATS DE LA RÉVOLUTION MÉDICALE.

Il ne s'agit plus actuellement d'établir les avantages présents de la médecine physiologique et de la révolution qui l'a fait naître et grandir ; il faut traiter leur question d'avenir, et prévoir non-seulement si des vérités en découleront ultérieurement pour l'enseignement et la pratique ; mais préciser le nombre et la portée de ces vérités.

Ce n'est point par de vaines conjectures que nous désirons arriver à la solution de cet important problême ; ainsi conduite, cette entreprise nous paraîtrait vaine et sans résultats fructueux. C'est encore par l'expérience et l'observation que nous voulons procéder, en nous élevant, de la vérité des faits accomplis, à la connaissance positive de ceux qui ne peuvent manquer de se réaliser un jour.

Avant l'établissement de la doctrine physiologique, « trois sectes principales, a dit M. John Cross, dans son livre intitulé : *Paris et Montpellier*, traduit de l'anglais par Elie Revel, p. 51, s'étaient élevées sur les débris de toutes les autres : les mécaniciens, les empiriques et les Galénistes oocupaient exclusivement le domaine de la médecine. C'est à notre Brown qu'appartient la gloire de les avoir toutes anéanties !...

« Il faut pourtant l'avouer, le Brownisme ne put jouir paisiblement de sa nouvelle conquête ; quelques partisans des anciennes idées formèrent une opposition active ; leur parti se grossit des mécontents, et la victoire fut complète au moment où Pinel arbora l'étendard de la révolte..... Enfant de l'empirisme rationnel et de l'analyse Baconienne, la nosographie philosophique fut longtemps regardée en France comme l'ouvrage le plus parfait qui eût encore paru sur la pathologie. »

M. Bouillaud signale également une sorte de filiation progressive dans la succession des novateurs, et dit, *Eloge funèbre :* « Les illustres réformateurs, les vrais législateurs des sciences forment une série continue, une succession logique et nécessaire ; de sorte que le dernier n'est réellement que le continuateur de celui qui l'a immédiatement précédé, et ainsi des autres; ils se supposent les uns les autres. »

Nous retrouvons la même pensée dans l'*Eloge historique*, par M. Bérard : « Parcourir la route qui a été frayée par des devanciers, mais aller plus loin qu'eux après avoir suivi leurs traces, voilà les titres de gloire de presque tous les hommes qui se sont distingués dans les sciences. Les doctrines enfantent les doctrines, les hommes de génie se transmettent leur héritage, et, comme on l'a dit avec raison, ils se supposent les uns les autres.....

« Deux circonstances importantes : l'apparition des *Elementa medicinæ* de Brown et de la *Nosographie philosophique* avaient préparé la venue de la doctrine physiologique. »

Ajoutons que la doctrine physiologique, à son tour, a sensiblement développé l'impulsion de l'anatomie pathologique, et fait naître en France le *Traité des gastralgies*, par M. Barras; en Angleterre, celui de James Johnson sur le même sujet.

« Broussais, dit encore M. Bouillaud, fut donc l'héritier naturel, légitime, j'ai presque dit prédestiné de Bichat et de Pinel lui-même : tous deux avaient préparé la révolution dont il fut le promoteur. »

Ainsi, même à ce titre, le réformateur serait assuré de laisser dans la science et dans l'art quelque chose de réellement utile. Nous voulons parler de la destruction du Brownisme et de ses conséquences pratiques, du développement de l'anatomie médicale et morbide; enfin, d'une manière indirecte, de la connaissance beaucoup plus positive et plus pratique des affections nerveuses, des gastro-entéralgies plus spécialement encore, si bien observées et décrites avec tant de soin par les auteurs de la contre-révolution.

L'influence de Broussais ne fut pas aussi favorable à la physiologie, à la philosophie, à la phrénologie.

Bichat, Chaussier, Richerand, Adelon, Magendie, etc., avaient mis la première en honneur; c'était en quelque sorte la science à la mode, et partout, en France, on la professait avec succès et distinction. Aujourd'hui, cette science a presque disparu du programme de l'enseignement. Faussée dans ses applications à la pathologie par le système exclusif du réformateur, elle ressent encore actuellement les fâcheuses conséquences du naufrage momentané de la doctrine qui lui avait emprunté son nom.

En voyant cette même doctrine réduite à des conditions si minimes par la prétention du réformateur *à l'unité médicale*, la masse des hommes inattentifs, superficiels et prévenus dit et répéta partout cette funeste absurdité :

« Voilà donc en réalité la doctrine que peut enfanter la physiologie, voilà donc la véritable médecine physiologique ! » Et la physiologie fut frappée de ridicule, de nullité, de réprobation !...

Mais le temps de la réparation aura son tour, la physiologie reprendra dans l'enseignement le rang distingué qu'elle n'aurait pas dû perdre, et les bons esprits s'empresseront de reconnaître qu'une science ne doit pas répondre des abus que l'on fait de ses principes.

La philosophie aurait également plus d'une réclamation à faire sous le point de vue des dommages que lui causa le novateur. Il compromit sérieusement le sensualisme en voulant le faire prévaloir ; il prostitua de nouveau le beau titre de philosophie, en voulant matérialiser la science qu'il sert à désigner.

Enfin, comme l'a dit M. Bérard, en parlant de la phrénologie : « Dans le cours de sa vive polémique, Broussais avait rencontré les organologistes sur son passage, et il leur avait lancé quelques-uns de ces traits dont se relevaient si difficilement ceux qu'ils avaient atteints. Il essaya plus tard de faire revivre l'hypothèse de Gall, mais il l'avait tuée ; il n'a plus galvanisé qu'un cadavre ! »

Toutefois, dans cette appréciation rigoureuse n'oublions pas que chez Broussais il existait deux hommes bien différents : 1° l'observateur de génie, 2° le systématique exclusif ; et que dès-lors, s'il fut peu favorable aux progrès des sciences accessoires à la médecine, il ne devait pas en être ainsi pour la médecine proprement dite, et surtout pour la pathologie pratique.

Le plus grand nombre des réformateurs furent des hommes de cabinet, des génies plus ou moins brillants que leur propre organisation éloignait des sages lenteurs de l'expérience, pour les entraîner dans les régions élevées de la généralisation systématique ; des hommes, par conséquent, qui n'importèrent le plus souvent dans la science que les produits de leur imagination.

Le novateur français ne doit pas être placé dans cette catégorie. En effet, comme l'a très-bien fait observer M. Bérard, *loc. cit.* : « Cette vie laborieuse, ces études cliniques consciencieuses et opiniâtres, éclairées journellement par la dissection des cadavres, établissent une différence immense entre Broussais et la plupart des réformateurs qui l'ont précédé. Son esprit était déjà mûri par l'observation lorsqu'il vint jeter un audacieux défi à ceux qui avaient été ses maîtres ; et quand il terrassa ses adversaires, ce fut autant par la solidité de son savoir que par la puissance de sa logique. »

En effet, Broussais avait composé, *dans le calme de la raison, sous la dictée de l'expérience la plus éclairée*, son savant *Traité des phlegmasies chroniques*, avant d'écrire, *ab irato*, son *Premier Examen des doctrines*.

Aussi, lorsque M. Bérard a pu dire, en parlant du réformateur écossais, *loc. cit.*: « Brown, créateur d'une doctrine dont l'imagination a fait tous les frais, a cependant légué à Broussais la *proposition* qui fait la pierre angulaire de son édifice médical, savoir : « *La vie ne s'entretient que par l'incitation, elle n'est que le résultat de l'action des irritants sur l'incitabilité des organes,* » il nous est à plus forte raison permis d'ajouter à l'occasion du novateur français : Broussais, dont la doctrine est établie sur les faits les mieux observés, sur les principes physiologiques les plus incontestables, à laquelle on peut seulement reprocher trop de généralisation dans ces faits, trop d'exclusion dans l'application de ces principes, offrira nécessairement des erreurs qu'il faudra bannir de la science ; mais il présentera nécessairement aussi des vérités fondamentales autour desquelles iront désormais se ranger les vérités nouvelles que le temps et l'expérience viendront également consacrer pour le perfectionnement ultérieur de la médecine physiologique.

Il serait donc important de signaler ici non-seulement les acquisitions actuelles de cette doctrine, mais encore celles qu'elle devra faire un jour pour mériter le beau titre dont la décora son auteur.

Les détracteurs de Broussais, et particulièrement les médecins étrangers, n'ont voulu voir dans sa doctrine que le système étroit par lequel il s'efforçait de la ramener à l'utopie de *l'unité médicale*.

C'est ainsi que Schmidtmann dit, à l'occasion d'une épidémie qui avait régné à Oldendorf au printemps de 1824 : « Quoique je connusse la nouvelle doctrine de Broussais, je n'en donnais pas moins courageusement l'émétique, persuadé qu'en prenant toutes les maladies pour des inflammations, et en plaçant leur siége dans l'estomac et les intestins grêles, cet auteur rêvait et avait des hallucinations comme Brown et les autres fondateurs de systèmes. »

Ne rien voir de plus dans la doctrine du réformateur que la théorie de l'irritation et de la gastro-entérite, est assurément la juger sans la comprendre.

La vérité commande, pour l'apprécier à sa juste valeur, de se placer entre cet extrême et la prétention exagérée de son auteur, de ses sectateurs enthousiastes qui signalent cette doctrine à l'admiration de la postérité comme le prototype de la perfection médicale.

Nous devons d'abord tenir compte au novateur du courage qu'il a montré dans la conception de cette immense entreprise, et de la puissante énergie qu'il a déployée dans son exécution.

« Il faut, dit M. Monfalcon, *Dictionn. des scienc. méd., t. 26, p. 150*, reconnaître autant de courage que de génie dans l'auteur de la nouvelle doctrine : la seule idée de la révolution qu'il espère opérer est effrayante, car si les médecins ont généralement moins de préjugés que les autres hommes, en revanche, ils tiennent beaucoup plus à ceux qu'ils ont. »

Un second fait également bien établi, c'est la profonde sensation produite par la doctrine du réformateur, et l'influence qu'elle a constamment exercée jusqu'ici, depuis son établissement, sur l'enseignement et la pratique de la médecine.

« Comme la politique, dit encore M. Monfalcon, *loc. cit.*, la médecine a ses idées libérales; en vain la prévention, l'envie, l'ignorance se liguent pour les étouffer; elles font chaque jour des conquêtes nouvelles, elles s'insinuent dans l'esprit même de leurs ennemis, malgré eux; et tous les obstacles qu'on leur oppose ne font qu'avancer et rendre plus certain le moment de leur triomphe.»

M. John Cross, *loc. cit., p. 71*, s'exprime ainsi sur la manière dont la médecine physiologique pénètre dans la conviction même de ses détracteurs : « En attendant que paraisse un jugement officiel et définitif, plusieurs professeurs rendent un hommage secret aux idées fondamentales de la nouvelle doctrine. L'un nie les crises et les métastases; l'autre reconnait les irritations abdominales pour la cause des fièvres. Quoique cela soit dit dans le courant d'une leçon, l'auditoire n'a pas le temps de signaler le tribut qu'on paie à la réforme, parce que le nom de Broussais n'est jamais prononcé, et qu'avant de glisser l'insinuation, on commence par protester de son attachement à la médecine hippocratique.

« Les élèves n'imitent pas leurs professeurs dans l'observation des bienséances; ils sont franchement Broussistes et ne perdent jamais l'occasion de le prouver. Je me souviens qu'à l'ouverture des cours de cette année, le professeur qui prononçait le discours d'usage dit quelques mots contre les prétentions des novateurs modernes. Comme il désignait assez clairement la doctrine de Broussais, il s'éleva dans l'amphithéâtre des trépignements et des murmures d'improbation qui couvrirent la voix de l'orateur et l'obligèrent de s'interrompre. »

M. Cross parle ici de la faculté de Paris, et son livre s'imprimait en 1820. Cet auteur nous donne, d'un autre côté, la raison de l'enthousiasme des élèves et de la réserve des professeurs lorsqu'il ajoute, *p. 115* :

« Du haut de sa chaire, Broussais condamne également au feu les bouquins parcheminés des anciens et les magnifiques éditions des livres modernes;..... et *p. 131* : Celui-ci oublie peut-être trop souvent, dans ses déclamations de tribun, ce qu'on doit aux cheveux blancs du respectable auteur du *Traité de l'aliénation mentale*. »

Nous l'avons déjà dit, le réformateur accordait, en effet, beaucoup trop de prix à ces succès d'une vogue éphémère, en méprisant les moyens si naturels et si convenants de s'attacher les hommes de sens et de savoir, de mériter et de gagner en même temps leurs suffrages.

Il fallait toute la solidité de sa doctrine pour la faire survivre aux légitimes réactions, aux préventions inévitables de tant d'amours-propres blessés, disons-le même, de tant d'humiliations personnelles.

L'invasion de cette doctrine dans le domaine de la science et de l'art, malgré tous ces obstacles réunis, est donc la meilleure preuve de la vérité de ses principes, et de l'inutilité des formes excentriques et souvent condamnables dont son auteur a dès-lors pris sur lui toute la responsabilité.

M. John Cross dit encore à cette occasion, *loc. cit., p. 70* : « Je voudrais que Broussais recherchât moins les suffrages des jeunes gens. Peut-être sont-ils plus persuadés par le style impétueux de ses écrits, le ton fougueux et déclamatoire de ses leçons publiques, que par la solidité de ses raisonnements. Si quelque chose devait flatter le réformateur, si quelque circonstance devait prouver le mérite de ses doctrines, ce serait la conduite de tous les hommes à qui le droit de juger est garanti par l'âge et par le talent. Parmi les praticiens de la capitale, parmi tous les professeurs de l'école, aucun n'a pris la plume pour réfuter les idées de Broussais. Après la vogue qu'elles ont depuis quelques années, ce silence ne peut être du mépris. »

Voilà pour le passé, pour le présent de la médecine physiologique; abordons franchement sa question d'avenir.

M. Monfalcon s'exprime ainsi à cette occasion, *loc. cit., p. 150* : « Lorsque la nouvelle doctrine aura été exposée avec tous ses développements, nul doute qu'elle ne triomphe de toutes les objections des critiques; elle a été jusqu'à présent trop peu examinée et discutée pour qu'on puisse prononcer sur elle définitivement; mais déjà combien elle paraît exacte, lumineuse! combien il est facile de prédire sa victoire! »

Si M. Monfalcon veut parler ici de la doctrine physiologique rectifiée, perfectionnée par les résultats de l'expérience, nous adopterons toutes les conséquences de sa prédiction ; mais s'il considère cette doctrine telle qu'elle est sortie des mains du réformateur, en la poussant à toutes les conséquences du système exclusif sur lequel Broussais cherchait à la fonder, les faits et l'observation ne nous permettent plus de partager cette croyance, et de prédire à la médecine physiologique un aussi brillant avenir.

Nous allons démontrer ces deux propositions en exposant, soulignés et par ordre, les principes de cette doctrine qui resteront dans la science et dans l'art ; en indiquant ceux qu'il faut modifier et ceux qu'il faut proscrire pour la faire arriver à la perfection qu'elle est susceptible d'acquérir.

« L'idée de rapporter tous les phénomènes des êtres vivants aux lois qui régissent la matière inorganique, dit M. Bérard, *loc. cit.*, a été considérée comme le pas le plus hardi qu'on ait pu faire en philosophie. Je le veux, mais ce pas a trop souvent été fait dans les ténèbres, et Broussais ne paraît pas avoir été tenté de s'y aventurer. L'élève, l'admirateur et l'ami de Bichat ne pouvait manquer de proclamer le vitalisme. »

Ainsi, la doctrine du réformateur est entièrement fondée sur le vitalisme physiologique, et la première loi qu'il établit peut se poser ainsi formulée :

1° *Le corps vivant se trouve sous l'empire de conditions propres, et régi par des lois étrangères aux lois, aux conditions de la matière inerte.*

Broussais distingue la force vitale, qu'il regarde comme une cause première, des propriétés vitales. Pour lui, ce qu'il nomme la *chimie vivante* est l'instrument de la force vitale ; et les propriétés vitales se réduisent à la contractilité. Nous avons démontré qu'il existait ici confusion, défaut de forme, et que, sans changer le fond, on devrait ainsi formuler cette seconde loi de la doctrine physiologique :

2° *Les conditions vitales apparentes par les effets dont elles sont le principe, et les agens extérieurs, l'occasion, peuvent se réduire à deux essentielles : 1° faculté de sentir, 2° faculté de se contracter*, sensibilité, contractilité. *On peut même rendre cette faculté complexe par le terme d'excitabilité, sans toutefois identifier absolument les deux éléments qui la constituent.*

Arrivée à la détermination de la vie et des moyens susceptibles de l'entretenir, la doctrine physiologique doit formuler ainsi cette troisième loi qu'elle emprunte au système de Brown.

3° *La vie est un fait complexe qui paraît s'entretenir par l'exercice de l'excitabilité ; elle se soutient en effet par l'action des stimulants extérieurs, et tout ce qui augmente les phénomènes vitaux est stimulant.*

Dans la nécessité de préciser le passage de la santé à la maladie, et de caractériser en même temps ces deux états opposés, la doctrine physiologique établit cette quatrième loi :

4° *L'influence des agens extérieurs et la réaction vitale qui la suit peuvent être normales, d'où résulte la santé ; elles peuvent être anormales, d'où résulte la maladie.*

Il s'agit actuellement de savoir si la maladie est un être distinct résumant l'ensemble des symptômes de l'état morbide, ou se trouvant représenté par un principe virulent, venimeux, vénéneux, toxique, etc. ; ou si cette maladie n'est que la simple altération des conditions vitales qui doit toujours être comprise comme inhérente à l'organe affecté dont il ne faut, par conséquent, jamais l'isoler.

En proscrivant l'ontologie médicale, Broussais a bien mérité de la science. En refusant même de reconnaître à ce titre les virus, les venins, les poisons, etc., il eût encore été dans le vrai. Mais, en soutenant que les maladies produites par ces agens étaient identiques aux mêmes altérations déterminées par tout autre modificateur, et ne prenaient aucun caractère spécial de la nature de leur cause, il est tombé dans une exclusion erronée ; et l'expérience a déjà fait justice du principe qu'il prétendait établir sur ce fondement ruineux. Il était plus judicieux, comme l'observe M. John Cross lorsqu'il disait, *loc. cit., p. 54 :*

« Il ne suffit pas de découvrir l'organe malade, il faut encore déterminer pourquoi il l'est, comment il l'est, et de quelle manière il est possible de faire qu'il ne le soit plus ; car c'est en cela que consiste la connaissance de ce qu'on doit entendre par la nature d'une maladie. »

Toutefois, la science et l'art conserveront, sous le rapport de cette importante question, les lois suivantes ainsi formulées :

5° *Il ne peut exister aucune entité morbide étrangère à l'économie vivante, et complètement isolée des organes ;*

6° *L'état pathologique doit être avant tout placé, recherché dans l'affection des tissus vivants ;*

7° *Toute maladie locale n'est que le résultat de l'altération des conditions naturelles de l'organe affecté.*

Il s'agit dès-lors de préciser quelles sont les altérations générales de ces conditions de la vitalité. Le réformateur avait bien compris d'abord la nécessité de n'en exclure aucune puisqu'il a dit : « La doctrine physiologique repose nécessairement sur *toutes* les modifications que peut éprouver la vie. »

Mais, dans son extrême désir de simplifier, il arrive par degrés à ne voir bientôt plus qu'un seul mode principal, dans ces altérations, l'augmentation, et par vouloir ainsi ramener presque toutes les maladies à l'inflammation proprement dite. On sent aussitôt qu'un tel principe ne doit pas rester dans la science, et que les faits les plus positifs en repoussent au contraire l'admission. Toutefois, cette base de la doctrine physiologique n'est point fausse, comme l'ont annoncé quelques esprits superficiels, elle est au contraire essentiellement vraie, mais en même temps bien incomplète. Ainsi, la loi, formulée d'après l'idée la plus générale du réformateur devra présenter encore un axiome impérissable en l'exprimant ainsi :

8° *L'altération des conditions vitales, envisagée dans tous ses modes, présente l'origine et le premier élément des maladies qui peuvent se développer dans l'organisme, en y comprenant pour quelques-unes la présence d'un agent morbide particulier.*

Mais si l'on cherche à préciser ces modes, la doctrine physiologique indiquant seulement l'augmentation comme très-fréquente, et la diminution comme très-rare, n'offre point de loi qui puisse rester dans la science.

Il faudra pour établir cette loi d'une manière invariable, admettre les cinq modes principaux d'altération des conditions vitales : 1° *augmentation*; 2° *diminution*; 3° *perversion*; 4° *suspension*; 5° *extinction partielle*. On trouvera dès-lors avec facilité la théorie du plus grand nombre des maladies ; tandis que Broussais, dans son système exclusif, incomplet, insuffisant, une fois sorti des phlegmasies, qu'il a décrites en maître, marche d'erreurs en erreurs en rattachant toutes les autres altérations morbides à des types auxquels il est impossible de les rapporter.

D'après le réformateur, « une maladie est toujours locale avant de se généraliser; il n'est aucun agent qui puisse déterminer directement une altération pathologique dans tous les systèmes à la fois, et les symptômes plus ou moins généraux que l'on a pris pour les caractères de ces affections morbides, ne sont autre chose que les effets sympathiques d'une lésion primitivement locale. » Il pose, à cette occasion, des principes vrais relativement aux sympathies morbifiques, mais il fait encore un grand abus de leur application. Nous formulerons ainsi les lois de la doctrine physiologique sur cet objet important.

9° *Chacun des organes de l'économie vivante offre son excitabilité spéciale, et des rapports particuliers avec tel ou tel autre organe, indépendamment de ceux qui le rattachent à tout l'organisme. Ces rapports généraux et particuliers sont établis surtout par le moyen des nerfs; c'est ce qui constitue le lien sympathique au moyen duquel une maladie d'abord locale peut se généraliser d'une manière plus ou moins complète ;*

10° *Certains organes qui, dans l'état normal, ne semblent pas accuser une grande excitabilité, peuvent, dans l'état morbide, en acquérir une telle qu'ils deviennent des foyers d'impression et de réaction, de véritables sens pathologiques.* »

11° *L'irritation d'abord développée dans un seul organe peut se répéter dans un ou plusieurs autres. C'est ainsi que se manifestent les sympathies morbides.*

Partant de ces principes qui sont vrais et qui resteront à jamais dans la science, le réformateur veut expliquer toutes les diathèses des auteurs par cette répétition sympathique de l'irritation. On pourrait tout au plus admettre cette explication physiologique pour la généralisation de certaines phlegmasies, de quelques affections nerveuses, etc.; mais l'expérience ne permet pas de l'adopter pour les scrofules, les dartres, le cancer, la syphilis, la résorption purulente, l'anémie, etc., etc. Sous ce rapport, la doctrine de Broussais n'offre aucune loi que nous puissions établir sur les faits. Nous dirons la même chose relativement aux constitutions médicales, aux crises, à la nature médicatrice, à la marche, à la durée des maladies, etc.; ce sont autant de questions de pathologie générale mal comprises par le novateur, et qu'il est important d'harmoniser avec la doctrine physiologique pour combler ces lacunes graves qui la rendent si positivement incomplète.

Arrivé au grand fait de l'inflammation, Broussais en précise la nature et le siége avec le talent d'un grand observateur. Ce qu'il apprécie plus spécialement encore avec toute la portée du vrai génie, c'est le passage de l'état aigu à l'état chronique, et la nécessité de traiter aussi, par les antiphlogistiques, ce dernier mode inflammatoire nonobstant les apparences illusoires qui l'ont souvent fait prendre pour toute autre maladie. Nous pouvons encore sous ce rapport formuler deux lois invariables qui appartiennent à la médecine physiologique :

12° *L'inflammation devient chronique en se prolongeant par l'action continuée d'un stimulant;*

13° *Tant que la phlegmasie persiste dans un tissu, même à l'état chronique et latent, il faut persister dans l'emploi du traitement approprié à cet état, en le subordonnant toutefois aux dispositions locales et générales, en évitant les stimulants intempestifs susceptibles d'entretenir cette phlegmasie que nous supposons ici la maladie principale.*

Le réformateur abuse ensuite bien étrangement des applications qu'il fait de l'irritation et de l'inflammation à la théorie du plus grand nombre des altérations morbides, et surtout de la gastro-entérite à laquelle il donne une importance exagérée. En voulant détruire l'entité fièvre, il cherche à rattacher toutes celles que l'on nomme essentielles à l'inflammation du tube digestif. M. Bérard nous semble un peu dépasser la réalité de l'histoire lorsqu'il dit à cette occasion, *loc. cit.*: « *Proclamons-le :* sur deux points importants de cette grande question Broussais a eu la gloire de faire accepter ses idées à ses contemporains : la réduction de ces fièvres à une seule, dont l'intensité varie, et la coexistence de cette fièvre avec l'inflammation de certaines parties du tube digestif. »

Si M. Bérard ne voulait parler ici que des fièvres adynamique et entéro-mésentérique, nous lui accorderions que les contemporains du réformateur ont en effet adopté ses idées sur ces deux fièvres, bien que cette adoption fût encore loin d'être unanime, comme le prouvent un assez grand nombre de réclamations ; mais alors il ne s'agit que d'un très-petit point de la question, et ce succès, comparé aux prétentions du novateur ne méritait pas d'être *proclamé.*

Si au contraire M. Bérard comprend, comme Broussais, dans cette manière de voir toutes les fièvres essentielles, nous trouvons ici une erreur grave, car nous ne pensons nullement que les médecins observateurs aient admis la fièvre typhoïde comme le résultat d'une simple gastro-entérite ; et la fièvre intermittente pure, comme un phénomène sympathique de cette inflammation.

Sous ce rapport, la doctrine physiologique peut encore établir une loi, mais pour devenir inattaquable, elle doit être ainsi formulée :

14° *Les fièvres inflammatoire, bilieuse, muqueuse, putride, maligne, des auteurs, ne sont point des maladies essentielles, mais le symptôme d'une inflammation affectant le plus ordinairement l'appareil digestif, ou d'un empoisonnement miasmatique.*

Quant à la théorie des fièvres typhoïde, intermittentes, pernicieuses, etc., elle n'est bien représentée par aucun des principes du réformateur, et M. Bérard lui-même semble revenir à cet avis lorsqu'il ajoute :

« Mais le débat a été transporté dans ces dernières années sur un terrain où la médecine physiologique combat peut-être avec moins d'avantages. Si, en effet, la phlogose partielle du tube digestif ne suffisait pas, même en invoquant les sympathies, pour rendre compte des symptômes formidables des fièvres graves; si cette phlogose avait un caractère spécial, et un siége déterminé dans l'intestin; si elle était la conséquence d'une altération du sang, qui aurait en même temps allumé la fièvre, il faut avouer que celle-ci ne pourrait être complètement assimilée à la fièvre symptomatique de la pneumonie ou de la péritonite. »

Il existe par conséquent encore ici une lacune à remplir, dans la médecine physiologique, relativement: 1° aux fièvres intermittentes pures, que l'expérience placera peut-être définitivement un jour dans la classe des affections nerveuses; avec imminence de congestion, pendant l'accès, lorsqu'elles prennent le caractère pernicieux; 2° au typhus, aux fièvres typhoïdes, jaune, au choléra épidémique, à la peste, etc., que l'observation pourra bien ranger à l'avenir dans la catégorie des empoisonnements miasmatiques en considérant cette altération générale des humeurs comme la maladie principale, et l'inflammation gastro-intestinale, quand elle se manifeste, seulement comme l'affection secondaire.

C'est surtout en étudiant les phlegmasies du tube digestif que Broussais a découvert l'une des plus importantes vérités de sa doctrine: la coïncidence fréquente d'une grande faiblesse apparente avec une inflammation grave de cet appareil; disons plus, le rapport de cause à cet effet, de la seconde avec la première; et, par une conséquence pratique du plus haut intérêt pour la vie des malades, le pernicieux inconvénient de suivre ici les principes de Brown, ceux de Pinel lui-même, en administrant les toniques et les excitants pour combattre cette faiblesse illusoire, cette fausse *adynamie*. La médecine physiologique peut encore formuler ici une loi de la plus grande importance et qui restera nécessairement dans la science et dans l'art.

15° *La faiblesse apparente ou symptomatique est beaucoup plus commune dans l'état morbide que la faiblesse idiopathique ou réelle. Cette fausse adynamie résulte ordinairement de l'exaltation et de la concentration de la vitalité sur un point important de l'organisme, et le plus souvent sur les poumons ou sur la muqueuse gastro-intestinale. On doit exclusivement attaquer ici l'inflammation, cause de la faiblesse, par les antiphlogistiques appropriés. Toute médication excitante et tonique dirigée contre cette adynamie symptomatique offrirait les plus funestes résultats.*

Le réformateur ayant également reconnu que le groupe de symptômes désigné par quelques auteurs comme une *entité*, sous le titre d'*ataxie*, dépendait d'une irritation directe ou sympathique de l'encéphale avec irritation sympathique ou directe de la muqueuse digestive, signala de même l'inconvénient sérieux de combattre cette ataxie symptomatique par les antispasmodiques prétendus, et qui sont tous des irritants directs. La doctrine physiologique établit dès-lors ici une loi aussi positive, aussi durable que la précédente.

16° *L'ataxie ne doit jamais être envisagée comme une entité morbide, ni traitée par les excitants nommés antispasmodiques ; il faut toujours y voir, au contraire, le symptôme d'une irritation encéphalique directe ou sympathique, et la combattre par le traitement antiphlogistique approprié à la maladie principale qui la détermine.*

Broussais a de même bien fait observer que la disposition particulière à certaines maladies, et désignée par les auteurs sous le nom de *putridité*, n'était point une tendance à la décomposition amenée par l'adynamie réelle; mais encore un effet de la faiblesse apparente, et produite par les causes que nous avons assignées à la fausse adynamie ; que dès-lors les antiputrides, qui sont également des irritants, ne pouvaient produire que des résultats funestes. La médecine physiologique a donc formulé sur cet objet une loi du plus haut intérêt :

17° *La putridité des auteurs n'est point une disposition essentielle à la décomposition des tissus, réclamant l'usage des moyens chimiquement employés pour prévenir ou combattre la putréfaction; mais le symptôme d'une violente concentration inflammatoire, surtout avec empoisonnement miasmatique, repoussant par conséquent l'usage des antiputrides qui sont des excitants, et réclamant celui des moyens antiphlogistiques appropriés à cette inflammation dont elle n'est que le résultat, et subordonnés à l'état actuel du sujet.*

Le point le plus défectueux de la doctrine physiologique est assurément la théorie des névroses. L'irritation nerveuse est presque partout confondue avec l'irritation inflammatoire, et cette doctrine est encore actuellement dans l'impossibilité de formuler sur ces maladies une seule loi qui puisse rester dans la science.

Les hémorragies se trouvent rattachées à l'inflammation par le réformateur, mais d'une manière trop exclusive, puisque les premières peuvent exister sans la seconde, et *vice versa;* puisqu'il arrive quelquefois des hémorragies positives, bien que Broussais ne les admette pas. Toutefois, la médecine physiologique a démontré que, dans le cas de coïncidence d'une hémorragie et d'une inflammation, c'est bien plus spécialement cette dernière qui doit offrir les indications à remplir. C'est ainsi que la dyssenterie, par exemple, doit être combattue, non point comme un écoulement sanguin, mais comme une violente phlegmasie intestinale. Ce principe fécond en résultats pratiques est devenu l'occasion d'une loi très-importante, et que l'on peut ainsi formuler :

18° *L'inflammation d'un tissu, très-vasculaire surtout, peut devenir l'occasion d'une hémorragie. Dans ce cas, c'est à l'inflammation qu'il faut adresser le traitement comme à la maladie, et ne considérer l'hémorragie qu'à titre de symptôme et de complication.*

Le novateur n'a pas été très-heureux dans sa théorie des maladies exanthématiques, lorsqu'il a voulu ne voir dans la rougeole, la scarlatine, la variole, etc., par exemple, qu'une crise, une métastase de la gastro-entérite. Mais il a fait observer avec raison que la fièvre est l'effet et non la cause de ces éruptions. Delà cette loi que la médecine physiologique doit formuler ainsi :

19° *C'est par un grand abus de sens et de mots que l'on dit communément fièvres érysipélateuse, miliaire, scarlatineuse, rubéoleuse, varioleuse, etc.; au lieu de désigner ces altérations par les termes de variole, rougeole, scarlatine, miliaire, érysipèle, etc.; l'exanthème étant ici la maladie principale; la fièvre, seulement le symptôme, et cette confusion pouvant avoir des conséquences fâcheuses pour la pratique.*

Broussais a mal compris la théorie des lésions organiques, en voulant toujours les faire dériver immédiatement de l'inflammation; tandis qu'il est impossible de les concevoir sans une véritable *perversion* nutritive; l'augmentation des conditions vitales ne pouvant amener qu'une augmentation dans la *quantité* du tissu affecté, mais nullement une altération durable dans sa *qualité*.

Aussi, bien que les partisans exclusifs du novateur aient beaucoup vanté sa théorie des tubercules, du cancer et des autres lésions organiques, nous partageons l'opinion de M. Bérard, lorsqu'il dit, *loc. cit.* :

« Il y a lieu de s'étonner que des sectateurs zélés de Broussais n'aient trouvé à louer dans son *Histoire de la phthisie pulmonaire* que ce qui concerne l'étiologie des tubercules, c'est-à-dire la partie la plus contestable d'un travail qui a des titres beaucoup plus sérieux à nos éloges. »

Il s'étonne également des attaques dirigées par Broussais contre les anatomo-pathologistes, et dit, *loc. cit.* : « Le jugement porté par Broussais sur les anatomo-pathologistes modernes n'est pas la particularité la moins piquante de cette troisième édition de l'*Examen des doctrines médicales*.

« Broussais, qui localisa les maladies, qui les matérialisa en quelque sorte, qui recommanda toute sa vie de n'y voir que des organes souffrants, Broussais combat les anatomo-pathologistes modernes comme il fit des essentialistes au début de la réforme. Il leur reproche amèrement de vouloir subordonner l'idée de maladie à celle d'altération de texture des organes; de ne voir dans les symptômes que la révélation de ces désorganisations..... Peu s'en faut que dans les mots tubercule, squirrhe, mélanose, encéphaloïde, Broussais ne voie une nouvelle ontologie à combattre. »

C'est encore une partie de la pathologie que le temps et

l'expérience devront harmoniser avec la doctrine physiologique pour compléter tout ce qui lui manque sur ce point important, car elle ne présente ici aucune loi dont nous voulussions garantir la vérité, la durée, ni l'utilité pratique.

Arrivée à l'examen des moyens susceptibles de maintenir l'état normal de l'organisme, de prévenir ses altérations, de combattre ces dernières lorsqu'elles sont effectuées, la médecine physiologique nous offre également un mélange de vérités fondamentales et d'erreurs graves.

Après avoir prouvé que l'influence des agens extérieurs produit la santé ou la maladie, suivant qu'elle est normale ou anormale sur l'organisme, la doctrine physiologique établit les deux lois suivantes :

20° *Maintenir l'influence normale des agens extérieurs, prévenir leur influence anormale; tel est l'objet de l'hygiène.*

Nous voudrions, pour compléter cette généralité, que l'on ajoutât : Régler, d'après la même loi, tous les appétits, toutes les impulsions affectives, intellectuelles, et toutes les déterminations volontaires. En effet, si les causes de la santé, de la maladie se trouvent ordinairement dans l'action des modificateurs étrangers, elles doivent en même temps être recherchées dans la manière dont l'organisme se dispose lui-même à provoquer, à recevoir cette action. C'est une considération du plus haut intérêt dont la doctrine physiologique ne s'est point suffisamment occupée.

21° *Combattre l'influence anormale des agens extérieurs, prévenir ou réparer les désordres organiques ; tel est l'objet de la thérapeutique raisonnée.*

Nous ferons ici, pour la thérapeutique, les mêmes réflexions que nous venons d'exposer relativement à l'hygiène, et nous ajouterons que leur oubli devient souvent une cause de la durée, disons même de l'incurabilité d'un assez grand nombre de maladies.

Sous le rapport des indications à remplir, la doctrine physiologique se trouve nécessairement incomplète lorsqu'il s'agit de préciser ces indications, puisqu'elles ne sont le plus souvent qu'une irritation et le plus rarement qu'une faiblesse à combattre, les trois autres modes pathologiques étant négligés. La loi qu'elle peut établir sur ce point important ne sera donc admissible qu'autant qu'on voudra la formuler d'une manière générale d'après cette rédaction :

22° *Les véritables indications thérapeutiques doivent être puisées : 1° dans la connaissance des modificateurs qui ont altéré les conditions vitales de l'organe primitivement affecté ; 2° dans celle de la nature même de cette altération; 3° dans celle de l'influence sympathique de cet organe sur les autres; 4° enfin dans celle des modificateurs qui peuvent rétablir l'état normal. C'est dire que ces indications doivent émaner de la nature même des maladies.*

Comme le fait très-bien observer M. John Cross, *loc. cit., p. 64* : « La médecine de M. Broussaïs est toujours *active*, et jamais *expectante*, parce qu'il n'attend jamais les prétendus *efforts conservateurs de la nature*, et ceux auxquels les médecins donnent le nom de *crises.* »

Dans les maladies très-graves, dans les violentes inflammations surtout, le principe du réformateur est vrai, fécond en résultats pratiques ; mais, dans un grand nombre d'altérations légères ou mal déterminées à leur début, les applications abusives qu'il fait de ce principe offrent d'assez graves inconvéniens.

La doctrine physiologique est bien plus constamment dans la réalité lorsqu'elle établit ces belles et grandes lois relatives à l'application des agens thérapeutiques :

23° *Les médicaments doivent toujours être appropriés à l'état actuel des organes avec lesquels on les met en contact.*

24° *L'état du tube digestif doit toujours être bien apprécié avant l'ingestion d'aucun médicament, et surtout de ceux qui peuvent y déterminer de l'irritation.*

Ces deux lois désormais impérissables doivent toujours être présentes à la pensée du médecin lorsqu'il rédige une prescription. Leur ignorance ou leur oubli devient encore, même aujourd'hui, l'occasion d'un grand nombre de maladies graves déterminées par le traitement même que l'on adresse à d'autres altérations.

C'est ainsi que nous avons vu plusieurs malades succomber aux progrès d'une gastro-entérite produite par l'action du sulfate de quinine employé sans précaution pour combattre des fièvres intermittentes. Il est impossible d'appeler trop fortement l'attention des praticiens sur ces grands principes de la médecine physiologique.

Parvenue au traitement de l'inflammation, la doctrine du réformateur établit une première loi d'une grande importance pratique en la formulant ainsi :

25° *Les émissions sanguines doivent être employées largement chez les sujets vigoureux, d'une bonne constitution, au début d'une violente inflammation aiguë.*

C'est en effet par l'insuffisant emploi de ce moyen, ou par l'hésitation des praticiens à le mettre en usage assez promptement qu'un grand nombre de phlegmasies deviennent mortelles, ou du moins très-dangereuses, par les conséquences qu'elles entraînent ; la thérapeutique étant presque toujours incapable de réparer le préjudice attaché à ce défaut de précision pour saisir immédiatement cette première opportunité des larges émissions sanguines.

La médecine physiologique formule ensuite avec sagesse et vérité plusieurs autres lois relatives à l'inconvénient des émissions sanguines dans certains cas ; à la préférence qu'il faut accorder, suivant les indications, à la saignée veineuse sur la saignée capillaire, et *vice versa.*

26° *Les émissions sanguines doivent être ménagées, et peuvent même devenir nuisibles chez les sujets d'une frêle organisation, dans les phlegmasies chroniques, et même dans les aiguës entées sur les premières, lorsqu'elles sont compliquées de lésions organiques profondes, avec prostration des forces, etc.*

27° *Les saignées veineuses ou artérielles sont préférables dans les inflammations parenchymateuses, lorsqu'il faut obtenir beaucoup de sang, ou qu'il est essentiel de soustraire promptement un viscère important à la vie, le cerveau, le poumon, par exemple, aux accidents imminents d'une forte congestion.*

28° *Les saignées capillaires, telles que celles qui sont*

produites par les sangsues, les ventouses scarifiées, etc., conviennent mieux dans les inflammations des membranes, dans les phlegmasies chroniques; etc., en les faisant, en général, le plus près possible du siége de la maladie, avec la grande attention que, sauf les cas de contre-indication, l'émission sanguine soit toujours suffisante pour effectuer un dégorgement complet, autrement ces applications pourraient occasionner plus d'inconvénients que d'avantages, en augmentant les accidents de congestion.

Nonobstant la sagesse de ces lois, il est permis de faire à la doctrine physiologique deux reproches sérieux sous le point de vue du traitement des inflammations : 1° d'avoir trop généralisé dans la thérapeutique l'application des sangsues, à l'exclusion de la saignée veineuse; 2° d'avoir employé les émissions sanguines d'une manière trop absolue en négligeant les autres moyens, et notamment les calmants, les vomitifs, les purgatifs, les diurétiques, les sudorifiques, les antipériodiques, les médicaments altérants, spécifiques, les toniques, les reconstituants, les excitants, et surtout la méthode dérivative ou révulsive, daus un grand nombre de maladies où leur emploi présente, d'après l'expérience la plus positive, un véritable avantage sur la soustraction du sang. Car, nous devons le dire en terminant ce paragraphe, si la doctrine physiologique est incomplète sous le point de vue de la théorie, elle est bien plus insuffisante encore sous celui de la pratique.

Toutefois, du milieu même de ces erreurs de la médecine du réformateur s'élèvent encore deux lois très-importantes relativement aux applications révulsives.

29° *Les dérivatifs ou révulsifs, tels que les vésicatoires, moxas, sétons, synapismes, etc., ne doivent être mis en usage qu'après la sédation des principaux accidents inflammatoires par les émissions sanguines.*

30° *L'emploi des dérivatifs ou révulsifs puissants, mis en pratique pendant l'existence d'une violente inflammation, augmentent les accidents locaux, et peuvent même en produire de généraux par la répétition de l'irritation qu'ils occasionnent vers le point principal de la phlegmasie, ou vers d'autres organes qui sympathisent directement avec lui.*

Telles sont, au milieu des erreurs nombreuses de la doctrine du réformateur, les lois positives et vraies qui nous semblent à l'abri de l'expérience et du temps. Telle nous paraît devoir être la fixation précise de ce qui restera de vraiment utile, pour la science et pour l'art, de la révolution médicale effectuée sous le titre d'établissement de la médecine dite physiologique.

Nous croyons avoir épuré les principes de cette doctrine, les avoir placés dans leur jour le plus favorable, en les retirant de la confusion dans laquelle nous les avons trouvés, pour les disposer dans un ordre logique ; nous croyons avoir généralement indiqué les perfectionnements dont cette même doctrine est susceptible, enfin avoir consciencieusement jugé cette révolution et son principal auteur. Pour apporter plus de précision encore dans l'immense travail que nous avons entrepris, nous le terminerons par le résumé de ce jugement et des motifs qui l'ont justifié.

§ II. RÉSUMÉ DU JUGEMENT SUR LA RÉVOLUTION MÉDICALE.

On demandait un jour à l'un de nos plus célèbres botanistes quelle méthode il fallait suivre pour connaître les plantes? « Aucune, répondit-il, suivez seulement la nature. »

Si l'on adressait la même question à nos plus habiles médecins hippocratiques relativement aux maladies, ils feraient exactement la même réponse.

Nous ne partageons pas cet avis; nous pensons, au contraire, que les méthodes et même les systèmes sont utiles en médecine ; les premières, pour faciliter l'étude et le souvenir d'un aussi grand nombre d'objets ; les seconds, pour exciter la controverse expérimentale, et faire jaillir la lumière du choc même des opinions. Aussi vit-on presque toujours des doctrines rivales : ainsi, dans l'antiquité, l'empirisme et le dogmatisme furent opposés comme le sont aujourd'hui le Brownisme et le physiologisme.

L'importance des systèmes en médecine doit nécessairement s'accroître de toute celle de la science qu'ils tendent à ramener à des principes toujours trop absolus. Or, cette importance n'est plus contestée, même par les philosophes; et Descartes, nonobstant la direction de ses idées, s'exprimait ainsi à cette occasion :

« L'âme dépend tellement du tempérament et de la disposition des organes du corps, que si l'on pouvait trouver un moyen d'augmenter sa pénétration, ce serait dans la médecine qu'il faudrait le chercher. »

Témoin de la révolution médicale dont nous devions retracer les événements et juger les résultats, nous eussions voulu faire passer dans l'esprit de nos lecteurs les impressions de ce grand drame scientifique telles que nous les avions reçues; mais, comme l'a très-bien dit Volney, *Voyage en Syrie*, *p. 1*, « il y aura toujours loin de l'effet des récits sur l'esprit, à celui des objets sur les sens. »

Toutefois, pour donner plus de vie, plus de mouvement à ce tableau, pour mettre suffisamment en relief les principaux traits qui le caractérisent, nous résumerons les faits capitaux de cette révolution, les motifs qui nous ont dirigé dans son histoire, et le jugement que nous avons cru devoir porter sur la doctrine médicale que cette même révolution a fait naître, et qu'elle a définitivement importée dans la science.

Si, par la pensée, nous nous établissons dans la plus haute région de la science médicale, de manière à dominer son vaste ensemble, nous voyons dans tous les siècles et dans tous les climats où le génie de l'homme se révèle à nos regards, cette science flotter incertaine entre deux guides jusqu'alors insuffisants, l'*expérience* et la *théorie*. Si nous cherchons la cause de cette insuffisance, nous la trouverons aussitôt dans les faits eux-mêmes.

L'*expérience*, d'abord, ne pouvait offrir, en effet, la portée qu'elle présente aujourd'hui, parce qu'elle manquait alors d'un fondement invariable, d'un point central pour grouper autour de lui toutes les observations qu'elle avait laborieusement obtenues, et que l'isolement de ces faits, leur défaut d'enchaînement et de coordination en détruisait presque toute la valeur scientifique, particulièrement pour les observateurs qui ne les avaient pas eux-mêmes recueillis.

Dans cette voie difficile et souvent stérile, on pouvait bien rencontrer çà et là quelques hommes d'élite devenus médecins à force de génie d'observation; mais il n'existait point de médecine proprement dite, et la science tout entière se réduisait à peu près à l'empirisme.

La *théorie*, dépourvue des connaissances positives de l'organisme et de ses fonctions, ne pouvait se fonder que sur de vaines hypothèses, donner naissance à des systèmes plus ou moins spécieux; mais sans aucune réalité, sans aucune valeur pour l'application.

Ainsi, l'empirisme dirigeait alors l'expérience, et l'hypothèse imaginaire servait de base à la théorie.

Faut-il s'étonner, en remontant les âges de l'art médical, d'y trouver un si grand nombre de vicissitudes et d'aberrations? N'est-il pas tout naturel, au contraire, de ne rencontrer dans ces archives du passé que des faits épars et sans liaison, bien qu'admirables quelquefois par la sagacité prodigieuse de ceux qui les ont observés et mis en relief; de n'y voir que des systèmes détruits remplacés par d'autres systèmes, aucun d'eux n'offrant ce fondement impérissable, cette pierre angulaire qui doit résister aux épreuves de l'avenir.

Voilà cet état précaire dans lequel se trouvait le domaine de la science pathologique avant l'importante révolution médicale qui vient de s'effectuer.

Quelques éclairs de la vérité systématique avaient brillé par intervalles dans ce demi-jour voisin de l'obscurité, mais seulement à la manière de ces météores qui passent avec une rapidité désespérante, sans laisser aucun résultat positif et durable.

Enfin, l'esprit humain répondant à l'appel du vrai génie, abandonne les vieilles traditions du passé; la sanction expérimentale précède partout l'admission de la théorie; les sciences prennent un caractère plus sérieux, les faits positifs remplacent l'ingénieuse hypothèse et la brillante périphrase; le temps des illusions est passé !...

La science médicale ne reste point étrangère à cette heureuse et puissante impulsion ; déjà son horizon semblait s'animer de quelques feux, lorsqu'apparaissent enfin l'astre bienfaisant qui devait y répandre tant de lumière, et le satellite que l'éternelle sagesse paraît avoir destiné à le précéder pour lui tracer la route qui conduit à la vérité.

Pinel émet, comme à son insu, la loi fondamentale de l'art médical; Bichat s'empare, en esprit supérieur, de cette grande pensée, l'echauffe et la féconde au foyer de son génie; du même jet, l'anatomie, la physiologie pathologique sont créées, la base impérissable de la médecine est posée pour toujours. Mais, ô regrets éternels ! en même temps le destin frappe le plus douloureux de ses coups. La science médicale, après avoir entrevu le plus brillant avenir, reste veuve de son fondateur. Mais l'heureuse fécondité du siècle qui devait enfanter tant de célébrités n'était pas épuisée : Broussais a remplacé Bichat !...

Il recueille les débris de cet immense héritage ; il veut à son tour les développer et les féconder; il le veut de cette volonté solennelle et puissante que rien ne peut ni fléchir ni décourager; car il a compris toute la gravité, toute l'étendue de la responsabilité qu'il s'impose; il a compris qu'il s'agit d'une grande et périlleuse révolution.

Broussais ne débute point, dans sa noble entreprise, à la manière des autres novateurs.

Ce n'est point dans les écrits des théoriciens, dans les rêveries du cabinet qu'il va chercher ses premières inspirations; il n'a pas jusqu'ici la pensée de généraliser avec la funeste précipitation des systématiques exclusifs. L'ombre de Bichat semble encore présider à tous ses travaux, et, comme cet immortel génie, c'est aux restes inanimés de l'homme qui n'est plus, c'est aux désordres de la maladie passée qu'il va demander les secrets de l'organisme vivant, et les lois fondamentales de la pathologie.

Une manière aussi vraie, aussi large, aussi essentiellement physiologique devait amener d'immenses résultats : elle produisit le *Traité des phlegmasies chroniques*.

Plus entreprenant peut-être, mais assurément beaucoup moins sage que Bichat, Broussais éprouve le vertige systématique. Il supporte alors avec impatience les lenteurs de l'observation, et se laisse entraîner par la manie de généraliser. Il a déjà vu la vérité, mais il ne l'a pas encore découverte tout entière; aussi, la base de sa théorie est-elle en même temps réelle et bien incomplète. Observateur judicieux, il introduit dans sa doctrine des vérités qui sont converties en lois indestructibles; fougueux réformateur, il tombe dans tous les écueils du systématique absolu.

Sa marche n'est plus alors celle de Bichat; au grand préjudice de la science et de sa propre gloire, il cesse d'imiter un aussi parfait modèle, et s'abandonne à toutes les excentricités de son impétueux génie.

Ce n'est plus cette conception large et féconde, cette manière convenante et mesurée de l'immortel auteur de *l'Anatomie générale;* c'est encore moins la sage lenteur et la prudente réserve de l'auteur des *Phlegmasies chroniques*; c'est le coup d'œïl de l'aigle, mais fixé sur un seul point de la pathologie, qu'il prend pour la pathologie tout entière; ce sont des manières tribunitiennes dans leur véhémence exagérée; ce sont les allures d'un soldat audacieux qui frappe sans ménagement tout ce qui s'oppose à son passage, et qui, ne reconnaissant d'autre loi que celle du plus entreprenant, traite en pays conquis toutes les localités qu'il croit avoir subjuguées.

Une aussi violente commotion remua l'édifice médical jusque dans ses fondements, le fit chanceler sur ses bases mal assurées, et le précipita dans une ruine d'autant plus facile que ces fondements eux-mêmes n'offraient aucune réalité.

La révolution médicale était effectuée, mais la doctrine physiologique se trouvait-elle par cela même établie d'une manière positive, complète et durable?

Pour bien comprendre les résultats passés, présents et futurs de cette révolution, il ne faut pas perdre de vue les circonstances de sa préparation et de son accomplissement.

La direction des esprits vers les études positives et sérieuses avait tout disposé pour la destruction des théories imaginaires. Pinel, Bichat surtout, par la création d'une anatomie, d'une physiologie essentiellement médicales, avaient posé les fondements désormais inébranlables du nouvel édifice qui devait remplacer le vain échafaudage des siècles passés.

Enfin, cette révolution fut effectuée par Broussais observateur profond, auteur de l'*Histoire des phlegmasies chroniques*; et par Broussais fougueux réformateur, génie bouillant, audacieux, auteur de l'*Examen des doctrines médicales* et des *Systèmes de nosologie*; le premier s'adressant à la raison, le second parlant surtout aux passions.

Il est maintenant aisé de comprendre qu'en face de cette révolution, et des moyens mis en usage pour l'effectuer, les médecins durent se partager en trois catégories principales, représentant chacune une opinion, pour ne pas dire une passion particulière.

Dans la première catégorie, la plus nombreuse des trois, vint se ranger presque toute la jeunesse médicale de cette époque, subjuguée par la simplicité du dogme, et plus encore peut-être par le ton libre et tranchant du réformateur. La séduction, l'enthousiasme et le prosélytisme furent ici les passions et les moyens dominants.

Dans la seconde, probablement alors la moins nombreuse, on vit se placer des hommes graves, plus attachés aux progrès de la science qu'à la vieille routine des écoles, appréciant les vérités fondamentales et pratiques de la nouvelle doctrine, tout en déplorant les manières du réformateur, et sans adopter les erreurs de son système exclusif. Une estimation sage et réservée de la médecine physiologique forma le caractère moral de cette seconde catégorie.

Enfin, dans la troisième, assez nombreuse, vinrent se grouper, avec les apparences d'une sorte de *croisade*, les hommes blessés dans leur amour-propre, par les attaques peu mesurées du réformateur;

dans leurs opinions absolues, par les opinions plus absolues encore de ce destructeur du vieil édifice médical dont ils déploraient la chute et s'efforçaient de recueillir, de rassembler bien religieusement les débris. Ici l'antipathie s'abaissa presque jusqu'à la haine; l'entêtement, la partialité, l'acrimonie de la réaction ne restèrent point au-dessous de la violence et de l'excentricité des agressions du novateur.

Toutefois, le réformateur eut un succès immense en même temps d'enthousiasme et de conviction.

Un succès d'enthousiasme prodigieux, démesuré, peu durable, *par son brillant système.*

Un succès de conviction beaucoup moins retentissant, mais bien plus solide *par sa doctrine établie sur l'expérience et sur les faits.*

Poussé par une révolution d'un autre ordre à l'école de médecine, à l'Institut, postes éminents qu'il avait imprudemment poursuivis de ses vœux mal dissimulés, Broussais fut se confondre, sans doute avec gloire, dans les rangs de ses illustres collègues; il échangea sa position exceptionnelle de réformateur, formant à lui seul une école fameuse et spéciale, contre celle d'académicien et de professeur dans une école publique.

Il n'apparut plus dès-lors aux yeux désabusés de la multitude qu'avec les caractères de l'un des membres distingués de ces corps savants; et son système absolu, mis au grand jour, perdit, comme le réformateur lui-même, tout le prestige et toutes les illusions dont il avait été jusqu'alors environné. L'enthousiasme s'évanouit et fit place à la réflexion; le système s'écroula comme la base fragile sur laquelle Broussais l'avait si péniblement élevé.

Voilà ce que l'on nomma, ce que nous avons appelé nous-même la décadence de la doctrine physiologique avant d'avoir eu l'occasion de la distinguer du système exclusif auquel elle devait survivre.

D'après tous les développements que nous avons donnés à l'exposition textuelle, à la consciencieuse appréciation de ce *système* et de cette *doctrine*, développements dont on comprendra maintenant l'indispensable nécessité, il est impossible de les confondre;

c'est isolément que nous avons dû, que nous devons encore actuellement les juger.

Le système de Broussais, — qui consiste à rattacher presque toutes les maladies à l'irritation inflammatoire ; à leur opposer à peu près exclusivement la diète, l'eau de gomme et les sangsues, ne saurait tenir en face de l'expérience qui le contredit à chaque instant, et des faits pathologiques dont il ne comprend pas à beaucoup près tous les individus et toutes les nuances particulières.

Ce système est donc évidemment étroit, faux sous le rapport de la théorie, insuffisant et même souvent dangereux sous celui de la pratique. Il ne pouvait, tel qu'il est, et comme *système*, rester dans la science et dans l'art; aussi, son règne est-il déjà passé.

En conclurons-nous qu'il n'offrit aucun intérêt, aucun avantage pour les progrès de la science et de l'art? Cette conclusion ne serait pas exacte, et sous ce rapport nous adoptons encore l'opinion de M. Bérard lorsqu'il dit, *loc. cit.* :

« Qu'un homme vienne à intéresser ses contemporains à ses opinions, qu'il ait des sectaires et des détracteurs, tous iront demander à l'observation et à l'expérience des preuves en faveur de la cause à laquelle ils se sont dévoués ; la passion produira ce que n'eût point fait le simple amour de la science, et l'avancement de celle-ci est inévitable, quels que soient, au reste, le sort et la valeur du système qui a provoqué ce mouvement général. Envisagé sous ce point de vue, Broussais a rendu d'aussi grands services qu'aucun autre systématique, car nul n'a été plus vivement attaqué et plus énergiquement défendu que lui. »

La doctrine physiologique, — remarquable surtout par sa base essentiellement vraie, puisqu'elle rattache les maladies immédiatement aux organes, et les fait consister dans l'altération des conditions vitales; qui proscrit les entités morbides et surtout la fausse adynamie, la putridité, l'ataxie, la fièvre symptomatique, etc., etc., en les ralliant à leur cause, de manière à faire naître des indications thérapeutiques naturelles, et qu'il est important de remplir pour combattre avantageusement ces effets divers ; qui ne laisse presque rien à désirer sur l'histoire de l'inflammation en général, sur celle des phlegmasies gastro-intestinales en particulier ; qui veut que l'on proportionne toujours le médicament employé à l'état actuel de l'organe sur lequel ce médicament doit porter immédiatement sa première action ; qui nous a fourni le texte d'un grand nombre de lois générales comprenant presque toute la pathologie, etc., etc. ; cette doctrine, disons-nous, restera nécessairement dans la science et dans l'art, non point comme un monument complet, parfait sous tous les rapports ; mais comme un monument impérissable auquel le temps et l'expérience viendront mettre la dernière main.

Il faut donc voir deux hommes dans le novateur et deux résultats dans son œuvre, pour les juger avec toute l'exactitude et toute l'impartialité qu'ils réclament.

« L'auteur de la nouvelle doctrine médicale, dit M. Monfalcon, *Dictionn. des scienc. méd., t. 26, p. 141*, est à la fois grand médecin et grand observateur, et c'est en s'annonçant par un chef-d'œuvre, l'*Histoire des phlegmasies chroniques*, qu'il a préparé les esprits à la grande révolution qu'il a commencé à opérer en médecine : un talent aussi supérieur que le sien impose à la critique le devoir d'une grande circonspection. »

Telle est en effet la pensée qui toujours nous a dirigé dans cet important et consciencieux examen.

M. Bérard, *loc. cit.*, fait également bien sentir le point capital sur lequel s'est appuyé Broussais lorsqu'il dit : « L'heureuse direction qu'il a imprimée aux travaux des modernes, en localisant les maladies, le fait sortir de la ligne ordinaire des réformateurs. »

M. Monfalcon, *loc cit., p. 137*, complète ainsi la même pensée : « Les *théoriciens* disent que la doctrine de l'auteur des *Phlegmasies chroniques* laisse beaucoup à désirer encore, et plusieurs de ses principes leur paraissent en contradiction avec les idées reçues. Les *praticiens* sont frappés du rapport qui existe entre cette doctrine et les résultats de l'expérience, et elle leur rend raison d'un grand nombre de phénomènes qu'ils avaient observés sans pouvoir les expliquer. »

Si nous embrassons actuellement dans nos conclusions générales, non-seulement le système de Broussais, la doctrine physiologique de Bichat; mais encore tous les résultats fructueux DE LA RÉVOLUTION MÉDICALE DU XIXme SIÈCLE, pour le présent et pour l'avenir de la pathologie, au point de vue de l'enseignement de la science et de la pratique de l'art, nous croyons pouvoir établir les propositions suivantes comme autant d'axiomes démontrés par toutes les considérations qui précèdent.

Il est indispensable aujourd'hui de bien distinguer dans la partie spéculative de la médecine : *la théorie, le système, la doctrine.*

La théorie médicale de Broussais,—présentant partout un caractère essentiellement physiologique, son principe restera nécessairement dans la science. Mais, entre les mains du réformateur, les applications de ce principe deviennent souvent arbitraires, abusives; *sa théorie* prend alors tous les caractères d'une *vaine hypothèse* dont l'existence ultérieure n'offre dès-lors plus rien d'assuré.

Le système de Broussais, en reconnaissant l'*irritation* et la *débilité* comme principes généraux de toutes les maladies; en rapportant presque toutes les altérations morbides à l'*inflammation*, un très-grand nombre à la *gastro-entérite,* une très-petite proportion à l'*atonie,* offre une *dichotomie pathologique* essentiellement fautive par sa base, toujours insuffisante comme théorie, souvent incomplète et même dangereuse au point de vue de l'application. Un tel système ne pouvait avoir qu'une existence éphémère : son règne est déjà passé, il est ruiné pour toujours.

La doctrine physiologique, — telle qu'elle fut comprise par les vitalistes et surtout par Bichat, telle qu'elle est sortie de la grande révolution médicale qui vient de s'effectuer : reconnaissant l'altération des conditions vitales comme principe des maladies ; proscrivant les entités morbides, la fausse adynamie, l'ataxie, la putridité, etc., comme affections essentielles ; rattachant les symptômes du plus grand nombre des maladies à la modification pathologique des tissus affectés; regardant la vie comme le résultat du jeu physiologique des organes; son entretien comme l'effet de l'influence des agents extérieurs; influence qui peut être normale, d'où résulte la santé; anormale, d'où vient fréquemment la maladie; imposant au diagnostic le soin de bien préciser les caractères et la gravité des altérations morbides, sans jamais les séparer des organes; à la thérapeutique la mission de combattre l'influence anormale des agents extérieurs et intérieurs, de prévenir les désordres organiques et de réparer ceux qui seraient déjà survenus; proclamant, comme principes fondamentaux de ces graves applications : qu'il ne faut jamais adresser une médication à l'*entité morbide*, mais toujours à l'organe souffrant; que le praticien doit constamment apprécier l'état actuel des surfaces de rapport sur lesquelles il dépose les médicaments, et proportionner avant tout les qualités excitantes des seconds à l'irritabilité des premières, etc.; *la doctrine physiologique*, disons-nous, ainsi ramenée aux principes larges et vrais, aux conditions expérimentales et naturelles dont le réformateur l'avait fait sortir pour l'étouffer dans la sphère étroite et fausse de son déplorable système, jetera les impérissables fondements de la science médicale, entre le vieil hippocratisme sans théorie positive et la précaire généralisation du novateur français. Enfin, *la révolution médicale du* XIXe *siècle*, en rendant à la médecine les caractères sérieux de science d'observation positive, d'expérience raisonnée dont elle n'aurait jamais du s'écarter, en l'affranchissant du joug des théories physiques, chimiques, si désastreusement importées dans son domaine, lui donnera les conditions d'utilité, de succès et d'avenir qu'elle mérite sous tous les rapports.

Sans doute nous verrons encore des esprits hallucinés, plus brillants que solides, vouloir substituer le creuset de l'alchimie au cadavre de l'anatomiste; torturer les faits pour trouver dans les lois physiques l'explication des phénomènes vitaux; afficher la folle prétention de ramener la science médicale aux tristes jours du *mécanisme* et de la *chimiatrie !*... Mais heureusement le temps des regrettables chimères est passé; nous pouvons actuellement, avec une entière confiance, opposer aux Arnaud de Villeneuve, aux Raimond Lulle, aux Agrippa, aux Paracelse, etc., modernes, les Andral, les Rayer, les Bouillaud, les Cruveilhier, et tant d'autres bons observateurs : entre de tels adversaires l'issue du combat ne saurait plus être douteuse.

Nous espérons, du reste, avoir complété la démonstration de toutes ces conclusions et de cette importante vérité dans l'ouvrage que nous venons de publier, comme un complément indispensable de celui-ci, sous le titre *Nouvelle Doctrine médicale* ou *Doctrine biologique*.

FIN.

TABLE DES MATIÈRES.

PROLÉGOMÈNES. V
INTRODUCTION. I

PREMIÈRE PARTIE.

PRÉPARATION ET MANIFESTATION DE LA RÉVOLUTION MÉDICALE. 3

I. PRÉPARATION DE LA RÉVOLUTION MÉDICALE. 5

Brown, Jean. 13
Bordeu, Théophile. 15
John, Hunter. 19
Pinel, Philippe. 20
Bichat, Xavier. 27
Béclard. 45
Réga, Henri, Joseph. 46
Pujol de Castres. 47
Prost. 50
Rasori, Jean. 50
Tommasini. 51
Marcus. 52
Caffin. 53

Marandel. 53
Edward Miller. 54
Buffalini, Amoretti, Géromini. 56

II. MANIFESTATION DE LA RÉVOLUTION MÉDICALE. 58

Ire PÉRIODE. — Broussais, observateur profond. 65
IIe PÉRIODE. — Broussais, fougueux réformateur. 79
1° Réfutation des doctrines par Broussais. 83
Médecine antérieure au temps d'Hippocrate. 86
Hippocrate. 86
Successeurs d'Hippocrate. Dogmatisme. 90
Galien. 91
Époque de transition. 91
Époque anatomique. 92
Boerhaave. 93
Animisme, origine du vitalisme. 93
Hippocratisme moderne. 94
Réga. 95
Naissance de l'anatomie pathologique. 96
Nosologistes. 97
Brown. 97
Doctrines d'Italie, contro-stimulisme. 102
—— D'Allemagne et du nord. 107
Marcus. 108
Hannemann. 109
—— De l'Angleterre. 110
Edward Miller. 112
Mills. 114
—— D'Espagne. 115
—— D'Amérique. 117
—— Française. 118
Bordeu. 118
Barthez. 119
Dumas. 120
Cabanis. 121
Pinel. 121
Bichat. 125
Prost. 128
Caffin. 132

Anatomo-pathologistes. 133
Laënnec. 134
Louis. 136
Gendrin. 137
Andral. 138
Rochoux. 138
Rostan. 139
Dance. 139
Calmeil. 140
Lallemand. 140
Bouillaud. 141
Ollivier d'Angers. 141
Marandel. 142

II. EXPOSITION DE LA DOCTRINE PHYSIOLOGIQUE. 144

1° Principes généraux de physiologie pathologique. 151
Manifestation de la puissance vitale. 152
Lois vitales. 152
Phénomènes physiologiques généraux. 152
Transmission des irritations 153
But des phénomènes généraux. 154
Économie vivante, distincte de l'économie générale. 154
2° Pathologie générale. 155
Application de la physiologie à la médecine. 155
Localisation des maladies. 155
Proscription des entités morbides. 156
Rejet des constitutions médicales. 157
— des crises régulières. 158
— de la nature médicatrice. 159
Proscription de l'essentialité des maladies. 160
L'irritation envisagée comme principe des maladies. 161
Sympathies morbifiques. 163
Rejet de la marche et de la durée fixe des maladies. . . . 163
3° Pathologie spéciale. 164
Inflammation. 164
Fièvres liées à la gastro-entérite. 169
Hémorragies liées à l'inflammation. 174
Névroses rattachées à l'inflammation. 175
Maladies éruptives liées à la gastro-entérite. 176

Hydropisies liées aux inflammations des séreuses. 178
Vices, cachexies, diathèses liés à l'inflammation. 179
Scrofules. 179
Rachitisme. 180
Éléphantiasis. 180
Scorbut. 180
Rhumatisme. 182
Goutte. 182
Cancer. 183
Virus, venins, miasmes, réduits aux simples causes de l'inflammation. 184
Poisons. 184
Produits de la putréfaction. 184
Venins. 184
Virus de la rage. 185
Syphilis. 185
Lésions organiques. 186
Tubercules. 187
Phthisie pulmonaire. 187
Phthisie laryngée. 188
Ramollissement spontané. 188
Altérations diverses. 188
Ossifications. 189
Gangrène. 189
Atonie. 189
Proscription de la fausse adynamie. 190
Paralysie. 191
Proscription de l'ataxie essentielle. 192
Délire. 193
Aliénations mentales. 193
4° Thérapeutique. 195
Condamnation de la médecine expectante. 195
Approprier les médicaments à l'état des organes. 195
Constater l'état de l'estomac avant l'administration intérieure des médicaments. 196
Proscription de l'empirisme. 197
Sources des véritables indications. 197
Moyens hygiéniques. 198
Précautions contre les contagions. 198
Acclimatement. 199

Moyens thérapeutiques. 199
Émissions sanguines. 199
Débilitants. 201
Dérivatifs. 203
Purgatifs, vomitifs. 203
Toniques, quinquina. 205
Bain froid. 206
Astringents. 206
Excitants diffusibles. 207
Eaux minérales. 207
Expectorants. 207
Traitement de l'inflammation. 208
— de la gastrite aigüe. 208
— de la gastro-entérite aigüe. 209
— de la gastrite chronique. 210
— de l'entéro-colite, de la dyssenterie, des diarrhées. 211
— de l'embarras gastrique. 211
— de l'hépatite chronique, des engorgements du foie, des jaunisses. 211
— de la péritonite puerpérale. 212
— de la fièvre typhoïde. 212
— du typhus. 212
— de la néphrite calculeuse. 213
— du croup, de la coqueluche. 213
— des inflammations rémittentes. 213
— des inflammations intermittentes. 214
— des fièvres intermittentes pernicieuses. 215
— des hémorragies 215
— des névroses, de l'hypocondrie. 216
— des spasmes, des convulsions. 216
— des maladies éruptives. 216
— des dartres. 217
— des hydropisies. 217
— des scrofules. 217
— de la phthisie. 218
— du scorbut. 218
— de la syphilis. 219
— de l'hypertrophie du cœur. 220
— de l'empoisonnement par les corrosifs. 220
— de l'empoisonnement par les champignons. . . . 220

Traitement de la colique de plomb. 220
—— des vers. 221
—— de la syncope. 221
—— de la débilité. 221
—— des aliénations mentales. 222
III. Période. — Broussais systématique absolu. 224

DEUXIÈME PARTIE.

Appréciation des résultats de la révolution médicale. 235

I. Examen critique de la doctrine physiologique. 238
I. Exposition sommaire de la doctrine physiologique. 239
Auteurs qui ont participé à l'établissement de la doctrine physiologique. 248
Hippocrate. 248
Galien. 249
Fracastor. 249
Robert Whytt. 249
Van Helmont. 249
Stahl. 249
Bordeu. 249
Morgagni. 249
Réga. 249
Barthez. 250
J. Hunter. 250
Glisson. 250
Haller. 250
P. A. Fabre. 250
Cullen. 250
Schœffer. 250
Brown. 250
Pinel. 250
Bichat. 251
Béclard. 251
Pujol, de Castres. 251
Prost. 251
Rasori. 251

Tomasini 251
Marcus. 252
Caffin. 252
Edw. Miller. 252
Buffalini, Géromini. 252
II. Pathologie générale. 253
1° Application de la physiologie à la médecine. 255
2° Localisation des maladies. 258
3° Essentialité des maladies; entités morbides. 261
4° Constitutions médicales. 263
5° Doctrine des crises. 265
6° Nature médicatrice. 269
7° Médecine expectante; perturbatrice. 276
8° Étiologie, types généraux des altérations pathologiques. . . . 278
1° Augmentation. 280
2° Diminution. 282
3° Perversion. 283
4° Suspension. 284
5° Extinction partielle. 284
9° Irritation, principe général des maladies. 285
10° Sympathies morbides. 288
11° Marche des maladies. 289
III. Pathologie spéciale. 291
1° Inflammation. 291
2° Fièvres. 294
3° Hémorragies. 301
4° Maladies éruptives. 303
5° Hypercrinies. 305
6° Hypertrophies, atrophies. 306
7° Vices, diathèses, cachexies, etc. 308
Scorbut. 309
Scrofules. 311
Rachitisme. 314
Dartres, teigne, etc. 314
Rhumatisme. 315
Goutte. 316
Cancer. 317
Syphilis. 319
8° Virus, venins, poisons, miasmes délétères, etc. 321
Virus. 323

Venins. 324
Poisons. 324
Miasmes délétères. 324
9° Lésions et productions organiques. 328
Tubercules, phthisie. 329
Fausses membranes. 331
Productions organiques diverses. 332
10° Névroses, névralgies, gastralgies, entéralgies. 334
Névralgies 341
Gastralgies, entéralgies. 343
Migraine. 349
Hypocondrie, monomanie, folie. 349
Épilepsie, catalepsie, chorée, etc. 352
Palpitations. 353
Angine de poitrine, asthme, dyspnées, coqueluche, etc. . . 353
Hystérie, nymphomanie, priapisme, etc. 354
11° Adynamie, débilité. 355
12° Paralysie, gangrène. 355
IV. Thérapeutique. 356

II. Avantages, inconvénients de la doctrine physiologique. 360

I. Influence de la doctrine physiologique 361
II. Avantages de la doctrine physiologique. 375
III. Inconvénients de la doctrine physiologique 388

III. Utilité positive de la révolution médicale. 411

I. Fixation des résultats de la révolution médicale. 414
Axiomes qui resteront dans la science. 421
II. Résumé du jugement porté sur la révolution médicale. . . . 435
Système de Broussais. 442
Doctrine physiologique. 442

www.ingramcontent.com/pod-product-compliance
Ingram Content Group UK Ltd.
Pitfield, Milton Keynes, MK11 3LW, UK
UKHW012145240726
13966UKWH00001B/156

9 782012 394520